临床常用抗癌中药

主编 金国梁 章红燕 方 罗

上海科学技术出版社

图书在版编目（CIP）数据

临床常用抗癌中药 / 金国梁，章红燕，方罗主编
. -- 上海：上海科学技术出版社，2022.7
ISBN 978-7-5478-5737-3

Ⅰ．①临… Ⅱ．①金… ②章… ③方… Ⅲ．①抗癌药
（中药）Ⅳ．①R286

中国版本图书馆CIP数据核字（2022）第117472号

临床常用抗癌中药
主编　金国梁　章红燕　方　罗

上海世纪出版（集团）有限公司
上海 科 学 技 术 出 版 社 出版、发行
（上海市闵行区号景路 159 弄 A 座 9F - 10F）
邮政编码 201101　www. sstp. cn
上海盛通时代印刷有限公司印刷
开本 787×1092　1/16　印张 19.75
字数 390 千字
2022 年 7 月第 1 版　2022 年 7 月第 1 次印刷
ISBN 978 - 7 - 5478 - 5737 - 3/R・2516
定价：88.00 元

内 容 提 要

本书聚焦临床常用抗癌中药，集学术性、专业性、实用性于一体。全书分为总论、各论两部分。总论介绍了古今中医肿瘤治疗的概况，论述了常用抗癌中药的分类与现代研究。各论是全书重点，采用"以药为纲"，并与身体各部位常见肿瘤分类方法相结合，着重阐述对不同肿瘤具有一定归属性中药的现代抗肿瘤药理与临床实践，对每味中药的来源、产地、药性、功效、适应证、现代药理研究、临床应用、不良反应处理等进行详细介绍和论述。

全书内容丰富，实用性强，理论与临床实际相结合，名家思想与医术相呼应，有助于读者全面深入地了解中药防治肿瘤诊疗与应用思路。本书可供中医临床工作者、中药临床药师、中医药院校师生及广大中医药爱好者参考阅读。

编委会名单

主 编

金国梁（浙江中医药大学）

章红燕〔中国科学院大学附属肿瘤医院（浙江省肿瘤医院）〕

方 罗〔中国科学院大学附属肿瘤医院（浙江省肿瘤医院）〕

副主编

朱 滔〔中国科学院大学附属肿瘤医院（浙江省肿瘤医院）〕

姜建伟〔中国科学院大学附属肿瘤医院（浙江省肿瘤医院）〕

芦 青（浙江大学医学院附属第一医院）

傅裕金（杭州市萧山区第一人民医院）

张 勤（浙江中医药大学）

王寅博（浙江中医药大学）

编 委

中国科学院大学附属肿瘤医院（浙江省肿瘤医院）〔按姓氏笔画排序〕

王 琼 王春雷 李骏飞 李清林 杨国浓 何福根

沈 斌 沈国欣 沈昌明 张 玲 陈小娟 周佳佳

周俐斐 郑小蓉 侯桂兰 徐 滢 彭芸崧 魏晓炎

浙江大学医学院附属浙江医院 马 越

浙江大学医学院附属第一医院 郑敏燕

浙江中医药大学 韩诗筠

序

随着人口老龄化和人口数量增加,我国癌症发病率亦呈上升趋势,死亡率占居民死因中的第三位。癌症已经成为严重威胁人民群众健康的主要公共卫生问题之一。

手术、放疗和化疗是目前肿瘤治疗的三大主要手段。中医药是我国国粹,数千年历史的沉淀为中医药防治肿瘤奠定了坚实的基础,中医药在肿瘤防治中的独特优势,进一步夯实了中医药的作用和地位。现代科学的进步为中医药防治肿瘤提供了发展的条件,其多靶点、多途径的作用方式是控制肿瘤的发生、转移与复发的重要环节。

中医药防治肿瘤以中医药理论为指导,以辨证论治为原则,倡导个体化诊疗,充分发挥了中药的优势。中药参与肿瘤治疗,弥补了现代医学在肿瘤治疗中的不足,已成为现代肿瘤研究及治疗领域不可或缺的重要部分。中药归经理论与现代靶向治疗理念有异曲同工之妙,各中药对不同的脏器有特定的亲和力,并对病变器官产生治疗作用。

《临床常用抗癌中药》一书由长期从事中医肿瘤内科诊疗及抗癌中药研究的专家通力合作、精心编撰而成。该书系统阐述了中药抗肿瘤的理论基础及各种类型癌症的常用抗癌中药临床使用经验,内容翔实,涵盖了中药传统应用、现代研究、临床应用及医案等内容,较好地展示了现代归经中药治疗恶性肿瘤的水平。该书对促进我国中医药防治肿瘤具有积极的意义。衷心希望本书能成为业内同道的良师益友,为中医药发展及人类的健康事业做出贡献。

浙江省抗癌协会理事长

(毛伟敏)

2022 年 6 月

前　言

　　癌症是威胁人民群众生命健康的重大疾病之一，2020年全球约有新发肿瘤患者1 929万，死亡人数1 000万。而我国新发肿瘤患者约457万，占全球23.7%，肿瘤死亡人数约300万，约占全球癌症死亡总人数30%。2019年国家癌症中心统计数据显示，恶性肿瘤死亡率占我国居民全部死因的23.91%，且发病率保持每年约3.9%的增长，死亡率每年保持约2.5%的增长，每年恶性肿瘤所致的医疗花费超过2 200亿，给国家和人民群众带来沉重负担，形势极其严峻。为此，防癌抗癌已成为世界各国医药学界关注的重要课题，大家都在尽全力积极探索行之有效的防治方法来攻克癌症。目前现代医学治疗肿瘤主要有手术、放化疗、靶向治疗等，有其所长，但均有一定的不足。中医药在肿瘤的预防及治疗中显示出了极其重要的作用，已成为现代肿瘤研究及治疗领域不可或缺的重要部分。

　　中医药抗肿瘤以中医药理论为指导，以辨证论治为原则，倡导个体化诊疗，充分发挥中药的优势，弥补了现代医学的不足，在肿瘤治疗中起到了增效减毒、改善患者生活质量、延长病患生命等重要的作用。随着现代中药抗肿瘤研究的深入，对中药成分、药理作用的了解也更加充分。本书结合最新的中药药理研究成果及长期临床应用经验，对不同人体部位癌种的常用抗癌中药进行初步总结，向广大的中医及中医爱好者提供临床思路，为临床中药师开展临床服务提供参考。本书详细讲解了常用抗癌中药96种，其中所载穿山甲等相关内容仅作为文献参考，据国发〔1993〕39号、卫药发〔1993〕59号文，穿山甲属于禁用之列，均以代用品代替。本书为浙江省胸部肿瘤（肺、食管）诊治技术研究重点实验室重要研究成果。

感谢浙江中医药大学、中国科学院大学附属肿瘤医院（浙江省肿瘤医院）、浙江大学医学院附属第一医院、杭州市萧山区第一人民医院等单位同仁参与编写。

由于编者水平所限，必有不足之处，望读者谅解并多提宝贵意见和建议，以便修订时完善。

编　者

2022 年 6 月

目 录

总 论

各 论

总论

第一章
中医药与肿瘤治疗

中医学是个伟大的宝库,蕴藏着古今医家丰富的临床经验和理论知识。中医药与癌症作斗争有着悠久的历史,早在公元前16—公元前11世纪商周时代的殷墟甲骨文就有关于"瘤"的病名记载。先秦时代的《周礼》,将"医师"分为四类,其中疡医(即外科医生)所主治的"肿疡"病,其范围包括了现今临床的肿瘤病在内,而对此的治疗,当时就主张内治与外治相结合,其中内治"以五毒攻之,以五气养之,以五药疗之,以五时调之"。这些基本理论对现今肿瘤病的防治仍有现实意义。外治则以"祝药,劀之杀"。"祝"是用药外敷;"劀"是除去脓血;"杀"是用药蚀其恶肉。其中"祝""杀"亦是后世治疗肿瘤的常法。公元前5—公元前3世纪,我国《内经》就对肿瘤的治疗作了较为全面的阐述,如《素问·脏气法时论篇》谓:"毒药攻邪,五谷为养,五果为助,五畜为益,五菜为充,气味合而服之,以补益精气。"告诉我们药物主要是为了祛除病邪,还需五谷、五果、五畜、五菜等富有营养的食物来补益精气,以扶正祛邪,早日恢复健康。汉代张仲景在《金匮要略》中有类似胃窦癌幽门梗阻样的记载,并有"妇人脏肿如瓜,阴中痛,引腰痛者,杏仁汤主之"之说,提示了妇科肿瘤的治疗用药。《后汉书·华佗传》有"疾发结于内,针药所不能及,乃令以酒服麻沸散,既醉,无所觉,因剖腹背,抽割结聚"这样一段描述,是我国采用中药麻醉外科治疗肿瘤的最早记载。葛洪的《肘后救卒方》曰:"海藻酒方,疗颈下束,渐大,欲成瘿者……"唐代孙思邈《千金要方》《千金翼方》有"气瘿、劳瘿、土瘿、忧瘿、痨瘿"等五类,主张用海藻、昆布、柳根及羊靥治疗。《千金要方》还擅长使用虫类药,如僵蚕、全蝎、蜈蚣、蝉蜕等,为后世用虫药治疗癥瘕积聚,为今人用虫类药治疗癌肿提供了很好的借鉴。元代朱丹溪著《丹溪心法》,对"乳岩"(相当于乳腺肿瘤)、"噎膈"(相当于食管、胃底贲门等部位的肿瘤)等的形成、症状、演变、治疗和预后等都进行了较为细致的描述,并认为积聚痞块(包括肿瘤)多是由"痰饮""气滞""血瘀"而成,治当"降火,清痰,行死血块。块去须大补,不可用下药,徒损真气,病亦不去,当用消积药使之融化,则根除矣"。朱氏大补喜用人参;消肿积祛瘀血常用大黄、朴硝(小剂量,软坚而不下)、三棱、莪术、桃仁、红花、水蛭、硇砂、鳖甲、莱菔子、南星等。现今临床上治食管癌多用硇砂,肝癌用鳖甲,宫颈癌常用三棱、莪术,皆有一定疗效,充分证明了朱氏见解的正确性。再如清代王清任在《医林改错》中提出:"肚腹结块"的形成"必有形之血"的论点,为现今临床运用活血化瘀药治疗肿瘤提供了有力的理论依据。嗣后创造的犀黄丸、蟾酥丸、小金丸均为现今中医治疗肿瘤的名方。近代张锡纯著《医学衷中参西录》,其中"十四治膈食方"提出了用参赭培气汤治疗膈食证,方中用人参大补中气为主;用代赭石、半夏、柿霜化痰理气、降逆安冲为佐;又加知母、天冬、当归(柿霜)清热润燥,生津止血;用肉苁蓉补肾,合当归、代赭石并用,润肠通结;有瘀血加三棱、桃仁。为治疗食管癌或胃底贲门癌提供了扶正治本的范例。随着西医诊疗肿瘤的过程中不断出现影响病患生活质量、生存期的副作用、后遗症,中医从辅助治疗渐渐上升为中西医结合的综合治疗。

　　肿瘤是一种全身性疾病,局部的癌肿可以在全身系统产生广泛的影响,局部治疗解决不了根本问题。而中医从整体观念出发,针对不同患者辨证论治,调整其全身阴阳,在扶正的同时祛邪以辅助西医的治疗。现今中医药介入到肿瘤治疗的各个阶段,不仅促进肿瘤患者手术后康复,还可以对放、化疗起增效减毒作用,可以抑制或稳定肿瘤发展,实现"带瘤生存"。中西医结合治疗肿瘤的研究始于20世纪60年代,在20世纪70年代逐渐规范,到20世纪80年代初组织开展了全国范围的科研观察和协作。近40多年来,中西医结合防治肿瘤工作的进展很快,也已为肿瘤患者广泛接受,在提高恶性肿瘤患者生存质量和延长肿瘤患者的生存期等方面取得了很多成就。中西医结合在证型、舌诊、脉诊、经络及血液流变学等方面研究,都取得较大的进展。中医证型为拟定肿瘤的治疗方案,提供更准确、更全面的依据;舌诊在普查初筛、辨证分型、病情转化、疗效观察、预后评估起着关键的作用;中医脉诊对判断病体的素质、病情变化、辨证用药有重要的参考价值。现代微循环及血液流变学的研究为中医血瘀证提供了更具体的指标。

　　中医治病的物质基础为中药,中药在治疗癌症中具有多方位、多靶点、不易产生耐药等优势,符合肿瘤多因素、多环节致病的机制,早在《神农本草经》中,即有斑蝥"蚀死肌、破石癃癥瘕"、大黄"破癥瘕积聚"、苦参"主癥瘕积聚"、夏枯草"破癥,散瘿结气"等记载。现代中医认为恶性肿瘤病因:主要有风、寒、暑、湿、燥、火等六淫外侵,喜、怒、忧、思、悲、恐、惊七情内伤,饮食不洁,饮食过度,身体劳倦及禀赋不足等因素,导致脏腑阴阳气血失调、正气亏虚、气滞血瘀、热毒内蕴、气血亏虚、经络瘀阻。气滞、痰湿、瘀血、热毒等病邪搏结,留滞不去,聚而成癥。病机错综复杂,多脏同病,虚实并见,终致邪毒虚损,正气虚衰,病入危途。恶性肿瘤以正虚为本,邪实为标,治疗以"扶正祛邪"为总则。在治疗上,明确提出以"扶正和祛邪"为主,在祛邪法则上,主要运用活血化瘀、清热解毒、软坚散结、祛湿化痰、疏肝解郁等法则,应用相应的中药配伍,以达到祛除实邪、攻伐癌瘤、消除或控制肿瘤的目的。

　　扶正培本可用益气健脾、温肾化阳、滋阴养血、养阴生津等治疗法则;总之,治疗肿瘤,扶正要防留邪,祛邪需防伤正。临床上中医辨证治疗时,要注意肿瘤的虚实夹杂,治疗需标本兼顾,因人、因时、因地制宜,注意调整阴阳及多种治疗方法的结合以减少患者痛苦,提高患者的生存质量。

目前已知具有抗肿瘤作用的中草药已达几百种,常用的也有 100 多种,如:薏苡仁、郁金、南方红豆杉、冬凌草、黄药子、半枝莲、半边莲、穿心莲、八月札、山慈菇、石上柏、石见穿、夏枯草、龙葵、白花蛇舌草、瓜蒌、天南星、急性子、牛黄、猫爪草、泽漆、青黛、壁虎、金钱白花蛇、蜈蚣、全蝎、僵蚕、蟾酥、山海螺、白英、藤黄、仙鹤草、山豆根、斑蝥、三棱、莪术、人参、灵芝、雄黄、砒霜等。在临床实践中,常用抗肿瘤中药的遴选、分类、应用是一项复杂的工作。根据本草经典分类法,可将中药根据本草的来源进行分类,比如,清代汪昂所著《本草备要》载药 460 种,以草部、木部、果部、谷菜部、金石水土部、禽兽部、鳞介鱼虫部分类。其中发现具有抗肿瘤作用的药物共有 95 种,分别为草部 52 种、木部 14 种、果部 3 种、谷菜部 4 种、金石水土部 10 种、禽兽部 2 种、鳞介鱼虫 10 种。又可根据中药的性味归经、功效进行分类,可将抗癌中药分为扶正固本、清热解毒、活血化瘀、以毒攻毒、软坚散结、化痰祛湿六大类药。根据作用于不同的身体部位肿瘤,可将抗癌中药以生理系统分类:如消化系统抗癌药、妇科抗癌药、呼吸系统抗癌药等,每一个系统用药又可细分为器官或组织用药等诸多分类。

参考文献 ··

［1］金国梁,张勤,郭勇,等.防癌抗癌中药［M］.上海:上海科学技术出版社,2001.

［2］李成卫,吴洁,李泉旺.恶性肿瘤名家传世灵验药对［M］.北京:中国医药科技出版社,2010.

［3］李家庚,屈松柏.实用中医肿瘤病学［M］.北京:科学技术文献出版社,2001.

［4］郑东海,郑伟鸿.郑伟达医文集［M］.北京:中医古籍出版社,2007.

［5］陈锐深.现代中医肿瘤学［M］.北京:人民卫生出版社,2003.

［6］马纯政.中医药治疗恶性肿瘤的方法及用药思路［C］//河南省中医、中西医结合学会、血液病分会. 第二届第二次学术会议暨肿瘤生物免疫治疗新进展学术会论文集,2015.

第二章
临床常用抗癌中药分类

根据中药的性味归经、功效,结合现代抗肿瘤药理作用及相关文献等,将目前常用的抗癌中药进行系统的总结后进行分类,大致可分为扶正培本、清热解毒、理气活血、软坚散结、化痰祛湿、以毒攻毒六大类药。

一、扶正培本类抗癌中药

所谓扶正培本,即是扶助人体之正气——气、血、津、液;培补人身之本元——元气、元阴、元阳。近代多数医学家认为,恶性肿瘤的发生是多种因素综合作用的结果,外因并不能完全解释癌症的发生,因为在同一致癌物的作用下,绝大多数人不会发生癌症,而只有小部分人会患癌症。因此单纯外因不一定能致癌,还必须通过机体的内因起作用,如内分泌失调、精神创伤、免疫状态低下以及某些先天性缺损等。中医学认为"正气存内,邪不可干""邪之所凑,其气必虚",肿瘤的形成同其他疾病一样,也是与人体的"正气"不足有着密切关系。肿瘤发生后,尤其到了晚期,或者通过手术、化疗、放疗等攻伐疗法之后,往往使机体内部造成严重的消耗和损伤,阴、阳、气、血虚衰的征象更为突出,机体抑癌能力进一步下降。根据"虚者补之""损者益之"的原则,扶正补益药在治疗肿瘤的过程中就具有重要战略地位,这是因为正气的存亡,抗病能力的强弱往往决定着癌症患者的"生机"。

实验研究及临床实践中常用的具有较好疗效的扶正类抗癌中药有以下几类:① 益气健脾类:黄芪、党参、人参、刺五加、西洋参、太子参、白术、茯苓、山药、甘草、大枣、扁豆、蜂乳、猴菇菌、香菇、灵芝、云芝、猪苓、薏苡仁等,是治疗肿瘤患者气虚脾弱为主要表现的常用药物。组成的常用方剂为四君子汤、补中益气汤、六君子汤等。② 补血滋阴类:熟地、当归、白芍、鸡血藤、桂圆肉、阿胶、紫河车、何首乌、枸杞子等,是治疗肿瘤患者以血虚为主要表现的常用药物。所组成的常用方剂有四物汤、十全大补汤、八珍汤、当归补血汤等。③ 益阴生津类:生地、天冬、麦冬、沙参、龟甲、鳖甲、天花粉、女贞子、百合、石斛、知母、山茱萸等,是治疗肿瘤患者阴虚内热、手术或放、化疗后阴津损伤为主要表现的基本方药。所组成的常用方剂是沙参麦冬汤、生脉散等。④ 益肾助阳类:鹿茸、附子、肉桂、淫羊藿、肉苁蓉、补骨脂、菟丝子、巴戟天、锁阳、冬虫夏草、桑寄生、续断、杜仲等,是治疗肿瘤患者脾肾阳气不足为主要表现的常用药物。常用方剂如右归丸、肾气丸、附桂理中汤等。

扶正培本类中药之所以能在治疗癌肿过程中发挥重要作用，主要是此类药物能提高机体血象（白细胞、血红蛋白、血小板）和细胞免疫功能（巨噬细胞吞噬率、淋巴细胞转化率），促进网状内皮系统吞噬功能，改善机体免疫状态，增强对外界恶性刺激的抵抗力；能增强激素调节功能，促进垂体—肾上腺皮质功能，调整机体环磷酸腺苷（cAMP）与环磷酸鸟苷（cGMP）比值，提高 cAMP 的相对值而抑制癌细胞生长，并有利于保护骨髓，增强放、化疗的疗效，减少复发，提高抗癌、抑癌的作用。

诸多的临床应用表明，以扶正固本为主结合辨证用药，确能起到扶助肿瘤患者的正气，减轻或消除各种因化疗、放疗所造成的对机体的危害，增加食欲，增强体力，消除各种临床症状，提高生存质量，延长生命之作用。因此，扶正培本中药的应用在肿瘤防治中显得极为重要，可贯穿于肿瘤防治的全过程。扶正培本中药的应用不是一般的支持疗法，而在于改善人的体质，增强正气和抗病能力。扶正培本中药的正确使用，要以辨证为依据，选择适宜的补益法，重点在健脾益肾，还要根据患者的年龄、性别、体质等情况因人而异，要考虑补益药的药性偏颇，补气补阳不能过于温燥而损伤阴津，补阴养血勿过于滋腻而碍胃。肿瘤的发展是一渐进的过程，扶正培本宜缓补而少用峻补，宜平补而慎用温补。除了补益药物外，还应结合食补，如化疗期间出现骨髓抑制，可补充含铁丰富的食物，如菠菜、薏苡仁粥、芡实粥等。

二、清热解毒类抗癌中药

热毒是恶性肿瘤的主要病因之一。肿瘤患者常有邪热瘀毒之表现，临床上常可见发热、肿块增大、局部灼热、疼痛、口渴、便秘、舌红苔黄、脉数等热象，治疗当用清热解毒类药。现代医学研究表明，炎症和感染往往是促进肿瘤发展和病情恶化的因素之一，而清热解毒药不仅具有抗癌活性，也能控制和消除肿瘤周围的炎症、感染；不仅能减轻症状，而且在肿瘤某一阶段可起到一定程度控制肿瘤发展的作用。因此，清热解毒类中药在治疗恶性肿瘤中应用较多。常用的清热解毒类抗癌中药有大青叶、重楼、白花蛇舌草、山豆根、大黄、黄连、黄芩、黄柏、了哥王、猫人参、喜树、农吉利、龙葵、紫草、天葵、白英、冬凌草、金银花、虎杖、鱼腥草、青黛、八角莲、土茯苓、杠板归、木芙蓉、牛黄、猪殃殃、藤梨根、半边莲、半枝莲、蒲公英、肿节风、蛇莓、败酱草、金荞麦根、栀子等。

清热解毒类药物在各类抗肿瘤中药中应用最广。由于肿瘤成因的复杂性和临床表现的多重性，清热解毒类中药多与其他类中药综合运用。如：治疗肺癌常配伍化痰散结、益气养阴药；治疗食管癌常配伍化痰散结、理气祛瘀药；治疗胃癌常配伍疏肝化痰、益气养血药；治疗结直肠癌，常配伍化瘀、利湿、理气化滞及扶正补益药；治疗肝癌常配伍理气利湿祛瘀药；治疗头颈部恶性肿瘤常配伍滋阴生津药；治疗乳腺癌常配伍疏肝解郁、健脾补肾、化痰散结药。

现代药理研究表明，清热解毒中药主要通过抑制肿瘤、调整机体的免疫力、阻断致癌和反突变、诱导肿瘤细胞凋亡、抗炎排毒、抑制癌基因转录、调控基因表达等方面来治疗恶性肿瘤。清热解毒药防治肿瘤的效应是多方面的,正确应用能收到较好的疗效。但终属攻邪之法,临证时还当分清邪正之盛衰,辨证审因慎而投之,切不可中药西用,对号入座。

三、理气活血类抗癌中药

中医认为,肿瘤的发病多与气滞和血瘀相关。临床所见,长期的情志刺激或突然强烈的精神打击会造成气机紊乱,常是某些肿瘤发生的诱因。如肝癌、乳腺癌、卵巢癌等的发生,追踪病史,发现多数与精神刺激、肝气郁结有关。肿瘤发生之后,不少患者情绪悲观、恐惧、意志消沉,影响睡眠、饮食,而致机体抗病能力进一步下降,从而促进病情发展。另一方面,有形之邪停蓄积聚,经脉阻闭,影响气机流通,功能失调,导致病情加剧。肿瘤患者所表现出来的各种"证",常见的有"气滞""气郁""气逆""气结"等。如胃癌、食管癌患者多见胸腔胀闷、嗳气、疼痛等症;肝癌患者常出现肝区气郁胀痛;肺癌患者出现咳逆气急;肠癌患者常出现下腹部胀痛,大便时里急后重等症。气滞为肿瘤最基本的病理变化,因此理气药在肿瘤的治疗上十分重要。在肿瘤的病因治疗方面,理气药既能治癌,又能改善由癌细胞影响机体造成的多种紊乱状态。临床上常用的理气抗癌药有橘皮、橘叶、枳壳、枳实、厚朴、大茴香、香附、川楝子、大腹皮、八月札、佛手、枸橘李、香橼、青皮、白豆蔻、玫瑰花、延胡索、广木香、丁香、刀豆、路路通、九香虫、绿萼梅等。现代药理研究表明,大茴香、枳实、沉香、厚朴、丁香、木香等理气药对瘤细胞抑制率在90%以上,且理气药可以抑制平滑肌的运动,故有行气止痛的作用,枳实、枳壳能使胃肠运动收缩节律增加而有力,有利于肠内气体及粪便排出而起到"降气通便"作用,保持机体气机的调畅,有利于气血、津液的运行和脏腑组织功能正常。

现代医学认为,某些肿瘤的形成与局部外伤瘀血有关,如骨肉瘤多有外伤史,多产妇女宫颈撕裂伤者易患宫颈癌等,且癌细胞周围有大量纤维蛋白的堆积和血小板的凝集,这也与瘀血理论相符合,故肿瘤多有血瘀症状,如临床表现常见有局部肿块、刺痛、唇舌青紫、舌下静脉曲张、肌肤甲错、脉涩等瘀血症状。癌症患者的血液中往往存在着癌细胞或微小癌栓,在随血液流动时,不易附壁着床生长。当血液黏稠度增加、血流缓慢、微循环功能障碍时,瘀血停滞,这样癌细胞就易着床生长。而血液循环中的癌细胞往往还激活血小板,使血小板凝集,将其包绕起来,避开人体防御系统的搜捕与攻击。血小板还可释放某些物质,增强血管的通透性,促进癌细胞的增殖,表现出癌肿增大或转移。因此活血化瘀法是中医防治肿瘤的重要法则之一。通过改善微循环、增加毛细血管网的作用,改善肿瘤患者血液高凝状态,防止肿瘤增大和转移。常见的活血化瘀抗癌药有穿山甲、蟅虫、水蛭、桃仁、三七、红花、赤芍、当归、丹参、益母草、月季花、凌霄花、王不留行、急性子、三棱、莪术、自然铜、落得打、苏木、虎杖、皂角刺、乳香、没药、郁金、延胡索、五灵脂、石见穿、水红花子、平地木、牛膝、姜黄、泽兰、土大黄等。活血化瘀类中药之所以能在治疗癌肿过程中发挥重要作用,和以下因素有关:① 直接杀伤肿瘤细胞。② 改善恶性肿瘤患者的血液流变

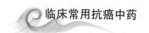

学指标,缓解血液的高凝状况。③ 增加局部血流量,改善局部乏氧状态,对放疗、化疗有减毒增效作用。④ 调整机体免疫功能的作用,大部分活血化瘀药对免疫系统具有双向调节作用。⑤ 具有不同程度的镇痛、抗炎、抗感染作用,可用于中晚期肿瘤并发感染、癌性疼痛等。

四、软坚散结类抗癌中药

中药有辛、甘、酸、苦、咸五味,其中咸味之药具有软坚散结的作用。可用于治疗痰核、瘰疬、瘿瘤、癥瘕、痞块等。研究表明,脑、肺、肝、胃肠、乳腺、子宫等脏器产生的恶性肿瘤,临床运用软坚散结中药治疗有明显疗效。常用中药有海藻、昆布、海蛤壳、浮海石、瓦楞子、穿山甲、鳖甲、水红花子等。如穿山甲性微寒,味咸。入肝、胆、胃经。功效:活血消癥,消肿排脓,搜风通络,抗癌。是古今中医治疗经闭癥瘕,乳汁不通,痈肿疮毒的良药,取其味咸,可软坚散结、破血消癥,善于走窜,性专行散之性,抗癌用于治疗胆囊癌、甲状腺癌、乳腺癌、皮肤癌、食管癌、肝癌、胃癌及恶性淋巴瘤、白血病等。本品主要含有胆甾醇、水溶性生物碱、二十三酸丁胺、脂肪族酰胺等脂溶性成分以及氨基酸、蛋白等亲水性组分。砂炒炮制后产生大量丝-酪环二肽类成分,研究表明,环二肽类成分表现出了抗炎、抗肿瘤、抗凝、神经保护、免疫调节等多种显著的生物活性。药理研究表明,其作用机制与PI3K/AKT 信号通路的抑制、细胞凋亡蛋白的增多以及血管生成受到抑制相关。此外,本品还具有较好的镇痛、抗炎的作用。中医临床常用本品与其他抗癌药物配伍,治疗胆囊癌、甲状腺癌、乳腺癌、淋巴肉瘤、肝癌、胃癌等有一定的效果。如海藻味苦、咸。功效:软坚散结,消痰利水。现代研究发现其富含海藻多糖。实验显示,海藻多糖通过诱导细胞凋亡使人胃癌细胞 SGC-7901 和人直肠癌 COLO-205 减慢细胞增殖。体外试验也证明海藻多糖对白血病 L1210 细胞有很强的杀伤作用。海藻提取物对肉瘤、宫颈癌(U14)、肺癌、大肠癌及淋巴瘤 1 号腹水型均有明显抗癌作用,并对癌变具有预防作用。且海藻有提高免疫功能、降血糖、抗血凝、抗溃疡、降血脂、抗感染等作用。临床研究也证实,海藻对甲状腺结节、甲状腺癌、淋巴肉瘤及消化道肿瘤确有较好的治疗作用。

软坚散结类抗癌中药在临床上应用较为广泛,但临床上以软坚散结方法为主,单独运用的较少,通常是在扶正固本和攻逐邪气时兼顾使用。运用软坚散结抗癌药时,可根据病情,与扶正固本、行气活血、清热解毒类药配用以增加治疗效果。

五、化痰祛湿类抗癌中药

肿瘤之病因除了气滞、血瘀、热毒等重要因素外,还有痰凝和湿阻,表现为气机阻滞、痰湿凝聚、血行瘀滞。"金元四大家"之一的朱丹溪提出:肿瘤的发生发展与"痰"有关,称"痰之为物,随气升降,无处不到"。由于宿痰凝聚而影响脏腑气血运行,导致气滞血瘀,久而久之形成积聚肿块;痰可阻碍血液的运行而致瘀,瘀反之也可阻碍水液、津液以至痰,其二者可互为因果。痰湿既是病理产物,又为继发性致病因素。故对于肿瘤的治疗而言,化痰祛湿有重要意义。常用的祛痰抗癌药有天南星、半夏、瓜蒌、浙贝母、川贝母、前胡、马兜铃、杏仁、独角莲、葶苈子。常用的化湿抗癌药有苍术、厚朴、藿香、佩兰、砂仁、白豆蔻,常用的利湿(利水)抗癌药有茯苓、猪苓、泽泻、薏苡仁、车前子、金钱草、萆薢、防己。常用的祛风湿类抗癌药有独活、秦艽、威灵仙、徐长卿、木瓜、菝葜、海风藤、络石藤等。

现代中药药理对化痰祛湿中药的研究又为化痰祛湿法治疗恶性肿瘤提供了有力的依据,以石菖蒲为例,石菖蒲具开窍豁痰、醒神益智、化湿开胃之功效,对多种癌肿有较好的疗效,特别是对鼻咽癌的效果甚好,常用治腹部肿瘤、食管癌、子宫颈癌等癌瘤中属痰湿内阻者。石菖蒲中所含 α-细辛醚可通过下调 bcl-2 表达和上调 bax 表达而诱导人肺癌 A549 细胞发生凋亡,还可以通过上调 GADD153 及 Smac mRNA 的表达,抑制人食管癌 Eca-109 细胞增殖达到抗肿瘤的目的。又如天南星科植物半夏 Pinellia ternata (Thunb.)Breit. 的地下块茎,味辛、性温,生品有毒。具燥湿化痰,降逆止呕,消痞散结之功效。对肺癌、鼻咽癌、食管癌、宫颈癌等较好的治疗作用。现代药理研究表明,半夏所含半夏总生物碱和半夏多糖有较好的抗肿瘤作用。半夏总生物碱对 A549 人肺癌细胞株、QJY-7703 人肝癌细胞株、人胃癌 SGC-7901 细胞株、MDA-MB-435S 人乳腺癌细胞株、慢性髓性白血病细胞(K562)等多种癌细胞的增殖均有抑制作用。半夏多糖对小鼠肉瘤(S180)、小鼠肝癌(H22)、小鼠艾氏腹水瘤(EAC)细胞有抑制作用,可诱导人神经母瘤细胞(SH-SY5Y)、鼠肾上腺嗜铬细胞(PCI2)细胞凋亡,对 PCI2 有抑制生长及增殖作用。实验显示半夏能明显促使癌细胞逐渐脱落而使瘤体缩小或消失,并有减少或停止渗血作用。

化痰祛湿法为肿瘤病的常用治法之一,具体应用时,常与理气化痰、清解热毒、软坚散结、健脾益气等药物配合而用。

六、以毒攻毒类抗癌中药

中医认为,癌瘤的发生不论是由于气滞血瘀,或痰湿凝滞,或热毒内蕴,或正气亏损,日久均可导致邪毒内积而成痼恶之肿瘤疾患。癌毒内藏,非攻不克,故中医临床常选用一些有一定毒性的药物“以毒攻毒”,以达到抗癌抑瘤之目的。具有毒性的药物,大多具有较强的抑制或杀灭癌细胞的作用。故在患者正气尚未衰竭而能耐攻伐的情况下,宜适当选用一些有毒性的抗癌药物。常用的以毒攻毒类抗癌药,虫类药有全蝎、蜈蚣、斑蝥、红娘子、守宫、蟾酥、䗪虫、蜣螂、水蛭、蜂房等;植物药有蛇莓、常山、毛茛、雷公藤、急性子、喜树、长春花、三尖杉、农吉利、肿节风、石蒜、藜芦、马钱子、蛇六谷、巴豆、洋金花、生半夏、生南星、生附子、乌头、独角莲、芫花、大戟等;矿物类药有雄黄、硇砂、砒石、轻粉等,多为细胞原浆毒,可抑制癌细胞的氧化过程。

实践证明,以毒攻毒的方药确能攻坚蚀疮、破瘀散结、祛毒除癌。肿瘤是邪毒瘀结于内,大多表现为阴邪之毒。所以攻毒祛邪多用辛温大热有毒之品来以毒攻毒,达到拔毒去腐之功效。研究表明,有毒中药的抗癌机制主要是通过对癌细胞的直接杀伤、诱导凋亡及诱导分化而发挥细胞毒的作用。

以毒攻毒类药物临床治疗癌症应用广泛,如民间较流行用斑蝥煮蛋、守宫浸酒、蟾蜍外敷治疗肝癌、食管癌、胃癌、子宫癌、乳腺癌等。近年来经过不断研究和实践,逐步掌握了这些药物的有效成分及药理作用,并随着有效成分的提取与合成,研制出各种剂型,毒副反应明显减少,疗效提高,更为人们所接受,应用更为广泛。如有复方斑蝥胶囊、肿节风片、金龙胶囊、蟾酥注射液等中成药,都源自有毒中药,在临床使用中达到了较好的抗癌疗效。许多以毒攻毒中药具有明显的消肿止痛或麻醉止痛作用。临床常用的有蟾蜍、马钱子、轻粉、枯矾、雄黄等。如用蟾酥膏外敷治疗肝癌疼痛,疗效显著;用马钱子、蜈蚣、全蝎配冰片等,治疗各种癌性疼痛,也有较好的疗效。以毒攻毒法较少单独全程用于肿瘤的治疗,多在扶正培本的基础上佐以以毒攻毒,或在肿瘤发展的某一阶段慎而用之。在许多有效抗癌方中常不乏以毒攻毒之品,但在具体应用时,要时时顾护患者的正气,并以此来决定以毒攻毒药的用量及使用时间,必要时可先扶正培本后攻邪,或在扶正培本的基础上以毒攻毒药。并注意炮制方法、制剂及用量,中病即止,确保用药安全、有效。

参考文献

［1］金国梁,张勤,郭勇,等.防癌抗癌中药[M].上海:上海科学技术出版社,2001.

［2］李成卫,吴洁,李泉旺.恶性肿瘤名家传世灵验药对[M].北京:中国医药科技出版社,2010.

［3］木拉提·克扎衣别克,哈木拉提·吾甫尔.抗肿瘤中药的分类及作用机理[J].新疆医科大学学报,2006,29(11):1102-1104.

［4］周宜强.实用中医肿瘤学[M].北京:中医古籍出版社,2006.

第三章
抗癌中药抗肿瘤作用机制研究概况

中医药是中华民族文化的瑰宝,抗肿瘤的应用历史由来已久,早在《神农本草经》中就已记录了71味治疗癥瘕积聚的药物。伴随着现代医学的发展,中西医结合治疗恶性肿瘤已成为趋势,在调节癌症患者免疫功能、缓解临床症状、延缓肿瘤进展、预防复发转移、提高患者生活质量等方面为肿瘤患者带来了福音。经过长期的治疗实践及科学研究,发现具有抗癌作用的中药、中成药具备独有的抗肿瘤特色,包括多成分、多靶点、毒副作用低、不易产生耐药、安全有效等多个方面。辨证论治是中医药的精髓,为更客观地进行疗效评价,中药的抗肿瘤机制研究日渐深入。中药来源的具有抗肿瘤活性的天然成分、活性及先导化合物,涵盖了黄酮类、生物碱、皂苷、萜类、醌类、挥发油、酚类、甾体等多种类型的化合物。每味中药中含有十几种甚至几十种具有生物活性的成分,基于其复杂的化学成分,经过炮制、煎煮后,化学成分发生许多变化。因此抗肿瘤作用机制可能是全面而广泛的,目前概括为抑制肿瘤血管生成、抑制端粒酶活性、诱导细胞分化、调节细胞信号传导、增强机体免疫、影响拓扑异构酶、抗微管作用、诱导细胞凋亡、逆转多药耐药作用等各个方面与环节。

第一节　抑制肿瘤血管生成

肿瘤的生长有2个明显不同的阶段,即从无血管的缓慢生长阶段转变为有血管的快速增殖阶段。无血管的肿瘤通过组织间液获取从毛细血管渗透的营养物质,这个时期细胞增殖缓慢,原发瘤体积小,这种状态称血管前期。肿瘤侵袭转移是肿瘤治疗失败的主要原因,其过程是一个多步骤、多分子参与的癌细胞与宿主细胞间相互作用的复杂连续过程,包括原发瘤增殖、肿瘤新生血管生长;侵袭基底膜,在循环系统形成瘤栓并转移到靶器官,肿瘤血管形成,转移癌灶增殖。因此血管生成是实体瘤生长、浸润和转移的一个重要因素。

随着肿瘤新生血管形成机制的深入研究,发现一些中药的有效成分及复方能抑制肿瘤新生血管生成,从而发挥其抗肿瘤作用。如红花、川芎、薏苡仁、南方红豆杉、姜黄、莪术、雷公藤、川芎、金荞麦、绿茶、人参、苦参、青黛等中药通过抑制肿瘤血管生成而起抗肿瘤作用。

从中药红花中已成功提取分离羟基红花黄色素 A,通过计算机辅助管理(CMA)实验证实羟基红花黄色素 A 通过抑制 bFGF、血管内皮生长因子(VEGF)及血管内皮生长因子受体(VEGFR)(fltl)的 mRNA 表达抑制血管的生成;从中药川芎的根茎的提取汁中已分离出的四甲基吡嗪(即川芎嗪),能减少小鼠 M/GHI 肺癌肿瘤体积、重量和肺转移灶数,并能降低肿瘤微血管密度。薏苡仁油制成的脂肪乳,商品名康莱特(KLT),能显著抑制肿瘤新生血管生成。目前发现从三七和人参中提取的多种皂苷类成分有明显的抗肿瘤活性,临床上应用人参皂苷 Rg_3 治疗肿瘤,它能够通过拮抗肿瘤新生血管生成,提高患者免疫力等方式增强化疗患者的疗效。

第二节　抑制端粒酶活性

端粒酶为由 RNA 和蛋白质组成的一种核糖核蛋白复合物(RNP),它存在于干细胞、精原细胞和绝大多数恶性肿瘤细胞中,含有端粒重复序列的模板,即以自身 RNA 组分为模板,复制合成端粒序列,延长端粒 DNA。正常细胞周期中,细胞每分裂 1 次,端粒子链即缩短 1 次。人的端粒长度达 15 kb,随着细胞的每次分裂,端粒逐渐缩短(每次丢失 50～200 个核苷酸),经过若干分裂周期后,端粒缩短至临界长度,细胞进入凋亡阶段,即限制了细胞的继续增殖。而某些肿瘤细胞则是在某些机制作用下,启动端粒酶表达,使染色体端粒稳定地维持在一定长度,不随 DNA 复制而变短,从而使癌细胞得以持续增殖,获得永生化。目前抑制端粒酶活性是抗肿瘤研究的热点之一。

在针对中药的研究中,发现了许多中药具有抑制端粒酶活性的作用。例如:苦参中含有丰富的苦参碱,有实验发现使用 0.25、0.50、1.00、2.00 mg/mL 四种不同浓度的苦参碱分别作用于人乳腺癌 MCF-7 细胞 24 h,48 h,72 h 后,随着苦参碱浓度的逐渐增加和作用时间的延长,端粒酶活性逐渐降低,呈剂量—效应正相关和时间—效应正相关的关系。又如吴茱萸中的吴茱萸碱和黄连中提取的盐酸小檗碱;使用不同浓度的吴茱萸碱和盐酸小檗碱作用于大肠癌 HT29 细胞,结果显示,两者浓度分别为 30 μmol/L 和 210 μmol/L 时,可以最大限度抑制端粒酶活性,而且端粒酶 hTERT 表达下调,因而推测其机制可能是通过下调 $hTERT$ 基因的表达和降低端粒酶活性抑制 HT29 细胞的生长。人参皂苷 Rg_3 可以抑制 SACC-83 细胞 hTERT 蛋白的表达,下调端粒酶活性,推断这可能是 Rg_3 抑制癌细胞增殖的途径之一。由黄芪、柴胡、莪术等组成的中药复方抗纤灵,对 HepG2 细胞的半数抑制浓度(IC_{50}),再用 $10 \times IC_{50}$、$1 \times IC_{50}$ 和 $0.1 \times IC_{50}$ 抗纤灵处理 HepG2 细胞,检测作用不同时间后端粒酶活性和端粒酶 RNA 的表达,结果发现,高浓度的抗纤灵对端粒酶活性和端粒酶 RNA 表达有明显抑制作用,由黄芪、玉竹、法半夏、生薏苡仁、仙鹤草、莪术等组成的芪竹方在高浓度时能抑制胃腺癌 MGC-803 细胞端粒酶活性。综合上面举例可见,单味中药及中药有效成分、中药复方对肿瘤细胞端粒酶活性均有一定抑制作用。

目前,通过抑制端粒酶活性防治肿瘤虽然取得了较好的效果,但中药抑制肿瘤细胞端粒酶活性的机制及肿瘤细胞端粒酶活性下降与细胞凋亡有何联系均尚未完全清楚,而且目前对于中药抑制端粒酶活性的研究多数为体外试验,体内试验鲜有报道。

第三节 诱导细胞分化

现代研究认为,细胞的恶变是增殖和分化两者平衡的失调。分化是指组织细胞发育成细胞、组织、器官的过程中,在生理上、形态上发生的改变。简单说,当一个细胞增殖分裂时,其子细胞会发生结构、功能上的变化,这种子细胞与父细胞的差异,就是分化造成。肿瘤细胞分化程度就是指已经产生的肿瘤细胞与正常细胞相比较,其接近于正常细胞的程度。如果肿瘤细胞分化得越好,就意味着肿瘤细胞越接近相应的正常发源组织(称为"高分化"),而分化较低的肿瘤细胞和相应的正常发源组织区别就越大(称为"低分化"或"未分化")。高分化肿瘤细胞与正常细胞相似,成熟度高,恶性度低。反之,成熟度低的肿瘤细胞,其恶性程度就高。因此,诱导分化是指恶性肿瘤在诱导分化剂的存在下,重新分化向正常成熟细胞方向逆转的现象。

诱导分化治疗是肿瘤治疗研究的新途径,其基本特点不是杀伤肿瘤细胞,而是诱导肿瘤细胞分化为正常或接近正常细胞。西药中维甲酸等诱导分化剂,因有严重副作用,限制了临床应用,研究证实许多中药及其活性成分包括苷类、黄酮类、多糖类、有机酸类等,在特定的条件下可诱导肿瘤细胞分化,且无副作用。如苦参中所含苦参碱作用于 K562 细胞,能够抑制肿瘤细胞进入 S 期,从而抑制其增生;中药黄芩中所含黄芩苷作用于 Bel-7402 细胞,能使甲胎蛋白减少,γ-谷氨酰转肽酶比活降低,白蛋白分泌显著升高,细胞内 cAMP 含量增加;茶多酚类化合物作用于 Bel-7402 细胞,能使细胞缩小变圆,抑制细胞集落形成,端粒酶活性下降,p53 突变蛋白的表达降低。可见这些化合物作用于癌细胞后,能诱导癌细胞出现分化现象,癌细胞向近似正常细胞方向发生分化。

与单味中药不同的是中药复方根据辨证结果论治,多味中药组合,在某一症状的疾病型中效果突出,也具诱导分化的作用。如中药复方制剂(苦参、黄芪、雄黄、当归等药物组成)作用于人早幼粒白血病细胞株时发现该复方制剂可以抑制人早幼粒白血病细胞株的增殖,能够诱导肿瘤细胞分化。如复方青黛片(丹参、青黛、雄黄、太子参等)也有类似的作用。

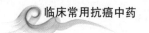

第四节　调节细胞信号传导

细胞信号传导通路是指细胞接受外界信号,通过一整套特定的机制,将胞外信号转导为胞内信号,最终调节特定基因表达,并引起细胞的应答反应。如果控制细胞增殖、分化的信息传递通路中某一环节的异常,可引起细胞生长失控,导致肿瘤的产生。因此,研究细胞间信号通路与中药抗肿瘤之间关系倍受重视。研究肿瘤细胞信号传导机制,筛选药物以选择性阻断肿瘤细胞自分泌或旁分泌的信号传导通路,破坏其自控性的生长调节机制,对中晚期肿瘤或转移性癌可能具有独特的疗效。

目前普遍认为肿瘤的发生是一个多基因参与、多步骤发展的复杂过程,是机体内在因素与外界因素联合作用下逐渐形成的。大量的实验研究也表明肿瘤的发生发展涉及多种分子机制。另外一方面中药的药理也十分复杂,其多成分的特性决定了其作用的多样性,而且有些中药可随机体状态而产生两种相反的药理作用。大量的实验研究也表明,中药在抗肿瘤中的作用涉及细胞凋亡的促进、细胞增殖的抑制、肿瘤血管生成的抑制、肿瘤微环境的调节和人体免疫力的调节等多个方面的机制。正是肿瘤和中药的这些复杂性,注定了中药抗肿瘤的机制必然涉及多种信号通路。

许多实验研究表明,抗肿瘤中药可从多条途径调节肿瘤细胞信号转导通路,而发挥抗肿瘤作用。下面的表格是南方医科大学洪梓德等通过检索相关文献,对近几年有关中药抗肿瘤的相关实验进行归纳,总结出抗肿瘤中药研究中所涉及的 11 种信号通路(表 1 - 1)。

表 1 - 1　抗肿瘤中药调节肿瘤细胞信号传导通路 11 种

信号通路	细胞中的作用及与肿瘤关系	中药提取物及方剂
P13K/Akt/mTOR 通路	调节细胞增殖、分化、细胞代谢和细胞骨架重组,影响癌细胞的凋亡和存活	南蛇藤乙酸乙酯提取物、白藜芦醇苷、麦冬的黄酮类和甾体皂苷成分、桂枝茯苓丸、左旋一叶萩碱、蛇六谷石油醚萃取物
Hedgehog 通路	免疫调节,调控微环境,参与了组织的发育、分化、EMT 和干细胞的维持,影响肿瘤细胞分化,促进肿瘤的生长和转移	白花蛇舌草乙醇提取物、白藜芦醇、蝙蝠葛、垂盆草提取物、至真方
ERK 通路	促进细胞增殖、分化或迁移、调节细胞周期、促进肿瘤的侵袭和转移	黄芩素、木犀草素、姜黄素、毛蕊异黄酮
JNK 通路	调节细胞凋亡、自噬和衰老、增殖、分化,介导炎症反应,启动或抑制肿瘤	雷公藤红素、人参皂苷 F2、小豆蔻明

信号通路	细胞中的作用及与肿瘤关系	中药提取物及方剂
P38 MAPK 通路	介导炎症,调节细胞周期调控、影响细胞增殖、存活和死亡,促进肿瘤进展和耐药,抑制癌细胞增殖和促进凋亡	重楼皂苷Ⅶ、扶正清解、苦参碱、β,β-二甲基丙烯酰紫草素、黄芩素
NF-κB 通路	参与肿瘤细胞的增殖、存活,血管形成、侵袭转移和治疗耐受	吴茱萸碱、白花丹素、蟾蜍灵、苦参碱、蒲葵子乙醇提取物、粗叶悬钩子总生物碱
Notch 通路	影响细胞分化、增殖和凋亡,炎性细胞因子的表达,血管发生和药物抗性	清胰化积方提取物、表没食子儿茶素、没食子酸酯
p53 通路	促进 DNA 修复,诱导细胞凋亡,细胞周期控制、凋亡、程序性坏死、自噬、代谢,干细胞稳态,血管生成和衰老	厚朴酚、川芎嗪、大黄素、吴茱萸碱
STAT3 通路	调节细胞周期,抗凋亡,影响血管生成和侵袭转移,促进细胞增殖、生存、血管生成,干扰细胞凋亡和抗肿瘤免疫反应	隐丹参酮、白花蛇舌草乙醇提取物、氯化两面针碱、汉黄芩苷、异甘草素
TGF-β 通路	细胞增殖的调节,细胞凋亡的诱导和抑制,基因组稳定性的维持和肿瘤微环境的调节,EMT,免疫逃避,通过调节肿瘤微环境	健脾解毒方、黄芩素、蟾蜍灵、白藜芦醇、党参内酯
Wnt 通路	影响细胞的增殖、生长,细胞命运和分化,基质溶解和血管生成	白藜芦醇、小檗碱、雷公藤甲素、蟾蜍灵、姜黄素

第五节　影响拓扑异构酶

拓扑异构酶(topoisomerase,Topo)广泛存在于生物体中,是细胞 DNA 复制或转录不可或缺的一类关键酶。由于 DNA 在复制过程中反向旋转会产生缠结、正负超螺旋等,为保证复制正常进行,必须依赖 Topo 的参与,进行 DNA 的切割、回旋、再连接,使 DNA 顺利解旋、复制、转录等。该酶在癌组织中的含量明显高于正常组织,故抑制 Topo 活性的化合物具有抗癌作用。DNA Topo 有Ⅰ型(Topo-Ⅰ)和Ⅱ型(Topo-Ⅱ)两种。那么,以 Topo 为靶点的抑制剂是抗肿瘤药物研究的热点,这些 Topo 抑制剂按照作用机制主要分为两大类:Topo 毒剂和 Topo 催化抑制剂,前者通过形成 DNA Topo-Ⅰ抑制剂三元复合物,达到抑制 Topo-Ⅰ催化作用的目的或通过稳定 Topo-Ⅱ型 DNA 可裂解复合物而发挥作用,如鬼臼毒素类;后者主要通过嵌入 DNA 或直接作用于 Topo 功能域而阻止 Topo 与DNA 的结合而发挥抗肿瘤作用,如多柔比星等。目前,Topo-Ⅰ为靶的抗肿瘤药物主要是喜树碱及其衍生物，作为细胞周期特异性药物，此类药物主要作用于 S 期，能选择性地抑制 Topo - Ⅰ 修复 DNA，使 DNA 不可逆断裂，同时使 Topo-DNA 断裂复合物的物理特性发生改变，停用羟基喜树碱后，也不能使断裂复合物还原，导致细胞周期中断，肿瘤细胞凋亡。Topo - Ⅱ 为靶的抗癌药较多，如鬼臼毒素类、Bufalin（中药蟾酥成分中的蟾毒配基之一）等。目前已发现许多种天然 Topo 抑制剂，如生物碱类、木脂素类、黄酮类等，在新药开发中提供了众多重要价值的先导化合物，如以羟喜树碱为基础开发出的拓扑替康、伊立替康；以鬼臼毒素为基础开发出的依托泊苷，它们已成为临床抗肿瘤的重要药物。

第六节　抗微管作用

微管是存在于所有真核细胞中的多态多聚物结构，为细胞内运输载体核构成细胞骨架，在细胞中具有诸多功能，特别是以纺锤体的形式参与细胞的有丝分裂过程。肿瘤细胞的重要特点是无限制地快速繁殖，若抑制其纺锤体的形成，必将导致有丝分裂过程的阻断，使得肿瘤细胞生长停滞于 G_2/M 期。因此，作为细胞分裂的重要过程，微管骨架的解聚和纺锤体的形成是抗肿瘤化疗药物筛选的重要靶标。此类抗肿瘤药物疗效独特，目前发现的天然微管稳定剂有紫杉醇类、长春碱类等，微管抑制剂能干扰细胞分裂中纺锤体的形成，使细胞停滞在有丝分裂中期，阻断细胞分裂繁殖；同时，由于微管是信号转导和物质运输的通道，干扰微管的形成，可影响与凋亡相关的信号转导通路，引起细胞凋亡。长春碱（vinblastine）、长春新碱（vincristine）都来源于夹竹桃科植物长春花 *Catharanthus roseus* (L.) G. Don 两者结构类似，作用机制类似。主要是与微管蛋白结合，抑制纺锤体形成，从而阻止肿瘤细胞分裂繁殖。其主要用于恶性淋巴瘤、淋巴网状细胞瘤、急性白血病和绒毛膜上皮癌等治疗。临床试验表明，长春碱和长春新碱能抑制骨髓生长，对肠胃道产生毒害，伤口处外渗等。体外试验表明，长春碱对人卵巢癌 A2780、鼠白血病 L1210 和人支气管上皮细胞癌（CSCLC - V6C2）的 IC_{50} 为 42.0、5.0 和 2.6 nmol/L；体内对 P1534 鼠白血病等疗效显著。紫杉醇（paclitaxol）来源于红豆杉科植物短叶红豆杉 *Taxus brevifolia* Nutt.。其通过促进微管聚合，抑制解聚，稳定微管，从而使细胞在有丝分裂时不能形成纺锤体，和纺锤丝抑制细胞分裂和增殖，产生抗肿瘤作用。紫杉醇于 1992 年就被美国食品药品监督管理局（FDA）批准用于治疗耐药转移性卵巢癌并对乳腺癌、非小细胞肺癌、食管癌和头颈部肿瘤等疗效突出。

第七节　诱导细胞凋亡

细胞凋亡是受基因控制的一种主动性细胞自杀过程，细胞在生长发育流程或者是因为某一些因素中的影响，经过调节控制细胞内基因的一种与其产物相联的程序性细胞死亡。它的表现通常为单个细胞的死亡，无炎症反应。细胞凋亡是一种主动的、高度有序的、受基因调控的，需要一系列酶的参与，在其过程中伴随着特定的形态学和生物化学改变的细胞生理学过程。肿瘤是细胞增殖过度，凋亡受抑制使存活细胞多于死亡细胞所致的一类疾病。越来越多的研究表明细胞凋亡发生异样在肿瘤的发展程序中有着非常重大的作用，因此诱导肿瘤细胞凋亡是治疗肿瘤的重要途径。目前研究证明许多的中药单体、单味中药及复方都具有多重功效，可诱导肿瘤细胞凋亡。中药诱导肿瘤细胞凋亡相关的有四条途径及相关机制。

（一）通过阻滞细胞周期诱导细胞凋亡

细胞周期是指细胞从一次分裂完成开始到下一次分裂结束的一个完整过程。细胞通过不断的周期性分裂将自身的遗传物质准确完整地传递给下一代。当出现 DNA 突变后，周期检查点（cell cycle checkpoint）发生作用使细胞周期停滞，修复 DNA 或者直接启动凋亡，如果发生异变的细胞存活则会转化为异常增殖的肿瘤细胞。因此，通过细胞周期阻滞来诱导凋亡成为抗肿瘤新药的一个新靶点。研究表明：许多中药的有效成分能够作用于细胞周期的某一环节，而使细胞增殖周期受阻，诱导其发生凋亡。有些中药通过阻滞 G_1 期诱导凋亡。如蛇葡萄素、槲皮素等对多种肿瘤均有较强的抑制作用，其抑癌机制是能够阻止细胞从 G_1 期向 S 期的进程，形成 G_1 期阻滞，造成 G_1 期细胞堆积，阻断细胞的 DNA 合成和复制，从而起到抑制肿瘤细胞增殖的作用。也有研究表明槲皮素特异性地抑制与细胞周期相关的 17 - Kda 蛋白的合成，使细胞积聚 G_2/M 期。有些中药通过阻滞 S 期诱导凋亡。隐丹参酮是从丹参中分离出的脂溶性二萜醌类化合物，近年研究表明，隐丹参酮通过抑制肿瘤细胞周期分布和抑制多种肿瘤细胞的增殖，可抑制体外增殖。

（二）影响凋亡相关基因及其表达

肿瘤研究目前最深层的进展是认识到遗传物质的突变会制造出多种功能异常的蛋白，导致了多方面、多进程损伤细胞的代谢过程，从而诱导肿瘤的发生。肿瘤的发生是癌基因的激活与抑癌基因的失活共同作用的结果。原癌基因如 *Bcl - 2*，抑癌基因如 *P53*、*Rb* 等又是决定细胞凋亡的重要因素。这些基因的激活、过度表达或失活是肿瘤形成的重要机制。因此运用药物使异常表达的癌基因得到逆转、关闭或降低其表达水平即可达到治疗肿瘤目的。目前，中药诱导肿瘤细胞凋亡分子水平的研究还不是很多，主要仅限于几个重要的基因 *P53*、*C-myc*、*Bcl - 2* 家族等。比如：利用益气活血软坚解毒方（YHRJ）对荷 H22615 小鼠肝癌细胞凋亡相关基因表达研究发现，YHRJ 可能从调节凋亡信号转导基因 *Fas/FasL* 表达水平、调节凋亡相关调控基因 *Bax/Bcl - 2*、突变型 *P53*、NF - κB 的表达，发挥其促肝癌细胞凋亡作用。另有通过对黄芩苷干预人乳腺癌细胞株 MDA - MB - 231 的作用后发现黄芩苷可以抑制其增殖，促进凋亡，机制可能与上调 miR - 126 调节凋亡相关基因有关。

（三）影响信号转导

细胞凋亡是通过将凋亡信号通过信号转导通路转导至细胞内，激活相应的靶细胞产生效应,影响 DNA 的合成和细胞的分裂来实现的。何首乌 R50 部位的研究结果显示其主要是通过胱天蛋白酶依赖信号通路诱导人结直肠癌细胞凋亡。重楼具有抗炎、抗菌及抗肿瘤等作用,重楼总皂苷是重楼抗肿瘤的主要活性成分。通过激活死亡受体途径来诱导人胃癌细胞 MKN - 45 凋亡。

(四)通过激活细胞因子诱导凋亡

如黄芪、当归、枸杞、党参、灵芝等还可通过诱生白细胞介素 2(IL - 2)、干扰素(IFN)等细胞因子,诱导 LAK 细胞凋亡或增加 IFN 诱导凋亡的能力。中药复方如小柴胡汤等能够直接诱生肿瘤坏死因子(TNF)。

综上所述,中药可以通过多种途径的多种方式来实现诱导肿瘤细胞凋亡。

第八节　免疫增强作用

机体免疫功能与肿瘤发生发展关系密切。机体能够通过激发固有免疫或获得性免疫系统启动抗肿瘤免疫应答,因此抗肿瘤免疫成为治疗恶性肿瘤的一种新策略。固有免疫系统是机体针对外来病原菌和肿瘤转化细胞而形成的最早屏障,主要通过不同的免疫细胞而发挥防御作用。获得性免疫是机体针对某一特异抗原产生的高度专一性免疫应答,参与病原菌和后期肿瘤细胞的清除。

实验研究表明,某些中药能保护或提高机体的免疫功能,尤其是中药的补虚药以及一些多糖类成分的免疫增强作用较明显,能影响人体免疫的各个方面:影响人体的特异性、非特异性免疫及体液免疫;提高人体诱生干扰素的能力;某些中药具有诱生 IL - 2 的能力等。如地黄多糖可提高 S180 荷瘤小鼠脾脏 T 淋巴细胞的增殖能力,并可较长时间维持在较高水平,也能部分阻碍瘤株对脾脏自然杀伤细胞(NK)活力的抑制作用,相对改善荷瘤小鼠由于肿瘤而引起的 IL - 2 分泌能力下降,显著提高细胞毒性 T 淋巴细胞(CTL)的活力,从而发挥抗肿瘤免疫效应。免疫增强剂的抗肿瘤活性不直接表现在杀伤肿瘤细胞,而是通过加强免疫力间接地达到抗肿瘤目的。

第九节　逆转多药耐药

肿瘤细胞对化疗药物的耐受性是肿瘤治疗的主要障碍。根据肿瘤细胞的耐药特点,耐药可分为原发耐药(primary drug resistance,PDR)和多药耐药(multiple drug resistance,MDR)两大类。PDR 指仅对诱导药物产生耐药性而对其他药物不产生交叉耐药性;MDR 指肿瘤细胞对一种抗肿瘤药物出现耐药的同时,对其他结构不同、作用靶位不同的抗肿瘤药物也产生抗药性的现象,MDR 包括内在性(原发性)和获得性两种。长期以来,MDR 现象是肿瘤化疗过程中的一个棘手问题,也是恶性肿瘤治疗中的一大障碍。肿瘤一旦发生耐药性,就使药物不能发挥抗癌作用。导致肿瘤 MDR 的机制非常复杂,主要的有五个方面:跨膜蛋白介导的 MDR、酶系统介导的 MDR、DNA 损伤的修复功能增强引起的 MDR、凋亡调控基因介导的 MDR 及低氧诱导因子-1α 介导的 MDR,上述单个或多个机制共同作用诱导 MDR 的产生。中药资源丰富,作用靶点多,可针对 MDR 机制复杂的特点。

从川芎中提取的生物碱单体川芎嗪通过钙拮抗作用,使谷胱甘肽硫转移酶(GST)的活性降低,影响 MDR1 的表达及 P-gp、MRP、LRP 的功能,还可能通过抑制抗凋亡基因 *Bcl-2/neu* 的过表达等方式发挥逆转肿瘤 MDR 的作用;从苦参、山豆根和苦豆子等中草药中提取的活性成分之一苦参碱可以逆转肿瘤细胞多药耐药,其机制主要通过降低 MDR1 及 MRP1 的表达水平逆转肿瘤的 MDR。蛇床子素通过下调 P-gp 的表达使多柔比星的外排减少,药物在体内蓄积,从而逆转人膀胱癌细胞 T24/ADM 的耐药;中药复方肝癌-1 号(黄芪、茯苓、白术、茵陈等组成),能使 Hep/G2/ADM 细胞中 P-gp 的合成受抑制,下调 MDR1 mRNA 的表达从而部分逆转 HepG2/ADM 的耐药性,逆转化疗药物的 MDR;左金丸与细胞毒药物联合使用可以发挥逆转 HCT116/L-OHP 细胞 MDR 的作用,增加 HCT116/L-OHP 细胞对奥沙利铂(L-OHP)、顺氯氨铂(DDP)、5-氟尿嘧啶(5-Fu)等的敏感性,使得药物在细胞内的浓度提高,作用增强,达到逆转 MDR 的目的。左金丸还能通过抑制 PI3K/Akt/NF-κB 信号通路,下调 P-gp 的表达,从而起到逆转结直肠癌细胞 MDR 的作用。中药具有多靶点、多阶段性的作用特点,且其本身就有抗肿瘤特性,毒副作用相对较小,因此中药在逆转肿瘤 MDR 方面具有明显的优势。

近年来,在肿瘤的防治研究上中医药展开扶正培本、活血祛瘀、清热解毒、以毒攻毒等治则与免疫调控、细胞生物学、分子生物学、基因工程学相结合的深入探讨,对肿瘤的病因和防治方法进行着深入研究并提供可靠的论证数据,以阐明中药控制肿瘤发生、发展,防止复发转移等方面的理论基础。在抗癌中药研究中,临床研究重用方剂,基础研究则以单味药为主,而且集中在某一单味而忽视其他有效物质,单味药有多种成分组成,方剂则由几味或十几味药组成,其有效成分则有更多类型,提取难度大,增加了研究的难度。

参考文献 ....

[1] 谢东浩,武谦虎.常用治疗肿瘤中药[M].北京:中国医药科技出版社,2015.

[2] 木拉提·克扎衣别克,哈木拉提·吾甫尔.抗肿瘤中药的分类及作用机理[J].新疆医科大学学报,2006,29(11):1102-1104.

[3] 耿琦,易剑峰,王丽丽,等.肿瘤多药耐药机制及中药抗耐药作用研究进展[J].宜春学院学报,2020,42(12):6.

[4] 杨帆,井明冉,陈红梅,等.中药诱导分化治疗肿瘤的研究现状[J].中成药,2014,36(2):367-371.

[5] 刘丹.白花蛇舌草复方提取物抗癌作用的分子机理研究[D].苏州:苏州大学,2009.

［6］陈旺.DNA拓扑异构酶Ⅱα拟天然产物抑制剂的设计合成与抗肿瘤活性研究［D］.济南：山东大学，2015.

［7］刘建文.药理学［M］.上海：华东理工大学出版社，2010.

［8］KARTAL YM, ADAN GA, BARAN Y. Molecular mechanisms of drug resistance and its reversal in cancer［J］. Critical Reviews in Biotechnology，2016，36(4)：716－726.

［9］张文曦.抗血管生成中药研究进展［J］.中国中医急症，2009，18(9)：1496－1498＋1503.

［10］贾乐乐，蒋时红.中药复方诱导肿瘤细胞凋亡研究进展［J］.中国中医药现代远程教育，2016，14(10)：145－147.

各论

第四章
颅内肿瘤（脑瘤）

第一节　中西医治疗现状

颅内肿瘤又称颅脑肿瘤，是指发生于颅腔内的神经系统肿瘤，包括起源于神经上皮、外周神经、脑膜和生殖细胞的肿瘤，淋巴和造血组织肿瘤，蝶鞍区的颅咽管瘤与颗粒细胞瘤，以及转移性肿瘤。胶质瘤是最常见的原发性颅内肿瘤，占颅内原发性恶性肿瘤的近50%。恶性胶质瘤的发病率为(5～8)/10万人，5年生存率不到20%，在全身肿瘤中仅次于胰腺癌和肝癌。

颅内肿瘤和其他肿瘤一样，确切病因不明确，但有一些相关的因素如病毒感染、化学物质、电离辐射、遗传、胚胎残余等，被认为与颅内肿瘤发生有联系。颅内肿瘤视其病理类型、发生部位、进展速度之不同症状差异很大。如果患者出现典型的头痛、癫痫、非特异性的认知或人格改变，或出现典型的颅内压增高和定位体征时多为颅内肿瘤。辅助确诊的方法有 MRI、CT、PET-CT、脑电图、脑血管造影等影像检查及脑脊液检查。目前治疗手段仍主要为手术治疗，并根据患者病情在术前或术后予以放、化疗。由于颅内生殖细胞肿瘤一般难以手术切除，故对放疗比较敏感的生殖性的生殖细胞肿瘤获取组织学诊断即可采用诊断性放射治疗。非生殖性的其他类型生殖细胞肿瘤应尽可能手术切除后给予术后放、化疗。手术方法分为组织学活检、外科根治性切除、缓解症状的肿物切除、脑脊液分流术。手术治疗原则是尽可能切除肿瘤，同时保护周围脑组织结构与功能的完整。90%以上的颅内原发性恶性肿瘤需要接受放射治疗，放疗常作为颅内原发性恶性肿瘤术后辅助治疗。目前化学治疗概念的外延已扩展到细胞毒性制剂、抗血管生成药物、促细胞分化类药物、抗侵袭药物和细胞信号转导调节剂等。化疗宜在术后尽早开始，多采用术后放疗前先行化疗或二者并用。高脂溶性、小分子量、非离子化、作用时间短、能通过血脑脊液屏障且对正常脑组织毒性小的药物适用于颅内肿瘤的治疗。生物免疫与靶向治疗，以 PD-1和 PD-L1 为代表的现代免疫治疗适用于胶质瘤。肿瘤治疗电场（TTF）也作为颅内高级别胶质瘤的辅助治疗。目前脑瘤的总体治疗现状并不乐观，很多患者在术后出现复发、放化疗不敏感，以及治疗不良反应致使患者不耐受治疗等情况。

中医药在脑瘤的治疗中具有一定的优势。我国医学古代文献中对"脑瘤"这一病名无明确的记载，但可在"头痛""真头痛""癫痫""中风""眩晕""厥逆"等疾病中有类似症状的论述。如《灵枢·厥病》"真头痛，头痛甚，脑尽痛，手足寒至节，死不治"，明确指出了"真头痛"的临床症状和预后。中医认为脑瘤是全身属虚、局部属实的病变。其发病原因可分为内因及外因，先天不足或后天失养，久病体虚，正气虚弱，情志失调等为脑瘤发病的内因，而感受邪毒、饮食偏嗜则为本病的外因。脑为髓海，正常情况下，清气上扬而浊气下降。正气虚时则清气不升，浊气不降，致使痰、瘀、毒互结脑中而发为脑瘤。其病位在脑，其脏在肾，主要涉及肝、脾。脑为诸阳之会，有余不足，皆能影响全身。毒结日久可致五脏失调，气血衰败，阴阳失衡，化火生寒皆可有之。本病属本虚标实，证候多为寒热错杂、虚实并见，大致可分为痰湿内阻证、肝风内动证、气滞血瘀证、肝肾阴虚证等证型。治疗原则当对肿瘤祛毒抗邪，对人体扶正培本。脑瘤祛邪用药不同于一般体部肿瘤，多用䗪虫、蜈蚣、全蝎、僵蚕等虫类药分消，以搜剔络中之邪。脑瘤患者病程较久，正气虚弱，在注意扶正的前提下，可酌情配合虫类药物缓攻祛邪，并配伍清利透达之剂，如冰片、薄荷、荆芥、防风等，使药物归经入脑，顺利通过血脑屏障，沿经络直达病灶，药入有门，病有出路。研究发现，目前中药单味药或复方治疗脑瘤的作用机制主要有：影响肿瘤细胞周期；抑制癌发生相关基因的表达；抑制肿瘤血管生长；诱导肿瘤细胞分化；调节肿瘤细胞信号转导；抑制端粒酶活性和细胞毒；调节机体免疫功能等作用来达到抑制细胞增殖，或诱导细胞凋亡作用。颅内肿瘤论治可根据临床经验及现代药理，合理选择药物。

常用的颅内肿瘤抗癌中药主要有：天南星、金剪刀草、冰片、蛇六谷、蜂房、蜈蚣、僵蚕等。

参考文献

[1] 周岱翰. 中医肿瘤学[M]. 广州：广东高等教育出版社，2020.

[2] 邓清华. 现代肿瘤诊治进展 800 问[M]. 北京：中国时代经济出版社，2013.

第二节　常用抗癌中药

天　南　星

别名为南星、虎掌、野芋头、白南星等。药用为天南星科植物天南星 *Arisaema erubescens*（Wall.）Schott、异叶天南星 *Arisaema heterophyllum* Bl. 或东北天南星 *Arisaema amurense* Maxim. 的干燥块茎。我国大部分地区有产。秋、冬二季茎叶枯萎时采挖，除去须根及外皮，干燥。

本品味苦、辛,性温;生用有一定毒性;入肺、肝、脾经。功效:祛风止痉,化痰,散结,抗癌,抑癌。用于颅内肿瘤、肺癌、宫颈癌、鼻咽癌、食管癌、口腔肿瘤、神经系统恶性肿瘤等。此外,中医常用本品治疗咳嗽、中风、癫痫、乳痈、破伤风等疾病。

【现代研究】

本品含多种生物碱和环二肽类化合物成分、多种氨基酸和镁、铝、锌、铜、硒、钒、钴等20多种无机微量元素。本品醇提物、水提物具有多方面的抗肿瘤效应。

药理研究发现,本品醇提物对肝癌 $SMMC_{7221}$ 细胞、对体内移植的小鼠肉瘤株(S180)和小鼠肝癌细胞株(H22)、体外人红白血病细胞株 K562、人胃癌细胞株 BGC_{823}、人宫颈癌细胞 HeLa 能明显地抑制肿瘤细胞株增殖。其作用机制可能与诱导肿瘤细胞凋亡、改善组织缺氧、提高机体免疫功能等有关,特别是针对某些瘤株有体外的抑制作用,不同剂量具有不同的抗肿瘤活性。本品水煎剂在体外作用于缺氧的胃癌 BGC_{823} 细胞,能抑制缺氧诱导胃癌细胞的侵袭力,抑制作用与药物干预时间和药物浓度成正比,并且能降低缺氧诱导因子-1α(HIF-1α mRNA)及蛋白表达。临床应用发现,本品对脑部肿瘤、宫颈癌、食管癌、肺癌、鼻咽癌等有良好效果。痰凝郁结为肿瘤的重要病机,而本品一直就被当作是抗癌组方药物,多用于颅内肿瘤、食管癌、肺癌、恶性淋巴瘤以及鼻咽癌、宫颈癌、胃癌等病症治疗,且效果也较好。此外,本品还有镇痛、抗炎作用,常用于骨关节疼痛、癫痫与眩晕等病。

【临床应用】

本品为脑瘤常用抗癌中药。临床应用多以炮制后单味或复方煎汁和研末内服,或制成片剂口服;生用则研末以醋或酒调敷外用等。常用剂量:煎服:制南星一般6~9g。内服剂量不宜过大,过大时可引起唇舌麻木、喉头发痒、灼热、水肿,甚则呼吸困难等中毒症状,应减量或停服。

【选方】

(1) 南星礞石汤:生南星9g,蛇六谷(先煎)15g,青礞石12g,全蝎5g,蜂房6g,甘草10g。每日1剂,加水煎煮2次,合并滤汁,分2~3次服。用于颅内肿瘤。

(2) 南星半夏僵蚕汤:制南星、制半夏各9g,蜈蚣1条,金剪刀草30g,枸杞子15g,分心木15g。每日1剂,加水煎煮2次,合并滤汁,分2或3次服。用于脑肿瘤。

(3) 南星半夏汤:生南星、生半夏各30g,苍耳草、白蒺藜各15g,生姜适量。每日1剂,加水煎汁,分2次服。适用于神经系统恶性肿瘤。

此外,本品还用于肺癌、宫颈癌、食管癌、鼻咽癌、胃癌等。

独星汤:鲜南星15~30g。每日1剂,加水煎煮两次,合并滤汁,分2或3次服。适用于肺癌、宫颈癌、食管癌等。初服每日15g,服1~2星期后如无不良反应则可增加至30g。

南星威灵汤:生南星12g,威灵仙20~30g。每日1或2剂,加水煎汁,分3次饮服。适用于食管癌。

南星乌梅煎:生南星15g,皂角刺10g,乌梅6g,苍耳子15g。每日1剂,加水煎煮2

次,合并滤汁,分2或3次服。用于鼻咽癌。

又法:生南星50 g,石上柏100 g,瓜蒌、苍耳各15 g,沙参30 g。每日1剂,加水煎煮2次,合并滤汁,分2或3次服。适用于鼻咽癌。

南星菱角散:生南星50 g,菱角(去肉用壳,晒干)150 g。研末拌匀。每日服2或3次,每次6 g(1小匙),用温开水送服。适用于胃癌。

南星硼砂散:生南星50 g,威灵仙、硼砂各10 g。三药研成细末,拌匀备用。每日服2或3次,每次6 g,以甘草5 g煎汤送下或温开水送下。本法也可用蜂蜜适量调制成丸剂,每丸重3 g,每日服2或3次,每次2丸,用温开水或米汤送下。适用于食管癌。

南星末:生南星适量,捣研成细末或泥状,患处,每日1或2次。适用于甲状腺腺瘤、甲状腺癌、乳腺癌、头面及皮肤疣瘤。

南星草乌散:生南星、生草乌、商陆根各等分(各15～30 g)。以米醋适量磨成细末或捣烂,涂敷患处,每日1次。适用于乳癌初起。

南星药袋:鲜南星根适量,用冷开水洗净(不能浸泡在水中),每9 g加75%乙醇0.5 mL,捣成糨糊状,每9 g用一层消毒纱布扎成椭圆状,对准癌灶塞入阴道内。每星期2或3次。适用于宫颈癌。

【按语】

天南星之功效,《开宝本草》谓:"主中风,除痰麻痹,下气,破坚积,消痈肿,利胸膈,散血。"《日华子本草》:"主蛇虫咬,疥癣,恶疮。"临床实践证明,本品不但善治咳嗽、中风、癫痫、乳痈、顽痹等疾,而且也是抗癌良药。以单方、复方内服或外用治疗宫颈癌、肺癌、颅内肿瘤、食管癌、乳腺癌、鼻咽癌等确有较好的疗效。如著名中医肿瘤专家、国医大师刘嘉湘就结合肺癌患者"痰气瘀毒互结"的病理变化,并基于生天南星有着较好的化痰与抗癌效果,将其用于肺癌治疗中,且认为大剂量效果更好,每剂可达30～60 g。对于天南星的应用,一般认为生用有毒,大多数医院、药房禁配生南星,其实不然。根据笔者多年的临床实践体会,用天南星治疗中风、痹证、癫病、癌症,生南星疗效远胜制南星,只要内服用量控制在9～15 g,一般很少有明显毒副作用。如浙江省名中医、绍兴市人民医院范仲明主任医师就善用生南星、生半夏治疗中风、癫病等疾病,每能奏效。

天南星中毒,可致舌、喉发痒而灼热,肿大,严重的导致窒息,呼吸停止。轻者可服稀醋或鞣酸及浓茶、蛋清、甘草水、姜汤等解之。如呼吸困难则及时送医。

参考文献

[1]张志林,汤建华,陈勇,等.中药天南星醇提物抗肿瘤活性的研究[J].陕西中医,2010,31(2):242-243.

[2]戚笑笑,李红,杜钢军.天南星抗肿瘤的初步研究[J].河南大学学报(医学版),2014,33(2):85-87.

[3]孙小慧,李志远,赵燕,等.从风、痰、瘀论治乳腺癌脑转移[J].中医药导报,2019,25(23):70-73.

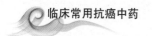

金 剪 刀 草

又名铁线莲、河边威灵仙、铜脚威灵仙。药用为毛茛科植物吴兴铁线莲 *Clematis huchouensis* Tamura 的根和全草。产于浙江嘉兴、湖州、海宁、临安等地,生长于河岸及沟边湿地。夏、秋季采收全草,鲜品或晒干均可入药。

本品味辛、咸、微苦,性温;入肝、肾经。功效:消肿解毒,祛瘀止血,抗癌抑癌。用于脑部肿瘤、肝癌等。此外,还可治疗跌打损伤。外用治脑瘤,深部脓肿,风湿性关节炎。

【现代研究】

本品主要含有白头翁素、白头翁醇、皂苷、糖类及甾醇等化合物。其中,多糖类化学成分可能是金剪刀草抗肿瘤作用的活性成分。

现代药理研究表明,本品中提取到的精制多糖类成分对体外培养的人肝癌细胞 HepG2、人胃癌细胞 MGC8-03 和人白血病细胞 K562 三种肿瘤细胞有较好的抑制作用,且其抑制率与多糖浓度呈良好的量效关系。本品乙醇提取物体外对人白血病 K562 细胞及人胃癌 MGC-803 细胞的增殖有抑制作用。近代的临床应用研究证实,本品对脑部肿瘤有较好的治疗效果。此外,尚有消炎、止痛作用。对本品的药理研究不够深入,无论是成分研究还是抗肿瘤体外研究、抗肿瘤作用机制研究,相对临床应用效果而言,还有许多需要实验探索的方面。

【临床应用】

本品为脑癌常用抗癌中药。临床应用以单味捣烂外敷为主,也可单味或复方煎服。常用剂量:煎汁服,每日 15～30 g,鲜品加倍;外用适量。孕妇忌服。

【选方】

(1) 金剪刀饮:金剪刀草(连根)30 g,鲜品加倍。每日 1～2 剂,洗净,加水煎汁,分 2 或 3 次服。用于脑部肿瘤。可配合金剪刀根外敷。

(2) 复方金剪刀煎:金剪刀草、生牡蛎各 30 g,南星、蜂房各 15 g,炙甘草 9 g。每日 1 剂,加水煎煮 2 次,合并滤汁,分 2 或 3 次服。用于脑部肿瘤。

(3) 金剪刀敷剂:新鲜金剪刀根适量(一般 100～200 g),用清水洗净,放少许食盐捣烂,外敷于头部(肿瘤)患处,药厚 2 cm(外可用青菜叶或油纸包裹),24～36 h 后取下即可。敷药后局部有灼痛,如皮肤起疱,可用消毒针挑破,或用消毒针筒抽去黄水,再用凡士林纱布敷药。一般敷 1 次即可。用于脑肿瘤。

【按语】

金剪刀草系近代浙江省杭州、嘉兴、湖州地区民间及医药工作者发现的抗癌中药,主要用治脑部肿瘤。杭州市肿瘤医院、《浙江科技日报》《浙江中医学院学报》均报道有用本品外敷治疗脑部肿瘤获得显著疗效的报道,足见本品抗脑部肿瘤疗效之确切。而且本品治癌方法简便、有效,费用极少,很有推广价值,有关本品抗癌作用机制有待进一步研究。

参考文献

［1］中医研究院中药研究所. 全国中草药汇编：下册［M］. 北京：人民卫生出版社，1978.

［2］顾伟民，王建中，徐惠平. 金剪刀外用临证举隅［J］. 中医药学刊，2004，22（4）：628-628.

［3］赵伟春，李莉，沈贵芳，等. 湖州铁线莲多糖的分离纯化及体外抗肿瘤活性研究［J］. 浙江中医药大学学报，2011，35（2）：240-243.

冰　片

又分天然冰片（右旋龙脑）、冰片（合成龙脑）。天然冰片为樟科植物樟 *Cinnamomum camphora*（L.）Presl 的新鲜枝、叶经提取加工制成。冰片（合成龙脑）又叫梅花冰片、梅片、机制冰片等，为龙脑香科植物龙脑（*Dipterocarpus tubinatus* Gaertn. f.）香树脂的加工品，或为樟脑、松节油等用化学方法合成的加工制成品。另在广东、广西等地亦将艾片（左旋龙脑）作为冰片使用。艾片（右旋龙脑）又叫艾脑香、艾粉、结片等，为每年 9—10 月，采取菊科植物艾纳香 *Blumea balsamifera*（L.）DC. 的新鲜叶，入蒸器中加热使之升华，升华所得的结晶为灰白色之粉状物，即称"艾粉"。经压榨去油，炼成块状结晶，再劈削成颗粒状或片状，即为艾片。

本品性味辛、苦，微寒。入心、脾、肺经。功效：开窍醒神，清热止痛。用于热病神昏、惊厥，中风痰厥，气郁暴厥，中恶昏迷，胸痹心痛，目赤，口疮，咽喉肿痛，耳道流脓。现代常利用冰片可以通过血脑屏障的特性作为脑部用药的引经药。

【现代研究】

本品含有不少于 55.0% 的龙脑（$C_{10}H_{18}O$）。

药理研究显示：本品具有促进药物吸收、保护心脑血管、保护中枢神经、抗菌消炎、镇痛、抗生育等药理活性，最突出的是调节血脑屏障和对中枢神经肿瘤的作用。本品对血脑屏障的开放作用是一个可逆的生理过程，其特征是血脑屏障的快速、短暂渗透和高特异性的脑区域分布。本品不仅能保护血脑屏障的结构完整性，使其免受病理损伤，还可以进行全身性联合给药，以区域、剂量和时间依赖的方式改善对大脑的药物传递。另外，本品对血脑屏障通透性的调节作用是双向的，其作用机制复杂，与大脑内皮细胞的特殊结构即紧密连接的结构与功能，以及高表达的 P-糖蛋白（P-gp）外排作用和低胞饮内运作用有关。本品不仅可以提高血脑屏障的通透性，也可以降低血脑屏障通透性。有研究发现，冰片联合灯盏花素组跨内皮细胞的电阻值明显升高，辣根过氧化物酶的血脑屏障透过率明显降低，可能和微血管内皮细胞上的紧密连接相关蛋白闭锁小带蛋白-1（ZO-1）和紧密连接因子 5（claudin-5）蛋白的表达量明显升高从而使血脑屏障的通透性下降有关。在肿瘤研究中发现，冰片具有促透血脑肿瘤屏障的作用。可能通过激活 MAPKs 信号通路的 ERK 磷酸化进而可逆性下调相关蛋白的表达，达到调节可逆性血脑肿瘤屏障开放的效果。

吴涛等建立 C6、RG2 和 9L 大鼠颅内移植瘤模型,对各组大鼠行冰片灌胃术后,测定各组脑肿瘤组织伊文氏蓝的含量,并用免疫组化法检测各组脑肿瘤组织 H2 受体表达情况,认为冰片开放血脑肿瘤屏障的程度与 H2 受体平均光密度呈较好的相关性。吴引萍等采取辣根过氧化酶(HRP)流量和酶联免疫吸附测定法(ELISA)对不同时间点血脑肿瘤屏障的通透性以及紧密连接相关蛋白的表达进行测定,冰片增加血脑肿瘤屏障的开放程度以提高化疗药物的透过率,其机制可能是通过调控紧密连接蛋白 ZO－1 和纤维状肌动蛋白(F－actin)的表达而实现的。现代临床应用证明,本品外用或内服都有很好的引经作用,尤其是血脑屏障的调节作用。

【临床应用】

本品为脑瘤常用抗癌中药。临床应用常用剂量,内服:入丸、散,0.15～0.3 g,不入煎剂。外用:适量,研末撒,或吹、搽,或点,或调敷。

【选方】

(1) 梅片僵蚕散:僵蚕 150 g,蜈蚣 100 g,分心木 150 g,半夏 90 g,冰片 3 g。共研细末,拌匀。每日 2 或 3 次,每次 3～5 g,米汤送服。或制成胶囊,每日 3 次,每次 3 丸。用于脑肿瘤。

(2) 抑瘤丸:制半夏 90 g,僵蚕 150 g,夏枯草 150 g,蜈蚣 50 g,天麻 90 g,黄芪 150 g,蜂房 90 g,甘草 90 g,冰片 3 g。共研细末,拌匀,以蜂蜜适量,制成药丸。每丸 3 g。每日 2 或 3 次,每次 3～5 丸,米汤或温开水送服。用于脑瘤。

【按语】

作为挥发性中药,冰片在我国有着悠久的使用历史。《新修本草》:"主心腹邪气,风湿积聚,耳聋,明目,去目赤肤翳。"《本草纲目》:"通诸窍、散郁火。"《本草衍义》:"独行则势弱,佐使则有功。"可见在古代常作为引经药协助药物发挥作用。现代常利用冰片可以通过血脑屏障的特性作为脑部用药的引经药。药用冰片可分为天然冰片、合成冰片和艾片。学名为 2－茨醇。但冰片表现出较强的挥发性和一定的生殖毒性,所以药学家们会对其进行结构上的修饰和改造,以求获得毒性更低的冰片衍生物。

本品气血虚者忌服,孕妇慎服。贮藏时应密封,置阴凉处。

参考文献

[1] 汪宏锦,吴俊杰,薛强,等.冰片对血脑屏障通透性的双向调节作用影响因素及机制探讨[J].中国中药杂志,2017,42(11):2200－2207.

[2] 邢燕梅,闫晓宁,郭军洽,等.冰片对血肿瘤屏障通透性的影响及机制[J].中国中西医结合杂志,2016,36(6):696－702.

[3] 吴涛,张爱琴,周群琴,等.冰片开放血脑肿瘤屏障程度与 H2 受体表达的关系[J].中华中医药学刊,2016,34(5):1081－1083.

蛇 六 谷

又名魔芋、蒟蒻、黑芋头等。药用为天南星科植物魔芋 *Amorphophallus rivieri* Durieu 或华东魔芋 *Amorphophallu sinensis* Belval 的干燥块茎。主产于四川、贵州、浙江等地。生长于林下、路边及山村住宅旁,或栽培于园圃。秋、冬二季茎叶枯萎时采挖,除去须根及外皮,洗净,干燥。

本品味辛,性温;有毒;入肺、肝、脾经。功效:化痰散积,祛瘀消肿,抗癌抑癌。用于脑肿瘤、鼻咽癌、胰腺癌、淋巴肉瘤、肺癌、食管癌、白血病、甲状腺癌、腮腺癌等恶性肿瘤"痰湿证"。此外,本品是中医民间治疗毒蛇咬伤、肿毒、腮腺炎等病的常用药。

【现代研究】

本品主要成分有黄酮类、生物碱、香豆素、挥发油、有机酸、内酯、魔芋甘露聚糖、蛋白质、多种维生素等。

现代药理研究发现,本品提取物有抑制大鼠胶质瘤 C6 细胞、人肝癌 HepG - 2 细胞和人三阴性乳腺癌 MDA - MB - 23 细胞增殖的作用,其作用机制可能为通过激活 MAPK 信号通路、阻滞细胞周期或降低 Survivin 蛋白及上调 Bax 蛋白的表达而实现的;本品提取物可通过同时激活 ERK,JNK,P - 38 的磷酸化水平,或激活其中某一通路对人胃癌 SGC - 7901 细胞抑制其增殖。在对小鼠 H22 肝癌移植瘤的体内实验时发现,本品提取物通过降低 Survivin 蛋白的表达、上调 Bax 蛋白的表达来抑制移植瘤的生长。同时,本品还能诱导肿瘤细胞凋亡,其作用及强度虽不及化疗药,但其不良反应和副作用均较化疗药物轻。以蛇六谷为主的清胰消积方(蛇六谷、蛇舌草、白豆蔻、绞股蓝等)可明显抑制人胰腺癌细胞株 SW1990 的荷瘤裸鼠体内瘤的生长;另有研究者以清热消积方及单味蛇六谷胃饲荷瘤小鼠,发现两组均对 S180 癌细胞生长有直接抑制作用,并对肿瘤细胞周期有明显影响。本品的临床应用一般以复方为主,其作为君药或臣药,对脑瘤、胰腺癌、肺癌、乳腺癌等起软坚散结、活血消癥的作用。含有本品的中药方剂对于降低复发转移、改善患者的临床症状、提高患者生活质量和延长生存时间具有良好的疗效。其治疗范围广泛,可用于胰腺癌、脑瘤、肺癌、胃癌、乳腺癌、恶性淋巴瘤等及脑转移患者。

【临床应用】

本品为脑瘤常用抗癌中药。临床应用以制成糖浆或复方煎汁服用为主,亦有研末外敷。常用剂量:煎汁 5～10 g,亦有逐渐加量最大用量用到 60 g;外用适量,醋磨涂或煮熟捣敷。本品有毒,煎煮时间需在 2 h 以上。切勿误食药渣,孕妇忌服。

【选方】

(1) 蛇六谷饮:蛇六谷 30 g。每日 1 剂,加水煎煮 150 min 左右,滤取汁分 3 次服。用于脑肿瘤、鼻咽癌。

又法:蛇六谷 30 g。每日 1 剂,加水煎煮 150 min 左右,滤取汁分 3 次服。用于脑肿瘤、鼻咽癌。

（2）蒟蒻苍耳饮：蛇六谷、夏枯草、苍耳草、生牡蛎各 30 g。每日 1 剂,先将蛇六谷加较多的水煎煮 2 h 后,再加入其他三药同煎 50 min,滤取药液,分 3 次服。用于脑肿瘤、鼻咽癌。

（3）复方蛇六谷合剂：蛇六谷、白花蛇舌草、石见穿、生薏苡仁各 350 g。加 6 倍量水,蛇六谷先煎 2 h,加水与另 3 味药再煎 70 min,滤取汁,适量白糖再煎至 1 500 mL 左右即成。每日服 3 次,每次服 30 mL。用于脑肿瘤、肺癌、食管癌、淋巴肉瘤、白血病、鼻咽癌等。

此外,本品还用于胰腺癌、肺癌、食管癌、淋巴肉瘤、白血病、鼻咽癌等。

清胰消积方：白花蛇舌草 30 g,半枝莲 30 g,蛇六谷 15～60 g,绞股蓝 15 g,白豆蔻 6 g。每日 1 剂,分 2 次煎服。用于胰腺癌。

蒟蒻二莲汤：蛇六谷 15 g,半枝莲、半边莲、茵陈、玉米须各 20～30 g,猫人参 50 g,白花蛇舌草 30 g。每日 1 剂,加水煎服,分 2 次煎服。用于胰腺癌。

复方蛇六谷饮：蛇六谷、枸杞根、鸭跖草各 30 g,重楼 15 g。每日 1 剂,先将蛇六谷加足量水煎煮 2 h,再加入其他 3 味药同煎 50～60 min,滤取汁,分 2～3 次服。用于鼻咽癌。

蛇六谷抗癌汤：蛇六谷、板蓝根、白毛夏枯草、生牡蛎各 30 g。每日 1 剂,蛇六谷加水先煎 2 h,再加入其他三药同煎 50～60 min,滤取汁分 3 次服。用于腮腺癌。

蛇六谷散结汤：蛇六谷、石见穿各 30 g,昆布、海藻、黄药子各 15 g。每日 1 剂,蛇六谷加水先煎 2 h,加入其他四药再煎 1 h,滤取汁,分 2～3 次服。用于甲状腺癌。

蛇六谷治肺饮：蛇六谷、金银花、半枝莲、鱼腥草各 30 g,全瓜蒌 15 g。每日 1 剂,蛇六谷先煎 2 h,加入其他四药再煎 1 h,滤取汁,代茶饮。用于肺癌。

蛇六谷抗白饮：蛇六谷、大青叶、半枝莲、大生地、白茅根各 30 g。每日 1 剂,蛇六谷加水先煎 2 h,加入另四药再煎 1 h,滤取汁,代茶饮。用于急性白血病。

又法：蛇六谷、白花蛇舌草、半枝莲、猪殃殃、大黄各 30 g,马钱子 0.9 g。每日 1 剂,蛇六谷先煎 2 h,加入其他药物再煎 1 h,滤取汁,分 2～3 次服。

蛇六谷天葵煎：蛇六谷 30 g,黄药子、天葵子、红木香、僵蚕各 15 g。每日 1 剂,蛇六谷加水先煎 2 h,加入后四药再煎 1 h,滤取汁分 2～3 次服。用于淋巴肉瘤。

蛇六谷糖浆：蛇六谷 500 g。加 5 倍量水,煎煮 2.5～3 h,滤取药汁,加适量白糖或蜂蜜,再煎浓缩至 1 000～1 500 mL 即成。每日服 3 次,每次服 20 mL。适用于食管癌、肺癌、淋巴肉瘤、鼻咽癌等。

【按语】

本品属化痰散结类抗癌中药,历代医家多用本品治疗癥瘕肿积之症,近代医家则较多地用本品治疗脑肿瘤、胰腺癌、甲状腺癌、食管癌、白血病等多种恶性肿瘤,确有一定的疗效。据浙江省名中医张爱琴用药经验以为：蛇六谷可作为治疗胰腺癌之专药,不必拘于何种证型,即使有虚证存在,在辨病论治基础上,但取其抗肿瘤之功,亦可收佳效。在具体运用时,可采取循序渐进的方法,一般初起剂量为 10 g,如患者无明显不适反应可逐渐增加,每次增加量为 20～50 g,最大剂量加至 60 g,并嘱咐患者需先煎 2 h。在达到最大剂量一段时间后,又要调整回小剂量,以防止药物的毒性以及对胃黏膜的损害。具体应用时,因本品有毒,故煎煮时间必须在 2 h 以上为妥,用量亦不宜过大。只要应用得当,本品抗癌效果是比较肯定的。本品不宜生服,内服不宜过量。误食生品及炮制品,过量服用易产生中毒症状:舌、咽喉灼热,痒痛,肿大。解毒方法:① 醋 50～100 mL,加生姜汁少许,内服一半,含漱一半。② 生姜 30 g,防风 60 g,甘草 15 g,用四碗清水煎成 2 碗,先含漱一半,后内服一半。③ 生姜 100 g,一半含漱,一半内服。④ 绿豆 15 g,生姜 30 g,白矾 6 g,甘草 15 g,水煎 2 次,合在一起,每 2 h 1 次,2 次服完,连服 3～5 剂。

参考文献

［1］戴超颖.中药蛇六谷不同提取物对大鼠脑胶质瘤细胞(C6 细胞)体外抑制及促凋亡作用的研究[D].杭州:浙江中医药大学,2009.

［2］杨柳,倪艳,姚静,等.蛇六谷的基原考证、抗肿瘤作用及临床应用研究进展[J].中国药房,2016,27(34):4876-4878,4879.

［3］邹温园,戈欣,范小秋,等.蛇六谷抗肿瘤的临床应用与作用机制[J].世界中医药,2019,14(7):1911-1914.

［4］钱祥,邓德厚,张爱琴,等.大剂量蛇六谷治疗胰腺癌临床体会[J].中医杂志,2015,56(1):75-76,82.

［5］李赛,潘磊,高瑞兰,等.蛇六谷提取物抑制 K562 细胞增殖并诱导分化的作用[J].中国病理生理杂志,2019,35(4):592-596.

蜂 房

别名露蜂房,药用为胡蜂科昆虫果马蜂 *Polistes olivaceous*(DeGeer)、日本长脚胡蜂 *Polistes japonicus* Saussure 或异腹胡蜂 *Parapolybia varia* Fabricius 的巢。主产于浙江、江苏、江西等地。秋、冬二季采收,晒干,或略蒸,除去死蜂死蛹,晒干。

本品味甘,性平;入胃经。功效:攻毒杀虫,祛风止痛,抗肿瘤。用于疮疡肿毒,乳痈,瘰疬,皮肤顽癣,鹅掌风,风湿痹痛。抗肿瘤常用于脑肿瘤、乳腺癌、皮肤癌、肝癌、肺癌、胃癌、子宫癌、白血病等。

【现代研究】

本品化学成分复杂,以蜂蜡、蜂胶和蜂房油为主,还含有色素、糖类、有机酸、脂肪酸和昆虫激素等微量成分。近年来通过系统的化学成分分离,得到酚酸、二苯基庚烷、萜类及黄酮等多种单体成分,药理学研究表明其具有明显的抗肿瘤作用。

药理研究发现,本品的抗肿瘤作用主要集中在几种蜂房蛋白对不同肿瘤细胞的作用上。从本品中分离得到的蛋白质 NVP Ⅰ可使 HepG2 细胞发生凋亡,作用机制可能是通过激活 ERK 信号通路实现;从本品中分离得到的蛋白质 NVP-Ⅱ作用于人早幼粒白血病 HL-60 细胞和急性髓系白血病(AML)患者骨髓单个核细胞 BMMNC 两种细胞均出现增殖减弱及明显的细胞凋亡特征。再将一系列本品蛋白 NVP1-4 作用于 K562 细胞,发现 NVPs 蛋白均能抑制 K562 细胞增殖并诱导其凋亡,caspase-3 表达明显增加。动物在体研究发现,本品蛋白 NVP 具有明显诱导红白血病小鼠脾组织和骨髓中白血病细胞凋亡的作用,并呈剂量依赖关系,NVP 作用下的肿瘤细胞中 Bcl-2 蛋白表达降低,Bax 蛋白表达升高。此外,本品的甲醇提取物作用于人胃腺癌 SGC7901 细胞、口腔上皮癌 KB 细胞、人宫颈癌 Hela 细胞、人非小细胞肺癌 H460 细胞和人肝癌 HepG2 细胞上具有生长抑制作用,并存在一定的时效和量效关系。本品的水提醇沉后的上清提取物对 H22 荷瘤小鼠明显延长腹水瘤小鼠生存期,发现其通过下调 cyclin B1,影响 Cdc2-cyclin B1 激酶,阻断 Histone H1 磷酸化,从而影响细胞从 G_2 期进入 M 期得以实现对小鼠肝癌细胞的生长抑制作用。临床应用证明,本品对脑部肿瘤、乳腺癌、胃癌、肺癌、肝癌、皮肤癌、子宫癌、白血病等均有较好的疗效。此外,本品还有抗炎、抗菌、抗病毒、抗过敏等作用,用于治疗急慢性鼻炎、扁桃体炎、咽喉炎、支气管炎、肺炎等肺系炎症性疾病及支气管哮喘、咳嗽变异性哮喘等效果显著。

【临床应用】

本品为脑瘤常用抗癌中药。临床应用以单味或复方煎服为主,亦有研制成糖浆、冲剂或研末等内服。常用剂量:煎服 3~5 g。外用适量,研末油调敷患处,或煎水漱,或洗患处。

【选方】

(1) 脑瘤丸:蜂房、白僵蚕、生南星、生半夏各 30 g。共研细末,拌匀,以蜂蜜适量调制成丸,每丸重 6 g。每日服 3 次,每次 1 丸,温开水送下。用于脑肿瘤。

(2) 蜂房贯众汤:蜂房 15 g,贯众 15 g,金剪刀根、葛根各 30 g。每日 1 剂,加水煎汁,分 2~3 次服。用于脑部肿瘤。

(3) 蜂房蜈蚣饮:蜂房 15 g,蜈蚣 3 条,天南星 15 g,地龙 30 g。每日 1 剂,加水煎煮两次,合并滤汁,分 2~3 次服。用于脑部肿瘤。

(4) 复方蜂房煎:蜂房 15 g,金剪刀草、生牡蛎各 30 g,生南星 15 g,炙甘草 9 g。每日 1 剂,加水煎煮两次,合并滤汁,分 2~3 次服。用于脑部肿瘤。

(5) 全蝎镇痉汤:全蝎、蜂房各 15 g,夏枯草 20 g,地龙 30 g。每日 1 剂,加水煎煮两次,合并滤汁,分 2~3 次服。可以降低颅内压,缓解抽搐。用于脑瘤。

此外,本品还用于肺癌、宫颈癌、肝癌、食管癌、胃癌、大肠癌、淋巴肉瘤、乳腺癌等。

四虫解毒饮:全蝎、蜂房各 15 g,生薏苡仁 30 g,蜈蚣、蛇蜕各 1 条。每日 1 剂,加水煎煮两次,合并滤汁,分 2~3 次服,2 个月为 1 个疗程。用于肺癌、宫颈癌。

蜂蝎芍药软肝散:生白芍 30 g,生香附 15 g,炙全蝎、蜈蚣各 60 g,炙蜂房 120 g。上药共研细末,拌匀。每日服 2 次,每次 3 g,温开水送服。适用于肝癌。

蜂房消癌丸:蜂房 50 g,半枝莲 100 g,山豆根、山慈菇各 50 g。共研细末,拌匀,用蜂蜜或面粉糊适量调制成丸,每丸重 3 g。每日 3 次,每次服 2 丸,温开水送下。适用于肝癌、食管癌、胃癌、大肠癌、淋巴肉瘤、乳腺癌等各种恶性肿瘤。

马钱蜂房丸:马钱子 0.1 g,活蜗牛 0.5 g,蜂房 0.5 g,全蝎 0.3 g,乳香 0.1 g(以上为 1 日量)。上药共研成细末,水泛为丸,分 3 次口服。适用于乳腺癌。据上海中医药大学附属曙光医院雷永仲医师介绍,用本丸治疗乳腺癌有较好的效果。

蜂甲蟾皮饮:炮山甲 5 g,干蟾皮 10 g,蜂房 15 g,土茯苓 30 g,炙甘草 10 g。每日 1 剂,加水煎煮两次,合并滤汁,分 2～3 次温服。适用于皮肤癌。

蜂蝎蛇蜕散:全蝎、蛇蜕、蜂房各等分(或各 50 g)。共研细末,拌匀备用。每日服 3 次,每次 12 g,温开水送服。适用于乳腺癌。

全蝎蜂房丸:全蝎、蜂房、山慈菇、鸡内金各 30 g,雄黄 15 g,人指甲 9 g。研末,炼蜜为丸,每丸重 1.5 g,每次服 6 g,早、晚用白花蛇舌草 30 g 煎汤送服。适用于胃癌。

【按语】

本品具祛风、攻毒、杀虫功效,常用治惊痫、风痹、瘾疹瘙痒、乳痈、疔毒、瘰疬、痔漏、风火牙痛、头癣、蜂蜇肿疼。《本草汇言》:“驱风攻毒,散疔肿恶毒。”《本草述》:“治积痰久嗽,风惊颤掉,神昏错乱。”近代药理研究及临床观察发现,本品有较好的抗癌作用,对脑部肿瘤、乳腺癌、胃癌、肺癌、肝癌、皮肤癌、子宫癌、白血病等均有较好的疗效。本品还具抗炎、抗菌、抗病毒、抗过敏等作用,用于治疗急慢性鼻炎、扁桃体炎、咽喉炎、支气管炎、肺炎等肺系炎症性疾病及支气管哮喘、咳嗽变异性哮喘等效果显著。

参考文献

[1] 汪长东.露蜂房蛋白[NVP(1)]抑制 HepG2 细胞增殖的机制研究[D].武汉:华中科技大学,2008.

[2] 吴勉华.周仲瑛教授从癌毒辨治恶性肿瘤用药分析[J].南京中医药大学学报,2010,26(4):255-258.

[3] 邵萌,王启瑞,范钦,等.露蜂房的化学成分和药理作用研究进展[J].中国中医药现代远程教育,2015,13(4):157-159.

蜈　蚣

又名百足虫、百脚、金头蜈蚣等,药用为蜈蚣科动物少棘巨蜈蚣 *Scolopendra subspinipes mutilans* L. Koch 的干燥全体。全国各地均有产,喜栖息于潮湿阴暗的地方,一般 2—3 月或 7—8 月捕捉,先用沸水将其烫死,然后晒干或烘干;亦可捕捉后用两端削尖的竹片插入头尾两端,绷直晒干,生用或烘炙后入药。

本品味辛,性温;有毒;入肝、心、胃经。功效:息风镇痉,通络止痛,攻毒散结,抗癌抑癌。抗癌用于治疗脑肿瘤、骨肿瘤、鼻咽癌、淋巴肉瘤、肝癌、胃癌、食管癌、宫颈癌、乳腺癌、皮肤癌等多种恶性肿瘤。此外,本品是中医治疗癫痫、中风、偏头痛、淋巴结核等的良药。

【现代研究】

蜈蚣主要含有蛋白质、多肽、多糖、脂肪酸、氨基酸、微量元素等,当前研究较多抗肿瘤成分有蜈蚣毒素环肽、脂肪酸等。

现代药理研究表明,本品主要通过抑制肿瘤细胞增殖、促使细胞凋亡、干扰细胞周期、抑制血管生成以及调节免疫等多途径来发挥抗肿瘤作用。本品多种提取物以及从中分离得到的多种化学成分及蛋白质与多肽对肝癌,胰腺癌,舌癌,喉癌,肺癌以及宫颈癌等多种癌细胞有一定的抑制作用。体内外实验表明本品提取物对肝癌原位移植瘤裸鼠肿瘤,小鼠肝癌 H22 细胞、HepG2、Bel - 7402 等多种肝癌细胞的生长有显著的抑制作用。体外实验还发现本品可通过促进 Bax(Bcl - 2 - Associated X 的蛋白质),*Bak*(促凋亡基因)等基因的表达,从而经线粒体通路抑制乳腺癌细胞 MCF7 的细胞增殖并诱导其凋亡;对黑色素瘤细胞 A375、肺癌细胞 A549、宫颈癌 SiHa 细胞等的凋亡也有一定的作用。在体内实验中,本品提取物能有效抑制人肺癌 A549 细胞裸小鼠皮下移植瘤的生长,与顺铂联用效果更显著;本品水提取物对实体瘤小鼠瘤重有明显的抑制作用。将蜈蚣用水煎煮后干燥,对 Lewis 肺癌肿瘤的抑制效果与阳性药环磷酰胺组的效果几乎一致。临床应用研究证实,本品对脑瘤、骨肿瘤、胃癌、肝癌、宫颈癌、鼻咽癌、皮肤癌等有较好的疗效,并有缓解癌症疼痛及抗溃疡等作用。此外,本品还对心血管系统有一定保护作用,还有镇痛、提高消化酶的活力、中枢抑制、调节免疫等作用。

【临床应用】

本品为脑瘤常用抗癌中药。临床应用以单味、复方研末服或煎汁服为主,亦有外用。常用剂量:研末服 1~5 g,煎汁服 3~6 g,外用适量。本品有一定毒性,用量切勿过大,孕妇禁服。

【选方】

(1)蜈蚣蜂房饮:蜈蚣 3 条,蜂房、天南星各 15 g,地龙 30 g。每日 1 剂,加水煎煮两次,合并滤汁,分 2~3 次服。用于脑部肿瘤。

(2)蜈蚣散:蜈蚣、全蝎各 100 g。共研细末,拌匀备用。每日服 2~3 次,每次 3 g,温开水送下。用于脑肿瘤。

又法:蜈蚣、全蝎、水蛭、地龙各 1 条。烘干研粉,每日服 1 次。用于脑肿瘤。

(3)抑瘤粉:蜈蚣、全蝎、水蛭、地龙各 1 条。烘干研粉,每日服 1 次。用于脑肿瘤。

此外,本品常用于骨肿瘤(组方详见第二十四章"蜈蚣"条)、食管癌、肝癌、胃癌等的治疗。

蜈蚣银花煎:蜈蚣 10 条,金银花 60 g。每日 1 剂,加水煎煮两次,合并滤汁,分 2~3

次服。连服 1～2 个月。用于食管癌。

开道散：硇砂、硼砂、干蟾皮各 10 g,人工牛黄、玉枢散各 15 g,蜈蚣 1 条,冰片 13 g,共研细末。用于食管癌。

胃癌止痛散：蜈蚣 10 条,白花蛇 2 条,全蝎、水蛇各 15 g,蟾酥 2 g,白芥子、血竭 10 g 共研细末。餐前 30 min,每次服 1.5～3 g,每日 2 次。

蜈蚣胶囊：蜈蚣 30 条。研成细末,装胶囊,每粒 0.5 g。每日服 3 次,每次 2～4 粒,用米饮汤或温开水送服。本法亦可将蜈蚣研末,每日服 3 次,每次 1～2 g,米汤或温开水送下。用于食管癌、胃癌、肝癌、宫颈癌等。

食管癌方：① 党参 15 g,生赭石 30 g,半夏 15 g,当归 18 g,肉苁蓉 12 g,天冬 12 g,知母 12 g,龙眼肉 12 g,柿霜 9 g。② 旋覆花 15 g,代赭石 30 g,党参 15 g,陈皮 15 g,麦芽 15 g,法半夏 12 g,鸡内金 12 g,煅瓦楞子 12 g,制甘草 9 g,生姜 6 g,大枣 7 个。③ 雄黄 30 g,蜈蚣 15 g,全蝎 15 g,丹参 15 g,制马钱 15 g,鸡内金 15 g。① ② 方各药加水煎煮,分别制成煎剂。③ 方各药共研细末,炼蜜为丸,如梧桐子大小,即得。口服,每次煎剂 1 剂或丸剂 5～10 丸,每日 3 次,温开水送下。

蜈蚣山甲散：蜈蚣 20 条,炮山甲 30 g,三七 40 g,人参 20 g,麝香 3 g,全蝎 20 g。共研细末,拌匀,分成 60 等分。每日服 2 次,每次服 1 份。用于原发性骨肉瘤。

蜈蚣蟾蜍散：蜈蚣 70 g,干蟾蜍 50 g,砂仁 30 g。共研细末,拌匀备用。每日服 3 次,每次 6 g,冲服。用于头部鳞状上皮细胞癌。

蜈蚣胶囊：蜈蚣 30 条。研成细末,装胶囊,每粒 0.5 g。每日服 3 次,每次 2～4 粒,用米饮汤或温开水送服。本法亦可将蜈蚣研末,每日服 3 次,每次 1～2 g,米汤或温开水送下。用于食管癌、胃癌、肝癌、宫颈癌等。

蜈蚣僵蚕丸：蜈蚣、僵蚕、炮山甲各 70 g。共研细末,拌匀,以蜂蜜适量调制为丸,每丸重 5 g。每日服 3 次,每次 1～2 丸。用于淋巴肉瘤。

蜈蚣克癌丸：蜈蚣、全蝎各 60 g。共研细末,拌匀,以蜂蜜适量调制为丸,每丸重 3 g。每日服 3 次,每次 1 丸,含化服;本法亦可研末后,每次服 3 g,每日服 3 次。用于鼻咽癌。

蜈蚣蛋：蜈蚣 50 条,用 75% 乙醇适量浸泡,兑等量开水后煮干,再取出蜈蚣焙干,研末;服用时每次取鸡蛋 1 只,去壳将蛋黄蛋清放碗内,加入 1 半水和蜈蚣末 3～6 g 搅拌,蒸熟,食之。每日食蛋 2～3 个。用于肝癌及肝癌疼痛。

蜈蚣治癌蛋：蜈蚣 1～2 条,焙干研细,和鸡蛋 2 个同蒸食,每日 1 次,连食十余日。用于乳腺癌。本法亦可治白血病。

又法：蜈蚣 1 条,全蝎 10 g,核桃 1 个。将核桃一开两半,一半去仁,将两药放入,捆住,放火上烧,以冒青烟为度,研末,开水冲服。每日 1 剂,分 1～2 次冲服。

【按语】

蜈蚣属以毒攻毒类抗癌中药,可广泛应用于各种肿瘤,尤其对软组织肿瘤、脑肿瘤、骨肿瘤、胃癌、鼻咽癌、肝癌、白血病、淋巴肉瘤等有较好的效果。本品入肝经,用治肝风内动型脑瘤有很好的疗效。蜈蚣常见的不良反应有过敏反应、急性肝肾功能损害、神经系统中毒反应、慢性中毒等。为避免不良反应的发生，应采取从小剂量开始，逐渐增加剂量，不可长期服用，中病即止。蜈蚣临床应用中常以条数来计量，蜈蚣大小不一，每条重量相差较大，易造成超量服用。临床实践中应该按照国家药典规定以克为计量单位衡量后使用，最大程度的保障用药安全和临床疗效。

参考文献

［1］薛珊,王程,杨蕾磊,等.蜈蚣提取物体外抗肿瘤活性比较及体内活性评价[J].中国医院药学杂志,2019,39(4)：331-334.

［2］杨萍,王程,孙媛,等.蜈蚣抗肿瘤的安全性探讨[J].中国现代中药,2019,21(3)：414-418.

僵　蚕

又名天虫、白僵蚕。药用为蚕蛾科昆虫家蚕 *Bombyx mori* Linnaeus 4～5 龄的幼虫感染(或人工接种)白僵菌 *Beauveria bassiana* (Bals.) Vuillant 而致死的干燥体。主产于浙江、江苏、四川等养蚕地区。多于春、秋季生产,将感染白僵菌病死的蚕或人工养育的僵蚕倒入石灰中拌匀,吸去水分后晒干或微火烘干。

本品味咸、辛,性平;入肝、肺、胃经。功效：息风止痉,祛风止痛,化痰散结,抗肿瘤。《玉楸药解》："活络通经,驱风开痹。治头痛胸痹,口噤牙疼,瘾疹风瘙;烧研酒服,能溃痈破顶,又治血淋崩中。"抗癌常用于脑部肿瘤、肝癌、食管癌、鼻咽癌、胃癌、肺癌、肠癌、恶性淋巴肉瘤、宫颈癌、绒毛膜癌等。此外,本品是中医治疗癫痫、中风、头痛、喉痹、结核等的常用良药。

【现代研究】

本品含有蛋白质、白僵菌素(Beauverin,BEA)、酶类、草酸铵、脂肪、有机酸、毒素、挥发油、维生素、微量元素及少量的核酸等。已有研究表明,BEA 对多种肿瘤有治疗作用。

现代药理研究发现,BEA 对人肝癌细胞 HepG2、人胚肺成纤维细胞 MRC-5、人乳腺癌细胞 MCF-7、人中枢神经系统癌(胶质瘤)细胞 SF-268、人胰腺癌细胞 MIA Pa ca-2、新生儿人角质形成细胞、人食管上皮细胞、人视网膜母细胞瘤 Y79、猪肾上皮细胞系、Vero 非洲绿猴肾成纤维细胞、CY-1(猴肾)细胞等表现出细胞毒性。近年来,多项研究表明 BEA 可诱导多种细胞凋亡：BEA 可能通过参与细胞程序性死亡相关蛋白的激活,抑制前列腺癌细胞系 PC-3M 和乳腺癌细胞系 MDA-MB-231 的迁移活性;BEA 可能通过增加细胞色素 C 从线粒体的释放,使半胱氨酸天冬氨酸蛋白酶 3(caspase-3)活性增加,并改变其细胞形态从而诱导人白血病细胞凋亡;BEA 在对人单核细胞淋巴瘤细胞 U-937 和人早幼粒白血病细胞 HL-60 的作用结果表明 BEA 的 IC_{50} 分别为 10 μg/mL、

12 $\mu g/mL$;BEA 可诱导人非小细胞肺癌 A549 细胞凋亡,下调磷酸化的 B 细胞淋巴瘤因子 2(p-Bcl-2)蛋白的表达,增加线粒体细胞色素 C 的释放,激活 caspase-3,其 IC_{50} 为 2.4～7.8 $\mu g/mL$。BEA 的抗肿瘤作用可能通过下调磷脂酰肌醇 3 激酶-蛋白激酶(PI3-Akt)信号通路,抑制 T 细胞增殖、活化和 γ 干扰素信号和转录活化蛋白 1-转录因子 T-BET(IFN-γ-STAT1-T-BET)信号的转导,并通过抑制 Bcl-2、磷酸化 Bad 以及增强 caspase-3、caspase-9、caspase-12 和聚腺苷二磷酸-核糖聚合酶(PARP)的裂解而导致活化的 T 细胞凋亡。临床应用研究证实,本品对脑肿瘤、食管癌、胃癌等肿瘤确有较好效果。

【临床应用】

本品为脑瘤常用抗癌中药。临床应用多以单味或复方煎汁服或研末和制成丸剂内服为主,亦有研末外用。常用剂量:煎服 9～15 g;外用适量。

【选方】

(1) 僵蚕鱼脑散:僵蚕、鱼脑石各 15 g,葵树子 30 g。共研细末,拌匀备用。每日 2 次,每次 6 g,温开水送下。用于脑肿瘤。

(2) 僵蚕蜂房丸:僵蚕、生南星、生半夏、蜂房各 30 g。每日服 3 次,每次 1 丸,温开水送下。用于脑肿瘤。

(3) 僵蚕散:僵蚕、青礞石、生南星各 30 g,葛根 60 g。共研细末,拌匀,以蜂蜜适量调制成丸,每丸重 6 g。每日 3 次,每次 1 丸。用于脑肿瘤。

此外,本品还用于淋巴肉瘤、肺癌、食管癌、胃癌、乳腺癌等。

僵蚕半夏汤:僵蚕、生半夏各 15 g,土贝母、白毛夏枯草各 30 g。每日 1 剂,加水煎煮两次,合并滤汁,分 2～3 次服。适用于淋巴肉瘤。

僵蚕石斛茶:僵蚕 20 g,白花蛇舌草、山海螺、石斛各 30 g。每日 1 剂,加水煎汁,当茶饮。适用于肺癌。

僵蚕马钱散:僵蚕 50 g,炙马钱子 6 g。共研细末,拌匀,每日 3 次,每次 2 g,用甘草 9 g 煎汤送服。用于食管癌。

僵蚕南星散:僵蚕、生南星、威灵仙各 30 g。共研末,拌匀,每日 3 次,每次服 6 g,温开水送服;本法亦可以与适量蜂蜜制成丸剂,每丸 6 g,服法同上。用于食管癌。

僵蚕黄连散:僵蚕 3 g,黄连 6 g(蜜汁炒)。共研细末拌匀,掺敷于患处,涎出为妙,每日 1～2 次。用于早期舌癌。

僵蚕蜈蚣丸:炙僵蚕 60 g,炙蜈蚣、炮山甲各 24 g,马钱子 12 g(浸润去皮,切片),硫黄 4.5 g。共研成极细末,以炼蜜适量调制成丸,每丸如桂圆大小,每日服 1 丸,至症状消失。用于胃癌。

僵蚕全蝎散:僵蚕、全蝎、蜂房、蛇蜕各等分。共研细末,拌匀,水泛为丸,如绿豆大小。每日 3 次,每次 3 g,温开水送下。用于绒毛膜上皮癌。

二白胶囊:由僵蚕、白附子、鳖甲、中国蝮蛇毒复合酶配制而成。每日 3 次,每次 3

粒,温开水送下。用于消化系统肿瘤、肺癌、恶性淋巴肉瘤、乳腺癌。

【按语】

本品具有良好的祛风化痰,解痉止痛,散结抗癌功效,是常用的抗癌中药虫类药之一。其抗癌肿之效用古今医家多有认同,如明代医药学家李时珍《本草纲目》记载用本品治疗"风痰结核、瘰疬",即包括淋巴肉瘤、肺癌淋巴转移等。《本草正义》记载本品治"重舌、木舌",即包括舌癌。而现代医家则进一步发挥,将其扩用于脑部肿瘤、食管癌、胃癌、肝癌、肺癌、肠癌、宫颈癌等,并取得了较好的治疗效果。如苍忠泽等人用本品为主制的"二白胶囊"治疗 38 例胃、大肠、肝、食管等恶性肿瘤,有效率达 81.58%,稳定率达 42.11%,镇痛率达 90%。孙维刚等以本品与他药配制的脑得灵片治疗 35 例原发性脑肿瘤,总有效率达 80%,头痛、抽搐等症状缓解率则分别达 100% 和 84% 等。足见本品确有较好的抗癌效果。

参考文献

［1］宁鹤丽.潘敏求教授运用虫类药物治疗恶性肿瘤经验[J].湖南中医杂志,2013(3):23-24.

［2］严溢泉,赵星成,杜永平,等.僵蚕含药血清对肝癌细胞侵袭能力的影响[J].中医杂志,2018,59(2):156-159.

［3］李晶峰,孙佳明,张辉.僵蚕的化学成分及药理活性研究[J].吉林中医药,2015,2(2):175.

第五章

鼻 咽 癌

第一节 中西医治疗现状

鼻咽癌（nasopharyngeal carcinoma，NPC）是指发生于鼻咽腔顶部或侧壁的恶性肿瘤，患者临床主要表现为鼻塞、回涕带血、耳鸣、复视、头痛及颈淋巴结肿大等。鼻咽癌占头颈部肿瘤发病率首位，是我国常见的恶性肿瘤之一。好发于两广、福建及嘉陵江流域，近年来发病率有逐年上升的趋势。据研究发现，鼻咽癌的发生与 EB 病毒（Epstein-Barr virus，EBV）感染关系密切。为了提高鼻咽癌的局部控制率和降低远处转移率，耳鼻咽喉-头颈外科和肿瘤科医生在原有治疗方法的基础上不断创新和发展，使鼻咽癌 5 年局部和区域控制率已经达到 81.7%～85%，5 年生存率达到 75%。

放疗和化疗是目前治疗鼻咽癌最主要的两种方法。放疗侧重于治疗原发灶的肿瘤，是鼻咽癌治疗的首选方法。随着精准治疗时代的到来，立体适形调强放射治疗和加速超分割放疗等新技术使放疗靶区勾画越来越精确，治疗更精准，且对周边组织损伤少，局部控制率得到进一步提高。化疗则主要控制肿瘤的远处转移，主要以全身化疗联合放疗为主，靶向治疗及免疫治疗的开展给晚期患者带来了新的希望。手术只在放、化疗难以控制时才采用。由于鼻咽部解剖结构复杂，且鼻咽癌极易侵犯咽旁间隙、颅底、鼻腔鼻窦等，因此鼻咽癌被认为是不可切除的肿瘤。但对于部分局限的鼻咽复发病灶或颈部复发病灶，可行鼻咽救援手术或颈部清扫术。对于部分放化疗不敏感的鼻咽肿瘤，亦可考虑手术治疗。

目前鼻咽癌患者大都可获得长期生存，但鼻咽癌放疗的晚期损伤包括口干、慢性鼻窦炎、牙齿损伤、内分泌功能紊乱、听力下降、颈部纤维化、放射性脑病、第二原发癌等及化疗带来的全身性毒副作用都影响着患者的生活质量和生存时间。中医药在鼻咽癌的治疗、预防远处转移、减少放化疗毒性、提高患者生活质量方面起着重要的作用。

鼻咽癌在中医属于"上石疽""控脑砂""失荣"等范畴。中医学认为，鼻咽癌的发生与肺热痰火及肝胆热毒上扰有关。上焦积热，肺气失宣，热甚迫血离经出现鼻衄，继而气血凝滞，津聚为痰，痰热蕴结而成肿块；肝失疏泄，气郁气滞，气滞不能运化水湿，积聚为痰，

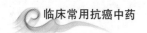

肝气郁滞,郁久化火,灼液为痰;痰火上扰清阳则烦躁易怒、耳鸣、耳聋、头痛、视物模糊,颈部出现痰核、瘰疬。总之,鼻咽癌的发生与机体内外多种致病因素有关,尤其是先天禀赋不足,正气虚弱,或情志不遂,饮食不洁,脏腑功能失调,致邪毒乘虚而入,凝结成癌肿。临床上对鼻咽癌患者不同治疗期的中医辨证分型研究较多,比较经典的认识是随着病情的发展和分期的提高,鼻咽癌的证型逐渐呈现肺热型→血瘀型或痰凝型→血瘀痰凝型的变化趋势,放、化疗后以气阴两虚型较多。因此,治疗上也有所侧重:肺热型患者多采用桑菊饮以清热宣肺化痰;血瘀型则采用通窍活血汤加减以活血化瘀通络;痰凝型则使用生南星、生半夏、石上柏、重楼、蜈蚣等化痰散结;血瘀痰凝型则以活血化瘀与化痰散结并重;气阴两虚型则以益气养阴的中药为主。

中医治疗可贯穿在鼻咽癌的整个治疗过程:对于完成了放、化疗而病情稳定的患者,或者经西医治疗后肿瘤控制欠佳有残留者,或者仅有 EB 病毒高水平者,均可在辨证施治的基础上,使用大剂量清热解毒、化痰散结之抗肿瘤中药(如龙葵、山豆根、硇砂、石竹根、山苦瓜、入地金牛、生南星、重楼、夏枯草、皂角刺、石上柏、蜈蚣等),以杀灭残留的癌细胞;根据鼻咽癌复发病例在 2 年内占 70% 以上,且骨、肝、肺转移多发生在治疗后 3 年内的特点,在放疗后 2～3 年内应坚持服用中药,辨证施治维持巩固治疗,并周期性、节拍式使用大剂量抗肿瘤中药,以防止肿瘤的复发转移,能明显提高生存率。

常用的鼻咽癌抗癌中药有:入地金牛、山豆根、山苦瓜、石竹根、龙葵、硇砂等。

参考文献

［1］彭迎春,熊莉.晚期转移性鼻咽癌治疗进展[J].医药前沿,2019(13):13-14.

［2］苏志新.鼻咽癌中医主症、证型及常用中药的文献研究[D].长沙:湖南中医药大学,2009.

［3］张蓓,黄圆圆.中医治疗鼻咽癌临证经验及研究进展[J].中医肿瘤学杂志,2019(2):54-58.

第二节　常用抗癌中药

两　面　针

又名入地金牛,为芸香科植物两面针 *Zanthoxylum nitidum*(Roxb.)DC. 的根及茎、枝叶。为广东地区习用药材和广西瑶医常用药材。主要分布于广东省及云南、广西、湖南、福建、台湾、贵州等省区,广东省各山区县有产。全年均可采挖,洗净,切片或段,晒干。

本品味辛、苦,性温;有小毒。功效:活血祛瘀,行气止痛,祛风通络,抗肿瘤。广东民间多用于跌打损伤,风湿痹痛,胃气痛,龋齿痛,毒蛇咬伤等,外用可治烫火伤,湿疹皮炎。近年来常用于鼻咽癌的防治,取得较好疗效。

【现代研究】

本品的根和茎皮中含多种化学成分,如生物碱、香豆素、木脂素、黄酮、甾体及其苷类等,其主要药理活性成分为生物碱,其中以氯化两面针碱、白屈菜红碱、血根碱研究较多。

现代药理研究表明,本品提取物具有广泛的药理活性,如抗癌、镇痛、消炎、止血、化学性肝损伤保护、神经保护、抗疟疾、抗人类免疫缺陷病毒(HIV)、镇痛、抗炎、抗真菌等。其中氯化两面针碱、白屈菜红碱、血根碱等成分对人类鼻咽癌、肝癌、胃癌、卵巢癌、乳腺癌、结肠癌、脑胶质瘤、骨肉瘤细胞等多种癌细胞具有抑制作用,其抗肿瘤机制与抑制细胞增殖、诱导细胞凋亡、细胞周期停滞、延缓迁移、侵袭和转移等作用相关。本品主要有效成分氯化两面针碱通过上调 $p53$ 基因抑制鼻咽癌细胞 CNE1、CNE2、TWO3、C666-1 增殖并诱导其凋亡。临床研究证实,本品复方制剂对鼻咽癌以及放疗引起的并发症具较好的治疗效果。

【临床应用】

本品为鼻咽癌常用抗癌中药。临床常用于治疗鼻咽癌及乳腺癌、食管癌、肺癌、直肠癌、卵巢癌等多种癌症属于气滞血瘀者。用法用量:煎服 5~10 g,广西瑶医习用 6~15 g。

【选方】

(1) 芋头金牛颗粒(饮,汤):尖尾野芋头 6 份,地黄 12 份,黄芪 12 份,枸杞子 12 份,两面针 7 份,白毛藤 22 份,八角金盘 2 份,荷叶 6 份。制成颗粒或煎汤服。用于鼻咽癌。临床实验证明,该药能够安全有效治疗鼻咽癌。

(2) 青马金牛汤:青皮、当归、川芎各 12 g,马鞭草、生牡蛎、泽兰各 30 g,昆布、两面针、丹参、五灵脂各 15 g,红花 9 g,田三七 3 g(研末冲)。每日 1 剂,水煎成 400 mL,分 2 次口服(青马金牛汤系邱宝珊经验方)。适用于鼻咽癌血瘀气滞证患者。

(3) 鼻咽清毒颗粒:野菊花、苍耳子、重楼、蛇泡簕、两面针、夏枯草、龙胆、党参。制成颗粒剂,每袋装 10 g。口服,每次 20 g,每日 2 次,30 日为 1 个疗程。用于热毒蕴结鼻咽,鼻咽肿痛,以及鼻咽部慢性炎症,鼻咽癌放射治疗后分泌物增多等症。

此外,目前用于鼻咽癌辅助治疗的含有两面针的成药主要有鼻咽清毒颗粒、鼻咽清膏剂。用于热毒蕴结鼻咽,鼻咽肿痛,以及鼻咽部慢性炎症,鼻咽癌放射治疗后分泌物增多等症。

【按语】

两面针系两面针根茎,原系广东、广西、云南、福建等南方地区治疗风湿痹痛,跌打损伤,蛇毒咬伤,牙痛等疾的常用药。近代临床及药理研究发现,其对鼻咽癌、肺癌、食管癌,乳腺癌等多种肿瘤有效。本品与野芋头、白毛藤等组成的金牛芋头颗粒[(汤)、制剂)系发明专利]治疗鼻咽癌安全有效。邱宝珊用本品与青皮,马鞭草等配伍("青马汤")治疗鼻咽癌之气血瘀滞证者有效。本品在临床应用中,个别患者可出现恶心、轻度烦躁等反应,可服用白糖水解之。

参考文献

[1] 胡莹,梅全喜.广东地产药材入地金牛的药理作用及临床应用研究进展[J].今日药学,2011(3):142-145.

［2］姜苗,李忠.鼻咽癌的中西医结合诊治[J].中国临床医生杂志,2007,35(4)：8-11.

［3］胡莹,梅全喜.广东地产药材入地金牛的药理作用及临床应用研究进展[J].今日药学,2011,21(3)：142-145.

山 豆 根

又名广豆根、苦豆根、岩黄连,药用为豆科植物越南槐 *Sophora tonkinensis* Gagnep. 的干燥根及根茎。产于我国广西、广东、四川、贵州、江西等地,多生于海拔 1 000 米左右的山地和岩石缝中。秋季采挖,去杂质,洗净,干燥备用。

本品味苦,性寒;有小毒;入心、肺、大肠经。《本草求真》:"山豆根,功专泻心保肺,及降阴经火逆,解咽喉肿痛第一要药。"《本草经疏》:"山豆根,甘所以和毒,寒所以除热,凡毒必热必辛,得清寒之气,甘苦之味,则诸毒自解,故为解毒清热之上药。"本品功效:清热解毒,利咽止痛,消肿抗癌。用于鼻咽癌,及喉癌、肺癌、食管癌、肝癌、膀胱癌、子宫癌、绒毛膜上皮癌、白血病等。此外,本品是中医治疗急慢性咽喉炎、慢性乙型病毒性肝炎的常用药。

【现代研究】

本品含有多种生物碱、黄酮、皂苷、多糖等成分。其中所含的主要生物碱成分苦参碱、氧化苦参碱、臭豆碱、甲基金雀花碱等,具有良好的抗癌作用。

现代药理研究表明,本品所含生物碱能产生明确的体内抗肝肿瘤药理作用,能改善免疫调节,延长生存时间。本品水提物对白血病 CEM 细胞、体外培养的人肝癌 SMMC27721 细胞、体外培养人食管癌(Eca-109)细胞均有显著的增殖抑制作用。已有动物实验表明,本品提取物对在体肿瘤生长有较好的抑制作用,其水提物和醇提物均能抑制多种肿瘤生长,复方山豆根注射液对 B16 黑色素瘤、Lewis 肝癌荷瘤小鼠有较好的抑制作用,能显著延长小鼠生存期。另本品总提取物具有抗病毒、抗炎和抗心律失常等多种活性。临床研究表明,山豆根制剂对鼻咽癌、恶性葡萄胎、绒毛膜上皮癌、白血病等恶性肿瘤,确有良好的治疗效果。

【临床应用】

本品为鼻咽癌常用抗癌中药。山豆根抗癌日常应用以单方、复方煎服,或研末制成胶囊、丸剂、片剂内服;亦有提取有效成分制成注射液肌内或静脉注射。用法用量:煎服,6~10 g;研末服,3~6 g。

【选方】

(1)山豆根金锁汤:山豆根 15 g,射干 10 g,金荞麦 30 g,乌梅 6 g,硼砂 1 g。每日 1 剂,加水煎汁,分 2~3 次温服。用于鼻咽癌、喉癌。

(2)山豆根胶囊:山豆根 500 g,甘草 150 g。共研细末,拌匀装入 0 号胶囊,每粒约 0.5 g。每日服 3 次,每次 4~6 粒,米汤或温开水送下。用于鼻咽癌、食管癌等。

（3）山豆根菱莲汤：山豆根 15 g，菱角（连壳带肉）100 g，半枝莲 20 g，蒲公英 30 g。每日 1 剂，加水煎汁，分 2～3 次温服。用于鼻咽癌、食管癌、肺癌、胃癌、肝癌、肠癌、膀胱癌、宫颈癌及白血病等。

（4）山豆根蜜丸：山豆根 250 g，干菱角 500 g，石竹根 500 g。共研细末，拌匀，以蜂蜜适量调制成绿豆大小丸剂，瓶装备用。每日服 2～3 次，每次服 1 小汤匙。适用于鼻咽癌、食管癌、肺癌、肝癌、胃癌、宫颈癌及淋巴肉瘤等。

此外，本品也用于治疗食管、肝、胃、肠、膀胱等恶性肿瘤。

复方山豆根汤：山豆根 15 g，半枝莲 20～30 g，蒲公英 30 g，甘草 9 g。每日 1 剂，加水煎煮 2 次，合并滤汁，分 2～3 次服。用于食管、肝、胃、肠、膀胱等癌。

山豆根龙葵汤：山豆根、龙葵各 20 g，全瓜蒌 15 g，威灵仙、葛根、香橼各 12 g。每日 1 剂，加水煎服。用于食管癌。据报道，以该汤与冬凌草糖浆等配用，共治 437 例食管癌患者，结果完全缓解 28 例，部分缓解 60 例，微效 151 例。

山豆根慈菇汤：山豆根、山慈菇各 15 g，全瓜蒌、石见穿各 20 g。每日 1 剂，加水煎煮 2 次，合并滤汁，分 2～3 次服。用于肺癌、乳癌、肝癌。

山豆根二甲汤：山豆根、炮山甲、鳖甲各 15 g。每日 1 剂，加水煎煮 2 次，合并滤汁，分 2～3 次服。适用于肝癌。

山豆根花粉饮：山豆根 15 g，天花粉 20 g，红藤 30 g，白花蛇舌草 20 g。每日 1 剂，加水煎煮 2 次，合并滤汁，分 2～3 次服。用于恶性葡萄胎、绒毛膜上皮癌。

豆根紫藤汤：山豆根 10 g，紫草 20 g，藤梨根 50 g，白花蛇舌草 30 g，莪术 15 g，石上柏 30 g，薏苡仁 30 g，红枣 20 g。每日 1 剂，加水煎汁，分 2～3 次服。用于绒毛膜癌、恶性葡萄胎。

【按语】

山豆根作为咽喉要药，既能抑杀癌细胞又能增强机体免疫功能，它的抗癌效用已被大量的临床实践与药理研究所证实。对于山豆根的抗癌效用，早在清代以前医药学家们已有所认识，发现本品有良好的清火解毒、消肿抗癌作用，并在临床中应用。如《直指方》《医林纂要》《外科集验方》《永类钤方》等，都记载了用山豆根丸、汤治疗喉癌（古人称之为"喉痹""喉痛"等）。

山豆根药性苦寒，有一定的毒性。本品的毒性反应以胃肠道反应为主，以神经毒性反应的损害为重，亦可见心血管系统毒性反应。本品所含生物碱成分如苦参碱、司巴丁是导致毒性的物质基础。因此山豆根中毒多由服用剂量过大引起，一般在 15 g 以上便容易引起中毒。中毒反应多在服药后 5～30 min 出现。胃肠道反应是山豆根中毒最早出现的症状，大约在服药 2 h 左右出现恶心及呕吐。神经系统毒性表现为头晕、呕吐、共济失调、语言不清，或有眼球震颤、视物模糊，甚至大汗淋漓等自主神经功能紊乱的症状，严重者有四肢发冷、血压下降、呼吸节律不齐等心血管系统症状。故在应用时凡脾胃虚寒、泄泻者须禁服。煎服剂量一般以每日 10 g 以下为宜。若出现不良反应，应减量或暂停服用，待不

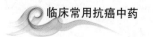

良反应消失后酌情再服。

参考文献

[1] 周思雨,陈金鹏,刘志东,等.山豆根的化学成分和药理作用的研究进展[J].中草药,2021,52(5):1510-1521.

[2] 张艳,石玉生,陈淼,等.山豆根生物活性研究进展[J].中医药学报,2013,41(5):96-97.

山 苦 瓜

又名王瓜、王瓜根、杜瓜、山冬瓜等。药用为葫芦科植物雌雄异株苦瓜或王瓜 *Trichosanthes cucumeroides* Maxim. 的块根。产于江苏、浙江、安徽、江西、四川等地。生于山坡灌木丛、溪边草地等处,于深秋白露至霜降间采收,晒干备用。

本品味苦,性寒。功效:清热解毒,活血化瘀,抗癌抑癌。用于鼻咽癌、乳腺癌、甲状腺癌、宫颈癌、膀胱癌、肝癌、胃癌、食管癌等。此外,本品还可治疗慢性咽喉炎、消渴病、噎膈反胃等。

【现代研究】

本品主要含有胡萝卜素、β-胡萝卜素、氨基酸、蛋白质、胆碱等成分。

药理研究表明,本品有较好的抗癌效用。抗癌的有效活性成分为王瓜根葫芦素 B、E 及王瓜根毒蛋白。王瓜根提取物在体外对人鼻咽癌细胞及淋巴细胞有很好的杀伤作用,对肉瘤(S180)、宫颈癌(U14)、瓦克癌(W256)、肝癌(H22)等有抑制作用,尤其是苦瓜提取物 MDB 对肉瘤(S180)和肝癌(H22)有显著的抑制作用。现代临床应用研究证实,本品对鼻咽癌、乳腺癌、胃癌、甲状腺癌、食管癌、宫颈癌、白血病等有一定的治疗效果,对防止上述肿瘤手术后复发有良好的作用。

【临床应用】

本品为鼻咽癌常用抗癌中药。临床应用以单味、复方煎汁或制成片剂内服为主。此外,亦有制成滴剂。常用剂量:煎汁服,一般每日 15～30 g;研末服,一般每日 5～6 g。孕妇禁用。

【选方】

(1) 山苦瓜苍耳饮:山苦瓜 15～30 g,苍耳草 9～15 g,小蓟 30 g,白花蛇舌草 20 g,金银花 15 g,威灵仙 20～30 g。每日 1 剂,加水煎煮两次,合并滤汁,分 2～3 次温服。用于鼻咽癌。

(2) 山苦瓜滴剂:山苦瓜根 10 g,冷开水洗净,晾干,切碎,浸入 75％乙醇 25 mL 中,加蒸馏水 25 mL;3 日后再加蒸馏水 50 mL,搅匀,用消毒纱布过滤去渣,加甘油 20 mL 即可。每日滴鼻 3～6 次。用于鼻咽癌。

(3) 山苦瓜片：山苦瓜 500～1 000 g，按照制片法制成片剂，每日服 1 次，每次 3～5 片。连服半年至 1 年。适用于鼻咽癌、食管癌、甲状腺癌、胃癌、直肠癌、膀胱癌、宫颈癌等，对防止上述肿瘤手术后复发有较好的效果。

此外，本品还用于食管癌、甲状腺癌、胃癌、直肠癌、膀胱癌、宫颈癌等。

山苦瓜香茶：山苦瓜 15～30 g，藤梨根 50～80 g，香茶菜 30 g。每日 1 剂，加水煎煮两次，合并滤汁，分 2～3 次温服。用于胃癌、肝癌。

又法：山苦瓜 30 g，灵芝、威灵仙各 15 g，石仙桃 60 g。每日 1 剂，加水煎煮两次，合并滤汁，冲三七粉 3 g，分 2～3 次服。用于胃癌、肝癌。

山苦瓜石竹煎：山苦瓜 15～30 g，石竹根 30 g，薏苡仁 30 g。每日 1 剂，加水煎汁，代茶饮。用于膀胱癌。

山苦瓜藤梨汤：山苦瓜 15～30 g，藤梨根 30～60 g，红藤 20 g。每日 1 剂，加水煎煮两次，合并滤汁，分 2～3 次温服。用于宫颈癌、直肠癌等。

山苦瓜天冬汤：山苦瓜 15～30 g，天冬 30 g，浙贝母、炮山甲各 20 g。每日 1 剂，加水煎煮两次，合并滤汁，分 2～3 次温服。用于乳腺癌，尤适宜于手术后服用。

【按语】

山苦瓜有良好的清热生津、解毒消肿、抗癌抑癌功效。我国早在古代就用本品治疗噎膈反胃、疝瘕等类似现代消化道肿瘤及腹部肿瘤等疾病。现用本品治疗鼻咽癌、食管癌、胃癌、甲状腺癌、肠癌、乳腺癌、宫颈癌、膀胱癌、急性白血病等，则是在前代医家经验基础上加以进一步发挥应用和研究的结果。据报道，中国人民解放军第一一七医院对恶性肿瘤术后用山苦瓜片为主治疗，对防止肿瘤复发有良好效果。

参考文献

[1] 陆文琦，熊久贤.山苦瓜根片为主治疗恶性肿瘤术后复发及转移 6 例介绍[J].贵阳中医学院学报，1994,16(3)：37-39.

[2] 李祖强，罗蕾，凌敏.山苦瓜的抗癌活性成分[J].中草药,1999,30(6)：409-411.

[3] ZHANG X, LI H, WANG W, et al. Lipid-lowering activities of cucurbitacins isolated from Trichosanthes cucumeroides and their synthetic derivatives [J]. Journal of Natural Products, 2020, 83(12)：3536-3544.

[4] CHAO Z, SHIBUSAWA Y, YANAGIDA A, et al. Two new triterpenes from the seeds of Trichosanthes cucumeroides [J]. Natural Product Research, 2005, 19(3)：211-216.

石 竹 根

又名石竹、鹅毛石竹等。药用为石竹科植物石竹 *Dianthus chinensis* L. 的根或全草。

全国大部分地区均有产。生于海拔 1 000 米以下的山坡草丛中,夏、秋季采集,一般在花未开前采挖为好,洗净,鲜品或晒干均可入药。

本品味苦,性寒;入心、肝、肠、膀胱经。功效:破血通经,抗癌抑癌。用于鼻咽癌、食管癌、胃癌、肝癌、肠癌、膀胱癌等。

【现代研究】

本品主要含有石竹皂苷元类化合物、糖类、维生素等成分,抗癌活性成分为花色苷。

药理研究表明,本品有一定的抗癌效用,其醇制剂药敏试验对人体贲门癌及膀胱癌细胞有抑制作用。现代临床研究证实,石竹根对鼻咽癌及胃癌、食管癌等确有较好的治疗效果。此外,本品有消炎、利尿等作用。

【临床应用】

本品为鼻咽癌常用抗癌中药。临床应用以单味或复方煎汤内服为主,亦可制成糖浆饮服或研末外敷。常用剂量:煎汁服,干品每日 30~60 g,鲜品 80~120 g。

【选方】

(1) 鲜石竹茶:鲜石竹根(洗净、切段)80~100 g。每日 1 剂,加水煎煮代茶饮。用于鼻咽癌、肺癌、食管癌、胃癌。

(2) 石竹煎:石竹根(干品)30~60 g。每日 1 剂,加水煎煮两次,合并滤汁,分 2~3 次服。用于鼻咽癌、食管癌。

又法:石竹根 50 g,冬凌草 30 g,威灵仙 20 g。每日 1 剂,加水煎煮 2 次,合并滤汁,分 2~3 次服。用于鼻咽癌、食管癌。

(3) 石竹糖浆:鲜石竹 2 500 g,或干品 1 500 g。洗净,切段,加 4 倍量水,浸泡 1 h 后煎煮 2 h,滤取汁;药渣加 3 倍量水,再煎煮 2 h,滤汁;合并两次滤汁,再煎 15~20 min,加入少量白砂糖或蜂蜜,再煎 10 min 左右,即成。每日服 3 次,每次服 30 mL。用于鼻咽癌、食管癌、胃癌、肝癌、肠癌等。

(4) 复方石竹合剂:鲜石竹根 750(干品 500 g),藤梨根、半枝莲、薏苡仁各 500 g。加 4 倍量水,煎煮 2 h,滤取药汁;药渣加 3 倍量水,再煎煮 2 h,滤取汁,加适量白糖或蜂蜜,再文火煎 3~5 min 即成。每日服 3 次,每次服 30~60 mL。用于鼻咽癌、胃癌、肺癌、肝癌、肠癌、宫颈癌、膀胱癌等。

此外,本品还用于胃癌、肺癌、肝癌、肠癌、宫颈癌、膀胱癌等的治疗。

石竹藤梨汤:石竹根(全草)、藤梨根、薏苡仁各 60 g。每日 1 剂,加水煎煮两次,合并滤汁,分 2~3 次服。用于胃癌、肝癌、肠癌、宫颈癌。

二石饮:石竹根(全草)、薏苡仁各 50 g,石韦、龙葵各 20 g。每日 1 剂,加水煎汁,代茶饮。用于膀胱癌。

【按语】

石竹根与中药瞿麦为同科植物,两者均有良好的清热通淋、利水消肿作用,是中医治疗泌尿道感染及淋病之常用要药。发现本品有抗癌效用,并用于癌症的治疗,始于安徽六安县的一张民间单方。据报道,献出石竹根抗癌单方者原患有鼻咽癌,经放疗后仍复发,其即用鲜石竹根煎服,使病情得到控制。此后,他又将本法介绍给其他癌症患者,胃癌、食管癌、直肠癌等患者服用本品病情得到改善,反映良好,有的得以治愈。于是用石竹根治癌从六安县民间逐渐推广到全国大多地区,并受到各地医院和药学界的重视。近十年从有关临床应用资料来看,本品对鼻咽癌、食管癌、胃癌、直肠癌等恶性肿瘤确有较好的治疗效果。尤其对食管癌疗效更明显,如安徽省第五医院肿瘤门诊部于 1970 年用石竹根每日 30～60 g 煎服,治疗食管癌 30 例,其中 25 例梗阻症状改善,部分患者服药后,呕吐出肉芽组织,食管得以通畅。据《安徽单验方选集》介绍,以石竹根为主配伍党参、茯苓等治疗食管癌 52 例,痊愈 2 例,近期改善 44 例。但此药的药理研究报道不多,有待于进一步深入研究。

参考文献

[1] 赵景芳.草药"石竹根"治癌情况介绍[J].中级医刊,1986(9):64.

龙 葵

又名龙葵草、天茄子、苦葵、野辣椒、黑茄子、野葡萄等。其来源于茄科植物龙葵 *Solanum nigrum* L. 的全草。多产于夏秋二季采收,龙葵子亦供药用。

本品味苦,性寒;有小毒。入肺、肝、膀胱经。功效:清热解毒,利水消肿,散结抗癌。

抗癌用于鼻咽癌、肺癌、肝癌、膀胱癌、食管癌、乳腺癌、卵巢癌、子宫癌、前列腺癌、胃癌等恶性肿瘤,也是中医临床治疗泌尿系统感染、肝硬化、腹水、疮痈肿毒之常用药。

【现代研究】

本品含有澳洲茄碱(solaonine)、澳洲茄边碱(solamane)等多种生物碱以及龙葵皂苷、龙葵多糖等多种成分。研究发现龙葵生物碱、龙葵皂苷、龙葵多糖均为抗肿瘤有效成分。

现代药理研究发现,本品皂苷对人肝癌细胞株 SMMC - 7721、人胃癌细胞株 MGC - 803、人肺癌细胞株 NCI - H157、人慢性白血病 K562 细胞有较好的增殖抑制作用。本品生物碱类成分对人类肺癌细胞株 A549 及小鼠 Lewis 肺癌细胞株 LLC、人肝癌细胞 HepG2 细胞、黑色素瘤 A375 细胞、人骨髓瘤细胞株 RPMI - 8226 有明显的增殖抑制作用,且与浓度呈正相关。本品多糖对肝癌细胞 HepG2 和人胃癌细胞、SGC - 7901 具有一定的细胞毒性,能够显著抑制 S180 荷瘤小鼠肿瘤、小鼠宫颈癌 U14 实体瘤和 U14 腹水瘤的生长。研究发现本品所含澳洲茄边碱可降低 lncRNA 结肠癌相关转录-1(CCAT1),增加 miR7 - 5p 的表达,通过双向调节 CCAT1 和 miR7 - 5p,进而抑制 *SP1* 基因在体内外的表达,最终抑制鼻咽癌细胞的生长。本品除抗肿瘤作用外,还有抗炎、升高血糖、降血压、镇咳祛痰等药理作用。有临床应用研究发现以龙葵为主组方用于治疗鼻咽癌、膀胱癌

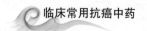

取得显著疗效。

【临床应用】

本品作为鼻咽癌常用抗癌中药。临床常用于治疗鼻咽癌及肝癌、肺癌、膀胱癌、食管癌、乳腺癌、卵巢癌、子宫癌、前列腺癌、胃癌等恶性肿瘤属于热毒蕴结者。临床应用以复方煎服为主,亦有单味煎服,或制成丸剂、胶囊、注射剂用。常用剂量:煎服15～30 g。

【选方】

(1)龙葵白英清喉汤(裴渊英方):龙葵30 g,白英30 g,蛇莓24 g,半枝莲24 g,猕猴桃根30 g。每日1剂,加水煎煮2次,合并滤汁,分2次温服。用于热毒壅盛型鼻咽癌。

(2)复方龙葵煎:龙葵、土贝母、山豆根、山慈菇、白花蛇舌草、半枝莲、重楼、木芙蓉、薜荔果。每日1剂,加水煎煮2次,合并滤汁,分2次温服。用于鼻咽癌。

(3)龙葵甘草丸:龙葵、甘草各200 g。分别碾碎研为细末,过100目筛,混合拌匀,以炼蜜适量调制成丸,每丸重10 g(内含药量相当于生药龙葵,甘草各4.5 g)。每日2次,每次1丸,嚼服,温开水送下。用于鼻咽癌及各种癌症。

(4)博尔宁胶囊:龙葵,炙黄芪,女贞子(酒制),光慈菇,马齿苋,重楼,紫苏子(炒),鸡内金(炒),大黄,冰片,僵蚕(炒)等。功能主治:扶正祛邪、益气活血、软坚散结、消肿止痛。本品为鼻咽癌等癌症辅助治疗药物,可配合化疗使用,有一定减毒、增效作用。口服,每次4粒,每日3次或遵医嘱。个别病例用药后轻度恶心、腹泻。孕妇、哺乳期妇女忌用。

【按语】

龙葵对鼻咽癌的治疗确有疗效。以本品为主配伍土贝母、山豆根、重楼等的验方在鼻咽癌高发的华南地区广泛流传。此外,本品对肺癌、肝癌、宫颈癌、绒毛膜癌等方面也显现了显著的疗效,尤其是本品具有的多糖类成分对正常细胞无毒性,却能抑制肿瘤细胞的生长,促进肿瘤细胞凋亡,提高机体免疫功能,值得对本品在抗肿瘤的应用上进行积极的探索。

参考文献

[1]邬晓东,吴迪,徐立群,等.龙葵合剂辅助鼻咽癌放射治疗35例的临床观察[C]//全国中西医结合肿瘤学术大会.第十四届全国中西医结合肿瘤学术大会论文集,2014.

[2]邬晓东,吴迪,徐立群,等.龙葵合剂辅助鼻咽癌放射治疗35例临床观察[J].中药材,2013,36(8):1378-1380.

[3]刘方颖,邓丽霞,李叶枚,等.龙葵汤对鼻咽癌放疗增效减毒作用临床研究[J].新中医,2014(2):155-157.

[4]徐俊鸿,高卓维,黄景彬,等.龙葵鲜药对人鼻咽癌细胞CNE-1增殖抑制和凋亡的影响[J].黑龙江中医药,2015,44(3):61-63.

硇 砂

又名紫硇砂、红硇砂等。药用为氯化物类矿物硇砂 *Sal Ammoniac* 的晶体或人工制成品。产于青海、新疆、甘肃等地,多产于火山熔岩的岩穴内。全年可采挖,采挖后除去杂质砂石,生用。或可由人工合成。

本品味咸、苦、辛,性温;有毒;入肝、胃、脾经。功效:祛瘀消肿,软坚散结,抗癌抑癌。用于鼻咽癌、食管癌、皮肤癌、直肠癌、骨癌等。

【现代研究】

本品主要含氯化钠等成分。

药理研究表明,本品有抗癌效用,对肝癌、Lewis 肺癌细胞及鼻腔炎症等均有抑制作用。现代临床应用证实,本品对鼻咽癌、食管癌、贲门癌、皮肤癌等有一定的疗效。人民解放军第 366 医院科研小组以紫硇砂为主药,配合中草药治疗鼻咽癌及鼻腔恶性肿瘤,34 例中治愈 4 例,显效 6 例,好转 19 例,无效 5 例,收到了良好的效果。王鲁军等应用主要由硇砂、威灵仙、白及等 13 味中药组成的噎消通方治疗食管癌 26 例,取得近期较好疗效,症状改善:噎塞阻挡症状消失,能吃普通饮食 26.92%(7/26),其中 1 例钡透显示食管癌肿消失;饮食噎塞减轻,能进食半流质者 46.15%(12/26),症状总有效率 73%(19/26),治疗后噎塞阳性率发生明显变化。陈建宗等以古方硇砂方为主,治疗食管癌吞咽梗阻 32 例,取效较好。用药中未见严重毒副作用。

【临床应用】

本品为鼻咽癌常用抗癌中药。临床应用以研末服为主,亦有制成滴鼻剂或研末外敷。常用剂量:研末内服,0.3~0.9 g;外用适量。

【选方】

(1)硇砂黄芪汤:硇砂 6 g,黄芪 15 g,甘草 5 g。先将硇砂捣碎加水,用武火煮沸30 min,然后加黄芪、甘草,用文火煎煮 30 min,沉淀后过滤、取汁。每日 1 剂,分 2~3 次服。1 个月为 1 个疗程。用于鼻咽癌、食管癌。

(2)硇砂散:硇砂适量,用水 400 mL 化成饱和液,然后用瓷缸过滤;再将过滤后的硇砂水 400 mL 加白醋 200 mL,用炭火煅制成硇砂粉,装入洁净玻璃瓶或瓷瓶中备用。另用天葵子 500 g(研末),加酒 5 000 mL(高粱酒或米酒均可),浸泡 7 日,制成天葵子酒。每日服 3 次,每次先以开水冲服硇砂粉 0.9~1.2 g,再服天葵子酒 30 mL。用于鼻咽癌。

亦可直接将硇砂放在瓷碗内研成细粉,每日 3 次,每次用天葵子酒冲服 0.8~1 g。

(3)硇砂滴鼻液:紫硇砂 30 g,蒸馏水 100 mL。将硇砂末溶解于蒸馏水中即成,每日滴鼻 2~3 次,每次滴 1 mL。用于鼻咽癌。

此外,本品还用于食管癌、胃癌、皮肤癌、骨肉瘤的治疗。

硇砂散:硇砂 30 g,放入乳钵内,加开水 70 mL,研细,过滤,加白醋 30 mL,蒸干。每日服 3 次,每次服 0.6 g。用于食管癌。

砌砂粉：紫砌砂适量（30～50 g）。放入瓷缸内研成细末（避金属），加水（70～100 mL）煮沸,过滤取汁,按 1：1 加等量醋,再煎,先猛火,后小火,煎至干燥,成灰黄色结晶粉末即成。每日服 3 次,每次服 2～5 分（即 0.4～1 g）,最大剂量每次不超过 8 分（即 1.6 g）。用于食管癌。

又法：紫砌砂 30 g,放入乳钵内,加开水 70 mL,研细,过滤,加白醋 30 mL,蒸干。每日服 3 次,每次服 0.6 g。用于食管癌。

砌砂含散：砌砂 30 g。在瓷器内捣碎,放入锅中加水 1 400 mL,以武火煮沸至剩液 2/3 时,用细纱布过滤去渣,再加陈醋 900 mL,先武火后文火,直至煎涸干,用竹刀刮出锅底所剩褐色粉末,装于洁净瓶内备用。服用时,每次取药末 1 g,置于舌下含化后徐徐咽下,每日自下午 4 时用 1 次,傍晚时再用 1 次,晚上 8 时许可饮水入胃。适用于胃癌。患有胃溃疡、食管静脉曲张者禁用本法,以免引起消化道出血。

砌砂调敷散：砌砂 9 g,轻粉、雄黄、硼砂、大黄各 3 g,冰片 1.5 g。共研细末,拌匀,用麻油调敷患处。用于皮肤癌。

砌砂软膏：砌砂 30～50 g,研成细末,调入 100 g 凡士林中,即成 30%～50% 的砌砂软膏。每日用适量软膏外涂患处。用于皮肤癌。

砌砂冰片散：砌砂 120 g,冰片 5 g。以高粱酒适量浸泡 7 日,每日擦敷患处肿块。用于骨肉瘤。

【按语】

砌砂属以毒攻毒类抗癌中药。其祛瘀消肿、软坚蚀腐、抗癌抑癌作用较明显,古代医家早就用本品治疗恶疮、癥瘕、疣癣、瘤块等。如《本草纲目》记载用本品"治噎膈、癥瘕……除痣疣赘"。《日华子本草》以本品"消冷癖瘀血,气块痃癖,恶疮瘜肉"。现代医家则用本品治疗鼻咽癌、食管癌、贲门癌、皮肤癌、宫颈癌等,发现确有较好治疗效果。由于本品腐蚀作用较大,而且有一定的毒性,因此使用过程中需炮制去毒并注意用量,不宜过大。体虚无实邪积聚及孕妇忌服。

参考文献

[1] 张凡,曹艳.白砌砂与紫砌砂的研究概况[J].中国民族民间医药,2015,25(10)：71 - 75.

[2] 苏琪,朱惠玲,苏同生,等.从化学成分解析砌砂的功效及临床作用[J].陕西中医,2009,30(2)：215.

[3] 陈建宗,张波.砌砂方治疗食道癌吞咽梗阻 32 例[J].辽宁中医杂志,1997,24(5)：212.

第六章
腮腺恶性肿瘤

第一节　中西医治疗现状

　　腮腺恶性肿瘤占腮腺肿瘤的 20％～35％，其中黏液表皮样癌、恶性混合瘤及腺癌较多见，其他的腺样囊性癌和腺泡细胞癌、鳞癌和未分化癌较少见。腮腺非上皮来源的恶性肿瘤中以恶性淋巴瘤较常见。腮腺淋巴结转移癌常来自头面部皮肤黏膜恶性黑色素瘤、鳞状细胞癌及睑板腺癌。锁骨以下器官恶性肿瘤转移至腮腺罕见。绝大多数患者因耳下或耳前肿块就诊，肿块生长快慢及病程长短随病理类型的不同而各异。原发于腮腺深叶的恶性肿瘤致咽侧壁和软腭隆起，肿瘤可侵犯下颌神经，出现患侧半舌、患侧下唇及患侧下牙齿麻木等症状，若肿瘤侵犯翼肌，可出现不同程度开口困难。病程的长短，肿块增长速度及伴随的症状，以及腮腺区 CT 扫描、B 超、下颌骨 X 线平片检查、细针抽吸细胞学检查等辅助检查对诊断腮腺肿瘤有重要参考价值。目前腮腺癌的治疗主要有单纯外科手术、外科手术辅以放射的综合治疗、单纯放射治疗、辅助性化学治疗等治疗方法。近年来随着中医治疗优势的凸显，运用中医药辨证论治腮腺恶性肿瘤，不仅能稳定瘤体，为手术提供有利条件，降低手术风险，在减少和防止术后并发症方面显示了极大的潜在优势，而且对无法进行手术的患者，可有效缓解临床症状，提高带瘤生存率及生活质量。

　　本病归属于中医学"发颐""腮疬""湿痰流注"等范畴，发病与机体内正气亏虚，七情怫郁密切相关。因体虚，瘀毒、痰湿内阻，复感邪毒上扰，胆火内郁，流溢于局部营卫肌肉之间而发。病位在腮腺，涉及手、足少阳经与阳明胃络，其病发表里之间，属邪郁少阳，阳明风毒为患，病理因素为风热、瘀毒、痰湿。而少阳胆为六经之枢，水火气机运行之通道，少阳三焦总司全身的气机和气化，是水液升降出入的通路；阳明胃络属胃络脾，脾胃属土位居中焦，为气血生化之源。若情志不畅，则气机不利，胆火内郁，日久化热，灼灼阴液；少阳通道不利，气血津液失于运化，则水津失布，水饮痰湿瘀血积聚，加之阳明经多气多血，阳气强盛，"气有余便是火"，最易化热，灼伤津液，致风、热、浊、瘀、虚结于经络而发病。治疗当以少阳枢机不利为切入点，注重情志影响，辨证与辨病相结合，灵活运用经方，准确把握施治时机,临证颇具效果。

本病常用抗癌中药有连翘、板蓝根、金银花、苦丁茶、紫花地丁、白毛夏枯草等。

参考文献

[1] 周岱翰.中医肿瘤学[M].广州：广东高等教育出版社,2020.

第二节　常用抗癌中药

连　翘

又名旱连子、大翘子等。药用为木犀科植物连翘 *Forsythia suspensa*(Thunb.) Vahl 的干燥果实。主产于陕西、河南、山西、辽宁、云南、甘肃等地。秋季果实初熟尚带绿色时采收,除去杂质,蒸熟,晒干,习称"青翘";果实熟透时采收,晒干,除去杂质,习称"老翘"。

本品味苦,性微寒;归肺、心、小肠经。功效：清热解毒,消肿散结,疏散风热。抗肿瘤常用于腮腺肿瘤、食管癌、胃癌、肝癌等的治疗。亦常用于痈疽,瘰疬,乳痈,丹毒,风热感冒,温病初起,温热入营,高热烦渴,神昏发斑,热淋涩痛等症。

【现代研究】

本品主要含有连翘苷、连翘酯苷、连翘酚、芦丁、槲皮素、安博立酸、白桦脂酸等成分。其中,安博立酸为连翘主要抗肿瘤成分。

现代药理研究发现,本品水提物对肉瘤细胞 S180 的增殖具有显著的抑制作用;本品乙醇提取物可通过增强 Bax、Bad 和 Noxa mRNA 的表达,减弱 Bcl-2、Bcl-xl 和 Mcl-1 mRNA 的表达对食管癌 TE-13 细胞发挥抑制增殖及诱导凋亡作用;本品所含安博立酸能诱导胃癌 SGC-7901 细胞凋亡,其作用机制与调控 pro-Caspase3、pro-Caspase6、pro-Caspase8、pro-Caspase9、Bcl-2、Bax 蛋白表达水平有关。且本品总黄酮亦具有抗胃恶性肿瘤作用,其机制为调控哺乳动物雷帕霉素靶蛋白(mammalian target of rapamycin, mTOR)、Bax、细胞自噬相关蛋白 Beclin 1 及 LC3 Ⅱ 的表达,促进胃癌细胞 MGC80-3 自噬性死亡。

【临床应用】

本品性凉味苦,轻清上浮,可治上焦诸热,尤能解毒消痈而散结,故为疮家的要药,为头面部肿瘤的常用抗癌中药。临床应用以复方煎服为主。常用剂量：内服,煎服,9～15 g;或入丸、散。

【选方】

(1) 连翘藤梨汤：连翘、苦丁茶各 12 g,北沙参、藤梨根各 20 g,西洋参(另煎)3 g,黄芪、生地各 18 g,金银花、白花蛇舌草、夏枯草、地骷髅各 15 g,冬瓜皮 30 g,薏苡仁(另煮熟服食)60 g。每日 1 剂,加水煎煮 2 次,合并滤汁,分 2~3 次服。用于腮腺癌。

(2) 复方连翘饮:连翘、金银花、猫爪草、白毛夏枯草、重楼各 10 g,玄参、皂角刺各 15 g,炮山甲 9 g,生牡蛎 30 g。每日 1 剂,加水煎煮两次,合并滤汁,分 2~3 次服。用于腮腺癌。

(3) 连翘皂角饮:连翘、皂角刺各 12 g,板蓝根、金银花各 30 g,天龙 1~2 条,白毛夏枯草 20 g,生地、生牡蛎各 30 g。每日 1 剂,加水煎煮两次,合并滤汁,分 2~3 次服。用于腮腺癌。脾胃虚寒者慎用。

此外本品还用于乳腺癌、肺癌、淋巴癌等。

神效瓜蒌散:大瓜蒌半个(黄熟者,连皮子瓤,重重纸包,火煨,捣烂,取一半),白芷 4.5 g,升麻 15 g,归尾、连翘、玄参各 6 g,桔梗、柴胡、青皮、穿山甲(炒)、知母、木通各 3 g,天花粉 4.5 g,川芎 2.4 g,木鳖子 2 个,延胡索 0.6 g。每日 1 剂,加水煎煮 2 次,合并滤汁,分 2~3 次服。用于乳腺癌。

托里解毒汤:川芎、当归、黄芩、白芷、连翘、天花粉、金银花、甘草节各 3 g,青皮 1.5 g,皂刺 7 个。每日 1 剂,加水煎煮 2 次,合并滤汁,分 2~3 次服。用于乳腺癌。

清热解毒消肿汤:连翘、蒲公英、金银花、生地各 15 g,野菊花、黄芩各 9 g,瓜蒌 30 g,甘草 6 g。加水煎服,每日 1 剂,每日 2 次。用于肺癌。

肺痈汤:当归、天冬 6 g,白芍、薏苡仁、阿胶、金银花各 3 g,连翘、桔梗各 2.5 g。每日 1 剂,加水煎煮两次,合并滤汁,分 2~3 次服。用于肺癌。

连翘赤小豆汤:连翘、赤小豆、金银花、杏仁、葶苈子各 6 g,生甘草 2.5 g,浙贝母、广郁金各 6 g,生石膏 18 g。先用陈年竹灯盏,煅炭研细。每服 6 g,开水送下。服后宜吐,吐去秽痰 2 次后,服连翘赤小豆汤。适用于肺癌。热毒乘肺,肺痈咳吐脓痰,右胁隐痛,右寸脉数有力。

【按语】

本品性凉味苦,轻清上浮,善治上焦诸热,尤能解毒消痈而散结,故为疮家的要药。历代医家多用本品治疗痈疽、疮疡、瘰疬、乳痈、丹毒、风热或风温等热毒壅盛之证。近代研究和临床应用发现,本品有较好的抗癌抑癌作用,对腮腺癌、乳腺癌、淋巴癌、乳腺癌、淋巴癌等有治疗效果。在过去用药习惯上本品分连翘壳与连翘心两种,连翘壳为果实,连翘心为种子,一般认为连翘心的清心功用较好。现只有一种连翘,不再分为两药。

参考文献

[1] 孙婧,章斌.连翘三萜类化合物对人胃癌细胞株 SGC-7901 凋亡诱导机制的研究[J].中国临床药理学与治疗学,2010,15(8):851-855.

[2] 颜晰,赵连梅,孙佳玮,等.连翘提取物体外抗肿瘤活性的初步研究[J].癌变•畸变•突变,2012,24(1):20-24+29.

［4］颜晰,赵连梅,刘月彩,等.连翘根醇提物体外诱导 TE-13 细胞凋亡的机制研究[J].肿瘤,2013,33
(3):239-244.

板 蓝 根

又名靛青根、蓝靛根、靛根、菘蓝根、靛蓝根、北板蓝根、山蓝根等,药用为十字花科植
物菘蓝 *Isatis indigotica* Fort. 的根。主产于华东、华中等地区。生于山地林缘较潮湿的
地方。野生或栽培秋季采挖,除去茎叶,除去泥沙,洗净晒干或鲜品均可用。

本品味苦,性寒;入心、肝、胃经。功效:清热解毒,凉血利咽,抗癌抑癌。抗癌用于腮
腺癌、喉癌、鼻咽癌、食管癌、白血病、肝癌等肿瘤。本品是中医治疗肝炎、腮腺炎、感冒等
病毒感染疾病的要药。

【现代研究】

本品主要含有依靛蓝酮、靛蓝、靛玉红、板蓝根二酮、色胺酮、黑芥子苷、新葡萄糖芸
素、棕榈酸、芥酸、精氨酸、酪氨酸、β-谷甾醇、γ-谷甾醇、依靛蓝双酮、多糖等成分及钙、
锰、锌、镁等多种微量元素。

现代药理研究表明,板蓝根组酸、板蓝根多糖可以抑制体外培养人肝癌细胞 BEL-
7404、人鼻咽癌细胞 CNE-2 和人肺癌细胞 H-460 增殖。板蓝根多糖能上调食管癌细
胞 Eca-109 中自然杀伤细胞活性化受体(NKG2D)配体 MHC Ⅰ类相关蛋白(MICA、
MICB)和 UL16 结合蛋白(ULBP1、ULBP2)的表达,继而提高自然杀伤细胞系 NK-92
炎症细胞因子(TNF-α、TNF-γ)的表达并促进 NK-92 细胞的增殖,最终抑制食管癌细
胞的增殖。高剂量板蓝根高级不饱和脂肪组酸可抑制肉瘤 S180 荷瘤小鼠瘤体生长,其抑
瘤率达 35.1%。板蓝根二酮 B 可抑制卵巢癌 A2780 细胞和肝癌 BEL-7402 细胞的增
殖,降低端粒酶活性的表达、诱导癌细胞向正常细胞转化。其注射液对人脐血白细胞干扰
素有明显的诱导作用,而干扰素目前已被证实是一种抗癌药辅助强化剂,可使抗癌药的效
率提高 6 倍之多。板蓝根热水提取物对人子宫癌细胞有明显的抑制作用,抑制率为
50%～70%;50%板蓝根水煎液在体外对 Friend 病毒诱发的红白血病(3Cl-8)细胞有强
大的直接细胞毒作用,皮下注射则有一定的杀伤作用。此外,本品有明显的抗菌、抗病毒
作用。临床研究证实,本品对腮腺癌、喉癌、鼻咽癌、食管癌、皮肤癌、白血病等均有较好
疗效。

【临床应用】

本品为腮腺肿瘤常用抗癌中药。应用以煎煮内服为主,亦有制成片剂、冲剂、针剂应
用。常用剂量:煎汁内服,15～30 g。

【选方】

(1) 板蓝根二白汤:板蓝根、白毛夏枯草、白花蛇舌草、海藻、生牡蛎各 20～30 g。每

日1剂,加水煎煮两次,合并滤汁,分2～3次服。适用于腮腺癌。

（2）蓝紫散结汤：板蓝根、紫花地丁、蒲公英、生牡蛎各30 g,猫爪草、土贝母、炮山甲各15 g,红枣30 g。每日1剂,加水煎煮两次,合并滤汁,分2～3次服。适用于腮腺癌,淋巴癌等。

此外,本品亦用于喉癌、鼻咽癌、肝癌、白血病等的治疗。

蓝花汤：板蓝根、金银花、金荞麦各30 g,重楼、玄参、黄芪各15 g,生甘草9 g。每日1剂,加水煎煮两次,合并滤汁,分2～3次温服。用于喉癌。

蓝豆汤：板蓝根30 g,山豆根12 g,金银花12 g,重楼15 g,黄芪20 g,麦冬15 g,地龙20 g,甘草9 g,红枣20 g。每日1剂,加水煎煮两次,合并滤汁,分2～3次温服。用于喉癌。

板蓝根茵陈汤：板蓝根、半枝莲、茵陈、薏苡仁各30 g。每日1剂,加水煎煮两次,合并滤汁,分2～3次服。适用于肝癌。

板蓝根金石汤：板蓝根、金银花各30 g,石见穿、党参各20 g。每日1剂,加水煎汁,加入蜂蜜50 g煮沸,分早、晚二次顿服。适用于鼻咽癌。

板蓝根猪殃汤：板蓝根、猪殃殃、羊蹄根、黄芪、鳖甲各30 g。每日1剂,加水煎煮两次,合并滤汁,分2～3次服。适用于白血病。

板蓝根地黄汤：板蓝根、生地、白花蛇舌草各30 g,重楼、紫草根各20 g。每日1剂,加水煎煮两次,合并滤汁,分2～3次服。适用于急性白血病。

板蓝根灵仙散：板蓝根、猫眼草各30 g,威灵仙60 g,硇砂3.9 g,制南星9 g,人工牛黄6 g。共研细末,拌匀备用。每日服3次,每次1.5 g,吞服。适用于鼻咽癌。

【按语】

板蓝根是一味常用的清热解毒类抗癌药。多用于治腮腺癌、肝癌、喉癌、白血病、鼻咽癌、食管癌等。近年来中国军事医学科学院附属医院肿瘤科专门对该品的抗肿瘤作用进行了临床研究,用板蓝根为主的中药(板猫灵仙散)配合放疗治疗食管癌,与单纯放疗、化疗配合放疗组比较,结果3种疗法近期疗效无明显差异,但中药配合放疗组的3年存活率在35.7%,5年存活率在21.4%,与单纯放疗组比较,有显著差异,显示了食管癌的中西医结合治疗有进一步探索的价值。由于该品苦寒,脾胃虚寒者忌用。

参考文献

［1］YOU WC, HSIEH CC, HUANG JT. Effect of extracts from indigowood root (*Isatis indigotica* Fort.) on immune responses in radiation-induced mucositis ［J］. Journal of Alternative and Complementary Medicine, 2009, 15(7)：771－778.

［2］ZENG Q, LUO C, CHO J, et al. Tryptanthrin exerts anti-breast cancer effects both in vitro and in vivo through modulating the inflammatory tumor microenvironment ［J］. Acta Pharmaceutica, 2021, 71(2)：245－266.

［3］梁宗英,侯继申,孙光蕊,等.板蓝根多糖促进 NKG2D 配体表达增强 NK 细胞对食管癌细胞的杀伤作用及机制研究[J].中国免疫学杂志,2020,36(8)：965-970.

［4］莫斯锐,谢集照,林霄,等.板蓝根组酸的分离与 GC-MS 分析和体外抗肿瘤活性研究[J].广东化工,2017,44(5)：13-15.

金 银 花

又名金银藤、忍冬、忍冬花、银花金花、金藤花、双花、二花。药用为忍冬科植物忍冬 *Lonicera japonica* Thunb. 的干燥花蕾或带初开的花。产于河北、山西、辽宁、浙江、安徽、福建、江西、湖北、湖南、广东、海南、四川、贵州、云南、陕西、甘肃、台湾、广西等地。生于山坡疏林、灌木丛中及山林路旁等处,夏初花开放前采收,干燥后入药。

本品味甘,性寒;入心、肺、胃经。功效:清热解毒,消痈散结,抗癌抑癌。抗癌用于鼻咽癌、腮腺癌、肺癌、白血病、癌性发热等,本品亦是中医治疗各种感染发热、热毒血痢、痈肿疔疮、腮腺类急慢性咽喉炎等的良药。

【现代研究】

本品主要含有黄酮、多酚、多糖、挥发油及环烯醚萜等成分。其主要抗肿瘤活性成分为多酚及多糖。

现代药理研究表明,本品具有细胞类抗肿瘤作用,能诱导癌细胞分化,防止肿瘤侵袭、转移,逆转肿瘤的多药耐药,抑制端粒酶活性等。本品多酚粗提物能调控细胞凋亡相关因子 Bax/Bcl-2 表达比,并活化半胱氨酸蛋白酶(caspase)级联反应,调节多聚 ADP 核糖聚合酶及 B 细胞淋巴瘤-2 相关 X 蛋白/B 细胞淋巴瘤(Bcl)蛋白表达水平,从而诱导肺癌 H1299 细胞和 A549 细胞的凋亡。金银花多酚提取物可通过活化丝裂原活化蛋白激酶(mitogen-activated protein kinases, MAPKS)并抑制 PI3K/Akt 信号通路,阻滞肝癌 HepG2 细胞于 G_2/M 期而发挥其抗肿瘤作用。金银花多糖具有抑制 S180 肉瘤细胞生长作用,腹腔注射高剂量(90 mg/kg)金银花多糖对 S180 荷瘤小鼠的抑瘤率达 30.02%,其作用机制与上调 Bax/Bcl-2 蛋白表达,并促进荷瘤小鼠产生外周血肿瘤坏死因子(TNF-α)有关。此外,本品有较强的抗菌、抗炎、解毒、退热等作用。现代临床研究证实本品对腮腺癌、鼻咽癌、食管癌、白血病、喉癌等有一定的治疗效果。

【临床应用】

本品为腮腺肿瘤常用抗癌中药,也用于鼻咽癌、肺癌、白血病、淋巴癌等热毒蕴结患者。临床应用以复方煎服为主。常用剂量:煎汁服,干品 9～15 g,鲜品加倍。

【选方】

(1) 银花青黛饮:金银花 30 g,青黛 6 g,生牡蛎(先煎)30 g,白毛夏枯草 20 g。每日 1剂,加水煎煮 2 次,合并滤汁,分 2～3 次服。用于腮腺癌。

（2）银蓝汤：金银花 15 g，板蓝根 30 g，天龙 2 条，连翘 12 g，夏枯草 10 g，半枝莲 20 g，生牡蛎 30 g。每日 1 剂，加水煎煮两次，合并滤汁，分 2～3 次服。用于腮腺癌。

（3）银皂消肿汤：金银花、皂角刺、白毛夏枯草各 15 g、天龙 2 条，紫花地丁 30 g，重楼 10 g，玄参 15 g，山药 20 g。每日 1 剂，加水煎煮两次，合并滤汁，分 2～3 次服。用于腮腺癌。

此外，本品还用于喉癌（详见第八章）、肺癌、鼻咽癌、食管癌、宫颈癌、白血病等。

金银花茶：金银花 30 g，苍耳子、山豆根各 15 g，白毛夏枯草、玄参各 20 g。每日 1 剂，加水煎汁，不拘时代茶饮。适用于鼻咽癌。

又法：金银花、鱼脑石各 30 g，乌梅 6 g，石见穿 20 g。每日 1 剂，加水煎汁，代茶饮。用于鼻咽癌。

银花瓜蒌汤：金银花 30 g，全瓜蒌 15 g，北沙参、白花蛇舌草、白英各 30 g。每日 1 剂，加水煎煮 2 次，合并滤汁，分 2～3 次服。用于肺癌。

银花赭石汤：金银花 30 g，代赭石 15 g，石见穿、冬凌草、威灵仙各 20 g。每日 1 剂，加水煎煮 2 次，合并滤汁，分 2～3 次服。用于食管癌。

银花青葙煎：金银花、芡实、薏苡仁、地榆各 18 g，青葙花 30 g，女贞子 12 g。加水 800 mL，煎成 400 mL，每日 1 剂，分 2 次服。用于宫颈癌。

银花青叶汤：金银花、大青叶、白花蛇舌草各 20～30 g，生地、仙鹤草各 30 g。每日 1 剂，加水煎煮 2 次，合并滤汁，分 2～3 次服。用于白血病。

银花癌热饮：金银花 20～30 g，黄芩 15 g，连翘 12 g，重楼 20 g，鲜芦根 30 g。每日 1 剂，加水煎汁，代茶饮。用于癌性发热。

银连汤：金银花 15～30 g，黄芩 15 g，连翘 12 g，重楼 15 g，焦栀子 9 g，鲜芦根 30 g。每日 1 剂，加水煎汁，代茶饮。用于癌性发热。

银花橘叶汤：金银花、生黄芪各 15 g，当归 24 g，甘草 5 g，枸橘叶 50 张。每日 1 剂，以水、酒各半煎煮，分 2 次服。用于乳腺癌日久，破溃出水者。

银花鱼脑散：新鲜鱼腥草适量，洗净捣烂，加入鱼脑石、黄柏、硼砂、冰片各适量，捣碎研末，外敷迎香穴、印堂穴。每日 1～2 次。用于鼻咽癌、头痛、发热。

【按语】

金银花乃清热毒、消肿痛之要药，历代医家多予推崇。现代医药研究者在实验与临床应用中发现，本品对腮腺癌、鼻咽癌、肺癌、脑部肿瘤、白血病、妇科肿瘤等有一定的治疗作用，各地有关本品治癌的临床体会亦时见报道。如李文海等人用本品配连翘、蒲公英等治疗颅内肿瘤 25 例，取得临床治愈 9 例，显效 15 例，无效 1 例的显著疗效；《福建中医药》曾报道有人用金银花粉治愈鼻腔腺癌 1 例；王大榕大夫用本品与鱼脑石等配伍，治疗鼻咽癌头痛有效。本品药源丰富，无毒副作用，很有推广价值。由于金银花性寒，故脾胃虚寒者不宜服用本品。

参考文献

[1] 陈垒,张伟,杜亚明.金银花的多酚粗提物诱导人肺癌 H1299 细胞凋亡作用及机制研究[J].中药药理与临床,2018,34(3):89-93.

[2] PARK KI, PARK H, NAGAPPAN A, et al. Polyphenolic compounds from Korean *Lonicera japonica* Thunb. induces apoptosis via Akt and caspase cascade activation in A549 cells[J]. Oncology Lett, 2017, 13 (4):2521-2530.

[3] PARK HS, PARK KI, LEE DH, et al. Polyphenolic extract isolated from Korean *Lonicera japonica* Thunb. induce G_2/M cell cycle arrest and apoptosis in HepG2 cells: involvements of PI3K/Akt and MAPKs [J]. Food and Chemical Toxicology: an international journal published for the British Industrial Biological Research Association,2012,50(7):2407-2416.

[4] 刘玉国,刘玉红,蒋海强.金银花多糖对小鼠 S180 肉瘤的抑制作用与机制研究[J].肿瘤学杂志,2012,18(8):584-587.

苦 丁 茶

又称苦灯茶、土茶、大叶茶、枸骨叶、大叶冬青叶等。药用为冬青科植物枸骨 *Ilex cornuta* Lindl. ex Paxt、大叶冬青 *Ilex latifolia* Thunb. 或苦丁茶冬青 *Ilex kudingcha* C. J. Tseng. 的嫩叶。成材苦丁茶树主要分布在西南、华中地区(四川、重庆、贵州、湖南、湖北)及华东、华南地区(江西、云南、广东、福建、海南)等地,在清明前后摘取嫩叶,头轮多采,次轮少采,长梢多采,短梢少采。叶采摘后,放在竹筛上通风,晾干或晒干。

本品味甘、苦,性寒;入肝、肺、胃经。功效:疏风清热,明目生津,抗癌抑癌。主风热头痛、齿痛、目赤、聤耳、口疮、热病烦渴。据记载《本草求原》:"清肺脾,止痢,清头目。"《中国医学大辞典》:"散肝风,清头目,治耳鸣、耳聋、聤耳流脓,活血脉,凉子宫。"《四川中药志》:"能清热散风,除烦解渴。治头痛、齿痛、耳鸣、目赤及食滞有痰。"本品防癌抑癌用于腮腺肿瘤、鼻咽癌等肿瘤。

【现代研究】

本品主要含有黄酮、三萜及其苷、多酚、多糖及挥发油等成分。三萜类化合物中的熊果酸、27-*O*-(*E*)-香豆酰基-乌索酸为苦丁茶主要抗肿瘤活性成分。

现代药理研究发现,本品所含熊果酸可抑制鼻咽癌细胞生长并诱导其凋亡,作用机制与下调细胞外调节蛋白激酶(ERK)和 G1/S-特异性周期蛋白-D1(cyclin D1)的表达水平有关。本品提取物中分离得到的 27-*O*-(*E*)-香豆酰基-乌索酸可诱导乳腺癌细胞 MDA-MB-231 凋亡,其机制为阻滞 JNK/SAPK 信号通路,上调促凋亡蛋白分子 Bax 的表达并活化 caspase-3。本品高浓度(200 μg/mL)水提取物可通过调控细胞凋亡相关因子 Bax、Bcl-2、caspase-3、caspase-9 的表达,从而抑制乳腺癌细胞 MCF-7 的增殖。现代临床应用研究证实,本品用于腮腺癌、鼻咽癌等有较好的疗效。

【临床应用】

本品为腮腺肿瘤常用抗癌中药。临床应用以复方煎煮内服为主。常用剂量:煎服,9~15 g;或入丸剂。外用:适量,煎水熏洗,或涂搽。

【选方】

(1) 苦丁皂角汤:苦丁茶、皂角刺、连翘、白毛夏枯草、猫爪草、炮穿山甲各 15 g,蒲公英 30 g,每日 1 剂,加水煎煮两次,合并滤汁,分 2~3 次服。用于腮腺癌。

(2) 苦丁山甲汤:苦丁茶、穿山甲片、白毛夏枯草、重楼各 15 g,生牡蛎、昆布、大青叶各 30 g,每日 1 剂,加水煎煮两次,合并滤汁,分 2~3 次服。用于腮腺癌。

【按语】

苦丁茶,性味苦寒。功效:疏风清热,消肿散结,是中医临床治疗风热所致的咽喉肿痛、牙龈肿痛、目赤肿痛、疮疡之疾的良药,近代临床与实验研究显示本品对腮腺癌、鼻咽癌、乳腺癌、喉癌等有效。因本品性味苦寒,故凡脾胃虚寒者慎服。

参考文献

[1] 农朝赞,黄婵娟,郭凌霄,等.苦丁茶熊果酸致鼻咽癌 NCE 细胞增殖能力下降对 ERK 及 cyclin D1 的影响[J].中国药理学通报,2010,26(12):1678 - 1679.

[2] 王宏婷,王存琴.27 - O - (E)-香豆酰基-乌索酸通过调控 JNK/SAPK 通路诱导人乳腺癌细胞 MDA - MB - 231 细胞凋亡[J].中国中药杂志,2015,40(4):722 - 726.

[3] 刘芳容,王强,张静,等.苦丁茶对 MCF - 7 人乳腺癌细胞的体外抗癌效果[J].河北大学学报(自然科学版),2013,33(2):185 - 192.

紫 花 地 丁

又名野菫菜、光瓣菫菜等。本品为菫菜科植物紫花地丁 *Viola yedoensis* Makino 的干燥全草。产于黑龙江、吉林、辽宁、内蒙古、河北、山西、陕西、甘肃、山东、江苏、安徽、浙江、江西、福建、台湾、河南、湖北、湖南、广西、四川、贵州、云南等地。生于田间、荒地、山坡草丛、林缘或灌丛中。在庭园较湿润处常形成小群落。嫩叶可作野菜。春、秋二季采收,除去杂质,晒干。

本品味苦、辛,性寒;入心、肝经。功效:清热解毒,凉血消肿,抗癌抑癌。主治疔疮,痈肿,瘰疬,黄疸,痢疾,腹泻,目赤,喉痹,丹毒,毒蛇咬伤。抗肿瘤常用于腮腺肿瘤、口腔癌、鼻咽癌等头颈部肿瘤。

【现代研究】

本品主要含有黄酮、多糖、香豆素、挥发油、生物碱及倍半萜类等成分。其中,多糖为紫花地丁主要抗肿瘤成分。

现代药理研究发现,本品多糖可通过阻滞肺癌 A549 细胞于 G_2/M 期并诱导肿瘤细胞程序性凋亡,从而发挥其抗肿瘤作用。本品提取物能有效抑制宫颈癌细胞 U14 的增殖,其作用机制与上调 IL-2 及血清 TNF-α 的表达,并下调抑癌基因 $P53$ 及 B 细胞淋巴瘤基因($Bcl-2$)表达水平。本品全草水提物能够抑制乳腺癌细胞 MCF-7 和肝癌细胞 HepG2 的细胞活力,且浓度为 6.0 mg/mL 时对 HepG2 细胞增殖具有显著的抑制作用,其致死率达 93.46%。此外本品还有抑菌、抗炎、抗内毒素、免疫调节等药理作用,并具有明显的抗呼吸道合胞病毒等抗病毒作用。为历代医家治疗红肿、热痛之常用药。

【临床应用】

本品为腮腺肿瘤常用抗癌中药。临床应用以复方煎服为主。常用剂量:煎汁服,15～30 g。外用鲜品适量,捣烂敷患处。

【选方】

(1)地丁兰花汤:紫花地丁、蒲公英、板蓝根各 30 g,连翘、白花蛇舌草、猫爪草、炮山甲片各 15 g。每日 1 剂,加水煎煮两次,合并滤汁,分 2～3 次服。用于腮腺癌、恶性淋巴瘤等。

(2)地丁银莲汤:紫花地丁 30 g,金银花、连翘、白毛夏枯草、重楼、猫爪草各 15 g,红枣 20 g。每日 1 剂,加水煎煮 2 次,合并滤汁,分 2～3 次服。用于腮腺癌、喉癌等。

此外本品还用于唇癌,乳腺癌,骨癌,淋巴癌等。

救唇汤:紫花地丁、金银花各 30 g,白果 20 g,桔梗、生甘草各 9 g,知母 3 g。每日 1 剂,加水煎煮 2 次,合并滤汁,分 2～3 次服。用于唇癌。

消乳岩丸:夏枯草、蒲公英各 120 g,金银花、漏芦各 60 g,山慈菇、雄鼠粪(两头尖)、川贝母(去心)、连翘、金橘叶、白芷、甘菊花、没药(去油)、瓜蒌仁、乳香(去油)、茜草根、甘草、广陈皮、紫花地丁各 45 g。共研细末,炼蜜为丸。每早晚食后用温开水送下 6～9 g。用于乳腺癌。

九转神丹:白矾 6 g,茯苓 30 g,车前子、紫花地丁、草薢各 15 g,黄柏、连翘、牛蒡子各 9 g,穿山甲 1 片。每日 1 剂,加水煎煮 2 次,合并滤汁,分 2～3 次服。用于骨癌。

【按语】

本品功效以清热解毒、凉血、消肿散痈见长,历代中医多用其治疗疔疮、痈肿、瘰疬、丹毒、喉痹之疾,是治腮腺炎之要药,亦是清热解毒类抗癌中药。近代临床多用本品治疗热毒壅滞所致的腮腺癌、喉癌、淋巴癌、乳腺癌、舌癌等,有较好的效果。本品性味苦寒,脾胃虚寒及孕妇慎用。

参考文献

[1]张涛,苍薇,田黎明,等.紫花地丁对 U14 荷瘤鼠抑瘤作用的实验研究[J].时珍国医国药,2011,22(12):2926-2927.

［2］张芳娟,张璇,牛颜冰,等.蒲公英和紫花地丁水提物的抗癌活性研究［J］.西北药学杂志,2019,34
(6)：759－765.

筋 骨 草

又名白毛夏枯草,为唇形科植物筋骨草 *Ajuga decumbens* Thunb. 的干燥全草。浙江
省有产。春季花开时采收,除去泥沙,晒干。

本品味苦,性寒;归肺经。功效：清热解毒,凉血消肿,抗肿瘤。用于腮腺癌、肝癌等
恶性肿瘤。

【现代研究】

本品中主要含有克罗烷二萜类、环烯醚萜类、黄酮类、糖苷类及甾酮类化合物。

药理研究证实,本品中的总环烯醚萜可抑制乳腺癌细胞 MDA－MB－231 的生长与
侵袭,其机制是与阻断 ERK1/2 MAPK 信号通路而抑制肿瘤细胞 EMT 有关。本品水提
物能调控乳腺癌 4T1 细胞基质金属蛋白酶(MMP－2、MMP－9)和基质金属蛋白酶抑制
物(TIMP－1、TIMP－2)而发挥其抗肿瘤作用;本品醇提取物、水提取物及乙酸乙酯萃取
部位可通过上调 Bax/Bcl－2 的表达比,从而抑制肝癌 HepG2 细胞的增殖。本品的水提
液能显著诱导肺癌 A549 细胞凋亡,且与浓度呈正相关,高浓度(300 μg/mL)白毛夏枯草
水提液对肺癌 A549 细胞的抑制率达 88.27%。

【临床应用】

本品为腮腺肿瘤常用抗癌中药,临床多与其他抗癌中药配伍,煎汁内服;也有研末外
用,制成栓剂塞用,或制成注射剂用。常用剂量：15~30 g;外用适量,捣烂敷患处。

【选方】

(1)海藻牡蛎汤：海藻、煅牡蛎、白毛夏枯草、白花蛇舌草、板蓝根各 20~30 g。每日
1 剂,加水煎煮 2 次,合并滤汁,分 2~3 次服。用于腮腺癌。

(2)银花青黛饮：金银花 30 g,青黛 6 g,生牡蛎 30 g(先煎),白毛夏枯草 20 g。每日 1
剂,加水煎煮 2 次,合并滤汁,分 2~3 次服。用于腮腺癌。

(3)蛇六谷抗癌汤：蛇六谷、板蓝根、白毛夏枯草、生牡蛎各 30 g。每日 1 剂,蛇六谷
加水先煎 2 h,再加入其他三药同煎 50~60 min,煎煮 2 次,合并滤汁,分 2~3 次服。用于
腮腺癌。

此外,本品还用于甲状腺癌、淋巴肉瘤、鼻咽癌、乳腺癌等的治疗。

二白汤：白头翁、白毛夏枯草、生牡蛎各 30 g,皂角刺、炙甘草各 10 g。每日 1 剂,加水
煎煮 2 次,合并滤汁,分 2~3 次服。用于甲状腺癌。

白毛僵蚕半夏汤：白毛夏枯草 30 g,白僵蚕、生半夏各 15 g,土贝母 30 g。每日 1 剂,
加水煎煮 2 次,合并滤汁,分 2~3 次服。用于淋巴肉瘤。

白毛藤梨石鳖汤：藤梨根 60～80 g,石见穿、炙鳖甲各 20～30 g,白毛夏枯草 20 g。每日 1 剂,加水煎煮 2 次,合并滤汁,分 2～3 次服。用于淋巴肉瘤。

白毛金银茶：金银花 30 g,苍耳子、山豆根各 15 g,白毛夏枯草、玄参各 20 g。每日 1 剂,加水煎汁,不拘时代茶饮。用于鼻咽癌。

白毛威灵煎：白毛夏枯草、黄药子、威灵仙、昆布各 20 g。每日 1 剂,加水煎汁,分 2～3 次服。用于甲状腺癌。

【按语】

筋骨草别名叫白毛夏枯草,简称白夏枯草,这是由于在清代《本草纲目拾遗》上有这样一段话:"叶梗同夏枯草,惟叶上有白毛。"因此而得名。筋骨草味甚苦,而清热解毒的作用很强,对咽喉红肿疼痛,甚至有发热者,单用本品一两,煎服,即有良好的功效;用治肺热咳嗽,咯痰黄稠,可与化痰止咳药如前胡、佛耳草、枇杷叶等配伍应用。用治热疖痈肿等症,除煎汤内服外,亦可用鲜草捣烂外敷。对于外伤出血,可用干草研粉,撒布包扎;用治血瘀肿痛,以鲜草适量,捣烂外敷。近年来经临床实践体会本品对头颈部肿瘤(腮腺癌)、甲状腺癌、鼻咽癌及肝癌、乳腺癌等肝胆经郁火之证有较好疗效。

参考文献

[1] 彭博,杨依霏,王晶晶,等.筋骨草总环烯醚萜对三阴性乳腺癌转移的抑制作用及其机制研究[J].中国药学杂志,2017,52(21):1903-1908.

[2] 彭博,贺蓉,徐启华,等.筋骨草提取物抑制乳腺癌转移与 MMPs 和 TIMPs 表达的关系研究[J].中国中药杂志,2011,36(24):3511-3514.

[3] 姜琼,夏松柏,梅同荷,等.白毛夏枯草提取物对肝癌细胞增殖的抑制作用及机制研究[J].中国医院药学杂志,2016,36(20):1770-1773.

[4] 李东,姜淼.中药白毛夏枯草水提液体外抗肿瘤研究[J].吉林中医药,2009,29(5):434-435.

第七章
甲 状 腺 癌

第一节　中西医治疗现状

　　甲状腺癌是最常见的内分泌恶性肿瘤。内分泌肿瘤通过局部或远处转移,或通过肿瘤细胞产生的激素引起全身作用,从而导致发病及死亡。甲状腺癌最为明确的危险因素是儿童时期暴露于电离辐射。甲状腺癌家族史和良性甲状腺疾病的病史也可使甲状腺癌的风险增加。甲状腺癌大多数患者表现为无症状的甲状腺结节。临床症状可见声音嘶哑、吞咽困难、颈部淋巴结肿大等症。甲状腺癌最常见的病理类型是乳头状癌,其次是腺癌和髓样癌。各亚型的预后不同,但总的 5 年相对生存率近 98%,这是因为 92.0% 的患者为乳头状甲状腺癌,为预后最好的亚型。临床治疗上,目前甲状腺癌仍以手术治疗为主,术后配合碘^{131} 治疗、促甲状腺素(TSH)抑制治疗以及局部放疗等。手术治疗会带来一些并发症,以及后续的一些巩固治疗引起机体体质下降,生活质量下降。中医药的配合治疗不仅可以抗癌,还可以升高术后患者的甲状腺激素,减少优甲乐(左甲状腺素钠)用量,而且还能提高患者机体免疫力,缓解患者的不良反应,减少复发和转移。

　　甲状腺癌在中医学中属"瘿瘤""石瘿"范畴。最早在《尔雅》中就有"瘿"的提法。《说文解字》中也明确提出:"瘿,颈瘤也。"宋代陈无择著《三因极一病证方论》中提道:"坚硬不可移者,名曰石瘿。"可见中医对甲状腺病的认识较早。现代中医学认为,甲状腺癌基本病机为气滞、痰凝、血瘀,病位在甲状腺,与肝、脾、肾关系密切。甲状腺癌的发生和发展与环境因素、情志因素、体质因素有着非常重要的关系。多因患者长期情志内伤致肝气郁结,气滞血瘀,脾失健运,痰浊内生,气滞血瘀、痰浊结于颈前发为此病。据文献研究表明,甲状腺癌常见证型为痰瘀互结证、肝郁气滞证、痰结血瘀证、脾气虚证;甲状腺癌术后常见证型为气阴两虚证、肝郁气滞证、痰瘀互结证、气虚血瘀证。以理气消瘿,化痰散结之海藻玉壶汤方剂加减来用于痰瘀互结证,用疏肝解郁、理气化痰之四逆散或柴胡疏肝散加减来用于肝郁气滞证;用理气化痰、活血化瘀类方剂加减治疗痰结血瘀证,用健脾益气之六君子汤加减治疗脾气虚证患者。以"益气养阴,软坚散结,扶正解毒"为治则,以沙参麦冬汤或二至丸为基础方加减治疗甲状腺术后气阴两虚之证。据报道,用于甲状腺癌最常用的 20 种中药是:夏枯草,海藻,昆布,浙贝母,柴胡,半夏,玄参,牡蛎,赤芍,甘草,青皮,茯苓,穿山甲,黄药子,香附,三棱,郁金,陈皮,莪术,当归。

总之,中医治疗结合患者所处的时期进行辨证施治,临证加减清热化痰药、软坚散结药、活血化瘀药、理气健脾等药,可以起到抑制肿瘤复发和转移的目的。

甲状腺癌常用抗癌中药有:水红花子、半夏、皂角刺、昆布、海藻、黄药子、土贝母、穿山甲等。

参考文献

[1] JAME A, JAMES L. GULLEY, et al. 贝塞斯达临床肿瘤学手册:中文翻译版[M]. 北京:科学出版社,2012.

[2] 邵嘉锴,闵晓俊,赵勇,等. 基于文献的 2068 例甲状腺癌患者中医证型研究[J]. 亚太传统医药,2020,16(8):127-130.

[3] 杨志宏. 甲状腺腺瘤和癌的中医证型与方药分析[J]. 临床医药文献电子杂志,2016,3(50):9901-9902.

[4] 王洁,贺志杰. 甲状腺疾病临床诊断与治疗[M]. 北京:化学工业出版社,2014.

第二节　常用抗癌中药

水　红　花　子

又名查草实、水麦子、东方蓼、天蓼、狗尾巴花、狼尾巴花等。药用为蓼科植物红蓼 *Polygonum orientale* L. 的干燥成熟果实。主产于江苏、辽宁、四川、山东、吉林等地,多生于沟边、河岸的草地或水湿地,以饱满充实,色红黑者为佳。秋季 8—10 月果实成熟时割取果穗,晒干,打下果实,除去杂质,取果实备用。

本品味咸,性微寒;入肝、胃经。功效:散血消癥,利水消肿,抗癌抑癌。用于甲状腺癌、淋巴肉瘤及肝癌、胃癌、盲肠癌等消化系恶性肿瘤。此外,本品是中医民间治疗颈淋巴结核、慢性肝炎、肝硬化腹水、肝肿大等较常用的药物。

【现代研究】

本品主要含黄酮类、花旗松素、槲皮素、鞣质、挥发油等成分。

近年研究发现,本品的不同成分、不同提取部位可以对宫颈癌细胞 HeLa、人肺高转移细胞株 95D、胃癌细胞 MGC、肝癌细胞 HepG2 和盲肠癌细胞 Hce-8693 等肿瘤细胞株具有抑制作用。此外,本品还有抗氧化、抗肝纤维化、免疫抑制、清除氧自由基作用。临床应用研究证实,本品对甲状腺癌、淋巴肉瘤、原发性肝癌及消化系统恶性肿瘤有一定的治疗效果。

【临床应用】

本品为甲状腺癌常用抗癌中药。也常用于肝癌、肺癌、食管癌、胃癌等的治疗。临床应用以复方煎服为主,亦有以单味煎汁或研末服用,或研末外敷。常用剂量:煎服,9～15 g(最多 30 g);研末服,6～9 g。外用适量,熬膏敷患处。

【选方】

(1) 水红花茶:鲜水红花子 30 g。每日 1 剂,加水煎汁,代茶饮服。同时用鲜水红花子适量,捣烂外敷患处。用于甲状腺癌。

(2) 天蔞贝皂饮:水红花子、土贝母、皂角刺各 15 g,壁虎 2 条,半夏 9 g,生地 20 g,炮山甲 12 g,鹿角霜 12 g,红枣 15 g。每日 1 剂,加水煎煮 2 次,合并滤汁,分 2～3 次服。用于甲状腺癌。

此外,本品用于淋巴肉瘤、肝癌、胃癌、食管癌、宫颈癌等。

水红花甲煎:水红花子 30 g,生鳖甲 30 g。每日 1 剂,加水煎煮 2 次,合并滤汁,分2～3 次服。用于淋巴肉瘤。

又法:水红花子、生薏苡仁各 30～60 g,大黄 9 g。每日 1 剂,加水煎煮 2 次,合并滤汁,分 2～3 次服。用于淋巴肉瘤。

水红花子散:水红花子 100 g。一半微炒,一半生用,共研为细末,拌匀备用。每日服 3 次,每次 3 g,以好酒调服。用于淋巴肉瘤。

又法:水红花子、鳖甲各 60 g。共研细末,拌匀备用。每日服 3 次,每次 6 g,温开水送服。用于淋巴肉瘤。

复方水红花子汤:水红花子 30 g,大黄䗪虫丸(包煎)12 g,生鳖甲 20 g。每日 1 剂,加水煎煮 2 次,合并滤汁,分 2～3 次服。用于肝癌。

又法:水红花子、黄精、益母草各 30 g,广郁金、炒白术各 15 g,青皮、陈皮各 12 g。每日 1 剂,加水煎煮 2 次,合并滤汁,分 2～3 次服。本法亦可配合化疗,用于原发性肝癌。

水红香茶煎:水红花子、香茶菜各 20～30 g,藤梨根 60 g。每日 1 剂,加水煎煮 2 次,合并滤汁,分 2～3 次服。用于胃癌。

又法:水红花子、白花蛇舌草、石见穿各 20 g。每日 1 剂,加水煎煮 2 次,合并滤汁,分2～3 次服。用于胃癌、肠癌。

水红花莲饮:水红花子、半枝莲各 20 g,莪术 15 g。每日 1 剂,加水煎煮 2 次,合并滤汁,分 2～3 次服。适用于宫颈癌。

参芪天蔞汤:太子参、生黄芪、北沙参、麦冬、白芍、红枣、水红花子各 15 g,急性子 9 g,刀豆子 30 g,炙甘草 10 g。每日 1 剂,加水煎煮 2 次,合并滤汁,分 2～3 次服。用于食管癌。

【按语】

本品分布广泛,带根全草入药称"荭草",果实入药称"水红花子",花序入药称"荭草花",不同部位有不同疗效,研究和应用时应先明确具体部位。果实水红花子功能专于散积消肿抗癌。其抗癌效用,前代医药学家及本草方书已有记述,如《种福堂公选验方》谓:水红花子"治癥瘕痞块"(包括腹腔及妇科良性、恶性肿瘤),《本草衍义》介绍用本品研末服,治疗病(包括淋巴肉瘤)的记载等。而现代医家则在前人经验基础上发挥应用,并从药理学及动物实验来论证。从现代临床应用来看,水红花子与他药配用,治疗甲状腺癌及消化道恶性肿瘤,确有一定疗效。脾胃虚寒者及孕妇忌服本品。

参考文献

［1］谢周涛,田连起.水红花子总提取物及各化学部位体外抗肿瘤活性研究［J］.中医学报,2012,27(12):1550-1551.

［2］盛华刚.水红花子的化学成分和药理作用研究进展［J］.化工时刊,2013,27(2):44-46.

［3］吕俊海,张海丰,滕坤,等.水红花子化学成分及活性研究［J］.中国药物警戒,2011,8(12):744-745.

半　夏

又名芋头、老鸹头、戈半夏、地慈菇、老瓜蒜等,药用为天南星科植物半夏 *Pinellia ternata*(Thunb.)Breit. 的地下块茎。安徽、云南、四川、贵州、湖北、江苏、河南、重庆等地区有产,夏秋两季采挖,洗净,去须根,去外皮后晒干或烘干用者称生半夏;根据不同炮制方法又分清半夏、姜半夏、法半夏、竹沥半夏等。

本品味辛,性温;生品有毒;入肺、脾、胃经。功效:燥湿化痰,降逆止呕,消痞散结,抗癌抑癌。抗癌常用于甲状腺癌、肺癌、鼻咽癌、食管癌、贲门癌、乳腺癌、恶性淋巴肉瘤、胃癌、宫颈癌、脑部肿瘤等。此外,本品是中医治咳嗽、胃病、眩晕、头痛等疾病的要药。

【现代研究】

本品主要成分为生物碱、脑苷脂、谷甾醇、芳香类化合物、挥发油、多种氨基酸及多糖等。目前普遍认为半夏提取物化学成分中的半夏蛋白、半夏总生物碱、谷甾醇、半夏多糖等都具有抗肿瘤作用,作用原理主要是干扰肿瘤细胞 DNA 合成,抑制增殖。半夏多糖对小鼠 S180 瘤、小鼠肝癌 H22 瘤、小鼠艾氏腹水瘤均有抑制作用,并在体外试验发现半夏多糖能诱导人神经母细胞瘤细胞 SH-SY5Y 和鼠肾上腺嗜铬细胞 PC12 凋亡,同时发现半夏多糖不仅可以增强机体的免疫功能,提高免疫器官脾的质量,还能直接对肿瘤细胞进行杀伤。本品所含的有效成分谷甾醇对宫颈癌的作用尤为明显,当1/516 浓度时即对 HeLa 细胞产生抑制。实验显示,本品能明显促使癌细胞逐渐脱落而使癌体缩小或消失,并有减少或停止渗血作用,局部清洁作用明显。研究显示,半夏无论是对于实体肿瘤甲状腺癌、食管癌、结肠癌、胃癌、肝癌和肺癌等,还是恶性淋巴瘤等血液肿瘤都有一定的疗效。

【临床应用】

本品为甲状腺癌常用抗癌中药。临床应用多与其他抗癌中药配伍,复方煎服,或研末制成丸剂、片剂;也有研末外用,制成栓剂塞用,或制成注射剂用。常用剂量:煎服一般9～15 g;但也有生半夏最大剂量用到 150 g,需先煎 1 h 以上或与生姜同煎以免产生毒副作用。

【选方】

(1) 半夏昆藻饮:半夏 10 g,昆布、海藻各 20 g,土贝母 15 g,皂角刺 12 g,炮穿山甲12 g,厚朴 9 g,白芥子 6 g,山药 20 g。每日 1 剂,加水煎煮 2 次,合并滤汁,分 2～3 次服。用于甲状腺癌。

(2) 加味半夏厚朴汤:半夏 10 g,厚朴 10 g,茯苓 15 g,紫苏叶 10 g,昆布、海藻各 20 g,皂角刺 15 g,山慈菇 9 g,炮山甲 10 g。每日 1 剂,加水煎煮 2 次,合并滤汁,分 2～3 次服。用于甲状腺癌。

此外,本品还常用于鼻咽癌、脑肿瘤、食管癌、肺癌、乳腺癌、胃癌、淋巴癌、宫颈癌等。

半夏豆根饮:生半夏、山豆根各 15 g。每日 1 剂,加水煎煮 2 次,合并滤汁,分 2～3 次服。用于鼻咽癌。

半夏云雾汤:生半夏 15 g,鱼腥草 30 g,云雾草 30 g。每日 1 剂,加水煎煮 2 次,合并滤汁,分 2～3 次服。用于肺癌。

又法:生半夏、生南星、桃仁各 15 g,杏仁 9 g,薏苡仁 30 g。每日 1 剂,加水煎煮 2 次,合并滤汁,分 2～3 次服。用于肺癌。

生半夏汤:生半夏 15 g,旋覆花 12 g,代赭石 30 g。每日 1 剂,加水煎汁,分 2～3 次饮服。用于食管癌。

半夏栀子汤:半夏、栀子各 3 g,附子 0.5～1 g,茯苓 5 g,杏仁 4 g,甘草 2 g。每日 1剂,加水煎汁,分 2 次服。用于食管癌、胃癌。

复方半夏汤:生半夏、生南星各 15 g,葛根 30 g,蜈蚣 2 条,炙甘草 9 g。每日 1 剂,加水煎汁,分 2～3 次服。用于脑部恶性肿瘤。

半夏丸:取鲜半夏适量(50～100 g),剥去外皮,捣成糊状制为丸,每丸重 2 g。每日服3～4 次,每次 2 g,置于舌根部咽下。适用于贲门癌梗阻。若能使梗阻缓解则可继续用药,一般不超过 30 日;若出现食管黏膜炎症反应时,用 10%链霉素液口服;痉挛者用1%～2%的普鲁卡因治疗。

又法:生半夏、醋、制硇砂各适量。共研细末,拌匀备用。每日服 4 次,每次 2 g,将药末放于舌根部,用唾液或少许温开水咽下。用于食管癌或贲门癌。治疗 7～10 日后,如梗阻减轻,吐黏液减少,继续用药 1 个月左右。

半夏胡椒丸:姜半夏、白胡椒各 30 g。共研细末,拌匀;用生姜去皮,捣绞榨取汁,面粉糊适量和烂药末,调制成丸,每丸重 3 g。每日服 3 次,每次 1 丸,含化,用温开水或米汤送下。用于胃癌呕吐、反胃等。

半夏全蝎散：生半夏15 g,全蝎3 g。共研细末,拌匀,用米醋调敷患处,每日1次。用于乳腺癌。

又法：半夏、没药各1.5 g,共研细末,拌匀,装入葱管内,扎住一端,将未扎的另一端塞鼻内,至鼻上出汗为度,每日1～2次。用于乳腺癌。

半夏皂角丸：生半夏、皂角刺各60 g,川贝母90 g(或浙贝母120 g)。共研细末,拌匀,用蜂蜜适量或生姜汁、面粉少许调制为丸,每丸重3 g。每日服3次,每次1～2丸,温开水送下。用于淋巴肉瘤。

半夏药袋：鲜半夏15 g。浸于75％乙醇5 mL中,30 min后取出捣烂,外包消毒纱布,塞于子宫颈内。塞药前,先用过氧化氢液冲洗宫颈数次。用于宫颈癌。

又法：鲜生半夏、生南星各3 g。洗净,用石臼捣碎,以消毒纱布包裹,塞入阴道深处。每日1次,17 h后取出,用水(温或冷开水)冲洗阴道。用于子宫颈癌晚期菜花型。

【按语】

现代药理学研究表明,本品主要药理作用有祛痰镇咳、抗肿瘤、抗炎、抗溃疡、抗早孕及抗心律失常等,是一味应用较广泛的良好抗癌中药,从各地临床应用疗效的评价及药理学实验研究结果的资料表明,本品对鼻咽癌、肺癌、宫颈癌、食管癌、贲门癌、乳腺癌等多种恶性肿瘤的治疗确有良好的效果。如黎同山医师用本品与醋硇砂制成"开道散"治疗食管癌、贲门癌晚期梗阻19例,有效率为79％,足见其抗癌效果之确凿。其实半夏的抗癌效用早在千百年前就有记载,如《药性论》谓半夏"能除瘿瘤"(甲状腺肿瘤)等。现治病内服多认为以制半夏为妥,据临床应用及各地名家之经验,用半夏治疗癌症、中风、高血压、高脂血症等疾病,以生用效果为好。一般每日用生半夏9～15 g,无舌麻等不良反应;若用量在20～30 g,则煎煮时间在1 h以上为宜。如果半夏使用不当,可引起中毒,表现为口舌咽喉痒痛麻木,声音嘶哑,恶心呕吐,胸闷,腹痛腹泻严重者可出现喉头痉挛,呼吸困难,四肢麻痹,肝肾功能损害等,最后可因呼吸中枢麻痹而死亡。

参考文献

[1] 陈益.半夏多糖的结构与抗肿瘤活性研究[D].西安:陕西师范大学,2007.

皂 角 刺

又名皂荚刺、皂刺、皂角针、天丁、皂丁等,药用为豆科植物皂荚 *Gleditsia sinensis* Lam. 的干燥棘刺。原植物生长于山地林中,全国大部分地区有产;全年均可采收,以9月至翌年3月间采集为宜,直接干燥或趁鲜切片,晒干。

本品味辛,性温;入肝、胃经。功效：软坚散结,消肿托毒,排脓杀虫,抗癌抑癌。历代中医常用本品治疗痈疽肿毒、瘰疬、疮疹顽癣、胎衣不下、疠风等。现代常用于甲状腺癌、乳腺癌、肝癌、宫颈癌、结肠癌、食管癌、肺癌、前列腺癌等肿瘤。

【现代研究】

皂角刺主要含黄酮苷、酚类、氨基酸、三帖皂苷、酚酸、刺囊酸糖苷、香豆素等化学成分。目前研究结果认为,皂角刺的黄酮类成分为其抗肿瘤的主要活性成分,且抗肿瘤原理主要是细胞毒作用,突变 P53 蛋白,减少细胞侵袭和增殖,同时也提高机体免疫力,增加淋巴细胞生长分化,激活巨噬细胞等。热水浸出物对 JTC‐26 抑制率为 $50\%\sim70\%$,对小白鼠肉瘤 180 抑制活性的作用有 $37\%\sim45\%$。皂角刺乙醇提取物对宫颈癌、直肠癌、前列腺癌等实体瘤有一定的抑制作用,对腹水瘤的生命延长率也有提高。皂角刺总黄酮可以显著抑制肝癌 HepG2 细胞的增殖变化、侵袭能力,并诱导其凋亡。另外,本品的药理作用还有抑菌、抗病毒、提高免疫力、抗氧化、抗肝纤维化、抗凝血、抑制血栓形成、抑制静脉血管内皮细胞增殖等。临床应用研究证实,皂角刺对于甲状腺癌、肝癌、肺癌、卵巢癌、结直肠癌等均具有一定疗效。

【临床应用】

本品为甲状腺癌常用抗癌中药。临床应用以复方煎服为主,亦有研末或蒸汁外敷。常用剂量:煎服 9～15 g,外用适量。

【选方】

(1)皂角贝母煎:皂角刺、土贝母、炮山甲各 15 g,柴胡 9 g,茯苓 15 g,昆布 20 g,半夏 9 g。每日 1 剂,加水煎汁,分 2 次服。用于甲状腺癌等。

(2)皂角慈菇饮:皂角刺 15 g,山慈菇 9 g,海藻 20 g,夏枯草 20 g,炮山甲 15 g,浙贝 15 g,连翘 12 g。每日 1 剂,加水煎汁,分 2 次服。用于甲状腺癌。

此外,本品常用于乳腺癌、肺癌、淋巴癌等。

肺积方:黄芪 30 g,白术 15 g,茯苓 20 g,西洋参 10 g(或太子参 30 g),全瓜蒌 30 g,半夏 12 g,浙贝母 20 g,山药 15 g,薏苡仁 30 g,白花蛇舌草 30 g,重楼 30 g,炙百部 15 g,八月札 15 g,皂角刺 30 g,陈皮 12 g,甘草 6 g。每日 1 剂,加水煎煮 2 次,合并滤汁,分 2～3 次服。用于肺癌。

乳消汤:当归、川芎、青皮、半夏、远志、紫苏叶、桔梗、白术各 10 g,赤芍、醋香附、茯苓各 15 g,浙贝母、王不留行、甘草各 6 g,皂角刺 50 g。每日 1 剂,加水煎煮两次,合并滤汁,分 2～3 次服。用于乳腺癌或乳房肿块。

乳块消胶囊:橘叶 825 g,丹参 825 g,皂角刺 550 g,地龙 550 g,川楝子 550 g,王不留行 550 g。研成细粉,装入胶囊,口服 4～6 粒/次,每日 3 次。用于乳腺癌。

【按语】

皂角刺属于我国传统的中药材,来源较广,具有抑菌、抗癌、抗病毒、抗凝血、抗氧化、免疫调节等药理作用,同时也作为常用的软坚散结类抗癌中药,对甲状腺癌、结肠癌、肺癌、乳腺癌、肝癌、淋巴结肿等均具有一定疗效。皂角刺活性成分(如黄酮类、苷类、多糖类)具有很好的免疫调节作用,能够增强机体免疫力,提高肿瘤患者抗病能力。相信随着现代中药研究的不断深入，皂角刺会逐步开发为新型高效的抗肿瘤药物。

参考文献

[1] 曹冉冉,高嘉屿,刘华清,等.皂角刺中二氢黄酮醇类化合物及其细胞毒活性研究[J].中草药,2016,47(5)：707-711.

[2] 李荣,肖顺汉,刘明华.皂角刺抗肿瘤作用研究新进展[J].四川生理科学杂志,2009,31(1)：29-31.

昆　布

又名海带、海带菜、海昆布等,药用为海带科植物海带 *Laminaria japonica* Aresch. 或翅藻科植物昆布 *Ecklonia kurome* Okam. 和裙带菜的干燥叶状体。产于辽宁、浙江、山东、福建等沿海地区。附生于低潮线附近的岩礁上,夏、秋季采收,由海中捞出,洗去杂质,用清水漂净,切成宽丝,晒干备用。

本品味咸,性寒;入肝、胃、肾经。功效:消痰利水,软坚散结,抗癌抑癌。本品是历代中医治疗瘿瘤、瘰疬之要药。近代临床多用于甲状腺癌、乳腺癌、淋巴肉瘤、食管癌、胃癌、肝癌、肺癌等多种恶性肿瘤的治疗。

【现代研究】

昆布中主要成分为多糖、天然蛋白质、脂肪、纤维素、矿物质和核酸等,其中昆布多糖是发挥抗癌作用的主要效应分子,多糖主要有褐藻(如褐藻酸钠,含量约为19.7%)、褐藻淀粉(又称昆布多糖,约为1%)、褐藻糖胶。作用机制是通过抑制肿瘤细胞增殖,抑制其侵袭转移,增强药物敏感性来实现。本品有良好的抗癌防癌效用,其热水提取物对BxPC-3细胞有明显的细胞毒作用,可杀灭50%以上的癌细胞,并对肉瘤(S180)肿瘤有显著的抑制作用,抑制率可达90%以上。此外,研究还发现本品能预防乳腺癌、白血病、结肠癌和甲状腺肿。目前本品被证明的药理作用除了抗肿瘤作用外,还有降血糖、降血压、抗凝血、免疫调节、抗氧化、抗病毒等作用。临床研究证实,本品对甲状腺腺瘤、甲状腺癌、淋巴癌、鼻咽癌、胃癌及乳腺癌等均有一定疗效及预防作用。

【临床应用】

本品为甲状腺肿瘤常用抗癌中药,其抗癌有两种用途:预防肿瘤和治疗肿瘤。预防肿瘤多以单味煎服或炒菜食用;用于治疗则与其他抗癌药物配制成复方煎服。常用剂量:煎汁服15～30 g;研末服适量6～10 g。脾胃虚寒者慎服。

【选方】

(1)昆布克癌汤:昆布、海藻、夏枯草、石见穿各15～30 g。每日1剂,加水煎汁,分3次服。用于甲状腺癌、恶性淋巴肉瘤、食管癌、乳腺癌等。

(2)昆布龙蚣煎:昆布、海藻、地龙各20～30 g,蜈蚣3条。每日1剂,加水煎汁,分

2～3次服。用于甲状腺癌、食管癌、恶性淋巴肉瘤。

（3）昆布醋浸散：昆布30 g，洗去咸味，晾干，捣研为末。每次用3 g，以消毒纱布裹之，于陈醋中浸过，含于口中至咽津觉药味消失，再以上法醋浸后含之。用于甲状腺腺瘤、甲状腺癌等。

（4）昆布山甲饮：昆布20 g，炮山甲15 g，土贝母15 g，夏枯草15 g，皂角刺12 g，连翘12 g，红枣20 g。每日1剂，加水煎汁，分2次服。用于甲状腺癌、淋巴肉瘤、乳腺癌等。

此外，本品还用于乳腺癌、鼻咽癌、食管癌、肺癌、宫颈癌等。

昆布穿甲汤：昆布、生牡蛎、炮山甲、天冬各20～30 g，山慈菇15 g。每日1剂，加水煎煮两次，合并滤汁，分2～3次服。用于乳腺癌、鼻咽癌。

昆布牛涎丸：昆布（洗净，晾干，烘或焙后，研成细末）30 g，米糠、老牛涎（老牛的唾液）、生百合汁（捣糊绞取汁）各100 g。将昆布、米糠共研细末，拌匀；把牛涎、百合汁慢火煎煮，加入蜂蜜搅拌成膏，与上药末捣制成丸，如芡实大，每日服2～3次，每次1丸，含化咽下。用于食管癌、贲门癌、胃癌伴哽噎不下食。

昆布瓜蒌煎：昆布、海藻、半夏、全瓜蒌各15 g，白花蛇舌草30 g。每日1剂，加水煎汁，代茶饮。用于肺癌。

昆布散结汤：昆布、海藻、白毛藤各20 g，莪术15 g，生薏苡仁30 g。每日1剂，加水煎煮两次，合并滤汁，分2～3次服。用于宫颈癌。

昆布银花饮：昆布、海藻、金银花、黄柏、蒲公英各9 g，何首乌、天花粉各18 g。每日1剂，加水煎汁，分2次服。适用于鼻咽癌。

昆布米仁饮：昆布（洗净，切碎）30～50 g，生薏苡仁50～100 g。每日1剂，加水煎2次汁，每次煎煮1 h，取汁服。经常服用，用于预防肿瘤。

昆布茶：昆布30～60 g。洗净，切碎，加水500～750 mL，煎煮至250～350 mL，取汁，代茶饮，每日1剂。用于预防肿瘤。

昆布拌蒜泥：昆布150～250 g，洗后浸泡2日，切丝，在铁锅内炒熟，加大蒜泥（大蒜剥去皮，捣成泥状）及调味品，经常食用。用于预防肿瘤。

【按语】

昆布是我国古代医药学家发现并应用最广的抗癌药物之一。如《名医别录》已用本品治"瘿瘤聚积气、瘘疮"，金元时期的著名医家李东垣评价谓治"瘿坚如石者，非此不除"（甲状腺肿瘤，淋巴瘤等）。《本草拾遗》用本品"主癫卵肿"（即卵巢癌、卵巢囊肿等）。经千百年的临床应用，昆布抗癌效用已被历代医家证实，尤其是近20年来，医药学家在实验研究中发现本品能调节免疫功能，抗菌，抗病毒，抑制各类肿瘤生长，化疗增敏，更有预防肿瘤的作用，这为进一步开发和应用昆布防癌抗癌提供了科学依据。根据临床体会，本品对凡缺碘所致之甲状腺癌效果较好。而且本品药源丰富，价廉物美，食药两用。

参考文献

[1] 孙立靖,王彦,台杰,等.昆布药理作用研究概述[J].中国药业,2009(2):59-60.

[2] 蒋梅,柯晓斌.富碘中药在甲状腺癌术后的应用思路探讨[C]//2013年全国中医肿瘤学术年会论文集,2013.

[3] 陈旭冯,许斌.瘿病的病因病机及治疗原则初探[J].湖南中医杂志,2015,31(12):3-5.

海　藻

又名海根菜、海藻菜、海带花、海草、鹿角尖、海大麦等,药用为马尾藻科植物海蒿子 *Sargassum pallidum*(Turn.)C. Ag. 或羊栖菜 *Sargassum fusiforme*(Harv.)Setch. 的干燥全体。前者习称"大叶海藻",后者习称"小叶海藻"。主产于山东、辽宁、福建、浙江等沿海地区,生于经常有浪水冲击的浅海岩石上。夏、秋季采收,去杂质,用清水洗漂,切段,晒干备用。

本品味苦、咸,性寒;入肝、胃、肾经。功效:软坚散结,消痰利水,抗癌防癌。用于甲状腺癌、大肠癌、胃癌、肝癌、乳腺癌、淋巴肉瘤、鼻咽癌等。此外,本品是中医治疗甲状腺肿、淋巴结核、子宫肌瘤等之要药。

【现代研究】

本品主要含有海藻多糖(占40%)、甾醇、岩藻黄质、多酚、多种氨基酸、碘、甘露醇及抗坏血酸等成分。研究表明,海藻多糖具有明显的抗肿瘤作用。实验显示,海藻多糖通过诱导细胞凋亡使人胃癌细胞 SGC-7901 和人直肠癌 COLO-205 减慢细胞增殖。此外,体外试验也证明海藻多糖对白血病(L1210)细胞有很强的杀伤作用。本品提取物对肉瘤、宫颈癌(U14)、肺癌、大肠癌及淋巴瘤1号腹水型均有明显抗癌作用,并对癌变具有预防作用。另本品有提高免疫功能、降血糖、抗血凝、抗溃疡、降血脂、抗感染等作用。临床研究证实,本品对甲状腺结节、甲状腺癌、淋巴肉瘤及消化道肿瘤确有较好的治疗作用。

【临床应用】

本品为甲状腺癌常用抗癌中药。此外,也常用于淋巴瘤、食管癌、胃癌、大肠癌等的治疗。日常应用以煎汁服或研制成散剂、丸剂等内服为主。常用剂量:煎汁服 15~30 g;研末服适量 6~9 g。脾胃虚寒者忌服。

【选方】

(1) 海藻昆布汤:海藻、昆布各 20 g,黄药子、山慈菇各 15 g。每日1剂,加水煎汁,分2次服。用于甲状腺癌(肝功能不佳者慎服)。

(2) 海藻克癌散:海藻、夏枯草、黄药子各 250 g,莪术 125 g。共研细末,拌匀备用。每日服 2~3 次,每次服 9 g。本法也可以用蜂蜜适量调制成丸药,每丸重 6 g,每日服 2

次,每次服 2 丸,温开水送下。用于甲状腺癌(肝功能不佳者慎服)。

(3) 海藻散结汤:海藻 20 g,昆布 20 g,夏枯草 15 g,炮穿山甲 12 g,柴胡 9 g,壁虎 2 条,浙贝母 15 g。每日 1 剂,加水煎汁,分 2 次服。用于甲状腺癌。

(4) 复方海藻糖浆:海藻、昆布、白花蛇舌草、石见穿各 250~500 g。洗净,加水煎 2 次汁,每次煎 90 min;合并两次煎汁,再煎 20 min,加适量白糖,浓缩至稠糊状即可。每日服 2~3 次,每次 20~30 mL。用于甲状腺癌、食管癌、胃癌、肠癌、淋巴肉瘤等。

此外,本品还用于腮腺癌、恶性淋巴肉瘤、食管癌、肝癌、肠癌、胃癌等。

海藻牡蛎汤:海藻、牡蛎、白毛夏枯草、白花蛇舌草、板蓝根各 20~30 g。每日 1 剂,加水煎煮两次,合并滤汁,分 2~3 次服。用于腮腺癌。

海藻六谷煎:海藻、蛇六谷、重楼各 30 g,夏枯草 20 g。每日 1 剂,加水煎煮两次,合并滤汁,分 2~3 次服。用于恶性淋巴肉瘤。

海藻水蛭散:海藻 210 g,水蛭 45 g。共研为末,拌匀备用。每日服 2 次,每次 6 g,用黄酒冲服,30 日为 2 个疗程。用于食管癌、肠癌。

海藻茵陈汤:海藻、茵陈、半枝莲、白花蛇舌草各 20~30 g,藤梨根 60 g。每日 1 剂,加水煎煮两次,合并滤汁,分 2~3 次服。适用于肝癌。

海藻香茶饮:海藻、昆布、香茶菜、蒲公英、白花蛇舌草各 30 g。每日 1 剂,加水煎煮两次,合并滤汁,分 2~3 次服。用于胃癌。

【按语】

海藻为软坚散结类抗癌中药,其抗癌药用价值,早在 2 000 余年前就被我国古代医药学家所发现,并广泛地应用于甲状腺、淋巴、乳房及胸腹部良性和恶性肿块的治疗,如《神农本草经》明确记载了海藻“主瘿瘤气、颈下核、破结散气、痈肿、癥瘕坚气”;《名医别录》谓“疗皮间积聚”等。现代医药学家则在前贤经验基础上运用科学方法对本品的成分、效用等方面作了进一步的研究和分析,表明海藻对甲状腺癌、胃癌、肝癌、白血病、淋巴癌等有一定疗效。海藻提取物抗肿瘤的作用已基本得到肯定,在多种肿瘤的预防和治疗上有很大的潜能。随着人们对海藻各种活性物质作用机制不断深入研究,海藻有望成为一种高效、安全的抗癌药物,是我国大力提倡开发海洋资源颇有应用价值的防癌抗癌药物之一。

参考文献

[1] 季宇彬,高世勇,张秀娟.羊栖菜多糖抗肿瘤作用及其作用机制的研究[J].中国海洋药物,2004(4):7-10.

[2] 王芷乔,夏仲元.甲状腺癌中医药诊治研究进展[J].山东中医杂志,2017,36(10):906-909,912.

[3] 贾堃甲状腺癌辨治五法[J].中国社区医师,2012,28(10):19.

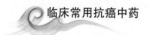

黄 药 子

又名黄独、黄药、金毛狮子、金线吊虾蟆等,药用为薯蓣科植物黄独 *Dioscorea bulbifera* L. 的干燥块茎。主产于陕西、甘肃、台湾、四川、云南、贵州、浙江、安徽、福建、湖南、广东、广西、湖北、江苏、山东、河北等地,现亦有人工栽培。常生于山谷、河岸、路旁或杂林边缘。冬季采挖块茎,洗去泥土,剪去须根,横切成约 1 cm 厚的片,晒干备用。

本品味苦、辛,性凉,有毒,入肺、肝、胃经。功效:清热解毒,止血,软坚散结,抗癌抑癌。历代中医多用本品治疗瘿瘤、喉痹、痈肿疮毒、毒蛇咬伤、肿瘤、吐血、衄血、咯血等。抗癌主要用于甲状腺癌,也常用于食管癌、胃癌、直肠癌、乳腺癌、肺癌、宫颈癌、淋巴肉瘤、上颌窦癌等。此外,本品是中医治疗甲状腺囊肿、甲状腺腺瘤的良药。

【现代研究】

本品主要含芪类、黄酮类、甾体、二萜内酯类以及其他等多种化合物。芪类和黄酮类、甾体、二萜内酯类都是黄药子中抗肿瘤的活性成分,其中芪类又被称为植物抗毒素,可抑制 mRNA 转录和蛋白的表达,诱导肿瘤细胞凋亡,分为黄药子素 A、黄药子素 B、黄药子素 C。另外,黄药子对血清谷丙转氨酶和血清非蛋白氮都有一定抑制作用,故对肝肾均有毒性且与剂量、时间正相关。有研究表明二萜内酯类化合物是诱导肝毒性的主要原因。本品对实体瘤效果佳,对肉瘤(S180)、宫颈癌(U14)、甲状腺癌、食管癌、胃癌、肠癌等多种肿瘤有抑制作用,尤其是本品所含的黄独油对宫颈癌细胞的抑制作用较为明显。除抗癌作用,本品还有抑制皮肤真菌及治疗缺碘性甲状腺肿等作用。

【临床应用】

本品为甲状腺肿瘤常用抗癌中药。临床应用以复方煎汤服或单味浸酒为主,亦有制成糖浆、片剂、丸剂、注射液应用。煎服多以辨证配伍使用,一定要注意其使用剂量。常用剂量:煎服一般 6~9 g;浸酒适量。谨防毒副作用,肝功能失常者禁用。

【选方】

(1) 黄药威灵煎:黄药子、威灵仙、昆布、白毛夏枯草各 20 g。每日 1 剂,加水煎汁,分 2~3 次服,用于甲状腺癌(肝功能失常者禁用)。

(2) 黄药子糖浆:黄药子 250 g,白花蛇舌草 500 g,甘草 75 g。加 3~4 倍量水,煎煮 90 min,取头汁;药渣加 3 倍量水,煎煮 80 min,取汁;合并两次药汁,加少量白糖,再用文火煎煮 30 min 即成。每日服 3 次,每次服 30~50 mL(肝功能失常者禁用)。用于甲状腺癌、食管癌、宫颈癌、胃癌、淋巴肉瘤等。注意冷藏,每次制作以 10 日量为好。

(3) 黄药子蜜丸:黄药子、拳参、莪术、夏枯草、山豆根各 100 g。共研细末,拌匀,以蜂蜜适量调制成丸剂,每粒重 6 g。每日服 3 次,每次 1~2 丸,饭后温开水送下(肝功能失常者慎用)。用于甲状腺癌、食管癌、鼻咽癌、胃癌、肺癌、淋巴肉瘤、宫颈癌等。

(4) 黄独昆布汤:黄药子 15 g,昆布 20 g,炮山甲 15 g,柴胡 9 g,夏枯草 15 g,茵陈蒿 15 g,浙贝母 15 g,皂角刺 12 g,生白芍 15 g。每日 1 剂,加水煎汁,分 2~3 次服。用于甲状腺癌(肝功能失常者慎用)。

此外,本品还用于食管癌、胃癌、宫颈癌等的治疗。

黄药石穿饮:黄药子、石见穿、急性子、冬凌草各15~20 g。每日1剂,加水煎2次汁,分2~3次服。用于食管癌等(肝功能不佳者慎用)。

又法:黄药子、急性子、鬼针草各30 g,朱砂根15 g。每日1剂,加水煎煮2次,合并滤汁,分2~3次服。用于食管癌(肝功能失常者慎用)。

黄药旱莲饮:黄药子、墨旱莲、三白草各15 g,白花蛇舌草30 g。每日1剂,加水煎汁,分3次服。用于宫颈癌。

黄药子抗癌合剂:黄药子300 g,生薏苡仁、白花蛇舌草、藤梨根各500 g,甘草100 g。加4倍量水,浸泡1 h后,煎煮90 min,取头汁;药渣加3倍量水,煎煮90 min,取汁;合并两次滤液,加少许白糖,以文火再煎30 min即成。每日服3次,每次30~50 mL。用于食管癌、肠癌、淋巴肉瘤、胃癌等(肝功能失常者禁用)。

黄药三子片:黄药子、天葵子、算盘子各500 g。先将黄药子适当粉碎,然后与天葵子、算盘子共加水煎煮90 min,过滤;滤液再被缩煎至浸膏状,冷却加入辅料(淀粉)后制粒,干燥后压制成片。每日服3次,每次5~10片(肝功能失常者禁用)。用于胃癌。

黄药子酒:黄药子300 g,62度白酒1 500 mL。将黄药子切碎,浸于白酒内,装入瓷瓶或陶罐内,用石膏或黄泥密封瓶口,在锅内隔水慢火蒸2 h,将瓶提取,候稍冷后,将酒瓶放入冷水中浸昼夜,去封口,用洁净纱布过滤取汁,即成黄药子酒。每日服3~5次,每次20 mL,一般每日服用在50~100 mL为宜(肝功能失常者禁用)。用于食管癌、直肠癌、胃癌、贲门癌、宫颈癌、乳腺癌、淋巴肉瘤等。据山东莱西县人民医院等介绍,用该方法治疗消化道等恶性肿瘤,疗效较明显。

又法:黄药子300 g,62度白酒1 500 mL。在瓷罐或玻璃瓶内密封,浸泡7~15日后,滤取浸液,即成黄药子酒。每日口服50~100 mL,分3~5次服(肝功能失常者禁用)。适应证同上。

黄药子灌肠汤:黄药子15 g,甘草4.5 g。煎汁,滤液低温灌肠。用于结肠癌出血不止。

【按语】

黄药子属软坚散结类抗癌中药,早在千百年前我国古代医药学家在实践中已发现本品有良好的化痰散结、消肿解毒以及抗癌功效,并常以本品治疗甲状腺肿瘤、咽喉部肿痛等多种癌肿。黄药子的抗癌作用是肯定的,对甲状腺癌以缺碘所致者疗效为佳,但久服或过量服用则可引起肝功能的损害,出现口、舌、咽喉处烧灼痛,恶心、流涎、呕吐、腹痛等反应。故服用本品时,用量一般不宜超过10 g,服用期间应定期做肝功能检查,若出现肝功能损伤,则应减量或停服;而伴有肝功能失常或有肝病的患者,禁用本品。从临床应用来看,患者若肝、肾功能正常,一般只要不过量服用及久服,本品的毒副作用是较小的。

参考文献

［1］谢敏,龚甜,赵勇,等.黄药子及其组方在甲状腺疾病中的应用[J].江西中医药,2018(11):74-77.

［2］赵艳,褚晓杰,朴宏鹰,等.黄药子对甲状腺癌细胞株 SW579 Survivin 基因和蛋白表达的影响[J].中国中医药科技,2012,19(4):320-321.

［3］李仁廷.黄独汤治疗甲状腺腺瘤 116 例[J].四川中医,2001,19(10):25.

第八章

喉　癌

第一节　中西医治疗现状

　　喉癌是头颈部常见的恶性肿瘤之一，估计全世界每 10 万人中有 5.1～10 例喉癌患者。喉癌包括原发性、继发性两类，前者是指以喉部为原发部位的肿瘤，常见鳞状细胞癌；后者是因其他器官部位恶性肿瘤转移引起的喉癌，临床较为少见。喉癌患者临床上主要表现为声嘶、咳嗽、咽异物感、咽干、咽痛、吞咽困难、呼吸困难以及颈部淋巴结转移等。喉癌的发生发展与多种因素作用相关，包括吸烟、饮酒、HPV 感染、放射线、微量元素摄入不足和性激素代谢紊乱等。

　　临床上喉癌患者需依据肿瘤部位、累及的范围以及临床分期等选择个体化治疗方案。外科手术是喉癌治疗的主要手段，单纯放疗对早期喉癌从保喉出发也是不错的选择，而手术＋放疗＋化疗及新型靶向治疗参与的综合治疗是咽喉头颈肿瘤外科医生目前探索的新方向，旨在彻底清除癌肿又尽力保留功能、控制复发和改善生存质量。喉癌的外科手术类型大致包括以下几种类型：① 喉显微外科激光手术，通过激光器形成激光束后作用于病灶组织，在热作用的条件下进行切割、气化、凝固。这一手术具有损伤小、功能保留好、患者痛苦小、手术时间短等优势。② 开放式喉部分切除术，在彻底清除肿瘤的前提下，最大程度保留喉部正常组织，经修复后可恢复全部或者部分功能。③ 喉癌颈淋巴结清扫术，喉癌在颈部淋巴结转移大多具有规律性，如果原发病灶位于单侧，可进行单侧清扫，若术后病理发现多个淋巴结转移，则建议术后结合放疗、化疗等辅助措施。放疗类型包括用于早期喉癌的单纯放疗和手术后放疗。由于喉癌位置的特殊性，其保全功能的治疗显得十分重要，放疗是其首选，而且效果非常明显，既可达到较好的 5 年、10 年生存率，又可以有很好的发音功能，对于其失败者再手术为主的综合治疗仍可有良好的效果。随着靶向药物的开发和应用，喉癌的药物精准治疗也进入了一个新境界，越来越多的靶向药物用于该领域。目前 50％ 以上晚期喉癌患者经正规治疗后达到 5 年以上生存期，但喉癌患者失音、放疗的晚期损伤、化疗的全身性毒副作用都影响着患者的生活质量和生存时间。中医药在喉癌的治疗、减少放化疗毒性，提高患者生活质量方面起着重要的作用。

喉癌在中医学属于"喉菌"范畴。在清代吴张氏《喉科秘旨》卷六就有记载："生于喉内如菌样，故名喉菌……壅痰气塞，喉菌不治。"中医关于喉癌的病因病机认识，据成书于公元1278年的《咽喉脉症通论·喉菌》记载："此症因食膏粱炙煿厚味过多，热毒积于心脾二经，上蒸于喉，结成如菌。"现代中医认为，喉癌是由多种发病因素而致的咽喉部气血痰浊凝结而成。发病相关因素与情志不遂、邪毒外犯、饮食所伤、不良嗜好及年老体虚等有关。病机是素体脏腑功能失健的情况下，如肝、脾、肾素虚，元气不足，机体内外各种致病因素的影响下产生了病理变化，出现了气血凝滞或痰浊结聚，以致经络受阻，结聚而成；或痰瘀日久，则结聚壅结，化火化热，火毒内困而成。因此喉癌证型发展过程是气血凝滞—痰浊结聚—火毒蕴结。气血瘀滞可见舌质紫暗，舌络瘀紫；痰浊凝结则见声嘶、喉部痰黏、发声异常等；火毒壅塞则声带充血或喉干、咽痛或有发热感。喉癌患者进行辨证分型，大致可分为气滞血瘀型、痰湿内阻型、气血两虚型等；气滞血瘀型治以理气活血祛瘀，痰湿内阻型治以清热燥湿化痰，气血两虚型治以益气养血扶正固本，并对临床不同证候进行加减。近年来的相关临床观察及研究表明，中医药对喉癌的治疗在控制病程，缓解症状，延长生存率等方面有较好的作用和研究前景。

喉癌常用抗癌中药有：山豆根、马勃、金银花、金荞麦、板蓝根、重楼、桔梗、薄荷等。

参考文献

［1］周岱翰.中医肿瘤学［M］.广州：广东高等教育出版社，2020.

第二节　常用抗癌中药

山　豆　根

本品别名、基原、产地、生境、采收加工、药性、功效主治参见第五章"山豆根"条。

【现代研究】

本品中所含的主要成分为苦参碱、氧化苦参碱、臭豆碱、甲基金雀花碱等生物碱及黄酮、皂苷、多糖等成分，其中苦参碱、氧化苦参碱为有效抗肿瘤成分。

根据现代实验研究发现，苦参碱抗肿瘤作用通过诱导细胞自噬、抑制血管生成、抑制肿瘤细胞侵袭和转移、抑制核因子-κB表达等途径来实现，它作用于多种肿瘤细胞的G_1/S期与G_0/G_1期的2个控制点，干扰细胞周期进程，从而抑制细胞增殖。用山豆根浸剂或山豆根粗提物及其单体生物碱灌服、腹腔注射或静脉注射，对子宫颈癌（U14）、肉瘤（S180、S37）和大鼠吉田肉瘤实体型及腹水型、肝癌腹水型均有明显的抑制作用，并能延长实验动物的生存期。此外,山豆根对急性淋巴型及急性粒细胞性白血病患者的白细胞脱氢酶均有抑制作用。山豆根的生物碱对癌细胞具有直接杀伤作用,且毒性较低。山豆根制剂对喉癌、鼻咽癌、绒毛膜上皮癌、白血病等恶性肿瘤有良好的治疗效果。

【临床应用】

本品为喉癌常用抗癌中药。临床应用以单方、复方煎服为主,或研末制成胶囊、丸剂、片剂内服;亦有提取有效成分制成注射液肌内或静脉注射。常用剂量:煎服,6~10 g;研末服,3~6 g。

【选方】

(1) 山豆根金锁汤:山豆根 9 g,金荞麦 30 g,射干 10 g,硼砂 1 g,乌梅 10 g,金银花 15 g,甘草 9 g。每日 1 剂,加水煎煮 2 次,合并滤汁,分 2~3 次服。用于喉癌、鼻咽癌。

(2) 山豆根重楼煎:山豆根 9~15 g,重楼 15 g,金荞麦 30 g,地龙 15 g,硼砂 1~2 g,乌梅 12 g,甘草 9 g,红枣 15 g,山药 20 g。每日 1 剂,加水煎煮 2 次,合并滤汁,分 2~3 次服。用于喉癌。

临床上酌情可加黄芪、石斛、玄参等。

此外,本品常用于肺癌、绒毛膜上皮癌、白血病、扁桃体癌等恶性肿瘤。

山豆根花粉饮:山豆根 15 g,紫草 15~30 g,天花粉 20 g,白花蛇舌草 30 g,半枝莲 20 g,甘草 9 g,红枣 30 g。每日 1 剂,加水煎煮 2 次,合并滤汁,分 2~3 次服。用于恶性葡萄胎、绒毛膜上皮癌。

山豆根慈菇汤:山豆根、山慈菇各 15 g,全瓜蒌、石见穿各 20 g,甘草 9 g,红枣 30 g。每日 1 剂,加水煎煮 2 次,合并滤汁,分 2~3 次服。用于肺癌、乳腺癌、肝癌。

山豆根丸:山豆根、山慈菇各 120 g,杏仁 150 g,急性子 50 g,孩儿茶 150 g。共研细末,拌匀,炼蜜调制成丸,每丸重 3 g。每日服 6 粒,口中含化徐徐咽下。用于扁桃体癌。

山豆根注射液:肌内注射,每日 1~2 次,每次 2~4 mL。用于恶性葡萄胎、绒毛膜上皮癌、白血病、膀胱癌及肺癌等。

【按语】

山豆根有良好的清火解毒、消肿抗癌作用,系利喉抗癌中药,既能抑杀癌细胞又能增强机体免疫功能,它的抗癌效用,早在清代以前医药学家们已有所认识并在临床中应用。如《直指方》《医林纂要》《外科集验方》《永类钤方》等,就记载了用山豆根丸、汤治疗喉癌(古人称之为"喉痹""喉痛"等)。此外,本品也是一味广谱性抗癌中药,对食管癌、鼻咽癌、恶性葡萄胎、白血病等有效。

由于山豆根药性苦寒,且有一定的毒性,故在应用时凡脾胃虚寒、泄泻者需禁服。煎服剂量一般以每日 10 g 以下为宜,过量时会出现恶心、呕吐等不良反应。若出现不良反应,应减量或暂停服用,待不良反应消失后酌情再服。

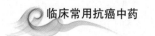

参考文献 ....

[1] 周思雨,陈金鹏,刘志东,等.山豆根的化学成分和药理作用的研究进展[J].中草药,2021,52(5): 1510-1521.

....

马　勃

又名牛屎菇、马蹄包、药包子、马屁泡、马批、马譬。马勃是大型食药用真菌,药用为灰包科真菌脱皮马勃 *Lasiosphaera fenzlii* Reich、大马勃 *Calvatia gigantea*（Batsch ex Pers.）Lloyd 或紫色马勃 *Calvatia lilacina*（Mont. et Berk.）Lloyd 的干燥成熟子实体,其营养成分十分丰富。主产于内蒙古、甘肃、安徽。夏、秋二季子实体成熟时采收,除去泥沙,干燥。

本品味辛,性平;入肺经。功效:清肺利咽,止血消肿,抗癌抑癌。临床上最早应用马勃因其具有止血功效,后来人们渐渐发现它还能清咽利喉、散瘀消肿。常用于风热郁肺咽痛,咳嗽,音哑,咽喉炎等疾病;外用于鼻衄,创伤出血。抗癌主要用于治疗喉癌、肺癌、舌癌、恶性淋巴瘤、甲状腺癌及白血病等。

【现代研究】

本品主要含有人体必需的氨基酸、蛋白质、多肽、甾体类、萜类、小分子含氮化合物、多糖类、醌类化合物等。其中马勃多糖、麦角甾醇类是抗癌主要有效成分。

现代药理研究表明,马勃多糖、麦角甾醇对人喉癌、肺腺癌、乳腺癌、白血病、骨肉瘤等有一定的抑制作用。马勃甲醇提取物通过下调 *CCND1*,*CCND2*,*Akt and CDK4* 等基因将细胞阻滞于 G_1/S 期,起到抑制肺癌细胞的增殖作用;同时上调 Bax,p53,caspase-3 和 caspase-9 表达,下调 Bcl-2 表达诱导肺癌细胞凋亡。临床应用研究证实,与紫杉醇制剂单药或与顺铂等化疗药合用对喉癌、肺癌、食管癌、乳腺癌、胃癌、前列腺癌、肝癌、卵巢癌等具较好的治疗效果。

【临床应用】

本品为喉癌常用抗癌中药。临床亦常用于肺癌、乳腺癌、食管癌等多种癌症。临床应用以复方煎汁为主,亦有制成丸、散服用。常用剂量:煎服 6～9 g。

【选方】

（1）复方马勃汤:马勃 6 g,牛蒡子 12 g,金荞麦 30 g,金银花 15 g,玄参 15 g,金果榄 10 g,石斛 12 g,射干 9 g,重楼 9 g,山药 20 g,甘草 9 g,白花蛇舌草 30 g。每日 1 剂,加水煎煮 2 次,分 2～3 次温服。用于喉癌(过敏体质者慎用)。

（2）加味解毒散结汤:板蓝根 30 g,马勃 6 g,薄荷 9 g,蒲公英 30 g,瓜蒌 15 g,玄参 15 g,桔梗 6 g,生地 20 g。每日 1 剂,加水煎煮两次,合并滤汁,分 2～3 次温服。用于喉癌(过敏体质者慎用)。

（3）马勃利喉煎：马勃 6 g，连翘 12 g，薄荷 9 g，金果榄 10 g，金银花 15 g，硼砂 1 g，天龙 1 条，金荞麦 30 g，玄参 15 g，桔梗 8 g，甘草 9 g。每日 1 剂，加水煎煮两次，合并滤汁，分2～3 次温服。用于喉癌（过敏体质和脾胃虚寒者慎用）。

【按语】

马勃之功以清肺利咽、凉血止血、散瘀消肿见长，是历代中医治疗喉痹咽病、咳嗽失音、衄血之良药。近代临床与实验研究表明，本品有较好的抗癌效用。对喉癌、舌癌、肺癌、食管癌等有效。其实有关马勃抗肿瘤之用早在北宋代（公元 992 年）《太平圣惠方》就有记载：治咽喉肿痛、咽物不得：马勃一分，蛇蜕一条，上药细研为散，"含咽津"。有文献报道，个别患者服用马勃后出现烦躁、恶心呕吐、皮肤瘙痒等过敏症状，对其给予抗过敏处理后诸症消失，过敏体质者要慎用马勃，以防意外发生。偶然吸入马勃孢子能引起马勃孢子病，又称过敏性肺炎综合征，它是一种急性过敏性支气管肺泡炎。患者出现恶心，呕吐，发热，呼吸困难，严重可导致传染性肺炎，用类固醇和抗真菌药可治愈。

参考文献

［1］武翠玲，万兵，李钰娜. 马勃多糖 CGP－Ⅱ抗 S180 肉瘤及体外抗氧化研究［J］. 长治医学院学报，2016，30（3）：169－171.
［2］张健美. 马勃化学成分及药理作用的研究进展［J］. 中国药理学与毒理学杂志，2019（9）：728－729.
［3］张术波，李海滨. 马勃多糖对乳腺癌荷瘤小鼠肿瘤生长的抑制作用及可能机制［J］. 现代免疫学，2019，39（3）：211－216.

金 银 花

本品别名、基原、产地、生境、采收加工、药性、功效主治参见第六章"金银花"条。

【现代研究】

本品主要含黄酮类、挥发油、三萜苷类、有机酸类及多种微量元素等。

现代药理研究表明，金银花具有细胞类抗肿瘤作用，能诱导癌细胞分化，防止肿瘤侵袭、转移，逆转肿瘤的多药耐药性，抑制端粒酶活性。有实验表明，金银花多糖通过调节Bcl－2/Bax 凋亡通路及促进 TNF－α 的分泌抑制肿瘤生长，并且对荷瘤小鼠的生长和免疫功能没有明显的影响；金银花总皂苷在体内外对 H22 细胞有抑制作用，其作用机制与诱导肿瘤细胞的凋亡和干扰细胞周期分布有关。此外，本品有较强的抗菌、抗炎、解毒、退热等作用。现代临床研究证实本品对鼻咽癌、喉癌、食管癌、白血病等有一定的治疗效果。

【临床应用】

本品为喉癌常用抗癌中药。此外，也用于鼻咽癌、腮腺癌、肺癌、白血病、妇科肿瘤等热毒蕴结患者。临床应用以复方煎服为主。常用剂量：煎汁服，干品 9～15 g，鲜品加倍。

【选方】

（1）二金重楼汤：金银花、金荞麦各 15～30 g，重楼、山豆根各 9～15 g，白毛夏枯草、玄参各 20 g，薏苡仁 30 g，壁虎 1 条，甘草 9 g（另根据辨证加黄芪、麦冬、射干、石斛、胆南星、制半夏等）。每日 1 剂，加水煎煮两次，合并滤汁，分 2～3 次服。用于喉癌（脾胃虚寒者慎用）。

（2）双花饮：金银花 15 g，肿节风 30 g，桔梗 8 g，重楼 9 g，白花蛇舌草 20 g，硼砂 1～2 g，生白芍 15 g，石斛 15 g，乌梅 10 g，生甘草 9 g。每日 1 剂，加水煎煮 2 次，合并滤汁，分 2～3 次服。用于喉癌。

此外，本品还常用于鼻咽癌、腮腺癌、肺癌、白血病、妇科肿瘤及癌性发热等，组方详见第六章“金银花”条。

【按语】

金银花乃清热毒、消肿痛之要药，历代医家多予推崇。现代医药研究者在实验与临床应用中发现，本品对喉癌、鼻咽癌、肺癌、脑部肿瘤、白血病、妇科肿瘤等有一定的治疗作用。各地有关本品治癌的临床体会亦时见报道，如李文海等人用本品配连翘、蒲公英等治疗颅内肿瘤 25 例，取得临床治愈 9 例，显效 15 例，无效 1 例的显著疗效；《福建中医药》曾报道有人用金银花粉治愈鼻腔腺癌 1 例；王大榕用本品与鱼脑石等配伍，治疗鼻咽癌头痛有效。本品药源丰富，无毒副作用，很有推广价值。由于金银花性寒，故脾胃虚寒者不宜长期服用本品。

参考文献

［1］徐彩霞，张鑫，韩鹏勇.基于网络药理学对金银花抗癌机制的研究［J］.长治医学院学报，2020，34（3）：161-164.

［2］徐晖.金银花药理作用研究进展［J］.湖南中医杂志，2013，29（9）：148-150.

［3］张豫宁，裴奇，李帅，等.金银花总皂苷的抗肿瘤实验研究［C］//中草药杂志编辑部.全国中药新药研究与开发信息交流会会议论文，2007.

金 荞 麦

又叫苦荞头、野荞麦、荞麦三七、万年荞、金锁银开、开金锁、野南荞等。药用为蓼科植物金荞麦 Fagopyrum dibotrys（D. Don）Hara 的根茎。金荞麦适应性较强，喜温暖气候，生于荒地、路旁、河边阴湿地，或有栽培。在我国分布于河南、江苏、安徽、浙江、江西、湖北、湖南、广东、广西、陕西、甘肃、四川、贵州、云南、西藏等地。一般于秋季地上部分枯萎后采收，先割去茎叶，将根刨出，除去茎和须根，洗净泥土，晒干或阴干，或 50℃内烘干。

本品味微辛、涩,性凉;入肺经。功效:清热解毒,排脓祛瘀,利咽消肿,抗癌抑癌。本品是中医临床治疗肺热咳嗽、咽喉肿痛、疮毒等的常用药。抗肿瘤常用于喉癌、肺癌、胃癌等。

【现代研究】

本品主要含有黄酮类、酚类、萜类、有机酸及甾体类等多种活性物质。目前治疗肺癌的国家中药二类新药威麦宁胶囊就是由本品提取的活性物质研制而成。威麦宁是一组缩合性单宁化合物,主要成分为双聚矢车菊苷元、没食子酸、表儿茶素等。

现代药理学研究证实,本品抗肿瘤作用机制包括直接阻止肿瘤细胞生长,抑制肿瘤细胞侵袭、转移,诱导肿瘤细胞凋亡,抑制肿瘤血管生长,增强机体免疫力等。在抑制肿瘤迁移方面发现金荞麦红车轴草黄酮 RCFGB 能够抑制人胃癌 SGC7901 细胞体外迁移,金荞麦提取物(FR)/苦参提取物(MR)能够抗肺癌 PG 细胞-血管内皮(HU-VEC)黏附从而抑制肿瘤细胞在血管壁着床;另通过实验发现高剂量金荞麦叶发酵茶可通过增强小鼠的免疫功能,提高超氧化物歧化酶(SOD)的活性,清除自由基,减轻活性氧所致损伤的作用,显著抑制小鼠 H22 实体瘤生长(抑瘤率达 36.3%),其抗肿瘤作用与抗氧化、提高机体免疫力密切相关。

【临床应用】

本品为喉癌常用抗癌中药。常用于喉癌、肺癌、胃癌、宫颈癌等。临床应用以复方或单味煎服为主,亦常提取后制成合剂、片剂或胶囊。常用剂量:煎服 15~45 g;也可用适量鲜叶捣敷患处。

【选方】

(1) 荞麦半夏汤:金荞麦 30 g,金银花 15 g,重楼 15 g,桔梗 9 g,半夏 9 g,黄芪 20 g,生薏苡仁 30 g,蜈蚣 1 条,石斛 15 g,玄参 15 g,山药 20 g,茯苓 15 g,甘草 9 g。每日 1 剂,加水煎煮 2 次,合并滤汁,分 2~3 次温服。用于喉癌、肺癌。

(2) 荞麦豆根汤:金荞麦 30 g,山豆根 6~9 g,连翘 12 g,重楼 15 g,天龙 2 条,玄参 15 g,麦冬 12 g,甘草 9 g,白花蛇舌草 20 g,白毛藤 20 g,黄芪 20 g。每日 1 剂,加水煎 2 次,分 2~3 次温服。用于喉癌。

此外,本品还常用于肺癌及宫颈癌、卵巢癌等妇科肿瘤。

荞麦清肺汤:金荞麦、肿节风、石吊兰、生薏苡仁各 30 g,桔梗 9 g,蜈蚣 1 条,浙贝母 15 g,三叶青 9 g,皂角刺 15 g,甘草 9 g,石斛 15 g,猫爪草 20 g。每日 1 剂,加水煎 2 次,分 2~3 次温服。用于肺癌。

荞麦紫菜汤:金荞麦 30 g,紫草 20 g,白花蛇舌草 20 g,藤梨根 30 g,南方红豆杉 6 g,土茯苓 20 g,红枣 30 g,甘草 9 g,生薏苡仁 50 g。每日 1 剂,加水煎 2 次,分 2~3 次温服。用于宫颈癌、卵巢癌。

【按语】

金荞麦历来是中医治疗咽喉病之要药,故又名开金锁、金锁银开之别名。近代则常用于喉癌、肺癌等恶性肿瘤。古书记载和近代研究显示,金荞麦抗肿瘤活性成分在植株根、茎、叶及种子均有分布,但主要抑瘤活性成分黄酮和酚类集中分布于根茎部位,此特性有助于针对性地培养金荞麦组织器官并提取相应部位的抗肿瘤活性物质。本品药源丰富、且价廉物美,颇有实用和推广价值。

参考文献

[1] 陈豪,何丽君,林丽芳.金荞麦抗肿瘤机制研究进展[J].海峡药学,2014(4):41-42.

[2] 陈晓锋,顾振纶.金荞麦抗肿瘤作用研究进展[J].中草药 2000,31(9):715-718.

[3] KE H, WANG X, ZHOU Z, et al.. Effect of weimaining on apoptosis and caspase-3 expression in a breast cancer mouse model [J]. Journal of Ethnopharmacology, 2021(264):113363.

板 蓝 根

本品别名、基原、产地、生境、采收加工、药性、功效主治参见第六章"板蓝根"条。

【现代研究】

本品主要含有靛苷、靛蓝、靛玉红、靛红、精氨酸、谷氨酸、酪氨酸及多种多糖类成分。

药理研究表明,板蓝根组酸、板蓝根多糖可以抑制体外培养人肝癌细胞 BEL-7404、人鼻咽癌细胞 CNE-2 和人肺癌细胞 H-460 增殖。板蓝根二酮 B 可抑制卵巢癌 A2780 细胞和肝癌 BEL-7402 细胞的增殖,降低端粒酶活性的表达、诱导癌细胞向正常细胞转化。其注射液对人脐血白细胞干扰素有明显的诱导作用,而干扰素目前已被证实是一种抗癌药辅助强化剂,可使抗癌药的效率提高 6 倍之多。板蓝根热水提取物对人子宫癌细胞有明显的抑制作用,抑制率为 50%～70%;50%板蓝根水煎液在体外对 Friend 红白血病(3Cl-8)细胞有强大的直接细胞毒作用,皮下注射则有一定的杀伤作用。此外,本品有明显的抗菌、抗病毒作用。临床研究证实,本品对喉癌、鼻咽癌、食管癌、皮肤癌、白血病等均有较好疗效。

【临床应用】

本品为喉部肿瘤常用抗癌中药。临床应用以煎煮内服为主,亦有制成片剂、冲剂、针剂应用。常用剂量:煎汁内服,15～30 g。

【选方】

(1)蓝花汤:板蓝根、金银花、金荞麦各 30 g,重楼、玄参、黄芪各 15 g,生甘草 9 g。每日 1 剂,加水煎煮 2 次,合并滤汁,分 2～3 次温服。用于喉癌。

(2)蓝豆汤:板蓝根 30 g,山豆根 12 g,金银花 15 g,重楼 15 g,黄芪 20 g,麦冬 15 g,地龙 20 g,甘草 9 g,红枣 20 g。每日 1 剂,加水煎煮两次,合并滤汁,分 2～3 次温服。用于喉癌。

此外,本品亦用于鼻咽癌、肝癌、白血病等。

板蓝根灵仙散:板蓝根、猫眼草各 30 g,威灵仙 60 g,硇砂 3.9 g,制南星 9 g,人工牛黄 6 g。共研细末,拌匀备用。每日服 3 次,每次 1.5 g,吞服。用于鼻咽癌。

板蓝根猪殃汤:板蓝根、猪殃殃、羊蹄根、黄芪、生地、炙鳖甲各 30 g,牡丹皮 9 g。每日 1 剂,加水煎煮 2 次,合并滤汁,分 2～3 次温服。用于白血病。

蓝根地黄汤:板蓝根、生地、白花蛇舌草各 30 g,重楼、紫草各 15 g。每日 1 剂,加水煎煮 2 次,合并滤汁,分 2～3 次温服。用于急性白血病。

蓝根茵陈汤:板蓝根、半枝莲、半边莲、茵陈、溪黄草、薏苡仁、黄芪、枸杞子各 30 g,莪术 15 g,甘草 9 g,红枣 30 g。每日 1 剂,加水煎煮两次,合并滤汁,分 2～3 次温服。用于肝癌。

【按语】

板蓝根是一味常用的清热解毒类抗癌药。近年来中国军事医学科学院附属医院肿瘤科专门对该品的抗肿瘤作用进行了临床研究,用板蓝根为主的中药(板猫灵仙散)配合放疗治疗食管癌,与单纯放疗、化疗配合放疗组比较,结果 3 种疗法近期疗效无明显差异,但中药配合放疗组的 3 年存活率在 35.7%,5 年存活率在 21.4%,与单纯放疗组比较,有显著差异,显示了食管癌的中西医结合治疗有进一步探索的价值。由于该品苦寒,脾胃虚寒者慎用。

参考文献

[1] 刘明华,李茂,孙琴,等.板蓝根双糖 fructopyrano-(1→4)-glucopyranose 对荷瘤小鼠肿瘤生长及免疫功能的影响[J].中国药学杂志,2012,47(19):1542-1546.

[2] 李吉萍,朱冠华,袁野,等.板蓝根多糖体内抗肿瘤作用与免疫功能调节实验研究[J].天然产物研究与开发,2017,29(12):2010-2016.

重　楼

又名七叶一枝花、蚤休、草河车等。药用为百合科植物云南重楼 *Paris polyphylla* Smith var. *yunnanensis*(Franch.) Hand.-Mazz. 或七叶一枝花 *Paris polyphylla* Smith var. *Chinensis*(Franch.) Hara 的根茎。主产于我国长江流域及南方各省,其他各地亦有栽培。多生于山坡林下荫处、沟谷边的草地阴湿处。秋季采挖,除去须根,洗净,晒干或鲜品均可入药。

本品味苦,性寒;有小毒。功效:清热解毒,消肿止痛,抗癌抑癌。用于喉癌、肺癌、鼻咽癌、食管癌、脑肿瘤、肝癌、胃癌、淋巴癌、白血病、骨癌、膀胱癌、子宫颈癌、肠癌等多种恶性肿瘤,是最常用的抗癌中药之一。

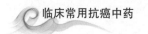

【现代研究】

本品主要活性成分为甾体皂苷类,其余还有植物蜕皮激素类、甾醇类、黄酮类等化学成分。皂苷类成分是重楼抗肿瘤活性的主要成分。

药理研究表明,重楼总皂苷对动物移植性肿瘤 S180、S37、EAC、LRS、L759 有杀伤作用,在体内外均能阻止瘤细胞形成 DNA、RNA;重楼提取物对肿瘤坏死因子的细胞毒活性具有非特异性的抑制作用,重楼甲醇提取物能抑制 RNA 癌瘤病毒逆转录酶,重楼皂苷 p2 在小鼠体内可增强自然杀伤细胞的活性,诱导干扰素的产生,进而增强机体的免疫力,发挥抗肿瘤的作用。进一步研究发现重楼皂苷 I 能抑制低氧条件下喉癌 Hep-2 细胞增殖,抑制作用可能与其下调 STAT-3 表达及抑制 STAT-3 的磷酸化有关。除抗肿瘤作用外,本品还有抗菌、抗病毒、消炎、止血、镇痛、免疫调节等作用。

【临床应用】

本品为喉癌、肺癌常用抗癌中药。临床应用多以复方、单味煎汁内服,亦有制成散剂、丸剂口服,制成针剂注射或捣烂外敷。常用剂量:煎汤内服 9～15 g,鲜品加倍;研末服 3～6 g。若用量过大可引起恶心、呕吐、腹泻等不良反应。

【选方】

(1)重楼二龙丸:重楼 200 g,地龙 200 g,壁虎 100 g。共研细末拌匀,以炼蜜调制成丸,每丸重约 3 g。每日服 3 次,每次 1 丸,口中徐徐食化。本法亦可制成胶囊,每粒约 0.5 g,每日 3 次,每次 4～6 粒,米汤或温开水送服。用于喉癌、食管癌。服药期间忌烟、酒、辛辣之品。

(2)重楼豆根饮:重楼 15 g,山豆根 12 g,金银花 15 g,金荞麦 30 g,玄参 15 g,黄芪 20 g,甘草 9 g。每日 1 剂,加水煎煮 2 次,合并滤液,分 2～3 次温服。用于喉癌。

(3)重楼守宫煎:重楼 15 g,守宫 1～2 条,桔梗 6 g,金银花 15 g,射干 9 g。每日 1 剂,加水煎煮两次,合并滤液,分 2～3 次温服。用于喉癌。

此外,本品还用于肺、脑、甲状腺、肝、胃、食管等恶性肿瘤。

重楼威灵煎:重楼、威灵仙各 20 g,金银花 30 g。每日 1 剂,加水煎煮 2 次,合并滤液,分 2～3 次温服。用于肺癌、鼻咽癌、胃癌等。忌烟、酒。

重楼紫草散:重楼、紫草根各 60 g,前胡 30 g。加水煎煮,滤过取汁,再浓缩煎至糖浆状流浸膏,冷却后待干燥研为细末,加入人工牛黄 9 g,和匀备用。每日服 3 次,每次 1.5 g,以温开水送下。用于肺癌。

重楼豆根丸:重楼、夏枯草、山豆根各 30 g。共研为细末,拌匀,以蜂蜜适量调制为丸,每丸重 3 g,每日服 3 次,每次 9 g,温开水送服。用于食管癌。

又法:重楼 12 g,炒大黄、木鳖子各 9 g,马牙硝 12 g,半夏 3 g。共研细末拌匀,以炼蜜调制成丸剂,每丸重 3 g。每次 1 丸,每日服 3～4 次,口中徐徐含化。用于食管癌。

重楼仙鹤煎:重楼 20 g,仙鹤草 30 g,藤梨根 60 g。每日 1 剂,加水煎煮 2 次,合并滤液,分 2～3 次温服。用于胃癌。忌烟酒及腌制品。

重楼南星煎：重楼20 g，天南星12 g，蜈蚣2～4条，炙甘草10 g。每日1剂，加水煎煮2次，合并滤液，分2～3次温服。用于脑部肿瘤。忌食辛辣、烟酒。

又法：重楼、苍耳草各12 g，远志肉4 g，石菖蒲6 g。每日1剂，加水煎煮2次，合并滤液，分2～3次温服；或重楼、威灵仙各30 g，木瓜9 g。每日1剂，加水煎煮2次，合并滤液，分2～3次温服，同时吞服三七粉3 g。用于脑部肿瘤。

重楼鳖甲煎：重楼20 g，生鳖甲（或炮山甲）15～20 g（先煎），黄药子15 g，夏枯草20 g。每日1剂，加水煎煮2次，合并滤液，分2～3次温服。用于甲状腺癌。

重楼石甲煎：重楼20～30 g，石打穿20 g，生鳖甲（或炮山甲片）15～30 g，茵陈30 g。每日1剂，加水煎煮2次，合并滤液，分2～3次温服。用于肝癌。忌烟酒及腌制品。

重楼白及糊：鲜重楼、鲜白及各适量（或各100 g）。洗净捣成糊，拌和外敷患处，每日换1次。用于肝癌疼痛。

重楼首乌泥：鲜重楼60 g，生何首乌240 g。放入石臼内捣烂如泥，敷于肿瘤上，盖上油纸。每日早、晚各换药1次。用于脂肪肉瘤。

重楼注射液：每日2次，每次2 mL，肌内注射。用于膀胱癌及其他肿瘤。

【按语】

重楼及其提取物具有多靶点抗肿瘤作用机制而成为临床常用抗癌药物，适用于多种恶性肿瘤的治疗，而且药源丰富，干品、鲜品均可入药。本品自古以来一直是治疗痈肿疮毒、咽喉肿痛、乳痈、蛇虫咬伤的良药。李时珍《本草纲目》论本品解毒消痈之功称赞有加，并以俗谚谓："重楼，深山是我家，痈疽如遇着，一似手拈拿。"《滇南本草》则概括："主治一切无名肿毒，攻各种疮毒痈疽。"重楼清热解毒，消肿抗炎之功效卓然可见，现代用其抗癌实取其有良好的解毒消肿之效用而进一步发挥之。

参考文献

[1] 祖琦,齐元富.齐元富教授运用重楼治疗肿瘤经验举隅[J].中国民族民间医药,2018,27(17)：75-76.

[2] 邓碧凡,廖敏,邱荣敏,等.重楼皂苷Ⅰ对低氧喉癌Hep-2细胞增殖和HIF-1α、VEGF表达的影响[J].安徽医科大学学报,2016,51(11)：1613-1616,1617.

[3] 王青,阚祖俊,罗斌,等.重楼皂苷Ⅰ对肺癌循环肿瘤细胞凋亡及周期的影响[J].上海中医药杂志,2017,51(5)：77-81.

第九章

食 管 癌

第一节　中西医治疗现状

　　食管癌（esophageal cancer）是常见的一种消化道癌肿，据 2015 年肿瘤登记数据显示，我国每年新发食管癌 24.6 万例，死亡 18.8 万例，位居肿瘤死亡原因第四位。我国作为全球食管癌高发地区之一，近年来，对高发区主要危险因素的预防控制以及食管癌筛查技术的有效开展，中国食管癌的发病率呈现下降趋势。食管癌的主要病理类型为食管鳞癌，少数是食管腺癌。按病理形态可分为早期食管癌、中、晚期食管癌。引起食管癌的病因较多，包括较多亚硝胺的摄入、生物因素、某些微量元素和维生素的缺乏、长期饮烈性酒、嗜好吸烟、食物过硬、过热、进食过快、炎症、创伤或口腔不洁、龋齿、遗传在内的较多因素。本病早期症状常不明显，仅在吞咽粗硬食物时有不同程度的不适感觉，包括哽噎感，胸骨后烧灼样、针刺样或牵拉摩擦样疼痛。中晚期症状表现为进行性吞咽困难，先是难咽干硬食物，继而只能进半流质、流质饮食，最后滴水难进、声音嘶哑、消瘦、胸痛、背痛、锁骨上淋巴结肿大等症状。辅助诊断的方法有食管吞钡 X 线双重对比造影、脱落细胞学检查、纤维食管镜检查、细胞角蛋白 19、鳞状上皮细胞癌抗原等实验室肿瘤相关指标检查。本病的西医治疗以手术治疗为主，辅以放疗、化疗及免疫治疗等综合手段。早期食管癌患者应考虑内镜治疗，对于可手术切除的食管癌可选择手术切除或术前新辅助放化疗。中、晚期食管癌患者则采用化疗与手术治疗相结合或与放疗、中医中药治疗相结合的综合治疗，可提高疗效、缓解症状。中西医结合治疗肿瘤可以发挥中医整体治疗优势和西医局部治疗优势，通过中医药的整体治疗提高患者免疫功能，加速术后康复，同时增强放化疗疗效，降低毒副作用，改善患者的生存质量，延长患者生存时间。

　　食管癌属中医学"噎膈""反胃"范畴。本病的病因为内、外因作用于机体所致。外因为邪毒蕴聚于经络、脏腑，内因为正气不足、阴阳不调、气血运行失常。正气虚弱，邪毒乘虚而入，蕴聚于经络、脏腑，导致气滞、血瘀、痰凝等病理变化而成食管癌。所以本病的病理特点为本虚标实。本病病位在食管，属胃气所主。除胃之外，又与肝、脾、肾都密切相关。中医认为本病发生由饮食不节、脾胃受损、情志失调、过度劳累所致,与年高肾衰、气血双损或先天禀赋也有一定关系。本病病因病机为忧思伤脾,脾伤则气结,气结则津液不得输布便聚而为痰,痰气交阻食管,渐生噎膈,或郁怒伤肝,肝郁气滞,血行不畅,血脉瘀阻,瘀痰互结,阻于食管,久瘀成积。嗜酒过度,嗜食辛酸燥热之品,燥伤津液,咽管干涩,痰热停留,内阻于食管而成噎膈之症。房劳过度,伤及肾阴,津伤血燥,痰热停留,久则痰瘀热阻于食管而成噎膈。在食管癌辨证上,主要是察其虚实。实者乃气、血、痰互结,阻塞谷道而出现的各种证候。虚者多因体质素虚或病程延久转虚而出现津液、气液亏耗的各种证候。根据本病的病因、病机和临床表现,辨证可分为痰气交阻、痰瘀凝结、热毒伤阴、脾气亏虚四型。治疗上注重权衡标本虚实,临床上常灵活选用理气化痰、消瘀散结之品。

食管癌的常用抗癌中药有:儿茶、天龙、冬凌草、乌梅、急性子、斑蝥、硇砂(详见第五章"硇砂"条)等。

参考文献

[1] 孙可欣,郑荣寿,张思维,等. 2015年中国分地区恶性肿瘤发病和死亡分析[J].中国肿瘤,2019,28(1):1-11.

[2] 刘洁,李立平,赵亚刚. 食管癌中医证型分布与中药治疗研究进展[J].中华中医药学刊,2017,35(7):1772-1774.

[3] 汪宇涵,张铭. 食管癌的中医证型特点研究进展[J].湖南中医杂志,2018,34(5):200-201.

第二节　常用抗癌中药

儿　茶

又名孩儿茶、儿茶膏等,药用为豆科植物儿茶 Acacia catechu(L. f.)Willd. 的去皮干枝加水煎熬制成的干燥膏块。儿茶原产于缅甸、印度、斯里兰卡等国,我国浙江、广东、广西、云南、海南等地均有栽培。一般在冬季采集枝干,剥去外皮,截成碎片,加水煎煮数小时后,过滤取汁,再浓煎至糖浆状,冷却后倒入准备好的特制模型中,晾干或烘干后即成儿茶膏;也可将浓缩至糖浆状的液体倒入洁净的木盘中,待冷却凝固后切成方块状,干燥后即可应用。

本品味苦、涩,性微寒;入肺、心经。功效:清肺化痰,止血生肌,收湿敛疮,抗癌抑癌。抗癌抑癌常用于食管癌、胃癌、肺癌、直肠癌、宫颈癌、骨癌、肝癌等的治疗。此外,本品是中医治疗急慢性肠炎、上消化道出血、肺结核咯血、痔疮出血及一切痈肿破烂不敛口等症的常用良药。

【现代研究】

本品主要含有儿茶素、山柰酚、儿茶酸、半乳糖等黄酮类及酚酸类和多聚糖类成分。

其中儿茶素、表儿茶素是其主要药理活性成分。

现代药理研究表明,本品具有较强的抗肿瘤活性,儿茶素可以下调人肝癌细胞 HepG2 细胞中 Bcl2 蛋白表达,上调 Bax 蛋白表达,促进 caspase‐3 活化,从而影响 HepG2 细胞的增殖和迁移,并诱导体外凋亡。20% 儿茶煎剂在体外即能杀死腹水癌细胞;对常见的致癌霉菌黄曲霉素 B1 的抑制率为 92%,对小梗囊胞菌素的抑制率则达 100%。此外,儿茶素还有预防癌症及抗心律失常、保护肝脏及止泻、止血和抗菌、抗病毒等作用。近代临床应用研究证实,本品对食管癌、肝癌、肺癌、胃癌、肠癌等多种恶性肿瘤有较好的治疗效果。

【临床应用】

本品为食管癌常用抗癌中药。临床应用多与他药配伍煎汁服、研末服,或制成丸剂、片剂口服;亦有研末调敷外用等。常用剂量:煎服 3～5 g,外用适量。

【选方】

(1) 儿茶慈菇膏:儿茶 3 g,红花、鸡血藤、山慈菇各 9 g,石菖蒲 3 g。加水煎汁,浓缩制成膏剂,每日 2 次,每次 25 mL。用于食管癌。

(2) 儿茶慈菇汤:儿茶 4.5 g,红花、石菖蒲、鸡血藤各 6 g,山慈菇 18 g。每日 1 剂,加水煎汁,分 2～3 次饮服。用于食管癌。

(3) 儿茶乌硼饮:儿茶 3 g,乌梅 6 g,硼砂(后下)1 g,甘草 6 g。每日 1～2 剂,加水煎汁,分 2～3 次饮服。用于食管癌、鼻咽癌。

(4) 儿茶乌梅丸:儿茶、乌梅、硼砂各 20 g,牙皂 12 g,威灵仙 30 g。五药共研成细末拌匀,以蜂蜜适量调制成丸剂,每丸重 1 g。每日服 3～5 次,每次 1 丸,口中含化服下。用于食管癌。

(5) 儿茶冬凌煎:儿茶(包煎)3～5 g,冬凌草 30 g,乌梅 15 g,壁虎 2 条,急性子 15 g,生白芍 15 g,白花蛇舌草 30 g。每日 1 剂,加水煎汁,分 2～3 次服。用于食管癌。

此外,本品还用于胃癌、肺癌、肝癌、宫颈癌、肠癌等。

儿茶白及汤:儿茶 5 g,白及 20～30 g,仙鹤草 30 g。每日 1 剂,加水煎汁,分 2～3 次服。用于胃癌、肺癌咳血。

儿茶梅莲煎:儿茶 3～5 g,乌梅 9 g,半枝莲 20 g,石见穿 20 g。加水煎汁,每日 1 剂,分 3 次服。用于肝癌。

儿茶薏仁散:儿茶末 1.5 g,薏苡仁(烘干研末)30 g,拌匀。每日 1 剂,分 2 次用温开水或米汤送下。本法适用于胃癌、肝癌、肠癌、宫颈癌等。尤其适宜于上述肿瘤手术或放、化疗后的辅助治疗。

儿茶菱角散:儿茶末 1.5 g,菱角(烘干研成细末)15 g。每日 1 剂,分 2 次以温开水或米汤送下。适用于淋巴肉瘤、胃癌、肠癌等。慢性乙型病毒性肝炎肝硬化、萎缩性胃炎癌变前期患者经常服食有一定的预防癌变作用。

儿茶干蟾散:儿茶、干蟾皮、延胡索各 0.5 g,云南白药 0.4 g。共研细末拌匀,每日 1

次,每次 1 g。1 星期后每次 1.2 g,2 星期后增至 1.4～1.5 g,3 星期为 1 个疗程。适用于胃癌。服后有恶心、呕吐,是中毒表现,应减少服药量,严重者停药,孕妇忌服。

儿茶散:儿茶末 0.5～1 g,用温开水或米汤送服,每日 1～2 次。本法既可用于肝癌、肺癌等的治疗,也适宜于慢性乙型病毒性肝炎、肝硬化患者,经常服用能起到一定的防止癌变的作用。

【按语】

儿茶之功《医学入门》谓其:"消血,治一切疮毒。"《本草正义》曰:"降火生津,消痰涎咳嗽,治口疮喉痹……吐血、衄血、便血。"而近代临床应用及实验研究证明,本品不但善疗咽喉肿痛、上消化道出血、肺结核咳血、急慢性肠炎等病,而且对食管癌、胃癌、肝癌、肠癌、肺癌等多种恶性肿瘤有较好的效果,如吉林市第一人民医院用儿茶配蟾蜍皮、延胡索制成片剂口服,治疗胃癌 100 例,有效率达 71%;吉林医学院附属医院肿瘤科以儿茶散为主配用乌梅、半枝莲煎服,治疗肝癌 25 例,有效率为 52%,等等。可以说,儿茶之抗癌效用是确切的。

参考文献

[1] 李杏翠,王洪庆,刘超,等. 儿茶化学成分研究[J]. 中医中药杂志,2015,35(11):1425-1427.

[2] 国家药典委员会. 中国药典[S]. 北京:中国医药科技出版社,2020:10.

[3] WU YJ, JIN J, HU SS, et al. Effects of catechin on human hepatocellular carcinoma cell line HepG2[J]. Chinese Pharmacological Bulletin,2010,26(2):598-602.

[4] 孟凡佳,刘磊,张文娓,等. 儿茶的研究进展[J]. 科学技术创新,2020,3(11):45-46.

壁　虎

又名天龙、守宫等,药用为壁虎科动物蹼趾壁虎 *Gekko subpalmatus* Güenther、多疣壁虎 *Gekko japonicus*(Dumeril et Biborn)或同属动物的干燥体。我国华东、华南、华北、东北等地区均有产。夏秋两季捕捉,捕后将完整壁虎除去内脏,擦净,用竹片撑开,使其全体扁平顺直,晒干或烘干。

本品味咸,性寒;有小毒;入心、肝经。功效:祛风定惊,解毒散结,抗癌抑癌。《四川中药志》记载本品:"破血积包块,治肿瘤。"目前常用于食管癌、胃癌、肝癌等消化道肿瘤以及淋巴癌、鼻咽癌、脑肿瘤、宫颈癌等的治疗。此外,本品是中医治疗中风、偏瘫、结核病之常用药。

【现代研究】

本品含环二肽类化合物、多种氨基酸(谷氨酸、精氨酸等)、多种微量元素(铁、钙、镁、锌等)、蛋白质等成分,并含有马蜂毒样的有毒物质。

现代药理研究表明,壁虎提取物对人食管癌 EC9706 细胞株增殖有抑制作用,其抑制作用可能通过上调 Bax 的表达,通过改变 Bax/Bcl-2 的比值而诱导细胞凋亡。壁虎粗多肽(GCP)体外对食管癌 KYSE450 细胞具有增殖抑制作用,其机制与 caspase 依赖性途径有关。壁虎多肽混合物(GPM)对人食管癌 EC109 细胞增殖并诱导其凋亡,其机制可能与 GPM 降低食管癌 EC109 细胞 Bcl-2 表达而增加 caspase-3 表达有关。此外,壁虎提取物 GEE 可抑制小鼠 H22 肝癌移植瘤的生长,其抗肿瘤作用机制可能与降低肿瘤组织血管生成相关因子 VEGF-A、MMP-2、P-ERK 的表达及降低微血管密度有关。壁虎提取物 GAE 能够诱导激素非依赖性前列腺癌 PC-3 细胞凋亡,其作用机制可能与死亡受体介导的信号通路有关。临床应用研究证实,本品对食管癌、肺癌、原发性肝癌、宫颈癌、淋巴癌等恶性肿瘤确有较好的疗效。

【临床应用】

本品为食管癌常用抗癌中药。临床应用以单味或复方煎服或研末、浸酒内服为主,亦有制成注射剂用。常用剂量:煎服 1~2 条;研末,每次 1~3 g;亦可浸酒或入丸、散。孕妇及阴虚血亏、津伤便秘者慎服。

【选方】

(1)天龙开道饮:天龙 2 条(或 20 g),急性子 15 g,冬凌草 30 g,炙甘草 9 g。每日 1 剂,加水煎汁,分 2~3 次饮服。用于食管癌。

(2)壁虎散:壁虎 500~1 000 g。焙干或烘干,研成粉末备用。每日服 2 次,每次 5 g,米饮汤或温开水送下。用于食管癌、淋巴癌。

又法:炙壁虎、炙蜈蚣各 50 g,研末拌匀。每日服 2 次,每次 5 g,用米汤或蜂蜜调服。用于食管癌。

(3)天龙粉:每日用壁虎 1~3 条与米适量炒至焦黄,研成细粉,分 2~3 次以少量黄酒调服。用于食管癌。据介绍,用本法治疗 4 例,结果临床症状均消失,有的癌灶亦消失。

(4)壁虎酒:活壁虎适量(15~20 条),浸于 60 度的粮食酒(1 000~2 000 mL)中,7~10 日即成。每日服 2 次,每次饮 10 mL。用于食管癌。

又法:活壁虎 5 条,白酒 500 g。用锡壶盛酒,将壁虎浸入白酒中,2 日后即可饮服。每日早、中、晚饭前 0.5 h 各服 10 mL,慢慢咽下。据介绍,本品治疗 10 余例食管癌全梗阻患者,除 1 例外,其余病例均在服此酒后 20 min 达到开通食管的效果。

又法:黄酒 1 000 mL,泽漆 100 g,壁虎、蟾皮、锡块各 50 g。将后四物装入消毒的容器内,再将黄酒全部加入,每小时搅动 2 次,注意密封。浸泡 7 日,滤出药渣,静置 2 日即可饮服。每日服 3 次,每次 25~50 mL,饭前 0.5 h 饮服。能进食后,每次再调服壁虎粉 2 g 及蟾皮粉 1 g。据报道,本酒疗效显著,有效率达 92%。

(5)壁虎酊:守宫 1 份,薏苡仁、奶母子、黄药子各 3 份(或守宫 50 g,薏苡仁、奶母子、黄药子各 150 g)。将四药用清水过滤以除泥沙,然后加入粮食制的曲酒,以浸至药面为度(或加四倍量的曲酒),密封于搪瓷桶内,浸泡半个月后即可饮服。用于食管癌。药物只能浸泡 1 次,饮完后,如还需饮用则按上述比例再重新配药浸泡。每日服 3 次,每次 15~

20 mL,于空腹或进餐时饮服为宜。每日最多不得超过 150 mL。据介绍,用该酒治疗 62 例中晚期食管癌,服用后均有一定程度的效果(肝功能不全者禁用)。

此外,本品还用于肝癌、乳腺癌、宫颈癌、淋巴肉瘤等多种恶性肿瘤。

天龙鳖甲煎:壁虎 1～2 条,炙鳖甲、山慈菇、白毛夏枯草、浙贝母各 20 g。每日 1 剂,加水煎汁,分 2～3 次服。本方亦可加甘草 10 g 同煎。用于淋巴肉瘤。

天龙蟾石汤:壁虎、干蟾皮 20 g,石见穿 30 g,藤梨根 60 g,半枝莲 20 g。每日 1 剂,加水煎汁,分 2～3 次服。用于原发性肝癌。

壁虎麝香散:壁虎数条,浸酒内(以粮食制曲酒为好),浸泡 24 h,取出,再用麻油浸泡 24 h,取出焙干,研成细末,加入麝香 0.09 g,拌匀,备用。每日服 2 次,每次 1 条量,温开水送服。用于宫颈癌。

壁虎油:壁虎 2 条,麻油适量。将壁虎浸入麻油内,2 个月后即成。每日用洁净鸡毛或棉球蘸壁虎油涂患处。用于乳腺癌。

壁虎蟾皮丸:炙壁虎、干蟾皮、炙鳖甲各 100 g,䗪虫、沉香各 50 g。共研细末,拌匀,以蜂蜜适量调制成丸,每丸重 3 g。每日服 2 次,每次 2 丸,温开水送下。如服后口舌有麻木感,可用甘草 9 g,煎汤服。用于肝癌。

壁虎蛋:壁虎 1 条,生鸡蛋 1 个。将鸡蛋打开一小孔,放入壁虎,用草纸包好,外用泥裹,置炭火上炙焦,研末(此为 1 日的用量)。每日 1 剂,开水送服。用于多种恶性肿瘤。

【按语】

壁虎属"以毒攻毒"类抗癌中药。其祛风解毒,散结抑癌作用较强,是中医临床治疗食管癌、淋巴肉瘤、肝癌等的常用药,尤其在民间较为广泛地作为单方、偏方治癌。从近十年来各地临床应用研究的资料显示,本品确有较好的治癌效果。如有人报道单用本品研末治疗食管癌 4 例全部有效;宋洪思等人用复方壁虎酒治疗食管癌共 42 例,总有效率达 92.96%;骆和生等用壁虎复方制剂治疗原发性肝癌 48 例,总有效率为 54%;治疗肺癌 27 例,总有效率为 62.9%;用天龙粉治疗宫颈癌 17 例,总有效率为 64.7%。可见其疗效是肯定的。本品虽有一定的毒性,但只要每日用量不超过 6 g,一般无明显毒副作用。

参考文献

[1]李雯,王国才,张晓琦,等.中药壁虎化学成分研究[J].中国中药杂志,2010,35(18):2412-2415.

[2]王晓兰,王建刚,宋佳玉,等.壁虎醇提物对人食管癌细胞 EC9706 增殖及凋亡蛋白表达的影响[J].时珍国医国药,2010,21(4):887-889.

[3]郭梦丽,段泠昕,刘玲,等.壁虎粗多肽诱导食管癌 KYSE450 细胞凋亡机制研究[J].中国临床药理学杂志,2017,33(24):2606-2609.

[4]徐新丽,王建刚,李瑞芳,等.壁虎多肽混合物对人食管癌 EC109 细胞生长的抑制作用[J].中国临床药理学杂志,2013,29(8):602-604.

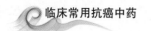

冬 凌 草

又名冰凌草、冰凌花、破血丹等。药用为唇形科植物碎米桠 *Rabdosia rubescens* (Hemsl.)Hara 的干燥地上部分。主产于河南及黄河流域以南省区,生于山坡、沟边、灌木丛及林地等处。夏、秋两季茎叶茂盛时采割,以花前期采集的抗癌效果为佳,晒干备用。

本品味甘、苦,性寒;入肺、胃、肝经。功效:清热解毒,活血止痛,抗癌抑癌。常用于食管癌、贲门癌、胃癌、肝癌、乳腺癌等气、血、痰瘀互结郁热证之肿瘤。此外,本品是治疗慢性咽喉炎的良药。

【现代研究】

冬凌草主要含有二萜类、单萜类及挥发油类、生物碱及黄酮类等化合物。冬凌草甲素、冬凌草乙素是其抗癌的有效成分。近年来,对冬凌草抗肿瘤化学成分研究取得一定新的进展。欧阳思露等通过 String 数据库构建冬凌草治疗癌症的靶点相互作用的网络分析,筛选出与癌症相关靶点 51 个及活性成分 22 个,分别是 α-柠檬烯、β-蒎烯、D-柠檬烯及甲基异茜草素。冬凌草中提取的新型二萜类化合物 Jaridon 6 具有抗食管癌的功效。

现代药理研究表明,本品具有良好的广谱抗癌效用,无论是冬凌草煎剂或提取物制剂对多种肿瘤细胞均有显著的抑制作用。实验显示,冬凌草水及醇提取物对食管癌细胞株 109 细胞株有明显细胞毒作用。其机制可能与破坏细胞微管结构、G_2/M 期细胞周期阻滞及诱导细胞凋亡有关。本品口服或注射,对肝癌、艾氏腹水癌、乳腺癌和肉瘤(S180)、网织细胞肉瘤 Hela 细胞等均有明显抗肿瘤作用,其中以冬凌草腹腔注射;不但对艾氏腹水癌、肝瘤及肉瘤(S180)腹水癌等有明显的抗癌作用,而且还能延长动物生存期。此外,本品对食管癌前病变有明显的抑制作用,与化学抗癌药品配用有协同杀癌作用等。临床应用研究证实,本品对食管癌、贲门癌等恶性肿瘤确有较好的治疗效果。

【临床应用】

本品为食管癌常用抗癌中药。日常应用以单味、复方煎服或制成糖浆、片剂内服,或提取有效成分制成注射剂。常用剂量:煎服干品 30~60 g,鲜品加倍。

【选方】

(1) 冬凌草茶:冬凌草 30~60 g(鲜品加倍)。每日 1 剂,加水煎汁,代茶饮。连服 2~3 个月为 1 个疗程。用于食管癌、食管上皮增生、贲门癌、胃癌、肝癌等。

又法:冬凌草、威灵仙、石见穿各 30 g。每日 1 剂,加水煎汁,分 3 次服。适应证同上。

(2) 冬凌草片:冬凌草 1 000~1 500 g。洗净,加水煎 2~3 次,每次煎煮 2 h,过滤取汁;合并滤汁,再煎,浓缩成稠糊状,加入 1 倍量淀粉,搅匀,烘干,粉碎后过 120 目筛,制成颗粒,压成片剂,每片重 0.5 g,内含药量相当于冬凌草生药 5 g。每日服 3 次,每次 3~5 片。用于食管癌、食管癌前病变、食管上皮增生、胃癌、肝癌。

(3) 冬凌草糖浆:冬凌草 3 000 g。洗净,加水浸过药面,加热煎煮 90 min 左右,滤取头汁;加水再煎 1 h,滤取 2 汁;合并两次滤汁,加白砂糖适量,再煎,浓缩至约 1 500 mL,即成。每日服 3 次,每次 30 mL,连服 1 个月为 1 个疗程。用于食管癌、贲门癌、胃癌、肝癌等。

此外,本品还用于喉癌、鼻咽癌、肝癌、胃癌、乳腺癌等。

冬凌豆根茶:冬凌草、野荞麦根各 30 g,山豆根 15～20 g。每日 1 剂,加水煎汁,代茶饮。用于喉癌、声带息肉、鼻咽癌。

冬凌海螺煎:冬凌草、山海螺、鱼腥草各 30 g(咳血或痰中带血者,加仙鹤草 30 g,花蕊石 20 g)。每日 1 剂,加水煎汁,分 3 次服。用于肺癌。

冬凌石斛饮:冬凌草 30～50 g,石见穿 20～30 g,藤梨根 50～80 g,鲜石斛 30 g。每日 1 剂,加水煎汁,分 2～3 次服。用于肝癌、胃癌。

冬凌蛇舌汤:冬凌草、天冬各 30～50 g,山慈菇 15 g,白花蛇舌草 30 g。每日 1 剂,加水煎汁,分 3 次服。用于乳腺癌。

【按语】

冬凌草是我国近代发现的一味具有良好抗癌实用价值的植物药。多用于消化系统肿瘤,尤其对食管癌的预防与治疗有良好的效果。此外,对贲门癌、肝癌、胃癌、乳腺癌等亦有不同程度的疗效。如河南医学院用冬凌草糖浆(或片剂)和冬凌草素治疗食管癌早期患者近百例,3 年生存率达 96%,并均能保持正常劳动能力;治疗中、晚期食管癌有效率为 36%。河南省冬凌草研究协作组以本品治疗贲门癌 25 例,有效率为 40%。此外,据有关临床资料表明,用本品治疗胃癌、肠癌、肝癌、乳腺癌等多种中、晚期恶性肿瘤,有效率在 30%～50%。可见冬凌草确有良好的抗癌效用,值得推广应用。

参考文献

[1] 刘军楼,金妙文.冬凌草甲素抗消化系肿瘤的研究进展[J].中国民族民间医药,2015(1):26-28.

[2] 欧阳思露,杨柱,龙奉玺,等.基于网络药理学探讨冬凌草抗癌的活性成分及作用机制[J].中华中医药学刊,2020,12(38):236-240.

[3] FU L, WANG YQ, HAN BK, et al. Gene expression profiling and pathway network analysis of anti-tumor activity by Jaridon 6 in esophageal cancer[J]. European Journal of Pharmacology,2017(815):478-486.

[4] 方莉,王赛琪,陈雪梅,等.冬凌草活性成分 KY3 对食管癌 EC109 细胞增殖的抑制作用[J].2017,1(52):1-4.

乌　　梅

又名梅实、杏梅、熏梅等,药用为蔷薇科植物乌梅 Prunus mume(Sieb.)Sieb. et Zuce. 的近成熟果实。主产于浙江、福建、四川等地。5 月立夏前后果实呈青黄色时采摘,低温烘干后闷至色变黑即成。

本品味酸,性平;入肝、脾、肺、大肠经。功效:敛肺止咳,涩肠止泻,生津安蛔、抗肿瘤。抗癌抑癌用于食管癌、鼻咽癌、皮肤癌、胃癌、肠癌、阴茎癌、宫颈癌等。此外,本品是中医治疗久咳、慢性腹泻、蛔虫症、消渴等的良药。

【现代研究】

本品主要含挥发性成分、黄酮类和多种氨基酸、酯类、有机酸及碳水化合物、谷甾醇等人体所需的营养成分。黄酮类、齐墩果酸和熊果酸可能是乌梅抗肿瘤作用的活性成分。

现代药理研究表明,乌梅具有抗氧化、抗菌、抗病毒、抗肿瘤、抗过敏、抗惊厥、抗氧化、解毒、镇咳等作用。乌梅及其相关复方可以从抑制癌前病变、调节基因的表达、影响蛋白的活性及信号通路的表达、抑制肿瘤细胞的增殖转移、促进肿瘤细胞的凋亡等多方面发挥抗肿瘤作用。乌梅提取物 MK615 对体外结肠癌细胞、体外乳腺癌细胞和肝癌细胞、恶性黑色素瘤有抑制生长的作用;乌梅复方能显著诱导人结肠癌 HT29 细胞凋亡、抑制小鼠移植性肝癌 H22 实体瘤生长。临床应用研究证实,本品对食管癌及宫颈癌、皮肤癌等恶性肿瘤有较好的治疗效果。

【临床应用】

本品为食管癌常用抗癌中药。临床应用以复方煎服或制成糖浆、丸剂、研末内服,也有研末外敷。常用剂量:煎服,6～15 g;或入丸、散。外用:煅研干撒或调敷。

【选方】

(1) 梅莲饮:乌梅、半枝莲各 100 g。半枝莲加水 1 000 mL,煎煮成 750 mL,过滤取汁;乌梅放入 1 500 mL 水中浸泡 24 h,再煮沸 30 min,去渣,浓缩成 500 mL,倒入半枝莲汁中即成。每日服 3 次,每次服 50 mL。用于食管癌、胃癌等。

(2) 乌硼茶:乌梅 15 g,石见穿 20 g,硼砂 1.5 g。每日 1 剂,煎汁,代茶饮服。用于食管癌、胃癌。

(3) 乌硼丸:乌梅(去核)85 g,硼砂 15 g。梅肉捣烂,硼砂研末,拌匀制成丸,每丸重 3 g。每日服 2～3 次,每次 1 丸,含化饮服。用于食管癌。

(4) 乌梅凤仙丸:乌梅肉 60 g,急性子 30 g,硼砂 10 g。共研细末,拌匀制成丸剂,每丸重 3 g。每日服 2～3 次,每次 1 丸,含化服。用于食管癌。

(5) 乌梅冬凌汤:乌梅 15 g,冬凌草 30 g,急性子 20 g,儿茶(包煎)4 g,香茶菜 30 g,天龙 2 条,甘草 9 g。每日 1 剂,加水煎汁,分 2～3 次服。用于食管癌。

此外,本品还用于阴茎癌、宫颈癌、皮肤癌、大肠癌等恶性肿瘤。

乌梅卤汁:乌梅 27 个,卤水 1 000 mL。同在砂锅或搪瓷缸内煮沸后以小火续煮 20 min,放置 24 h,过滤取汁用。每日服 6 次,于早、中、晚饭前和饭后各服 1 次,每次服 3 mL。亦可同时用该药水擦涂患处。服本药期间,禁食红糖、白酒及辛辣之品。用于阴茎癌、宫颈癌、皮肤癌。

乌梅轻粉散:乌梅 50 g,熟地 10 g(二味均煅或焙成炭),轻粉 3 g。共研细末,拌匀。

均匀撒在肿瘤表面。用于头部鳞状上皮细胞癌。

梅茶灌肠汁：乌梅 30 g，绿茶 15 g，甘草 10 g。加水煎煮 30 min 左右，取药汁 100 mL，保留灌肠，每日 1 次。适用于大肠癌。

乌梅果酱：取新鲜乌梅果肉适量，捣成糊或用水果榨汁机绞成泥状，制成果酱。每日服 2～3 次，每次服 1 匙，可长期服用。用于各种癌症。

【按语】

乌梅本是治疗久咳、久泻、消渴、蛔虫症之良药，用于抗癌则归功于近代医药学家的临床与实验研究之发现。从近年来的有关资料证实，本品对食管癌、皮肤癌、宫颈癌等恶性肿瘤确有较好的疗效，如辽宁铁岭地区医院以本品配降香等中药煎服，治疗食管癌梗阻 26 例，有效率达 85%。本品食药二用，无毒副作用，适宜于各类癌症，尤其是食管癌、胃癌、子宫癌等。

参考文献

[1] 邹玺，王瑞平，吴坚，等.复方乌梅散对 H22 荷瘤小鼠的抑瘤作用和生存期影响的研究[J].辽宁中医杂志，2012，39(8)：1483-1485.

[2] 弓树德，施义.国医大师周仲瑛运用乌梅丸治疗食管癌化疗所致寒热错杂型腹泻经验浅析[J].浙江中医药大学学报，2018，42(4)：287-289.

[3] 王萍，杨海燕.厥阴病主方乌梅丸论治恶性肿瘤的研究现状[J].中医药信息，2020，37(3)：112-115.

急　性　子

又名凤仙花子。药用为凤仙花科植物凤仙花 *Impatiens balsamina* L. 的干燥成熟种子。全国各地均有产。夏、秋季果实即将成熟时采收，晒干，除去果皮和杂质。

本品味微苦、辛，性温；有小毒；入肺、肝经。功效：破血散瘀，软坚消积，抗癌抑癌。抗癌常用于食管癌、胃癌、宫颈癌、淋巴肉瘤、肝癌等。此外，本品是中医治疗噎膈、闭经、风湿痹痛、疮痈、鱼骨鲠喉的常用药。

【现代研究】

本品主要化学成分包括脂肪油、萘醌类、黄酮类、皂苷类、多肽及蛋白质类、多糖类、挥发油、微量元素等。其中脂肪油、黄酮类、皂苷类、萘醌类是其主要药理物质基础。

药理研究表明，本品提取分离到的化合物对人肺癌 A549 细胞具有抑制作用，且呈时间剂量相关。其黄酮类成分槲皮素可以抑制人食管癌 Eca-109 细胞的增殖、侵袭、迁移及血管新生，促进凋亡，诱导癌细胞自噬以加强抗增殖作用，并可通过抑制 NF-κB 增强化疗疗效。临床应用研究证实，凤仙花和子对食管癌等恶性肿瘤有较好的治疗效果。

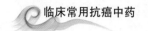

【临床应用】

本品为食管癌常用抗癌中药。临床应用以单味、复方研末或煎汁内服,亦有制成丸剂服用。常用剂量:煎汁服,一般 9～15 g;研末服,1.5 g。孕妇忌服。

【选方】

(1) 克食管癌汤:急性子、石见穿各 20 g,藤梨根 60 g,石斛 30 g。每日 1 剂,加水煎汁,分 3～5 次服。用于食管癌。

(2) 凤仙吉利丸:急性子 50 g,农吉利 30 g。共研细末,拌匀,以适量蜂蜜或米糊调制成丸,每丸重 3～5 g。每日服 2 次,每次 1～2 丸,含化,温开水送下。用于食管癌。

(3) 二子煎:急性子、黄药子、鬼针草各 30 g,朱砂根 15 g。每日 1 剂,加水煎汁,分 2～3 次服。用于食管癌。肝功能不佳者禁服。

(4) 凤仙冬凌茶:急性子、冬凌草各 20～30 g。每日 1 剂,加水煎汁,代茶饮服。用于食管癌、胃癌。

又法:急性子、威灵仙各 20 g,藤梨根 60 g。每日 1 剂,加水煎汁,分 3 次服。用于食管癌、胃癌。

(5) 凤仙花散:凤仙花(晒干)60 g,研为细末。每日服 2～3 次,每次 1 g,以酒或温开水送下。本方亦可制成胶囊,每粒 0.5 g,每日服 2～3 次,每次 2～3 粒,以温开水或酒送下。用于食管癌。

又法:以上药末,用炼蜜或米糊适量调制成丸剂,每丸重约 1.5 g。每日 2 次,每次 1 丸,温开水或黄酒送服。

(6) 凤仙花子丸:凤仙花子 30 g,用白酒浸三昼夜,取出晒干,研为细末。以酒或炼蜜适量调制成丸,如绿豆大(每丸重约 0.2 g)。每日 2 次,每次 3～5 丸,用温酒或温开水送下。用于食管癌、贲门癌、胃癌梗阻、噎食。

(7) 凤急熊胆散:急性子 20 g,熊胆 2.1 g,月石 1.5 g,人爪甲 1.5 g。研为细末,拌匀分成 6 包,每包加冰糖 60 g。每日服 2 次,每次 1 包,以沸开水冲泡,饮服。用于食管癌、贲门癌、胃癌梗阻、噎食。

(8) 凤仙二石丸:急性子、浮海石、煅花蕊石各 9 g,海螵蛸 30 g,煅赭石 6 g。共研细末,掺少许面粉,以适量温开水调和为丸,如绿豆大。每次服 16 丸,温开水送下,每日早、晚饭前各服 1 次。用于食管癌、贲门癌、胃癌梗阻、噎食。

此外,本品还用于肝癌、宫颈癌等。

凤仙石蟾汤:凤仙花子、石见穿各 20 g,干蟾皮 15 g。每日 1 剂,加水煎汁,分 2～3 次饮服(可加甘草 10 g 同煎)。适用于肝癌。

又法:急性子、生鳖甲、石见穿各 20 g,黄芪 30 g。每日 1 剂,加水煎汁,分 2 次饮服。用于肝癌中、晚期。

凤仙紫草煎:急性子、紫草、半枝莲各 20 g。每日 1 剂,加水煎汁,分 2～3 次饮服。用于宫颈癌。

【按语】

凤仙花子专于活血破瘀,软坚散积,属软坚散积类抗癌中药。《本草正义》谓其"治外疡坚块……极能软坚消肿。"《本草再新》:"治诸恶疮,败一切火毒。"现代医家取其软坚消肿之功力,而用以治疗食管癌、胃癌等恶性肿瘤,多能获得较好的效果。如有报道以本品配木鳖子、威灵仙的复方煎剂治疗食管癌梗阻,缓解率为70%;上海中医药大学附属医院用本方配蜣螂虫等,治疗食管癌69例,有效率为30.43%。同时急性子,是治疗经闭、积块、噎膈和外疡坚肿的良药。

参考文献

[1] 方坤,刘金成,呼晓,等.槲皮素诱导人食管癌Eca-109细胞发生自噬及其作用的研究[J].哈尔滨医科大学学报,2016,50(6):484-487.

[2] 廖应英,孙泽群,李彩丽,等.槲皮素对人食管癌Eca109细胞增殖与凋亡的影响[J].现代医药卫生,2015,31(10):1458-1460.

[3] 程孟祺,胡佳奇,赵雨薇,等.基于网络药理学的威灵仙-急性子药对治疗食管癌的机制研究[J].海南医学院学报,2021,27(1):52-60.

斑　蝥

又名芫菁、花壳虫、黄豆虫等,药用为芫菁科昆虫南方大斑蝥 *Mylabris phalerata* Pallas 或黄黑小斑蝥 *Mylabris cichorii* Linnaeus 的干燥全体及其提取物。主产于河南、广东、安徽、江苏、湖南、贵州等地。夏、秋季捕捉,闷死或烫死,晒干备用。

本品味辛,性热;有毒;入肝、胃、肾经。功效:破血逐瘀,散结消癥,攻毒蚀疮,抗癌抑癌。用于食管癌、肝癌、胃癌、肠癌、乳腺癌、皮肤癌等。此外,中医临床用本品治疗风湿痛、神经痛、肝炎等。

【现代研究】

本品主要含有斑蝥素、多种微量元素、脂肪、树脂、蚁酸等化学成分。其抗癌有效成分为斑蝥素。近年来,我国半合成3-羟基斑蝥胺(Ⅱ)及甲基斑蝥胺(Ⅲ),系斑蝥素的羟基(或甲基)酰亚胺衍生物,其治疗指数高于斑蝥素而毒性却大大小于斑蝥素(仅为1/500)。

现代药理研究表明,本品有较好的抗癌效用。其所含的斑蝥素及多种有效成分对结肠癌细胞HCT-116、人肝癌细胞HepG2、人胃癌细胞BGC-823、人非小细胞肺癌细胞NCI-H1650、人卵巢癌细胞A2780表现明显的抑制作用,具有较强的抗肿瘤活性。斑蝥素低浓度时即可抑制肝癌细胞HepG2增殖,且当浓度大于5 μmol/L时具有促肝癌细胞凋亡作用。斑蝥素酸镁是斑蝥素的主要衍生物之一,同样具有显著抗肝癌作用,且更易于人体吸收。其作用机制为阻滞肝癌细胞分裂,并可抑制细胞中ERK1/2磷酸化,降低细胞线粒体膜电位,促进 cyt‐C 蛋白表达,继而活化 caspase‐3 蛋白,最终诱导细胞凋亡。研究还发现,斑蝥素及其衍生物抗肿瘤作用广泛,具有抗膀胱癌、胰腺癌、肺癌、喉癌及胃癌等其他多种恶性肿瘤作用。现阶段,以斑蝥为基础开发的中成药,如斑蝥素胶囊、斑蝥素糖衣片,甲基斑蝥胺针剂,去甲斑蝥素,斑蝥酸钠注射液、羟基斑蝥胺等,已广泛应用于多种肿瘤的临床治疗。临床应用表明多种含斑蝥素中成药对食管癌、原发性肝癌、非小细胞肺癌、乳腺癌、肺癌、胃癌、鼻咽癌、结肠癌等疗效显著。此外,本品有明显的抗病毒、抗真菌等作用。

【临床应用】

本品为食管癌常用抗癌中药。临床应用以单味或复方研末服为主,亦有与鸡蛋炖服或提取有效成分制成胶囊或注射液用。常用剂量:内服 0.03～0.06 g,炮制后多入丸散用。外用适量,研末或浸酒醋,或制油膏涂敷患处,不宜大面积用。

【选方】

(1) 斑蝥抗癌糖丸:斑蝥、红娘子各 7.5 g,蜈蚣 3 g,乌梅、山豆根各 45 g,白糖 1 250 g,红枣肉 500 g。上药共研末,拌匀,制成糖丸,每粒重 6 g。每日服 3 次,每次 6 g,口中含化咽下。用于食管癌、胃癌。

(2) 斑蝥蛋 A:斑蝥 1 只(去头、足、翅、绒毛),鸡蛋 1 只。将鸡蛋上端敲开一小孔,塞入斑蝥,置锅中隔水蒸约 0.5 h,取出斑蝥,分作 3 块吞服,鸡蛋亦可分成小块同服每日 1 次,每次 1 只。用于食管癌。

(3) 羟基斑蝥胺注射液:静脉注射,每次 80～160 mg,加入 25% 葡萄糖注射液 20 mL 中推注,或加入 5% 葡萄糖注射液中滴注,每日或隔日 1 次,或根据医嘱用药。用于食管癌、肝癌、胃癌。

(4) 斑蝥煨红枣:斑蝥 1 只(去头、翅),大枣 1 枚(去核)。将斑蝥纳入大枣内,煨熟,去斑蝥,空腹服枣,白开水送下,每日服 1～2 次。用于食管癌、胃癌伴反胃呕吐。

此外,本品还用于肝癌、鼻咽癌、胃癌、乳腺癌、膀胱癌、宫颈癌等。

斑蝥健肝粉:斑蝥、陈皮各 500 g,糯米 5 000 g(亦可斑蝥 50 个,陈皮 50 g,糯米 500 g)。先将糯米淘干净,沥干,加入斑蝥后在锅内用微火炒至焦黄,拣去斑蝥,研碎糯米;另将陈皮研粉,与糯米粉混合均匀,即成。开始用量每次服 10～15 g,每日 3 次,维持量每次 5～6 g,每日 3 次。均于饭后温开水冲服。用于肝癌。本法服用后可有小便刺激痛及轻度腹痛,停药数日即可自愈。

又法:斑蝥 1 g,䗪虫、丹参各 9 g,六一散 30 g。共研细末,拌匀,每日服 3 次,每次 0.6 g,温开水送下。

斑蝥油、膏:① 斑蝥(去头、足、翅)1～3 只,糯米 3 g(炒黄),麻油 30 g,冰片 0.5 g,麝香 0.15 g,放入瓶中,盖严浸泡 1 个月,即成斑蝥油。② 药物同前,共研细末,加少量凡士林调制成膏,即为斑蝥膏。用法:将斑蝥油涂于鼻咽部,斑蝥膏敷于鼻腔。同时可配服板蓝根、山豆根、土茯苓各 15 g,牡丹皮 10 g,羚羊角 15 g 等的煎汁。用于鼻腔恶性肉芽肿。

斑蝥蛋 B：斑蝥 1 只(去翅)，鸡蛋 1 个。在鸡蛋上方敲一个小口，将去翅斑蝥装入鸡蛋内，用纸封上，煮熟或蒸熟，每日服食 1 个。2 日后如反应不大，将量增加 1 倍，每日早、晚各服 1 次。用于胃癌。

斑蝥蛋 C：斑蝥 3 只，鲜红皮鸡蛋 1 个。鸡蛋开 1 小口，纳入斑蝥，外用纸包好，置蒸笼内或锅内蒸熟后，去斑蝥，吃鸡蛋，每日 1 个。用于乳腺癌。

斑蝥蛋 D：斑蝥 1～2 只，鸡蛋 1 个(顶上开一小口)。将斑蝥(去头、足、翅)塞入鸡蛋内，用纸包好，隔水蒸熟，不吃斑蝥，只吃蛋，每日 1 个。用于肝癌、胃癌及膀胱癌。

斑蝥蛋 E：斑蝥 2 只(去头、足)，鸡蛋 1 个(开一小口)。将斑蝥塞入鸡蛋内，文火蒸熟，去斑蝥吃鸡蛋。每日食 2 个，连服 5 日，休息 5 日再服。用于宫颈癌。

【按语】

斑蝥是一味应用较广的以毒攻毒类抗癌中药，可治疗食管癌、肝癌、胃癌、乳腺癌等多种恶性肿瘤。近 50 年来，我国民间及各地有关医院时有用斑蝥治疗食管癌、肝癌、胃癌等取得较好疗效的报道，并于 20 世纪 70 年代初成立了全国斑蝥协作组，对斑蝥及其制剂的抗癌效用从药理实验和临床应用等方面作了较为系统的研究。从全国斑蝥喜树抗癌协作会议有关资料及各地医院应用斑蝥抗癌的相关资料来看，斑蝥及其制剂(如斑蝥蒸蛋、斑蝥素片、羟基斑蝥胺注射液、去甲斑蝥素等)对食管癌、肝癌、胃癌等确有较好疗效。据报道，本品对原发性肝癌的有效率为 54%～60%，并可改善症状，延长生存时间，部分患者肿块变小，有的则治愈。此外，对肺癌、乳腺癌、结肠癌等亦有一定的疗效。

由于本品有毒，过量则会出现尿闭、尿痛、尿血、腹痛、腹泻等泌尿道和消化道的刺激症状，个别患者可出现阵发性心动过速等，反应程度随用量大小而异，且有明显的个体差异，因此内服需严格掌握用量与用法。若出现上述一般中毒反应，可用生绿豆 30 g，生甘草 9 g 煎汤服。孕妇及心、肾功能不全者禁用。根据临床应用，一般服斑蝥蛋毒副作用小，而且斑蝥塞入鸡蛋后，最好过 30～50 min 后再蒸煮。若服斑蝥片或胶囊等，最好与炒面同食较好，可减少副作用。可以说，只要掌握用量与用法，斑蝥的抗癌效用是较好的。

参考文献

[1] 曾瑶波,刘晓玲,李创军,等.斑蝥化学成分及体外抗肿瘤活性研究[J].中国中药杂志,2016,41(5)：859-863.

[2] 白学章,白华.复方斑蝥注射液在老年食管癌放疗中的疗效[J].四川中医,2007,25(11)：50-51.

[3] 张伟.复方斑蝥胶囊联合放化疗治疗晚期食管癌的疗效观察[J].中国保健营养,2017,27(11)：292.

第十章

胃　癌

❦❧

第一节　中西医治疗现状

　　胃癌(gastric cancer)是常见的恶性肿瘤之一。95％的胃部恶性肿瘤为腺癌(乳头状腺癌、管状腺癌、低分化腺癌、黏液腺癌)，其他包括印戒细胞癌、腺鳞癌、鳞癌、类癌、平滑肌肉瘤、胃间质细胞肉瘤、淋巴瘤等。早期胃癌多无明显症状，最常见为上腹部隐痛、泛酸、嗳气、食欲不振等症状。因此出现上述症状或症状加重及消瘦、乏力、呕吐、大便发黑等状况时应及时就诊，做到早诊断、早治疗，以提高胃癌的治愈率。胃癌发病率具有地域性，近十年发病率呈下降趋势，胃癌的发生与感染幽门螺旋杆菌、患胃的癌前病变及癌前疾病(慢性萎缩性胃炎、胃溃疡、胃息肉等)及环境与不良饮食习惯、职业特性、家族遗传史等因素密切相关。对于高危地区、高危人群应每 6～12 个月做一次幽门螺杆菌、内镜检查。目前确诊胃癌最主要的检查手段有内镜检查及病理、X 线钡餐造影、腹部 B 超和腹部盆腔 CT 及包括 CEA、CA - 199、CA50、粪便隐血试验、生化、血常规的实验室检查等。胃癌根据病期的不同，分为早期和进展期。早期胃癌的治疗可行内镜下黏膜剥离术(ESD)和内镜下黏膜切除术(EMR)；进展期患者需要以手术治疗为主，辅以围手术期的多学科综合治疗：手术治疗、化疗、放疗和生物靶向治疗。手术分根治手术和姑息性手术，根治手术是主要治疗手段，而姑息手术用于癌肿广泛浸润并转移、不能完全切除者；单药或联合应用氟尿嘧啶、铂类、蒽环类、紫杉类药物及伊立替康的化疗方式可在术前或术后降低胃癌肿瘤分期、手术风险及复发率；放疗可用于准备手术切除或有切除可能的局部晚期以及术后无远处转移、有残留病灶的患者或因高龄或心肺功能差不能耐受手术者的根治性治疗。不可切除或姑息性切除患者，放、化疗可作为胃癌姑息治疗手段，以控制局部病变、缓解疼痛等临床症状。靶向治疗常用的药物有曲妥珠单抗(赫赛汀)，适用于 HER2 阳性患者，在化疗的基础上合用。阿帕替尼单药可作为晚期胃癌的三线治疗。近年来晚期胃癌在药物治疗进展方面发展迅速，从单纯化疗逐步转变为免疫治疗、靶向药物治疗，多项最新治疗方案均显示了良好的治疗效果。而中医药的全程参与更有利于改善患者生活质量,有利于提高胃癌患者的 5 年生存期。

本病在中医学属"胃脘痛""癥瘕""积聚""伏梁""胃反""噎膈"等范畴,现代中医认为,内、外两种因素引起胃癌的发病,其外因是饮食不节,嗜好辛辣、烟酒,情志失调,感受外邪等;其内因主要为脾胃虚弱,痰湿内生,肝气郁结,气机不畅,血行无力,致气滞、痰凝、血瘀;内外结合而生积块。因此本病病机本质上为本虚标实,本虚则以脾虚为主,标实则以热毒、血瘀、痰凝、气滞等为主。辨证分型大致可归结为脾胃气虚、肝胃不和、胃热阴伤、痰湿凝结、瘀毒内阻、脾胃虚寒、气血亏虚等几种证型,其中以肝胃不和、痰湿凝结、瘀毒内阻占比例较多。中药通过提高机体免疫功能抑制胃癌细胞的分裂增殖,抑制胃癌血管新生,抑制癌细胞的浸润转移,诱导肿瘤细胞凋亡,多靶点、多途径、多层次,由多种机制协同作用而防止胃癌患者肿瘤扩散、转移。

胃癌常用抗癌中药有:儿茶、米糠、香茶菜、菱角、薏苡仁、蒲公英、藤梨根、槲寄生、八角莲等。

参考文献

[1] 周祺. 胃癌的中医治疗进展[J]. 湖北中医杂志,2015,08:71 - 73.

第二节 常用抗癌中药

儿 茶

本品别名、基原、产地、生境、采收加工、药性、功效主治参见第九章"儿茶"条。

【现代研究】

本品主要含有儿茶素、表儿茶素、槲皮素、山柰酚等黄酮类、儿茶钩藤碱等生物碱类及儿茶鞣酸等苯酚类成分。儿茶素是抗肿瘤有效成分。

现代药理研究表明,本品不但有抗心律失常,保护肝脏及止泻、止血和抗菌、抗病毒等作用,而且有较强的抗癌效用。儿茶素可抑制胃癌细胞 SGC - 7901 和 MGC - 803 迁移及侵袭;儿茶素氧化聚合物对人肝癌细胞株 SMMC - 7721 和艾氏腹水癌实体型肿瘤均有明显的抑制作用。此外,儿茶素还有预防癌症的作用,通过对荷兰居民摄入儿茶素情况及其与饮食因素的关系研究发现,儿茶素对于防治癌症和心血管等慢性疾病具有良好效果。近代临床应用研究证实,本品对胃癌、肝癌、肺癌、肠癌等多种恶性肿瘤有较好的治疗效果。

【临床应用】

本品为胃癌常用抗癌中药。临床应用多与他药配伍复方煎服为主,或研末制成丸、散内服为主;亦有研末调敷外用等。常用剂量:煎服 3～5 g,研末服 1～3 g;外用适量。

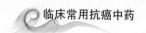
【选方】

(1) 儿茶干蟾散：儿茶、干蟾皮、延胡索各 0.5 g，云南白药 0.4 g。共研细末拌匀，每日 1 次，每次 1 g。1 星期后每次 1.2 g，2 星期后增至 1.4～1.5 g，3 星期为 1 个疗程。用于胃癌。服后有恶心，呕吐，是中毒表现，应减少服药量，严重者停药，孕妇忌服。

(2) 儿茶薏仁散：儿茶末 1.5 g，薏苡仁(烘干研末)30 g，拌匀。每日 1 剂，分 2 次用温开水或米汤送。用于胃癌、肝癌、肠癌、宫颈癌等。尤其适宜于上述肿瘤手术或放、化疗后的辅助治疗。

(3) 儿茶白及汤：儿茶 5 g，白及 20～30 g，仙鹤草 30 g。每日 1 剂，加水煎煮 2 次，合并滤汁，分 2～3 次服。用于胃癌、肺癌咳血。

(4) 儿茶菱角散：儿茶末 1.5 g，菱角(烘干研成细末)15 g。每日 1 剂，分 2 次以温开水或米汤送下。用于胃癌、淋巴肉瘤、肠癌等。也可用于慢性乙型病毒性肝炎肝硬化、萎缩性胃炎癌变前期患者经常服食有一定的预防癌变作用。

此外，本品还用于食管癌、肝癌、肺癌、鼻咽癌等。

儿茶红姑汤：儿茶 4.5 g，红花、石菖蒲、鸡血藤各 6 g，山慈菇 18 g。每日 1 剂，加水煎煮 2 次，合并滤汁，分 2～3 次服。用于食管癌。

儿茶乌梅丸：儿茶，乌梅、硼砂各 20 g，牙皂 12 g，威灵仙 30 g。五药共研成细末拌匀，以蜂蜜适量调制成丸剂，每丸重 1 g。每日服 3～5 次，每次 1 丸，口中含化服下。用于食管癌。

儿茶梅莲煎：儿茶 3 g，乌梅 6～9 g，半枝莲 20 g，石见穿 20 g。每日 1 剂，加水煎煮 2 次，合并滤汁，分 3 次服。用于肝癌。

儿茶乌硼饮：儿茶 3 g，乌梅 6 g，硼砂(后下)1 g，甘草 6 g。每日 1 剂，加水煎煮 2 次，合并滤汁，分 2～3 次服。用于鼻咽癌、食管癌。

儿茶散：儿茶末 0.5～1 g。每日 1～2 次，用温开水或米汤送服。既可用于肝癌、肺癌等的治疗，也适宜于慢性乙型病毒性肝炎、肝硬化患者，经常服用能起到一定的防止癌变的作用。

【按语】

儿茶之功《医学入门》谓其："消血，治一切疮毒。"《本草正义》曰："降火生津，消痰涎咳嗽，治口疮喉痹……吐血、衄血、便血。"而近代临床应用及实验研究证明，本品不但善疗咽喉肿痛、上消化道出血、肺结核咳血、急慢性肠炎等病，而且对胃癌、肝癌、肠癌、肺癌等多种恶性肿瘤有较好的效果。如吉林市第二人民医院用儿茶配蟾蜍皮、延胡索制成片剂口服，治疗胃癌 100 例，有效率达 71%；吉林医学院附属医院肿瘤科以儿茶散为主配用乌梅，半枝莲煎服，治疗肝癌 25 例，有效率为 52%，等。可以说，儿茶之抗癌效用是确切的。

参考文献

[1] 杜培培，刘宗文，张艳，等.儿茶素对胃癌细胞 SGC-7901 和 MGC-803 迁移及侵袭的影响[J].郑

州大学学报(医学版),2016,51(1):51-55.

米 糠

又名米皮糠、细糠、杵头糠等,药用为禾本科植物稻 *Oryza sativa* L. 的种皮。产于全国各地,夏、秋水稻成熟收割后,于碾米时收集,晒干,生用。

本品味甘、辛,性平和;入脾、胃、大肠经。功效:健脾开胃,消积下气,抗癌抑癌。常用于治疗胃癌、食管癌、贲门癌、肠癌等消化系统恶性肿瘤。历代中医常用本品治疗反胃、噎膈、脚气等。

【现代研究】

米糠中富含一些特殊的生物活性成分,如米糠多糖、谷维素、维生素 E、植酸、γ-氨基丁酸、阿魏酸、α-生育酚等均被证实具有较强的生物活性。

现代药理研究表明,米糠多糖主要通过宿主介导提高抗肿瘤作用。本品热水提取物多糖部分(简称米多糖 RBS、RBF)对动物移植性实体肿瘤如肉瘤(S180)有显著抑制作用。在合适的剂量下,具有与化疗药物 5-氟尿嘧啶相当的抗肿瘤活性。小米米糠中的活性蛋白抗癌细胞增殖的能力较强,且能显著诱导癌细胞凋亡。米糠中活性成分之一阿魏酸可以抑制肺癌移植瘤的生长,其机制可能是通过下调 mTOR 蛋白表达,抑制增殖蛋白 Ki-67 表达和促进凋亡蛋白 caspase-3 表达。近代临床多将本品用于胃癌、食管癌、贲门癌等的治疗,对改善上述恶性肿瘤的吞咽困难有较好疗效。

【临床应用】

本品为胃癌常用抗癌中药。临床应用既可单味制成丸、散剂内服,又可配制复方煎服。常用剂量:煎汤服 15～30 g;研末服 3～5 g。

【选方】

(1)米糠攻瘤汤:米糠、石见穿、人参各 9 g,甘草 5 g。每日 1 剂,加水煎煮 2 次,合并滤汁,分 2～3 次服。用于胃癌。

(2)米糠鹅血丹:以新鲜鹅血滴入米皮糠中,拌和均匀,制成黄豆大小颗粒。每日 20～30 粒,分 2～3 次口服。用于胃癌、食管癌、贲门癌。

此外,本品还用于食管癌、贲门癌的吞咽困难。

米糠威灵饮:米糠、急性子、威灵仙各 20 g,沉香曲 15 g。每日 1 剂,加水煎煮两次,合并滤汁,分 2～3 次服。用于食管癌、贲门癌。

噎膈丸:米糠 250 g,碾细,用蜂蜜适量调制为丸,如弹子大,每丸重约 5 g,每次 1 丸。含化后吞服,每日不计次数。用于食管癌、贲门癌。

【按语】

米糠健脾开胃、消积下气、抗癌抑癌,是中医历代治疗噎膈(吞咽困难)的常用药。《本草别录》谓米糠"主卒噎"。《食物本草》记载其功效为"通肠,开胃,下气,磨积块。"临床常用于噎膈、脚气的治疗,也用于治疗消化系统恶性肿瘤,尤其常用于治疗食管癌、贲门癌,对吞咽困难有较好的疗效。本品有健脾开胃之功,对上述恶性肿瘤伴胃口不开,面黄乏力,大便溏烂等症状,中医辨证属脾虚者,更为合适。本品抗癌可谓"废物利用",物尽其美。

参考文献

[1] 梁玉清,陈玉宝,冉海霞,等.米糠活性成分抗肿瘤的网络药理学研究[J].药物资讯,2020,9(6):218-224.

[2] 单树花,武海丽,李宗伟,等.小米米糠中抗癌细胞增殖活性蛋白的分离纯化[J].食品科学,2013,34(9):296-300.

[3] 朱丽丹,王莉,徐逸木,等.米糠多糖及硫酸酯化米糠多糖的体外免疫应答和抗肿瘤活性研究[J].中国粮油学报,2015,30(3):35-40.

香 茶 菜

又名铁菱角、菱角三七,药用为唇形科植物香茶菜 *Rabdosia amethystoides*(Benth.)Hara 或大萼香茶菜 *Isodon macrocalyx*(Dunn)Kudo 及同属数种植物的干燥根茎或地上部分。浙江、安徽、福建、江西、湖北、广东、贵州、台湾、广西、江苏、山东等地有产。夏、秋二季采割地上部分,秋末采挖根茎或地上部分,除去杂质,晒干。

本品味苦、微辛,性凉;入肝、脾、胃经。功效:清热解毒,散瘀消肿,抗癌抑癌。本品是中医治疗慢性浅表性胃炎,萎缩性胃炎等之常用药。近年来,随着香茶菜抗肿瘤成分的发现,已广泛用于胃癌、食管癌、肝癌、结直肠癌等恶性肿瘤。

【现代研究】

本品主要含有二萜类、三萜类、苯丙素类、甾体类等成分,其中二萜类是抗癌有效成分。

现代药理研究表明,香茶菜属植物中的二萜类成分对人白血病、人肝癌细胞、宫颈癌细胞都有一定的抑制作用。本品抗肿瘤作用机制主要与肿瘤细胞凋亡、细胞自噬和细胞周期阻滞相关。浙江产大萼香茶菜的地上部分乙酸乙酯提取物可抑制乳腺癌细胞 MCF-7 增殖。近代中医临床常用本品治疗胃癌,效果较好。

【临床应用】

本品为胃癌常用抗癌中药。亦常用于食管癌、肝癌、结直肠癌的治疗。临床应用以复方煎汁内服为主,常用剂量:15~30 g。

【选方】

(1) 香茶苦瓜汤:香茶菜 30 g,山苦瓜 15~30 g,藤梨根 50~80 g。每日 1 剂,加水煎煮两次,合并滤汁,分 2～3 次服。用于胃癌、肝癌。

(2) 香茶藤梨汤:香茶菜、石见穿各 30 g,地龙 15 g,藤梨根 60 g。每日 1 剂,加水煎煮两次,合并滤汁,分 2～3 次服。用于胃癌。

(3) 香茶瓜蒌饮:香茶菜、全瓜蒌、薏苡仁 30 g,石见穿 20 g。每日 1 剂,加水煎煮两次,合并滤汁,分 2～3 次服。用于胃癌。

(4) 香茶海藻煎:香茶菜、蒲公英、海藻、昆布、白花蛇舌草各 30 g。每日 1 剂,加水煎煮两次,合并滤汁,分 2～3 次服。用于胃癌。

(5) 香茶红花汤:香茶菜、水红花子各 20～30 g,藤梨根 60 g。每日 1 剂,加水煎煮两次,合并滤汁,分 2～3 次服。用于胃癌、肠癌。

(6) 香茶威灵汤:香茶菜、石见穿、藤梨根、威灵仙各 30 g。每日 1 剂,加水煎煮两次,合并滤汁,分 2～3 次服。用于胃癌。

又法:石见穿、半枝莲、鳖甲、薏苡仁各 30 g,藤梨根 80 g。每日 1 剂,加水煎煮两次,合并滤汁,分 2～3 次服。用于胃癌。

(7) 香茶枝莲汤:香茶菜 30 g,鲜半枝莲 80 g(干品 30 g)。每日 1 剂,加水煎煮当茶饮。用于胃癌。

又法:香茶菜 30 g,鲜半枝莲(干品 30 g)、猫人参各 100 g。每日 1 剂,加水煎煮当茶饮服。本法除对胃癌有效外,对肝、肠、子宫、卵巢等肿瘤亦有不同程度的效果。

(8) 复方香茶菜饮:香茶菜、威灵仙、藤梨根各 30 g,仙鹤草 30～50 g。每日 1 剂,加水煎汁,分 3 次饮服。用于胃癌。

(9) 香茶五加饮:香茶菜、刺五加、绞股蓝各 30 g。每日 1 剂,加水煎煮两次,合并滤汁,分 2～3 次服。用于胃癌晚期及于术后。

(10) 香茶蛇舌饮:香茶菜、白术、石见穿、白花蛇舌草各 30 g。每日 1 剂,加水煎煮两次,合并滤汁,分 2～3 次服。用于胃癌。

目前广泛用于胃癌治疗的香茶菜产品主要有胃复春片和抗癌平丸。

(11) 抗癌平丸:珍珠菜、藤梨根、香茶菜、肿节风、蛇莓、半枝莲、兰香草、白花蛇舌草、石上柏、蟾酥。口服。每次 0.5～1 g,每日 3 次,饭后 0.5 h 服,或遵医嘱。用于热毒瘀血壅滞肠胃而致的胃癌、食管癌、贲门癌、直肠癌等消化道肿瘤。

(12) 胃复春片:红参、香茶菜、麸炒枳壳等。口服,每次 4 片,每日 3 次。用于胃癌癌前期病变及胃癌手术后辅助治疗、慢性浅表性胃炎属脾胃虚弱证者。

此外,本品也用于食管癌、贲门癌、直肠癌、慢性萎缩性胃炎。

香茶菜汤:香茶菜 15 g,白花蛇舌草 20 g,赤芍 15 g,白芍 15 g,丹参 15 g,莪术 15 g,白术 15 g,醋柴胡 8 g。每日 1 剂,水煎 2 次,分上、下午半饥半饱时服用,3 个月为 1 个疗程。可促进萎缩腺体恢复,肠化生现象消退,最终促进胃黏膜局部病变得到逆转,预防胃癌的发生。

香茶菜党参汤:香茶菜 30 g,党参 15 g,白术 12 g,甘草 10 g。每日 1 剂,加水煎煮两次,合并滤汁,早晚饭前分服。用于复发性或难治性淋巴瘤,采用化疗联合中药治疗可显著提高肿瘤病灶清除率,延长生存时间并抑制不良反应。

【按语】

唇形科香茶菜属植物是我国民间的常用中药,供药用的有 30 多种。《吉柿中草药》:"健胃整肠。治食欲不振,消化不良。"《宁夏中草药手册》:"清热解毒,健脾,活血。治胃炎,肝炎初起,感冒发热,经闭,跌打损伤,乳腺炎,关节痛,蛇虫咬伤。"用本品为主开发的胃复春片是临床上胃癌癌前期病变及胃癌手术后辅助治疗的常用药物,有较好效果。

随着近年来药理研究与临床观察显示,香茶菜有良好的抗癌效用,故本品已广泛用于胃癌、食管癌、肝癌等消化系统肿瘤的治疗。

参考文献

［1］滕飞,杨波,林能明.浙江香茶菜属植物抗肿瘤活性成分的比较研究及药效物质的快速发现[J].浙江中医药大学学报,2020,44(3):297-302.

［2］李新钟.香茶菜汤治疗慢性萎缩性胃炎 35 例[J].河北中医,2000,22(10):745.

菱

又名芰实、水菱、菱角等,药用为菱科植物菱 *Trapa bispinosa* Roxb. 的果实、壳角、茎叶。全国各地均有栽培,以长江以南水乡为多,生于池塘、河湖中,8—9 月菱成熟时采摘,洗净,鲜品或晒干均可入药,以四角菱为佳。

本品味甘、涩,性凉;入肺、肝、胃、肠经。功效:生食清暑解热、除烦止渴;熟食健脾益气,止消渴,抗肿瘤。用于胃癌、肺癌、肝癌、肠癌、宫颈癌、乳腺癌等的治疗。此外,本品可治疗慢性胃炎、胃溃疡等。

【现代研究】

本品主要含有萜类、甾醇、酚酸类及黄酮类、蛋白质及丰富的淀粉。

现代药理研究表明,四角菱的热水浸出物能明显抑制肉瘤(S180)的增长,抑制率达60%,并有抗肝癌(AH13)和艾氏腹水癌的作用。本品不同部位的提取物具有一定的抗肿瘤活性且抗瘤谱广,可作用在肿瘤细胞生长的多个环节,起到抗肿瘤的作用。菱角壳乙酸乙酯萃取物具有抑制胃癌细胞 SGC-7901、肝癌细胞 HepG2 增殖及促肿瘤细胞凋亡的生物活性。菱角口服液对人胃癌裸鼠皮下移植瘤的生长具有一定的抑制作用,降低 VEGF 表达可能是其防治胃癌的主要作用机制之一。近代民间及各地临床应用证实,本品对胃癌、食管癌、肺癌、肝癌癌性胸腹水等均有不同程度的治疗作用。

【临床应用】

本品为胃癌常用抗癌中药。常用于胃癌、食管癌、肺癌、肝癌、宫颈癌、大肠癌、胰腺癌等。日常应用以单味或复方煎汁服为主,亦有研末内服。常用剂量:煎服,15~30 g,大剂量可用至 60 g;或生食;研末服,适量。

【选方】

(1)菱角薏仁汤:鲜四角菱 250 g(洗净,每只切 2～3 刀),薏苡仁 100 g,甘草 9 g。每日 1 剂,加水煎煮至菱角熟透为度,取汁,分 3 次饮服。用于胃癌、肠癌、食管癌、肝癌、胰腺癌等。

(2)菱角茶:鲜四角菱 250～500 g。洗净,每只菱切 2～3 刀,连壳带肉加水煮至熟透,取汁饮服,每日 1 剂。由于本品味涩,开始服用时,应从少量(每次喝 100～200 mL)开始,亦可加少量冰糖调味。适应后,可适当增量,每次喝 1 汤碗(150～250 mL)。用于胃癌、肺、肝癌等。

(3)菱角藤梨饮:鲜菱(以四角菱为佳)250 g,藤梨根 80 g,薏苡仁 60 g。每日 1 剂,加水煎煮 1 h,取汁,分 2～3 次服。用于胃癌、宫颈癌、肠癌、肝癌等。

(4)菱角粉:菱(壳或连壳带肉)不拘量,晒干,研成粉。每日服 2～3 次,每次 9 g,用温开水送服。用于胃癌、食管癌、肝癌、胰腺癌等。

(5)菱角薏仁散:菱(晒干)1 500 g,薏苡仁 1 000 g。共研细末,拌匀备用,每日服 3 次,每次 12 g,和入少许蜂蜜,用温开水送服。用于胃癌、肠癌、宫颈癌等。

(6)菱实紫藤煎:菱、紫藤、诃子、薏苡仁各 9 g。每日 1 剂,加水煎汁,分 3 次服。用于食管癌。

【按语】

菱生长于江河池塘,人们多将其作为一种低档价廉的水果或作为时鲜菜肴食用,对它有治病疗疾尤其能防治肿瘤之效用了解甚少。其实菱是一味食药两用的抗癌佳品,据记载曾用本品治疗 1 例胆囊癌晚期患者,有胰腺转移,经手术未能全部切除,经用菱角煎汤服用年余,体征消失,复查正常。此外,对淋巴肉瘤、胃癌手术或放、化疗,用本品作为辅助治疗,亦有良好效果。用菱抗癌价廉物美,食药两用,颇有推广价值。

参考文献

[1] 范艳慧,代钰,单恬恬,等.菱角壳分级萃取物对肿瘤细胞增殖及凋亡的影响[J].食品工业科技,2019,40(9):295-301.

[2] 张杲.菱角口服液对人胃癌裸鼠皮下移植瘤生长的抑制作用及其 VEGF 表达的影响[J].中国中医药科技,2015,22(2):148-150.

[3] 赵小芳,李娟,徐博,等.菱属植物化学成分与生物活性的研究进展[J].世界科学技术——中医药现代化,2017,19(2):283-288.

[4] 王俊南,胡晓潇,单恬恬,等.水生蔬菜提取物抑制人肝癌 HepG2 细胞和人胃癌 SGC7901 细胞的增殖[J].现代食品科技,2020,36(9):9-16,87.

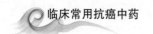

薏 苡 仁

又名米仁、苡仁、薏仁、薏米等,药用为禾本科植物薏苡 *Coix lacryma-jobi* L. var. *ma-yuen*(Roman.)Stapf 的干燥成熟种仁。主产于江苏、河北、福建、辽宁等省。生长于河边、溪潭边或阴湿山谷中。我国各地均有栽培。长江以南各地有野生。秋季果实成熟时采割植株,晒干,打下果实,再晒干,除去外壳、黄褐色种皮和杂质,收集种仁。

本品味甘、淡,性凉;入脾、胃、肺经。功效:健脾利湿,排脓解毒,抗癌抑癌。常用于胃癌、肺癌、肝癌、肠癌、膀胱癌、宫颈癌、卵巢癌及各种恶性肿瘤的预防与治疗。此外,本品是中医治疗肺脓疡、阑尾炎、脾虚腹泻、扁平疣等的常用要药。

【现代研究】

本品含有多种活性成分,主要包括薏苡仁酯、三酰甘油类、脂肪酸类、内酰胺类、薏苡内酯、糖类、甾醇类、三萜类等化合物。

现代药理研究证实,本品在体内外有明显的抗肿瘤作用,其杀伤癌细胞的功能接近化疗西药,在预防和治疗癌症方面均有很好的效果。本品抗肿瘤功效是通过多靶点、多途径、多层次,由多种机制协同作用而实现的,主要包括抑制癌细胞的分裂增殖,抑制肿瘤血管的生成,抑制癌细胞的浸润转移,诱导肿瘤细胞凋亡,调节机体免疫和对放化疗的增效减毒等作用。浙江中医药大学李大鹏教授等人从薏苡仁中提取有效成分薏苡仁油,研制成功纯中药抗癌新药"康莱特注射液",替吉奥＋奥沙利铂化疗方案联合康莱特治疗胃癌患者,治疗组生活质量改善率为 66.7%、体质改善率 59.3%,高于对照组的 36.4%;治疗组的不良反应如白细胞减少和贫血发生率,恶心、呕吐发生率,血小板减少发生率等均较对照组明显减少。另外,康莱特注射液与化疗的联用还可改善胃癌患者的免疫功能,可阻止 T 淋巴细胞亚群均明显降低,对免疫功能的提升有一定效果。

【临床应用】

本品为胃癌常用抗癌中药。也常用于食管癌、肝癌、胆囊癌、肠癌、膀胱癌、子宫癌等多种肿瘤。作为食药两用性抗癌中药,其用途有三:① 用于预防肿瘤,多制成薏苡仁粥、饼食用。② 用于肿瘤的治疗,常以单味或复方制成煎剂内服,或提取有效成分制成注射剂用。③ 用于癌症手术或放、化疗后的辅助治疗,多以单味或复方制成汤剂或煮粥等服用。常用剂量:煎服,30～60 g,煮粥可酌量增加(100～150 g)。本品力缓,宜多服久服。脾虚无湿,大便燥结及孕妇慎服。

【选方】

(1) 米仁汤:薏苡仁 50～100 g,加水煎煮至粥状。空腹连汤带渣一起服食,每日 1～2 次。用于胃癌、肝癌及各种肿瘤。

(2) 米仁菱角汤:薏苡仁 60 g,香茶菜 30 g,菱角(带肉切开)60 g,白花蛇舌草 30 g。每日 1 剂,加水煎汁,代茶饮。适用于胃癌。

(3) 薏苡藤梨饮:薏苡仁 50 g,藤梨根 60 g,猴头菇 15 g,蒲公英 30 g,白花蛇舌草

30 g,半枝莲 30 g,香茶菜 30 g,红枣 30 g。每日 1 剂,加水煎煮两次,合并滤汁,分 2~3 次服。用于胃癌。用于胃癌术后食疗。

(4) 米仁红枣汤:薏苡仁 50 g,红枣 7 枚。洗净,加水煎汤或煮成稀粥。每日 1 剂,喝汤食薏苡仁。经常服食可利湿浊、健脾胃、防肿瘤。用于肿瘤的预防。

(5) 米仁术枣粥:薏苡仁 100 g,白术 20 g,红枣 9 枚。加水煮成稀粥(以薏苡仁熟透为度)。每日 1 次,空腹服用,喝汤食薏苡仁。长期服食。用于胃、肝、肠、膀胱、子宫、卵巢等癌手术或放、化疗后的辅助治疗。

(6) 米仁玉米糊:薏苡仁、玉米各 1 000 g。共研粗末,拌匀备用。每日 150 g,加水适量,煮成稀糊,加少许白糖或食盐,候温空腹服食。适应证同上。

此外,本品还用于食管癌、鼻咽癌、肝癌、肺癌、肠癌、膀胱癌、卵巢癌、宫颈癌等脾虚湿困证患者。

米仁冬凌茶:薏苡仁 30~60 g,冬凌草 30 g,石见穿 20 g。每日 1 剂,加水煎汁,代茶饮。用于食管癌。

米仁苍耳煎:薏苡仁 30~60 g,苍耳草 15 g,石见穿 20 g。每日 1 剂,加水煎汁,分 2~3 次服。用于鼻咽癌。

米仁菱角茶:薏苡仁 50 g,菱 60 g。每日 1 剂,加水煎汁,代茶饮。用于肺癌。

又法:薏苡仁 30~60 g,全瓜蒌 15~20 g,白花蛇舌草 30 g,铁皮石斛 20 g。每日 1 剂、加水煎汁,分 3 次服。用于肺癌。

米仁藤梨汤:薏苡仁 30~60 g,藤梨根 60~80 g,石见穿 20 g。每日 1 剂,加水煎汁,分 2~3 次服。用于肝癌。

又法:薏苡仁 30 g,半边莲、半枝莲各 30 g,石见穿 20 g,每日 1 剂,加水煎汁,分 2~3 次服。

米仁红藤汤:薏苡仁 50 g,红藤 30 g,白花蛇舌草 20 g,黄连 6~9 g。每日 1 剂,加水煎煮两次,合并滤汁,分 2~3 次服。用于肠癌。

米仁赤豆汤:薏苡仁 50 g,赤小豆、土茯苓各 30 g。每日 1 剂,加水煎汁,代茶饮。用于膀胱癌。

又法:薏苡仁、石竹根各 50 g。每日 1 剂,加水煎汁,代茶饮。

米仁花粉汤:薏苡仁 50 g,天花粉、败酱草各 20 g。每日 1 剂,加水煎煮 2 次,合并滤汁,分 2~3 次服。用于卵巢癌、宫颈癌。

又法:薏苡仁、藤梨根、猫人参各 50 g。每日 1 剂,加水煎煮 2 次,合并滤汁,分 2~3 次服。用于卵巢癌、宫颈癌。宫颈、卵巢等癌症术后或放、化疗后的辅助治疗。

米仁赤豆汤:薏苡仁 30~60 g,赤小豆 30 g,加水煮成粥汤。每日 1 剂,早上空腹服食。用于膀胱癌手术后的辅助治疗。

又法:薏苡仁、白茅根各 30 g。每日 1 剂,加水煎汤,代茶饮。用于膀胱癌手术后的辅助治疗。

米仁鲜藕粥：薏苡仁 50 g，鲜藕 50 g，冰糖 30 g。加水煮成粥，空腹服食。每日 1 剂，经常服用。用于阴茎癌。

【按语】

薏苡仁不但营养丰富，而且药用价值高。从古今医家大量的临床实践和近代的实验研究表明，薏苡仁具有良好的解毒抗癌功效，是一味理想的食药两用的抗癌药物。我国当代著名中医学家、国医大师何任在临证中，善用薏苡仁治疗各种癌症，并把它作为胃癌、膀胱癌、肺癌等手术后的维持疗法，对抑制癌细胞的发展与转移，症状的稳定和改善，体力的恢复等均有良好的效果。浙江中医药大学李大鹏院士经十余年的潜心研究，从薏苡仁中提取有效成分，研制出我国第一只纯中药抗癌新药"康莱特注射液"经大量的临床应用，证实对肺癌、胃癌、肝癌等有良好的治疗效果，得到国内外医学界的高度评价，并获得国家发明专利和国家发明奖。薏苡仁的抗癌防癌功用，越来越受到人们的关注，它确是一味抗癌良药。

参考文献

［1］姚小健.康莱特注射液联合化疗治疗老年胃癌临床观察［J］.肿瘤基础与临床,2015(2)：160－161.

［2］YI-PING Z, XIN-EN H, JIE C, et al. Clinical safety and efficacy of Kanglaite（coix seed oil）injection combined with chemotherapy in treating patients with gastric cancer［J］. Asian Pacific Journal of Cancer Prevention Apjcp, 2012, 13(10)：5319－5321.

［3］张智敏,谢刚.康莱特联合替吉奥治疗晚期胃癌的临床研究［J］.现代中西医结合杂志,2013(15)：1631－1632.

蒲 公 英

又名黄花地丁、黄花郎、婆婆英、奶汁草等，药用为菊科植物蒲公英 *Taraxacum mongolicum* Hand.-Mazz.、碱地蒲公英 *Tarxacum boreali sinense* Kitam. 或同属数种植物的干燥全草。全国多数地区有产。春至秋季花初开时采挖，除去杂质，洗净，晒干。

本品味苦、甘，性寒；入肝、胃经。功效：清热解毒，消肿散结，抗癌抑癌。是中医治疗疔疮肿毒，乳痈，瘰疬，目赤，咽痛，肺痈，肠痈，湿热黄疸等之良药。抗癌常用于胃癌、肺癌、乳腺癌、肝癌、结直肠癌、胰腺癌等。

【现代研究】

本品含多种活性成分，包括多糖类、黄酮类、萜类、色素、植物甾醇、香豆素类和有机酸等，目前对蒲公英抗肿瘤作用的研究主要集中在其多糖类、黄酮类、有机酸类、三萜类、甾醇类等活性成分。

现代药理研究发现，本品抗肿瘤作用主要通过干预细胞信号传导、调控凋亡相关蛋白、抑制肿瘤细胞增殖并诱导其凋亡、抑制肿瘤细胞迁移、抑制新生血管形成等机制完成。蒲公英提取物可抑制胃癌 BGC-823 细胞生长,使胃癌 BGC-823 细胞的迁移、侵袭作用减弱;蒲公英全草水煎醇提提取物在体外对肝癌、大肠癌 Lovo 细胞的增殖有明显抑制作用,抑制率分别达 23.34%、30.33%;蒲公英多糖可降低乳腺癌细胞 MCF-7 的增殖活性,并导致细胞凋亡。临床试验表明,本品用于胃癌、肺癌、肝癌、淋巴癌、乳腺癌患者均显效。

【临床应用】

本品为胃癌常用抗癌中药,也常用于肺癌、乳腺癌、肝癌、结直肠癌、胰腺癌等的治疗。临床应用以复方或单方煎服,也可捣敷外用。常用剂量:煎服 15～30 g;或鲜品大剂量 60 g。外用:鲜品适量,捣敷。

【选方】

(1) 公英龙葵汤:蒲公英、龙葵、香茶菜、白花蛇舌草各 30 g。每日 1 剂,加水煎汁,分 3 次温服。用于胃癌。

(2) 公英藤梨汤:蒲公英、白花蛇舌草各 30 g,藤梨根、猫人参各 50 g,半枝莲、猴头菇各 20 g,儿茶(包煎)4 g,红枣 20 g,香茶菜 30 g。每日 1 剂,加水煎煮 2 次,合并滤汁,分 2～3 次服。用于胃癌。

(3) 连英化浊解毒汤:苦参 20 g,蒲公英 20 g,柴胡 12 g,预知子 12 g,黄连 10 g,冬凌草 15 g,枳实 20 g,三七粉(冲服)2 g,生薏苡仁 30 g,白术 20 g,藤梨根 15 g,石菖蒲 15 g。每日 1 剂,分早、晚 2 次饭后 2 h 服用。治疗胃癌前病变。

(4) 公英地丁汤:蒲公英 15 g,紫花地丁 15 g,救必应 15 g,半夏 10 g,黄芩 15 g,延胡索 15 g,海螵蛸 30 g,三七 10 g,焦神曲 15 g。每日 1 剂,加水煎汁,分 2 次温服。治疗胃癌前病变湿热瘀阻证。

此外,本品还用于乳腺癌、食管癌、肝癌、肠癌、膀胱癌、鼻咽癌等的治疗。

公英慈皂饮:蒲公英、白花蛇舌草各 30 g,山慈菇、皂角刺各 15 g,甘草 10 g。每日 1 剂,加水煎汁,分 2～3 次饮服。用于乳腺癌。

公英豆根煎:蒲公英 30 g,山豆根 15 g,半枝莲 20～30 g,甘草 9 g。每日 1 剂,加水煎煮两次,合并滤汁,分 2～3 次服。用于食管、肝、胃、肠、膀胱等癌。

公英菱莲汤:蒲公英 30 g,山豆根 15 g,菱(连壳带肉)100 g,半枝莲 20 g。每日 1 剂,加水煎煮 2 次,合并滤汁,分 2～3 次服。用于鼻咽癌、食管癌、肺癌、胃癌、肝癌、肠癌、膀胱癌、宫颈癌及白血病等。

公英贝甲汤:蒲公英、土贝母、穿山甲、橘核、金银花、夏枯草各 15 g。每日 1 剂,加水煎煮 2 次,合并滤汁,分 2～3 次服。用于淋巴癌、乳腺癌、食管癌。

【按语】

本品功能清热解毒、消肿散结,是历代中医治疗乳痈、瘰疬、疮疖之良药。近代来,经药理研究与临床观察表明,本品有良好的抗癌抑癌效用,对胃癌、乳腺癌、肝癌等恶性肿瘤有较好的治疗效果。本品作为一种传统的中药材,毒副作用较小,含有较多的活性成分,具有较高的药用价值,临床应用广泛,且药源丰富,价廉易得,并可药食两用,是一味物美价廉的药食两用的草本植物。

参考文献

[1] 郭钦钰,陈逸轩,杨剑,等.蒲公英对胃癌 BGC823 细胞迁移、侵袭作用的影响[J].卫生职业教育,2015(9):142-144.

[2] 张金艳,张学红.连英化浊解毒汤对胃癌前病变环氧合酶 2 的影响[J].河北中医,2012,34(8):1132-1133.

[3] 王立恒,李春涛,李普升,等.胃炎复治疗胃癌前病变湿热瘀阻证 56 例疗效观察[J].广西中医药大学学报,2015,18(1):14-17.

藤 梨 根

又名藤梨、阳桃根、猕猴桃根,药用为猕猴桃科植物猕猴桃 *Actinidia chinensis* Planch. 的干燥根及地下茎。主要产于湖南、湖北、安徽、浙江、江西、河南、江苏等地,全年均可采挖,洗净,趁鲜切厚片,干燥。

本品味苦、涩,性凉;入肝、胃、肠经。功效:清热解毒,活血散结,祛风利湿,抗癌抑癌。抗癌广泛用于胃癌、食管癌、肝癌、胰腺癌、肠癌、肺癌、乳腺癌、卵巢癌、宫颈癌、膀胱癌等。

【现代研究】

本品主要含黄酮类、三萜类、甾体类、蒽醌类、酚酸、糖类和其他多种类型化合物,其中以三萜类成分为主。

药理研究表明,本品有良好的抗癌效用,其煎剂或水溶性成分、醇提取液对消化道肿瘤及宫颈癌等均有较明显的抑制作用。藤梨根对胃癌的治疗作用主要与抑制肿瘤细胞增殖、诱导细胞凋亡相关。基因芯片研究发现藤梨根作用于胃癌细胞后,多条与胃癌转化相关的基因随即出现差异性改变。藤梨根有效组分能显著抑制胃癌细胞 BGC-823 细胞的体外增殖和迁移能力,其机制可能与 miR-630 的表达水平增加有关。此外,本品有较好的防癌作用,其有效活性成分能显著阻断致癌物质亚硝胺的合成,阻断率达 95%,故能有效地预防胃癌等恶性肿瘤的发生。

【临床应用】

本品为胃癌常用抗癌中药。临床应用以单味或复方煎汁内服为主,亦有制成合剂、冲剂、糖浆、片剂等内服。常用剂量:煎汁服,30~60 g。

【选方】

(1) 藤梨猴菇汤:藤梨根 50 g,猴头菇 20 g,猫爪草 20 g,白花蛇舌草、铁树叶、蒲公英、香茶菜各 30 g,红枣 30 g。每日 1 剂,加水煎汁,分 2~3 次服。用于胃癌。

（2）藤梨三根汤：藤梨根、水杨梅根各 90 g，虎杖根 60 g。每日 1 剂，加水煎汁，分 2～3 次服。用于胃癌、直肠癌、肝癌等。

（3）藤梨猪肉汤：鲜藤梨根 100～150 g，瘦猪肉 250 g（洗净，分别切段），加水炖熟，喝汤食肉，隔日 1 剂。用于胃癌、肝癌、直肠癌。

（4）藤梨汤：藤梨根 60 g。加水 1 000 mL，煎沸后用文火煮 3 h 以上，滤取药汁约 500 mL，分 2 次服完。每日 1 剂，连服 15～20 日为 1 个疗程，停药几日再服，连服 4 个疗程。用于胃癌及上颌窦、筛窦恶性肿瘤。

（5）藤梨菱角汤：鲜藤梨根、鲜菱各 120 g。加水煎煮，至菱角熟透即成，取汁代茶饮，每日 1 剂。用于胃癌、肺癌、肝癌等。

此外，本品还用于食管癌、乳腺癌、宫颈癌、卵巢癌等。

藤梨石穿汤：藤梨根 60 g，石见穿、急性子各 20 g，石斛 30 g。每日 1 剂，加水煎汁，分 3～5 次服。用于食管癌。

藤梨二根汤：藤梨根、野葡萄根各 30 g，八角金盘、生南星各 3 g。每日 1 剂，加水煎汁，分 2～3 次服。用于乳腺癌。

藤梨白英汤：藤梨根 60～80 g，白英 20～30 g，白头翁 20～30 g，半枝莲 30 g。每日 1 剂，加水煎汁，分 2～3 次服。用于宫颈癌、卵巢癌。

藤梨石鳖汤：藤梨根 60 g，石见穿、炙鳖甲各 20～30 g，夏枯草 20 g。每日 1 剂加水煎汁，分 3 次服。用于淋巴肉瘤。

以藤梨根为主制成的成药如下。

藤梨根糖浆：鲜藤梨根 2 500 g（干品 1 500 g）。洗净，切片，加 4 倍量水，煎煮 3 h，滤取汁；药渣加 4 倍量水煎煮 2.5 h，滤取汁；合并两次滤液，加少量蔗糖或蜂蜜，再用文火煮 30 min 即成。每日服 2～3 次，每次 50 mL。注意贮存，防止变质，一般煎煮 1 料以 7～10 日服完为好。用于胃、肠、肝、食管等消化道恶性肿瘤或这类肿瘤手术后的辅助治疗。

复方藤梨糖浆：鲜藤梨根 1 000 g（干品 500 g），菱 1 000 g（干品 500 g），半枝莲 500 g，石见穿 500 g。洗净，加水煎煮制成糖浆。每日服 3 次，每次 30～50 mL。连服 15～20 日为 1 个疗程，可连服 4～6 个疗程。用于消化系统肿瘤及淋巴肉瘤、肺癌、乳腺癌等。

【按语】

藤梨根是临床上最常用的具有广谱抗癌效用的抗癌中药之一，对胃癌、直肠癌、肝癌等消化道肿瘤确有良好的治疗效果。如浙江中医药大学附属第一临床医学院肿瘤科 30 多年来用本品为主制成的复方藤梨根制剂经长期、大量的临床实践，证实它能有效降低消化道肿瘤包括胃癌患者的复发和转移率，改善患者生存质量，延长患者生存期。本品治癌有效且价廉，资源丰富，很有推广和开发前景。

参考文献

［1］李昊，杨慧萍，鲁小青.应用基因芯片研究藤梨根对胃癌细胞的作用［J］.同济大学学报（医学版），

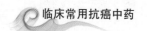

2010,31(1):45-48,52.

[2]徐楚韵,张光霁,楼招欢,等.藤梨根有效组分抑制胃癌 BGC-823 细胞增殖与迁移作用的研究[J].南京中医药大学学报,2018,34(6):602-606.

[3]夏婷婷,王颖.藤梨根从"痰"论治恶性肿瘤的研究进展[J].浙江中医药大学学报,2020,44(7):702-706.

[4]甘椿椿,金湛,魏晓鹏,等.藤梨根化学成分及其体外抗肿瘤转移活性[J].中成药,2021,43(2):403-407.

槲 寄 生

又名北寄生、柳寄生、冬青、桑寄生等,药用为桑寄生科植物槲寄生 *Viscum coloratum* (Komar.)Nakai 的干燥带叶茎枝。主产于黑龙江、辽宁、吉林。冬季至次春采割,除去粗茎,切段,干燥,或蒸后干燥。

本品味苦,性平;入肝、胃、肾经。功效:祛风湿,强筋骨,补肝肾,安胎元,抗肿瘤。本品系中医临床治疗风湿痹痛,腰膝酸软,筋骨无力,崩漏经多,妊娠漏血,胎动不安,头晕目眩的常用药。抗肿瘤用于胃癌、肝癌、乳腺癌、结直肠癌、肺癌等恶性肿瘤。

【现代研究】

本品主要含有黄酮类、生物碱类、萜类、糖类等成分。

现代药理研究表明,本品提取物作为促进细胞分裂免疫刺激剂以控制和调整免疫系统。本品多糖对 SGC-7901 人胃癌细胞增殖、迁移和侵袭具有抑制作用,其机制可能与 NF-κB 信号通路及 CDK4、MMP-2 和 MMP-9 蛋白有关。本品生物碱对胃癌细胞也有一定的抑制作用。红花桑寄生总黄酮提取物(NISpex)对 CA46 细胞增殖有显著的抑制作用并可诱导其凋亡,细胞凋亡率随药物浓度升高而升高;NISpex 能有效上调 CA46 细胞 Bax、caspase-3 蛋白表达,下调 NF-κB、p65、Be-2、PARP 蛋白表达;Nispex 诱导 CA46 细胞凋亡可能是通过对 NF-κB 信号通路的抑制来实现的。NISpex 体内外均具有抗白血病作用,可增强阿柔比星的抗肿瘤效果,还可抑制肿瘤细胞中异常激活的 NF-κB 活性。Nispex 对所检测的 9 种人源肿瘤细胞株均有显著的抑制增殖和诱导凋亡的作用;槲寄生中的酚类成分是该药材抗肺癌细胞 A549 增殖的主要活性成分,可促进细胞凋亡,并引起细胞 caspase-9,caspase-3 和 PARP 蛋白表达水平的改变。临床应用证明,本品对胃癌、肝癌、乳腺癌、结直肠癌、肺癌等恶性肿瘤的治疗有一定的作用。

【临床应用】

本品为胃癌常用抗癌中药。常用于胃癌、肝癌、乳腺癌、结直肠癌、肺癌等。临床应用以复方煎汁内服为主,常用剂量 9～15 g。也可入丸、散;浸酒或捣汁。外用:适量,捣敷。现已研制出注射剂应用于临床。

【选方】

（1）槲藤蛇舌汤：槲寄生、藤梨根、香茶菜、白花蛇舌草、猴头菇各 30 g，半枝莲、黄芪各 20 g。每日 1 剂，加水煎汁，分 2～3 次服。用于胃癌。

（2）槲蟾汤：槲寄生、蒲公英、仙鹤草、白花蛇舌草各 30 g，干蟾 6 g，儿茶 4 g，红枣 30 g，甘草 9 g，制香附 9 g。每日 1 剂，加水煎汁，分 2～3 次服。用于胃癌。

此外本品常用于肝癌、肠癌、肺癌、乳腺癌等。

槲芪方：槲寄生 30 g，生黄芪 30 g，丹参 20 g，郁金 12 g，白花蛇舌草 30 g，莪术 6 g，水红花子 5 g，苦参 6 g。每日 1 剂，加水煎汁，分 2 次服。用于原发性肝癌的治疗。

海利升注射液：杉树白果槲寄生 Viscum album L. ssp. Abietis 的新鲜带叶茎枝及果实的提取物。辅料为：氯化钠、氢氧化钠。皮下注射，每周 3 次。用于肺癌、乳腺癌、卵巢癌辅助治疗。目前广泛用于肿瘤治疗的槲寄生产品主要是海利升注射液。

【按语】

本品载于《神农本草经》，被列为上品，言其："主腰痛，小儿背强，痈肿，安胎，充肌肤，坚发、齿，长须眉。"《日华子本草》言其："助筋骨，益血脉。"《生草药性备要》言其："消热，滋补，追风。养血散热，作茶饮，舒筋活络。"由此可见，槲寄生在补肝肾，强筋骨，祛风湿，通经络，消痈解毒，益血等方面颇有验效。钱英以槲寄生为治肝癌特色药，并创制了以其作为君药之一的槲芪方，获得了良好的临床效果。槲寄生提取物作为天然的抗癌药物在欧洲被应用已有几十年，我国槲寄生与欧洲白果槲寄生同源，而且天然资源丰富，分布较广，亟待开发。

参考文献

［1］宣平，李子芳，周亮，等.槲寄生多糖调控胃癌细胞增殖、迁移和侵袭的机制研究[J].世界华人消化杂志，2019，27（2）：80-86.

［2］曲义坤，丁隆，刘伟新，等.槲寄生生物碱抗胃癌的作用[J].中国老年学杂志，2013（1）：103-104.

［3］钱英.槲芪方治疗原发性肝癌的临证经验[J].中西医结合肝病杂志，2019，29（2）：14-16.

八 角 莲

又叫鬼臼、八角金盘、解毒、江边一碗水、独叶一枝花、独角莲等。药用为小檗科植物六角莲 Dysosma pleiantha（Hance）Woods. 或八角莲 Dysosma versipellis（Hance）M. Cheng ex Ying 的根及根茎，是我国特有的濒危药用植物，属国家三级保护植物。八角莲首载于《神农本草经》，主要分布在贵州、四川、云南、广西和湖北等地区。多生于海拔 300～2 000 米的山坡、林下阴湿处，秋冬季采挖，除去茎叶，洗净晒干或鲜用。

本品味苦、辛，性温；有小毒；入肺、肝经。功效：清热解毒，化痰散结，祛瘀止痛，抗癌抑癌。主咳嗽，咽喉肿痛，瘰疬，瘿瘤，痈肿，疔疮，毒蛇咬伤，跌打损伤。抗癌常用于胃癌、

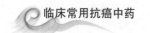

卵巢癌、肝癌、宫颈癌、淋巴癌、甲状腺癌、淋巴肉瘤、鼻咽癌、食管癌、肺癌等。

【现代研究】

八角莲的主要有效成分有木脂素类物质鬼臼毒素和其衍生物，以及黄酮类物质山奈酚和槲皮素等，其中鬼臼毒素是八角莲的主要抗癌活性成分。

现代药理研究显示，鬼臼毒素对多种肿瘤细胞均有抑制作用，如人前列腺癌细胞、胃癌细胞、PC3、Bcap-37 和 BGC-823 肿瘤细胞等。鬼臼毒素呈时间与剂量依赖性抑制 SGC 7901 胃癌细胞生长。八角莲的乙醇提取物及鬼臼毒素、去氧鬼臼毒素单体对小鼠移植性肝癌（HepA）和小鼠艾氏腹水癌（EAC）均有一定的抑制作用。鬼臼毒酮、4'-去甲基鬼臼毒素酮、苦鬼臼毒素和 4'-去甲基鬼臼毒素都有强烈的抑制 P388 淋巴白血病细胞的作用，其抗癌机制是使细胞分裂停止于中期，对急性单核细胞性白血病和急性粒细胞性白血病、霍奇金淋巴瘤、恶性淋巴瘤、乳腺癌、小细胞支气管肺癌均有抑制作用。此外，八角莲还具有抗病毒、抗免疫、抗菌、抗蛇毒、保肝、抗炎等作用。含鬼臼毒素成分的八角莲类中药八角莲、桃儿七及南方山荷叶根茎的甲醇提取物对单纯疱疹病毒皆有较好的抑制作用；对四氯化碳所致的血清谷丙转氨酶（ALT）升高有明显的抑制作用；八角莲所含的山奈酚对金黄色葡萄球菌及铜绿假单胞菌、伤寒杆菌等均有抑制作用。近代中医临床及民间用本品治疗肿瘤的有关报道证实，本品对食管癌、鼻咽癌、肝癌、肺癌、皮肤癌、淋巴癌、腮腺癌等多种恶性肿瘤有良好的疗效。

【临床应用】

本品为胃癌常用抗癌中药。临床应用既可单味研末吞服、煎汤饮服或以鲜品捣烂外敷，亦可与他药配制成复方煎汁内服，或研末外用。常用剂量：煎服 9～15 g。因本品有毒，故内服剂量不宜过大，孕妇忌服。

【选方】

（1）八角仙鹤煎：八角莲 15 g，仙鹤草 30 g，香茶菜 30 g。每日 1 剂，加水煎汁，分 2～3 次饮服。平时应忌辛辣、腌制品。用于胃癌。

（2）八角莲散：八角莲（干品）100 g。研为细末，每日服 2～3 次，每次 2～3 g（1 小匙），用甘草 5 g 煎汤送下，亦可用温开水或米汤送服。本法亦可以研粉装胶囊，每粒 0.5 g，每日服 3 次，每次 4 粒。用于胃癌、食管癌、肺癌等。

（3）八角莲菱散：八角莲（干品）100 g，菱（干品）300 g。共研为细末，每日服 2～3 次，每次 6 g（1～2 小匙），以甘草 6 g 煎汤送下，也可用温开水或米汤送服。本法亦可用蜂蜜调制成丸剂，每丸重 6 g，每日服 2～3 次，每次 1 丸，以温开水或米汤送下。用于胃癌、淋巴肉瘤、贲门癌、食管癌等。

（4）八角莲蜜丸：八角莲干品 150～200 g。研为细末，以适量蜂蜜调制成丸剂，每丸重 3 g。每日服 2～3 次，每次 2 丸，用温开水或米汤送下。用于胃癌、食管癌、鼻咽癌、肺癌等。

此外，本品还用于食管癌、鼻咽癌、乳腺癌、肝癌、肺癌、皮肤癌、淋巴癌、腮腺癌等的治疗。

八角豆根汤：八角莲、山豆根各 15 g,甘草 10 g。每日 1 剂,加水煎汁,分 2 次饮服。服药期间,忌食辛辣、腌制品。用于肝癌、宫颈癌、淋巴癌等。

八角杜鹃酒：八角莲、黄杜鹃各 15 g,紫背天葵 30 g。用冷开水洗净,晾干,加白酒 500 mL,浸泡 7 日后即成。内服：每日 2～3 次,每次饮 9 g;外用：搽涂于患处。用于乳腺癌。

八角威灵饮：八角莲 15 g,威灵仙 20～30 g,莪术 15 g。每日 1 剂,加水煎汁,分 2～3 次饮服。忌辛辣及烟酒。用于食管癌、鼻咽癌。

八角莲酒汤：八角莲 30～60 g,黄酒 60 g。每日 1 剂,加水适量煎汁,分 2～3 次饮服。用于淋巴肉瘤。

八角莲夏汤：八角莲、夏枯草、黄药子各 15 g,白花蛇舌草 20 g。每日 1 剂,加水煎汁,分 2 次饮服。用于甲状腺癌、淋巴肉瘤、鼻咽癌等(肝功能不佳者忌服)。

八角天葵汤：八角莲、天葵子各 15 g,蒲公英 30 g。每日 1 剂,加水煎汁,分 2～3 次饮服。用于乳腺癌。

八角醋调散：鲜八角莲适量(干品亦可),冷开水洗净,捣烂,用上等米醋调敷患处,每日涂敷 1 次。用于皮肤癌、腮腺癌。

八角莲软膏：八角莲、山豆根各 30 g。研为细末,拌匀,加凡土林制成 50% 的软膏。涂敷患处,每日 2 次。用于腮腺癌。

【按语】

八角莲功效专于解毒消肿,祛瘀散结,抗癌抑癌。《神农本草经》谓："主杀蛊毒鬼注,邪恶气,逐邪解百毒。"《本草汇言》："攻湿积,散瘀血。"其临床应用不但对痈肿疮毒、瘰疬瘿瘤、跌打损伤等有良好的治疗效果,而且对于多种恶性肿瘤亦有较明显的疗效,有关介绍多见诸报道。如陆祖霖用本品治疗肝癌总有效率达 90%,罗吉福用复方八角金盘汤治疗食管贲门癌 78 例,用八角金盘汤为主的"肺癌四号方"治疗肺癌 48 例,均取得良好的疗效。本品所含鬼白毒素,外用和误服可引起严重系统性毒性作用,通常是可逆的。因此不可大面积外涂、过量涂擦、较长时间涂用,煎汁内服剂量不宜过大。本品孕妇禁服,体质虚弱者慎服。

参考文献

[1] 张艳君,冯川. 八角莲活性成分鉴别及其抗癌活性研究[J]. 吉林医药学院学报,2013,34(4)：241-243.

[2] 卢军. 八角莲的药理及临床应用[J]. 现代医药卫生,2009,25(23)：3608-3609.

[3] 张敏,施大文. 八角莲类中药抗单纯疱疹病毒作用初步研究[J]. 中药材,1995,18(6)：306.

[4] 马君,江露,陈虎,等. 中药八角莲的研究进展[J]. 湖北医药学院学报,2020,39(1)：96-10.

[5] 欧冰凝,王金妮,梁钢,等. 八角莲含药血清对人肝癌细胞 SMMC-7721 的抑制作用研究[J]. 广西医科大学学报,2012,29(6)：844-845.

第十一章
原发性肝癌（肝癌）

～～～～～～～～～～～～～～～～～～～～～～～～～～～～～～～～～～～

第一节　中西医治疗现状

　　肝癌主要是指原发于肝脏或肝内胆管系统的恶性肿瘤，常见的是肝细胞癌。临床主要表现为肝区疼痛、乏力、消瘦、食欲减退、腹胀等。肝癌作为我国最为常见的恶性肿瘤，具有起病隐匿，进展迅速，易转移，预后差的特点。据 2017 年全国肿瘤登记中心发布的数据，本病的发病率在我国恶性肿瘤中居第四位，总死亡率位于第三位。男性死亡率为女性的 3.03 倍，农村为城市的 1.29 倍。目前认为肝硬化、病毒性肝炎、黄曲霉素等化学致癌物质及环境因素等是肝癌发生的危险因素。目前肝癌诊断主要以血液甲胎蛋白（AFP）指标、超声检查、X 线计算机断层成像（CT）、磁共振成像及肝穿刺活检病理为主要指标，与肝癌的高危因素结合来对肝癌进行诊断。西医临床根据肿瘤的大小、位置、分期、组织学类型、转移情况及患者的个体情况制定个性化方案：肝切除、肝移植、介入治疗、消融治疗、放疗、系统化疗、靶向治疗、免疫治疗和基因治疗等。随着学科的发展发现多学科（肝胆外科、放疗、化疗、介入、中医）综合治疗方案给患者带来了更好的生存获益，已渐渐成为治疗肝癌的主流趋势。多学科综合治疗及个性化的治疗方案使患者的 5 年生存率得以提高，目前肝癌根治术后 5 年复发率为 32.5%～61.5%，因此肝癌的复发和转移仍是今后进一步探索和亟待解决的难题。中医中药有计划地与手术治疗、放疗、化疗、靶向、免疫用药相结合，可明显减少不良反应，降低复发和转移，提高远期疗效。

　　肝癌在中医学中属于"积聚""黄疸""鼓胀""胁痛""癥瘕""暴癥"等范畴。现代中医认为"本虚标实"是肝癌疾病主要病机，其致病因素、诱发因素大体可归结为外来邪毒侵袭和饮食、生活不节两个方面的原因。患者机体气血虚衰、脏腑功能衰退，受外淫六邪入侵，或情志内伤、饮食劳倦等因素干扰，导致脏腑失调，气血失和，阴阳失衡，毒素内生，痰湿凝聚，气滞血瘀，时日长久集聚成瘤。肝癌辨证分型按国家中医药管理局"十一五"重点专科肝癌协作组验证工作方案，可分为肝盛脾虚型、肝胆湿热型、肝热血瘀型、脾虚湿困型、肝肾阴虚型。具体治则为：肝盛脾虚证用逍遥散加减以健脾益气，疏肝软坚；肝胆湿热证选茵陈蒿汤加减以清热利湿,解毒退黄;肝热血瘀证选用龙胆泻肝汤合膈下瘀血汤加减以清肝解毒,祛瘀软坚;脾虚湿困证选用四君子汤合五皮饮加减以健脾理气,化瘀软坚,利湿解毒;肝肾阴虚证选用一贯煎加减以滋养肝肾,解毒化瘀。中医在肝癌的治疗中辨证论治用以汤药、丸剂以外,对于晚期肝癌腹水、癌痛患者还可用中药外敷、穴位针灸等外治法以解患者之苦。

肝癌常用的抗癌中药有:了哥王、半边连、半枝莲、板蓝根、䗪虫、斑蝥、蟾蜍、莪术等。

参考文献

[1] 芮静安. 现代肝癌诊断治疗学[M]. 北京:清华大学出版社,2004.

[2] 刘俊保,刘延庆. 原发性肝癌的中医药治疗研究述评[J]. 中医学报,2013,28(1):11－13.

[3] 江兴利. 肝癌的中医药临床诊断治疗方案[C]//中华中医药学会. 第八次著名中医药学家学术传承研讨会会议论文,2013.

第二节　常用抗癌中药

了　哥　王

又名山麻皮、九信菜、九信药、鸡仔麻、南岭荛花、了哥麻、山棉皮等,药用为瑞香科植物南岭荛花 *Wikstroemia indica*(L.)C. A. Mey. 的茎叶、根及根皮。首次记载于《生草药性备要》,1977 年版《中国药典》收入其中,目前在浙江、广东、江西、上海等地炮制规范中均有收载。广泛分布于我国长江以南各省,主产于湖南、广西、广东等地,浙江、江西等地也有出产。主要生于丘陵草坡或灌木丛中,喜温暖湿润气候,为常绿小灌木。夏季采集茎叶,阴干或鲜用;秋季采根,洗净切片或剥取内皮,晒干备用。

本品味苦,性寒;有毒;入心、肺、肝、小肠经。功效:清热解毒,消肿止痛,化痰散结,抗癌抑癌。用于肝癌、肺癌、乳腺癌、恶性淋巴肉瘤、癌性胸腹水等。此外,民间常用本品治疗跌打损伤、无名肿毒及梅毒、肝炎、乳腺炎、肾炎、肝硬化腹水、支气管炎、肺炎、腮腺炎、淋巴结炎等。

【现代研究】

本品中含有黄酮类、香豆素类、木脂素类、甾体类、挥发油类、酸、酯、醇以及萜类等化学成分,其中了哥王香豆素类、黄酮类成分具有显著的抗肿瘤活性。西瑞香素及油酸为了哥王抗肝癌作用的主要活性成分。

现代药理研究发现,本品对多种肿瘤细胞有抑制作用,如胰腺癌、肝癌、肺癌、胃癌、结肠癌、乳腺癌等。研究显示,从本品香豆素类提取物中分离得到的西瑞香素(daphnoretin)能够抑制肝癌细胞 HepG2 增殖,其机制可能是提高肝癌细胞内钙离子浓度,或抑制细胞进入 S 期进行 DNA 合成;本品所含油酸对肝癌细胞亦具有一定的细胞毒性。从本品黄酮类中分离得到的南荛酚对 MDAMB-231 细胞的生长有抑制作用,诱导其凋亡,机制主要通过下调 Bcl-2、上调截切 PARP 和磷酸化 p53 蛋白;且南荛酚可通过下调 NF-κB 转录及活性,减少下游蛋白 MMP-9 表达,来抑制细胞的迁移,同时 p-PI3K 及 p-Akt 表达也有所下降。从本品香豆素类提取物中分离得到的西瑞香素(daphnoretin)可调控 B 细胞淋巴瘤-2 基因家族的 Bax,bcl-2 蛋白抑制人肺癌细胞增殖,诱导其凋亡。另本品还有抗菌、抗病毒、抗细胞毒、抗炎等药理活性。

【临床应用】

本品为肝癌常用抗癌中药。临床应用多以单味或复方研末与煎汁饮服,亦有用了哥王提取物制成针剂、片剂应用。煎服用量为 6~9 g。因本品有小毒,煎服时应久煎 4 h 左右为宜。外用:适量,捣敷或研末调敷或煎水洗。叶可捣烂外敷或挤汁外涂。

【选方】

(1) 了哥王饮:了哥王适量,加水煎煮 2~4 h,取汁 60 mL。每日 1 次,2 个月为 1 个疗程。用于肝癌、肺癌。

(2) 了哥莪术汤:了哥王根、莪术各 15 g,甘草 10 g。先将了哥王根加水煎 3.5 h,再加入莪术、甘草煎煮 30~50 min,取汁。每日 1~2 剂,分 2~3 次饮服。用于肝癌。

(3) 了哥藤梨散:了哥王根、藤梨根各 150 g。共研为细末,拌匀备用。每日服 2~3 次,每次 9 g,用温开水或米汤送下,亦可用甘草 6 g,煎汤送服。本法亦可制成蜜丸,每丸 3 g,每日 2~3 次,每次 2 丸。用于肝癌、胃癌。

此外,本品还用于乳腺癌、肺癌、白血病、恶性淋巴瘤、皮肤癌等。

了哥王粉:了哥王根 30~60 g。研成细末,冷开水或米酒调服。用于乳腺癌等。

了哥调敷散:了哥王根 50 g。研末,用米醋或温开水调成糊状。每日 1~2 次,涂敷于患处。用于乳腺癌。

了哥兔耳酒:了哥王根皮、干兔耳草各等量。以 40% 食用乙醇(亦可用 38~40 度的白酒)浸泡半个月后,过滤取汁备用。成人每日服 2~3 次,每次饮 5~10 mL。患处亦可用兔耳草叶研粉调敷,每日 1 次。用于乳腺癌。

复方了歌饮:了哥王根 15 g,三叶青 10 g,金荞麦根 30 g,薏苡仁 50 g。先将了哥王根加水煎煮 3.5 h,再加入三叶青、薏苡仁、金荞麦煎煮 30~50 min,取汁。每日 1 剂,分 2 次服。用于肺癌。

了哥王煎:了哥王根 30 g。加水煎煮 4 h,取汁饮服。每日 1 剂。用于恶性淋巴瘤。

了哥王蜜丸:了哥王根 100 g。研成细末,用适量蜂蜜调制成蜜丸,每丸约 3 g。每日服 2~3 次,每次 2~3 丸,温开水送服。用于淋巴肉瘤、乳腺癌、肝癌、肺癌、白血病。

了哥莲葫煎:了哥王根 12 g,半边莲、陈葫芦各 30 g。了哥王根加水先煎 3.5 h,后加入半边莲、陈葫芦,煎 30~50 min,取汁。每日 1 剂,分 2~3 次饮服。用于癌性胸、腹水。

了哥软膏:了哥王鲜叶 1 500 g。加水煎煮,滤取煎汁,再浓缩煎至浸膏状,趁热加无水羊脂 100 g 混匀,再加凡士林 200 g 温热混匀,不断捣拌,制成了哥王软膏。时时涂于患处。用于皮肤癌及各种体表癌。

了哥王注射液:2~5 mL,肌内注射,每日 2 次。治疗各种恶性肿瘤。

【按语】

本品可以清热解毒、消肿止痛、化痰利湿,不但是治疗跌打损伤、疮毒痈肿的佳品,也是一味抗癌良药。广东、广西、福建、江西、浙江等地民间多有用本品治疗肝癌、肺癌、淋巴癌、皮肤癌、乳腺癌等多种癌症的介绍。药理学研究也显示本品有良好的抗癌作用。近年来,有人报道了哥王提取物对小鼠实验性宫颈癌及肉瘤有诱发作用,但也有学者证实,了哥王只有与某些致癌性较强的植物同时应用时,才会出现诱发作用,单独用或与其他抗癌植物同用时,只有抗癌效用而无诱发癌症的作用。可以说了哥王的抗癌作用是较为明显的,这已被较多的临床应用和药理研究成果所证实。

了哥王为有毒中药,中毒时会出现恶心、呕吐、腹胀、腹痛、腹泻等症状。在服用时,剂量不宜过大,孕妇忌用。成人每日用量 6~9 g。且煎煮时间要久,一般要 4 h 以上。在大量加工了哥王时要注意对皮肤、眼睛等部位的保护。如出现中毒症状可先洗胃,后饮浓茶,服活性炭或鞣酸蛋白;大量饮盐水或静脉滴注 5% 葡萄糖盐水;针刺"上脘""中脘""足三里"等穴位;对症治疗。亦可用米汤止泻,或用桂皮 3 g,或甘草、防风各 6 g,水煎服解之。

参考文献

[1] 杨振宇,郭薇,吴东媛,等. 了哥王中西瑞香素的提取分离及抗肿瘤作用研究[J]. 天然产物研究与开发,2008(3):522-526.

[2] 颜红,夏新华,王挥,等. 西瑞香素对人肝癌 HepG2 细胞增殖、凋亡及细胞周期的影响[J]. 湖南中医药大学学报,2013,9(33):41-43+81.

[3] 郑传奇,冯果,李伟,等. 了哥王生物活性及抗肿瘤作用研究进展[J]. 微量元素与健康研究,2020,37(3):46-48.

[4] 陈扬,李艳春,马恩龙,等. 了哥王抗肿瘤活性部位筛选[J]. 中华中医药学刊,2008,26(11):2520-2522.

半 边 莲

又名半边花、半边旗等,药用为桔梗科植物半边莲 *Lobelia chinensis* Lour. 的带根全草。主产于江苏、浙江、安徽等地,生长于水田边、路沟边及潮湿的阴坡地,夏、秋季采集,以茎叶色绿、根黄者为佳,洗净,鲜品或晒干均可入药。

本品味辛,性平;入心、肝、小肠经。功效:清热解毒,利尿消肿,抗癌抑癌。《本草求

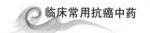

原》:"消肿散毒,治恶疮、蛇伤。"本品是中医治疗肝炎、肝硬化腹水、肾炎、蛇咬伤等之常用良药。抗癌用于肝癌、肾癌、胃癌、肠癌、胰腺癌、肺癌、宫颈癌等。

【现代研究】

本品含有多种生物碱如半边莲碱、去氢半边莲碱、氧化半边莲碱与木犀草素、芹菜素、香叶木素、山梗菜碱及其衍生物、6,7-二甲氧基香豆素、6-羟基-5,7-二甲氧基香豆素、环桉烯醇、24-亚甲基环木波罗醇及黄酮类、多糖、皂苷等成分。总生物碱及木犀草素为其抗肿瘤主要成分。

药理研究表明,本品煎剂对肝癌 H22 荷瘤小鼠具有显著的抑瘤作用,其机制为增强肿瘤组织中 P27 表达从而抑制细胞的增殖,并减弱抑制凋亡相关因子 Bcl-2 表达从而促进细胞凋亡。本品生物碱具有诱导肝癌细胞 HepG2 凋亡作用,其机制可能与升高细胞内游离钙离子浓度有关。其提取物对人白血病细胞株(HL60 和 K562)有明显抑制作用,对肉瘤(S37)亦有抑制作用。本品除具有抗肿瘤作用外亦可增加化疗药物药效,其活性成分木犀草素低浓度(5 μmol/L)时对铂类抗肿瘤药物,如顺铂,即具有增敏作用,联用时能显著增强铂类药物的抗肝癌作用。此外,研究发现本品所含生物碱及木犀草素等活性成分还具有抗胃癌、骨癌、肺癌等其他恶性肿瘤作用。临床报道以半边莲为君药的化癥汤用于10 例原发性中晚期肝癌患者治疗时均获得满意疗效,用药后能明显见其肝内肿块缩小,减轻化疗不良反应。所有患者随访 4 年仍存活。

【临床应用】

本品为肝癌常用抗癌中药。常用于肝癌、胰腺癌、膀胱癌、肺癌等的治疗。临床应用以复方或单味煎汁内服为主,亦有捣烂外敷等。常用剂量:煎汁内服,鲜品每日 50～100 g,干品 15～30 g。

【选方】

(1) 半边莲芪汤:半边莲、甘露消毒丹(包)、黄芪各 30 g。每日 1 剂,加水煎汁,分 3次饮服。用于肝癌。

又法:半边莲、半枝莲、薏苡仁、黄毛耳草、天胡荽各 30 g。每日 1 剂,加水煎汁,分 3次服。

(2) 半边莲茶:鲜半边莲 100～150 g。每日 1 剂,洗净,加水煎汁,代茶饮。用于肝癌、肾癌、胰腺癌、膀胱癌。

(3) 二莲二石汤:半边莲、半枝莲、石见穿、石打穿各 30 g。每日 1 剂,加水煎汁,代茶饮。用于肝癌、胃癌、食管癌、肠癌、胰腺癌等。

(4) 莲甲抗癌饮:半边莲、半枝莲各 30 g,炮山甲、醋鳖甲、猪苓各 15 g,柴胡 9 g,贯众 15 g,枸杞子、生黄芪各 20 g,茵陈 30 g,甘草 9 g。每日 1 剂,加水煎汁,分 3 次服,用于肝癌、胆囊癌。

此外,本品还用于鼻咽癌、肺癌、恶性淋巴瘤、膀胱癌、宫颈癌、癌性腹水等。

半边莲老鹳茶:半边莲、鲜老鹳草各 60 g。每日 1 剂,加水煎汁,当茶饮。用于鼻咽癌。

二莲茶:半边莲、半枝莲各 30 g,山慈菇 15 g。每日 1 剂,加水煎汁,当茶饮。用于恶性淋巴瘤。

又法:半边莲、半枝莲、蒲公英各 30 g,泽漆 9 g。每日 1 剂,加水煎汁,分 2～3 次服。

半边莲瓜蒌汤:半边莲、白英各 30 g,瓜蒌 20 g。每日 1 剂,加水煎汁,代茶饮。用于肺癌。

又法:半边莲、白英、野葡萄根各 30 g(鲜品各 60 g)。每日 1 剂,加水煎汁,代茶饮服。

半边馒头汤:半边莲、白头翁各 30 g,木馒头 20 g。每日 1 剂,加水煎汁,分 3 次服。用于宫颈癌。

半边莲马鞭汤:半边莲、马鞭草、猫爪草各 30 g,车前草 20 g。每日 1 剂,加水煎汁,分 2～3 次服。用于癌性腹水。

半边莲二苓汤:鲜半边莲 100 g(干品 30 g),土茯苓、猪苓各 30 g。加水煎汁,每日 1 剂,当茶饮。用于膀胱癌。

【按语】

半边莲具有良好的清热解毒、利水消肿的功效和较好的抗癌作用,是临床常用的清热解毒类抗癌中草药,对消化系统肿瘤如肝癌及泌尿系统肿瘤均有一定的治疗效果。江西医学院附属第二医院用本品配半枝莲等治疗肝癌 124 例,有效率达 70%。此外,本品对癌性胸水、腹水及肝硬化腹水有较好的疗效。

参考文献

[1]刘晓宇,张红.半边莲煎剂对肝癌的抑制作用及对 P27 和 BCL-2 表达的影响[J].大连医科大学学报,2016,38(1):20-23.

[2]项美玉.化癥汤治疗肝癌[J].新中医,2000,32(5):53.

[3]孙尧,张皓,孙佳明,等.半边莲生物碱类物质鉴定及对 Hela 细胞抑制作用研究[J].吉林中医药,2018,38(9):1078-1081.

半 枝 莲

又名牙刷草、通经草、水韩信、狭叶韩信草等,药用为唇形科植物半枝莲 *Scutellaria barbata* D. Don 的全草。产于我国华东、华北、华南、中南、西南地区。生于池沼、田边或路旁潮湿处,夏、秋季茎叶茂盛时采挖,以色绿、味苦者为佳。洗净,鲜品用或切段晒干用。

本品味辛、苦,性寒;入肝、肺、肾经。功效:清热解毒,散瘀止痛,利尿消肿,抗癌抑癌。抗癌用于肝癌、肠癌、食管癌、胃癌、胰腺癌、膀胱癌、子宫颈癌、卵巢癌、白血病、淋巴肉瘤等。此外,常用于治疗肝炎、气管炎、肺脓疡等疾病。

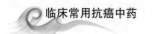

【现代研究】

本品主要含有黄酮类、生物碱类、二萜及其内酯、多糖类、酚类挥发性成分及铁、铜、锌、镁等微量元素。

现代药理研究表明,本品提取物能抑制肝癌细胞的迁移与侵袭,其机制为阻断 TGF-β/Smad/AMPK 信号通路,下调 IntegrinαV、Integrin β3、MMP-2 及 MMP-9 等因子而逆转肿瘤细胞上皮间质转化。本品多糖可以抑制肝癌细胞 HepG2 的增殖,对肝癌 H22 荷瘤小鼠具有抑瘤作用,且与环磷酰胺联用具有减毒增效作用,其作用机制可能与通过调控 H22 肝癌组织中部分蛋白质表达有关。本品 β-谷甾醇具有显著抗肝癌 HepG2 荷瘤小鼠肿瘤组织生长作用,并能提高机体免疫能力,其机制与上调肿瘤组织中 IL-2 并下调 IL-10 蛋白表达密切相关。此外,现代研究还发现半枝莲中多种有效成分如多糖、黄酮等,还具有抑制宫颈癌、肺癌、胃癌、结肠癌等其他恶性肿瘤作用。临床应用表明,半枝莲右归饮合剂、莲莪止痛方、花边莲汤等以本品为君药的复方制剂对肝癌及非小细胞肺癌具有良好的治疗作用并能够有效减轻化疗药物的毒副作用和改善患者生存质量。

【临床应用】

本品为肝癌常用抗癌中药。临床应用以单味或复方煎汁服用为主,亦可制成胶囊、片剂等内服。常用剂量:煎汁内服,鲜品 50～150 g,干品 15～30 g。

【选方】

(1) 半枝茵陈汤:鲜半枝莲 100 g(干品 30 g),绵茵陈、石见穿各 30 g。每日 1 剂,加水煎汁,分 3 次服。用于肝癌。

(2) 二莲莪苓汤:半枝莲、半边莲各 30 g,莪术 15 g,猪苓 15 g。每日 1 剂,加水煎服。用于肝癌。

(3) 莲甲煎:半枝莲 30 g,炮山甲 15 g,溪黄草 30 g,生薏苡仁 30 g,茵陈蒿 30 g,甘草 9 g。每日 1 剂,加水煎服。用于肝癌。

(4) 鲜半枝莲茶:鲜半枝莲 120 g(干品 30 g)。每日 1 剂,洗净,加水煎汁,当茶饮服,连服 3～5 个月。用于肝癌、直肠癌。

此外,本品还用于胃癌、肠癌、卵巢癌、膀胱癌、肺癌等。

半枝莲香茶:鲜半枝莲 80 g(干品 30 g),香茶菜 30 g。每日 1 剂,加水煎汁,当茶饮服。用于胃癌。

又法:鲜半枝莲(干品 30 g)、猫人参各 100 g。每日 1 剂,加水煎汁,当茶时饮服。本法除对胃癌有效外,对肝癌、肠癌、宫颈癌、卵巢癌等肿瘤亦有不同程度的效果。

又法:半枝莲、水杨梅根、藤梨根各 30 g。每日 1 剂,加水煎汁,代茶饮。用于胃癌。

莲梅藤梨饮:半枝莲、水杨梅根、藤梨根各 30 g,每日 1 剂,加水煎汁,代茶饮。用于胃癌。

半枝莲蛇舌饮:半枝莲 30 g,白花蛇舌草 60 g。加水 1 500 g,煎煮 1～2 h,取汁。每日 1 剂,日夜当茶饮,连续服用 3～5 个月。用于直肠癌、胃癌、宫颈癌等。

复方半枝莲丸:半枝莲 100 g,山豆根、山慈菇、露蜂房各 50 g。共研细末,拌匀,用蜂蜜或面粉糊适量调制成丸,每丸重 3 g。每日 3 次,每次 2 丸,温开水送服。用于肝癌、食管癌、胃癌、大肠癌、淋巴肉瘤、乳腺癌等恶性肿瘤。

二莲汤:半枝莲、独角莲各 50 g。每日 1 剂,加水煎汁,分 3~5 次饮服。用于鼻咽癌。

又法:鲜半枝莲 45 g,白英 30 g,金银花 15 g。每日 1 剂,水煎代茶饮。用于治疗鼻咽癌、宫颈癌及放射治疗后热性反应。

半枝老鹳茶:半枝莲、鲜老鹳草各 60 g。每日 1 剂,加水煎汁,当茶饮服。用于鼻咽癌。

半枝莲螺茶:半枝莲、山海螺各 30 g(鲜品各加倍)。每日 1 剂,加水煎汁,当茶饮服。用于肺癌。

又法:鲜半枝莲、白英各 30 g(鲜品各加倍)。每日 1 剂,加水煎汁,代茶饮。

半枝灵仙饮:半枝莲、威灵仙、黄药子各 20~30 g。每日 1 剂,加水煎汁,分 3 次饮服。用于食管癌(肝功能不佳者忌服)。

半枝莲蒲茶:鲜半枝莲 120 g(干品 30 g),蒲公英 30 g。每日 1 剂,加水煎汁,当茶饮服。病情减轻后,剂量可减半。用于纵隔淋巴肉瘤。

半枝莲茅茶:半枝莲、白茅根、龙葵各 30 g。每日 1 剂,加水煎汁,当茶饮服。用于膀胱癌。

半枝莲紫汤:鲜半枝莲 100 g(干品减半),白头翁 30 g,紫草 20 g。每日 1 剂,加水煎汁,分 3 次饮服。用于卵巢癌、绒毛膜上皮癌、宫颈癌。

半枝龙葵饮:半枝莲 60 g,龙葵 30 g,紫草 15 g。每日 1 剂,加水煎汁,分 2~3 次饮服。用于恶性葡萄胎。

【按语】

半枝莲功效专于抗癌,《全国中草药汇编》谓"治肿瘤",是中西医临床应用最广泛的广谱性抗癌中草药之一,尤其作为肝癌治疗的常用品。本品既可单味煎汁代茶饮,又可与其他抗癌中草药配伍成复方煎服,各种癌症均可酌情服用,有较好的治疗效果。据介绍,单用大剂量鲜半枝莲煎汁饮服,连服数月,治疗直肠癌有良效。吉林市第二医院用本品治疗原发性肝癌 50 例,总有效率为 62%;复旦大学附属肿瘤医院中西医结合科刘鲁明教授治疗胰腺癌的经验方"清胰化积汤"中用了大剂量的半枝莲可稳定晚期胰腺癌瘤灶,延缓疾病进展,延长患者生存期,减少药物不良反应,使患者的生存质量得到改善,表现出良好的临床价值。目前半枝莲或半枝莲提取物与化疗药联合使用也逐渐展现其优势,浙江省肿瘤医院中医科利用大剂量半枝莲易致腹泻的特性将其与具有便秘副作用的沙利度胺联合应用于晚期胰腺癌患者,无论是抗肿瘤效果还是改善生存状况均有非常好的作用。另有报道半枝莲乙醇提取物与低剂量顺铂联合应用时体外可显著增加顺铂对肝癌细胞增殖的抑制作用;体内可显著提高顺铂对小鼠 H22 肝癌移植瘤的抑瘤效果。

参考文献

[1] 黄有星,张生,刘开睿.半枝莲提取物逆转上皮间质转化抑制肝癌细胞迁移侵袭研究[J].新中医,2019,8(51):17-21.

[2] 陈浩,陈文滨,郑建华.半枝莲β-谷甾醇抗肝肿瘤机制的研究[J].今日药学,2017,6(27):380-384.

[3] 牟卫伟,许焕丽.半枝莲乙醇提取物对顺铂抗肝癌的增效作用研究[J].中华中医药杂志,2017,32(1):306-308.

板 蓝 根

本品别名、基原、产地、生境、采收加工、药性、功效主治参见第八章"板蓝根"条。

【现代研究】

本品主要含有依靛蓝酮、靛蓝、靛玉红、板蓝根二酮、色胺酮、黑芥子苷、新葡萄糖芸素、棕榈酸、芥酸、精氨酸、酪氨酸、β-谷甾醇、γ-谷甾醇、依靛蓝双酮、多糖等成分及钙、锰、锌、镁等多种微量元素。

药理研究表明,板蓝根组酸、板蓝根多糖可以抑制体外培养人肝癌细胞 BEL-7404、人鼻咽癌细胞 CNE-2 和人肺癌细胞 H-460 增殖。板蓝根二酮 B 可抑制卵巢癌 A2780 细胞和肝癌 BEL-7402 细胞的增殖,降低端粒酶活性的表达、诱导癌细胞向正常细胞转化。而且板蓝根组酸能够有效抑制肝癌细胞对阿霉素(ADM)的耐药性,其作用机制可能为下调 p-糖蛋白(p-gp)表达,抑制肿瘤细胞的钙离子通道,降低肿瘤细胞主动转运能力,减少药物的外泄,从而降低肿瘤细胞耐药性;板蓝根双糖可通过上调肝癌 H22 荷瘤小鼠体内 IL-2、IL-6、IL-12 及 TNF-α 等因子表达水平,诱导巨噬细胞活化,增强机体免疫能力,而发挥抗肿瘤作用。而板蓝根热水提取物对人子宫癌细胞有明显的抑制作用,抑制率为 50%～70%,50%板蓝根水煎液在体外对白血病(3C1-8)细胞有显著的直接细胞毒作用,皮下注射液则有一定杀伤作用。此外,本品有明显的抗菌、抗病毒作用。临床应用证实,本品对肝癌、喉癌、鼻咽癌、食管癌、皮肤癌、白血病等均有较好疗效。

【临床应用】

本品为肝癌常用抗癌中药。用于肝癌及喉癌、鼻咽癌、食管癌、皮肤癌、白血病等的治疗。临床应用以煎汁饮服为主,亦有制成片剂、冲剂、针剂应用。常用剂量:煎汁内服,15～30 g。

【选方】

(1) 板蓝根茵陈汤:板蓝根、半枝莲、茵陈、薏苡仁各 30 g,柴胡 9 g,猫人参 60 g,枸杞子 30 g。每日 1 剂,加水煎汁,分 2 次服。用于肝癌。

(2) 复方板蓝根煎:板蓝根、藤梨根、半枝莲各 30 g,猪苓 15 g,莪术 15 g,石见穿

20 g,炮山甲 12 g。每日 1 剂,加水煎服,分 2~3 次服。用于肝癌。

此外,本品还用于白血病、鼻咽癌、食管癌等。

板蓝根金石汤:板蓝根、金银花各 30 g,石见穿、党参各 20 g。每日 1 剂,加水煎汁,加入蜂蜜 50 g 煮沸,分早、晚 2 次顿服,每日 2 次。用于鼻咽癌。

板蓝根灵仙散:板蓝根、猫眼草各 30 g,威灵仙 60 g,硇砂 3.9 g,制南星 9 g,人工牛黄 6 g。共研细末,拌匀备用。每日服 3 次,每次 1.5 g,吞服。适用于鼻咽癌。

板蓝根猪殃汤:板蓝根、猪殃殃、羊蹄根、黄芪、鳖甲各 30 g。每日 1 剂,加水煎服,分 2~3 次服。用于白血病。

蓝根地黄汤:板蓝根、生地、白花蛇舌草各 30 g,重楼、紫草根各 20 g。每日 1 剂,加水煎汁,分 2~3 次服。用于急性白血病。

【按语】

板蓝根是一味常用的清热解毒类抗癌中药。近年来中国军事医学科学院附属医院肿瘤科专门对该品的抗肿瘤作用进行了临床研究,用板蓝根为主的中药(板猫灵仙散)配合放疗治疗食管癌,与单纯放疗、化疗配合放疗组比较,结果 3 种疗法近期疗效无明显差异,但中药配合放疗组的 3 年存活率在 35.7%,5 年存活率在 21.4%,与单纯放疗组比较,有显著差异,显示了食管癌的中西医结合治疗有进一步探索的价值。由于该品苦寒,脾胃虚寒者忌用。

参考文献

[1] 刘明华,李茂,孙琴,等.板蓝根双糖 fructopyrano-(1→4)-glucopyranose 对荷瘤小鼠肿瘤生长及免疫功能的影响[J].中国药学杂志,2012,19(47):1542-1546.

[2] 韦长元,黎丹戎,曹骥,等.板蓝根组酸诱导耐药人肝癌原位移植瘤的细胞凋亡研究[J].广西医学,2004,26(5):640-642.

[3] 侯华新,秦箐,黎丹戎,等.板蓝根高级不饱和脂肪组酸的体外抗人肝癌 BEL-7402 细胞活性[J].中国临床药学杂志,2002,11(1):16-19.

䗪 虫

又名地鳖虫、土鳖虫、土元、簸箕虫、节节虫等,药用为鳖蠊科昆虫地鳖 *Eupolyphaga sinensis* Walke 或冀地鳖 *Steleophaga plancyi*(Boleny)的雌虫干燥全体。产于全国大部分地区,多生于野外树根落叶层及石块下。夏季捕捉,沸水烫死,晒干或烘干,生用或炒用。

本品味咸、性寒;有小毒;入肝、脾经。功效:破血逐瘀,续筋接骨,抗癌抑瘤。用于跌打损伤,筋伤骨折,血瘀经闭,产后瘀阻腹痛,癥瘕痞块。《神农本草经》云:"主心腹寒热,血积癥瘕,破坚,下血闭。"故常用于妇女血滞经闭,腹中肿块及跌扑损伤等症,为妇科和伤科常用药品。抗癌用于肝癌、直肠癌、鼻咽癌、乳腺癌、白血病、舌癌、骨肉瘤等。

【现代研究】

本品主要含有胆甾醇、生物碱、挥发油及人体所需的多种氨基酸等,其中挥发油总含量约 22.19%,氨基酸总含量约 40%及多种微量元素、二氯苯和二甲基二硫醚等其他中药少见成分。其抗癌有效成分为生物碱。

现代药理研究表明,本品提取物对体外胃癌(BGC-823)、肉瘤(S180)、肝癌、肺癌(A549)、乳腺癌(MDA-MB-231)、慢性髓系白血病(K562)细胞增殖均有良好的抑制作用。同时䗪虫多肽具有促进胸腺和脾脏发育及保护的作用,提高单核细胞和巨噬细胞的吞噬功能,提高正常和免疫抑制小鼠的免疫能力。本品可抑制肝癌细胞增殖,诱导其凋亡,通过下调 PKCβ,Akt,m-TOR,Erk1/2,MEK-2,RafandJNK-1,上调 cyclin E,cyclin B1 和 cdc2 周期蛋白,同时降低 MMP-2,MMP-9 和 CXCR4,PLG,NFκBandP53 蛋白活性起到抗肝癌作用。此外,本品除抗肿瘤作用外还具有提高机体免疫力、抗凝血、抗缺血缺氧、镇痛等作用。临床应用研究证实,本品对肝癌、肺癌、皮肤癌、舌癌、宫颈癌、乳腺癌、骨肉瘤及多发性骨髓瘤等有一定的治疗效果。本品与肝癌常用化疗药物氟尿嘧啶、DDP 有明显的协同作用,其水提物在与环磷酰胺(CTX)联合使用时,对化疗药物 CTX 也具有增效减毒作用。

【临床应用】

本品为肝癌常用抗癌中药。临床用于治疗多种癌症属于瘀血型者,如肝癌、肠癌、皮肤癌、多发性骨髓瘤、骨肉瘤等。临床应用以研末内服为主,也可煎汁内服或外用。常用剂量:煎服 5～15 g;入丸、散服 1～3 g;外用适量。孕妇忌用。

【选方】

(1) 二鳖抗癌煎:䗪虫、炙鳖甲、干蟾皮、炮山甲各 9～15 g。每日 1 剂,加水煎汁,分 2～3 次服。用于肝癌。

(2) 地鳖五虫丸:䗪虫、水蛭、虻虫、壁虎、干蟾皮。上药各等量或各 50～100 g 共研细末拌匀,用适量蜂蜜和为丸。每次口服 9 g,每日 2 次。用于原发性肝癌。

此外,本品常用于皮肤癌、肠癌、胃癌、舌癌、恶性淋巴瘤、肺癌、鼻咽癌等。

地鳖苦参汤:䗪虫、苦参各 15 g,白花蛇舌草 30 g,炙甘草 10 g。加水煎汁,每日 1 剂,分 2～3 次饮服。用于皮肤癌。

地鳖酢浆糊:䗪虫 10 g,酢浆草 50 g。洗净,共捣烂,外敷患处。适用于皮肤癌。

地鳖桃黄汤:䗪虫、桃仁各 9 g,大黄 6 g。三药以酒适量,煎取半杯,顿服。用于卵巢癌及输卵管肿瘤、子宫肌瘤。

地鳖抗黑丸:䗪虫、金银花各 100 g,红枣、核桃仁各 50 g,制马钱子 25 g,冰片 1.8 g,猪胆汁 75 g。上药除猪胆汁外,共研细末,将猪胆汁煮沸 1 h,加入药粉中,用适量蜂蜜和为丸,每丸重 7.5 g。每日早、晚各服 1 丸。用于黑色素瘤。

　　地鳖抗癌汤：䗪虫、木香各6g，金刚刺、红藤各20g。每日1剂，加水煎汁，分2～3次服。用于直肠癌。

　　地鳖乌蛇散：乌梢蛇120g，蜈蚣40条，䗪虫、全蝎各60g，白术、枳壳各100g。上药共研细末，每日3次，每次6g，温开水送服。用于晚期胃癌。

　　地鳖含液：䗪虫7枚（微炒），食盐45g。加水350mL煎30min，取药汁备用。每日3～5次，含于口中，不要咽下。用于舌癌。

　　地鳖三七粉：䗪虫、炮山甲、全蝎、三七各5g，蜈蚣3条，焙干。共研细末，拌匀，每日2次，每次3g，用米酒适量送服。用于鼻咽癌。

　　地鳖皂刺汤：䗪虫、皂角刺、蜈蚣各9g，炙鳖甲、乌骨藤各30g。每日1剂，加水煎汁，分2次服。用于恶性淋巴瘤。

　　地鳖治肺饮：䗪虫15g，两面针、半枝莲各30g，蜈蚣5条。每日1剂，加水6碗煎至2碗，分3次服。用于肺癌。

　　地鳖薄荷汁：䗪虫、生薄荷各适量。共研汁，以消毒棉球蘸汁涂患处，每日2次。用于舌癌。

【按语】

　　䗪虫为常用的虫类抗癌药。早在千余年前，古代医家已发现本品有破瘀散积、消肿止痛之功效，如《神农本草经》云："主心腹寒热、血积癥瘕，破坚，下血闭。"故常用于妇女血滞经闭，腹中肿块及跌扑损伤等症，为妇科和伤科常用药品。近代医家则进一步发挥之，常将本品用于肝癌、皮肤癌、肺癌、舌癌、宫颈癌、乳腺癌、骨肉瘤及多发性骨髓瘤等的治疗。此外，䗪虫是一类含有氨基酸、蛋白质、挥发油等多种生物活性成分的传统中药材，在治疗肿瘤的同时，具有提高机体免疫力、抗凝血、抗缺血缺氧、镇痛等作用。

　　本品有止痛作用，常与蜈蚣、全蝎等药配合治疗各种癌性疼痛。

参考文献

［1］张微，邹玺，钱晓萍，等.土鳖虫含药血清对肝癌HepG-2细胞增殖的抑制作用[J].中药新药与临床药理，2007(4)：257-259.

［2］胡文静，钱晓萍，邹玺，等.重楼、土鳖虫对人肝癌SMMC-7721细胞增殖抑制的协同作用[J].南京中医药大学学报（自然科学版），2007,23(4)：234-237.

斑　蝥

　　本品别名、基原、产地、生境、采收加工、药性、功效主治参见第九章"斑蝥"条。

【现代研究】

　　本品主要含有斑蝥素、吲哚乙酸、吲哚-3-醛、戊内酰胺、环-(*L*-脯氨酸-*L*-丙氨酸)、环-(R-脯氨酸-R-亮氨酸)、环-(S-脯氨酸-S-亮氨酸)等成分。

现代药理研究表明,斑蝥素具有显著抗肝癌作用。斑蝥素低浓度时即可抑制肝癌细胞 HepG2 增殖,且当浓度大于 $5\ \mu mol/L$ 时具有促肝癌细胞凋亡作用。斑蝥素酸镁是斑蝥素的主要衍生物之一,同样具有显著抗肝癌作用,且更易于人体吸收。其作用机制为阻滞肝癌细胞分裂,并可抑制细胞中 ERK1/2 磷酸化,降低细胞线粒体膜电位,促进 cyt-C 蛋白表达,继而活化 caspase-3 蛋白,最终诱导细胞凋亡。研究还发现,斑蝥素及其衍生物抗肿瘤作用广泛,具有抗膀胱癌、胰腺癌、肺癌、喉癌及胃癌等其他多种恶性肿瘤作用。现阶段,以斑蝥为基础开发的中成药,如斑蝥素胶囊、斑蝥素糖衣片、甲基斑蝥胺针剂、去甲斑蝥素、斑蝥酸钠注射液、羟基斑蝥胺等,已广泛应用于多种肿瘤的临床治疗。临床应用证实多种含斑蝥素中成药对原发性肝癌、非小细胞肺癌、乳腺癌、食管癌、肺癌、胃癌、鼻咽癌、结肠癌等疗效显著。

【临床应用】

本品为肝癌常用抗癌中药。临床应用以单味或复方研末服为主,亦有与鸡蛋炖服或提取高效成分制成胶囊或注射液用。常用剂量:研末或入药内服 $0.03\sim0.06$ g,炮制后多入丸散用。外用适量,研末或浸酒醋,或制油膏涂敷患处。内服用量不宜过大。

【选方】

(1) 斑蝥健肝粉:斑蝥、陈皮各 500 g,糯米 5 000 g(亦可斑蝥 50 g,陈皮 50 g,糯米 500 g)。先将糯米淘干净,沥干,加入斑蝥后在锅内用微火炒至焦黄,拣去斑蝥,研碎糯米;另将陈皮研粉,与糯米粉混合均匀,即成。开始用量每次服 $10\sim15$ g,每日 3 次。维持量每次 $5\sim6$ g,每日 3 次,饭后温开水冲服。用于肝癌。本法服用后可有小便刺激痛及轻度腹痛,停药数日即可自愈。

(2) 斑蝥地鳖散:斑蝥 1 g,䗪虫、丹参各 9 g,六一散 30 g。共研细末,拌匀,每日服 3 次,每次 0.6 g,温开水送下。用于肝癌。

(3) 羟基斑蝥胺注射液:静脉注射,每次 $80\sim160$ mg,加入 25% 葡萄糖注射液 20 mL 中推注,或加入 5% 葡萄糖注射液中滴注,每日或隔日 1 次,或根据医嘱用药。用于肝癌。

(4) 斑蝥蛋:斑蝥 $1\sim2$ 只,鸡蛋 1 个(顶上开一小口)。将斑蝥(去头、足、翅)塞入鸡蛋内,用纸包好,隔水蒸熟,不吃斑蝥,只吃蛋,每日 1 个。用于肝癌、胃癌及膀胱癌。

此外,本品还用于鼻咽癌、食道癌、胃癌、乳腺癌、宫颈癌等。

斑蝥蛋 A:斑蝥 1 只(去头、足、翅、绒毛),鸡蛋 1 只。将鸡蛋上端敲开一小孔,塞入斑蝥,置锅中隔水蒸约 0.5 h,取出斑蝥,分作 3 块吞服,鸡蛋亦可分成小块同服每日 1 次,每次 1 只。用于食管癌。

斑蝥蛋 B:斑蝥 1 只(去翅),鸡蛋 1 个。在鸡蛋上方敲一个小口,将去翅斑蝥装入鸡蛋内,用纸封上,煮熟或蒸熟,每日服食 1 个。2 日后如反应不大,将量增加 1 倍,每日早、晚各服 1 次。用于胃癌。

斑蝥蛋 C:斑蝥 3 只,鲜红皮鸡蛋 1 个。鸡蛋 1 小口,纳入斑蝥,外用纸包好,置蒸笼内或锅内蒸熟后,去斑蝥,吃鸡蛋,每日 1 个。用于乳腺癌。

斑蝥蛋 E:斑蝥 2 只(去头、足),鸡蛋 1 个(开一小口)。将斑蝥塞入鸡蛋内,文火蒸熟,去斑蝥吃鸡蛋。每日食 2 个,连服 5 日,休息 5 日再服。用于宫颈癌。

斑蝥油、膏:斑蝥(去头、足、翅)1～3 只,糯米 3 g(炒黄),麻油 30 g,冰片 0.5 g,麝香 0.15 g,放入瓶中,盖严浸泡 1 个月,即成斑蝥油;药物同前,共研细末,加少量凡士林调制成膏,即为斑蝥膏。用法:将斑蝥油涂于鼻咽部,斑蝥膏敷于鼻腔。同时可配服板蓝根、山豆根、土茯苓各 15 g,牡丹皮 10 g,羚羊角 15 g 等的煎汁。用于鼻腔恶性肉芽肿。

斑蝥抗癌糖丸:斑蝥、红娘子各 7.5 g,蜈蚣 3 g,乌梅、山豆根各 45 g,白糖 1250 g,红枣肉 500 g。上药共研末,拌匀,制成糖丸,每粒重 6 g。每日服 3 次,每次 6 g,口中含化咽下。用于食管癌、胃癌。

斑蝥煨红枣:斑蝥 1 只(去头、翅),大枣 1 枚(去核)。将斑蝥纳入大枣内,煨熟,去斑蝥,空腹服枣,白开水送下,每日服 1～2 次。用于胃癌、食管癌伴反胃呕吐。

【按语】

斑蝥是一味应用较广的以毒攻毒类抗癌中药,可治疗肝癌、胃癌、食管癌、乳腺癌等多种恶性肿瘤。近 50 年来,我国民间及各地有关医院时有用斑蝥治疗肝癌、胃癌、食管癌等取得较好疗效的报道。20 世纪 70 年代初专门成立了全国斑蝥协作组,对斑蝥及其制剂的抗癌效用从药理实验和临床应用等方面作了较为系统的研究。从全国斑蝥喜树抗癌协作会议有关资料及各地医院应用斑蝥抗癌的相关资料来看,斑蝥及其制剂(如斑蝥蒸蛋、斑蝥素片、羟基斑蝥胺注射液、去甲斑蝥素等)对肝癌、胃癌、食管癌等确有较好疗效。据报道,本品对原发性肝癌的有效率为 54%～60%,并可改善症状,延长生存时间,部分患者肿块变小,有的则治愈。此外,对肺癌、乳腺癌、结肠癌等亦有一定的疗效。

由于本品有毒,过量则会出现尿闭、尿痛、尿血、腹痛、腹泻等泌尿道和消化道的刺激症状,个别患者可出现阵发性心动过速等,反应程度随用量大小而异,且有明显的个体差异,因此内服需严格掌握用量与用法。若出现上述一般中毒反应,可用生绿豆 30 g、生甘草 9 g 煎汤服。孕妇及心、肾功能不全者禁用。根据临床应用,一般服斑蝥蛋毒副作用小,而且斑蝥塞入鸡蛋后,最好过 30～50 min 后再蒸煮。若服斑蝥片或胶囊等,最好与炒面同食较好,可减少副作用。可以说,只要掌握用量与用法,斑蝥的抗癌效用是肯定和较好的。

参考文献

[1] 封艳艳,马齐襄,隋彤彤,等.斑蝥素对肝癌 HepG2 细胞增殖、凋亡的影响及其可能机制[J].中国实验方剂学杂志,2017,15(23):112-117.

[2] 黄渝茜,晏旭航,晏容,等.斑蝥素酸镁诱导 BEL-7402 人肝癌细胞凋亡的机制[J].中成药,2019,6(41):1419-1423.

[3] 邝玉慧,徐方飚,赵哲,等.复方斑蝥胶囊联合不同放化疗方案治疗原发性肝癌有效性与安全性的

Meta 分析及试验序贯分析[J].中国药房,2021,32(8):996-1003.

[4] 刘妞妞,邓秀玲,王海生,等.斑蝥素抗肝癌的分子机制研究进展[J].西南国防医药,2020,30(10):953-955.

蟾　蜍

又名癞蛤蟆等,药用为蟾蜍科动物中华大蟾蜍 *Bufo bufo gargarizans* Cantor 或黑眶蟾蜍 *Bufo melanostictus* Schneider 的全体。产于全国大部分地区,多穴居于泥土中或栖于石下及草间。夏、秋季捕捉后,先采取蟾酥,然后杀死,晒干,为"干蟾";或杀死后除去内脏,用竹片撑开晒干,习称"干蟾皮";亦有将活蛤蟆洗净,直接加水煮熟用。

本品味甘、辛,性凉;有毒;入心、肺、肝、脾经。功效:消癥散结,解毒止痛,抗癌抑癌。用于肝癌、肺癌、胃癌、淋巴肉瘤、食管癌、贲门癌、肠癌、膀胱癌、皮肤癌、白血病、阴茎癌等各种恶性肿瘤。此外,本品是中医治疗痄积、气管炎的常用药。

【现代研究】

本品主要有效成分为华蟾素,其化学成分复杂,主要含有蟾毒配基、华蟾素毒基、蟾毒灵、蟾蜍噻咛、活性多肽等,其中活性多肽、蟾毒配基及蟾蜍噻咛为华蟾素抗肿瘤的主要活性成分。

现代药理研究表明,华蟾素对肝癌等多种恶性肿瘤均具有显著抑制作用。华蟾素能抑制肝癌细胞增殖并诱导其凋亡,其作用机制与阻断细胞分裂,调控肿瘤细胞中细胞多种增殖及凋亡相关因子,如 Survivin、caspase-3、Bax、Bcl-2 及 p53 等,mRNA 和蛋白质表达水平有关。多项同类研究还表明,华蟾素对膀胱癌、前列腺癌、食管癌、胃癌、肺癌、卵巢癌等恶性肿瘤亦具有显著疗效。临床应用研究发现以蟾蜍全皮水提制剂为基础开发的华蟾素注射液单用于治疗 48 例原发性中、晚期肝癌患者,其有效率为 50%,能提高患者生存质量,延长生存期。华蟾素注射液联合肝动脉化疗栓塞(TACE)用于治疗 16 例原发性肝癌患者,能有效抑制肿瘤,并能提高患者免疫力。此外,本品还有抗辐射、增强机体网状内皮系统功能、升高白细胞、强心、消炎、镇痛等作用。

【临床应用】

本品为肝癌常用抗癌中药。还常用于肺癌、胃癌、淋巴肉瘤、食管癌、贲门癌、肠癌、膀胱癌、皮肤癌、白血病、阴茎癌等各种恶性肿瘤。临床应用以煎汤、浸酒、制成丸剂或研末服用为主,亦有制成注射液注射或制成软膏外用等。常用剂量:煎服 6~12 g;研末服 1~3 g;外用适量。孕妇慎用。

【选方】

(1) 干蟾抗癌饮:干蟾皮 15 g,白花蛇舌草 30 g,石见穿 20 g,猫人参、藤梨根各 60 g,黄芪 30 g。每日 1 剂,加水煎煮,分 3 次服。用于肝癌、胃癌、肠癌、食管癌、淋巴肉瘤等。

(2) 蟾蜍克癌散：蟾蜍 1 只,洗净,以炭泥包裹,用炭火煅透,去泥,研成细末。每日服 3 次,每次 3 g,温开水送下。用于肝癌及各种癌症。

(3) 蟾蜍丸：蟾蜍数只,洗净,晒干后烤酥研成细末,过筛,和入适量面粉糊(面粉与蟾蜍粉的比例为 1:3),做成黄豆粒大的小丸,每 100 丸用雄黄 0.15 g 为衣。成人每日服 3 次,每次 5～7 丸,饭后温开水送下。用于肝癌、胃癌、膀胱癌等。

(4) 蟾蜍片：洁净的干蟾皮适量,研成极细末,压制成片,或以适量山药粉作辅料,压制成片。每片含干蟾皮粉 0.2 g。每日服 3～4 次,每次 3～4 片,饭后服,温开水送下。用于肝癌、胃癌等。

又法：洁净的蟾蜍皮(去头颈部)适量,在清水中煮沸 1～2 min,取出烘干,研成粉末;加 2 倍量氯仿浸渍 24 h,压干;再加 2 倍量醋酸乙酯浸渍 24 h 后,取出压干;干粉中加入适量山药粉作辅料后,压制成片,每片重 0.25 g,含蟾蜍皮干粉 0.2 g。每日服 3 次,每次 3 片,饭后温水送服。适应证同上。

(5) 蟾皮止痛贴：大活蟾蜍若干只。取 1 只,剥皮后清水洗去污物,用时以温水或 75%乙醇擦净患者最疼痛处的皮肤,然后把蟾蜍皮贴在此处,外盖洁净的消毒纱布固定。等蟾蜍皮干后,更换新鲜蟾皮 2～4 次,不受时间限制,疼痛发作即贴,干后即更换。用于肝癌疼痛。据介绍,本法有良好的止痛效果。

(6) 蟾蜍雄黄糊：活蟾蜍 1 只(去内脏),雄黄 30 g。将雄黄放入蟾蜍腹内,加温水少许调成糊状,敷在肝区最疼痛处(蟾蜍腹部贴至疼痛处),夏天敷 6～8 h 换 1 次,冬天 24 h 换 1 次。敷 2 h 后,蟾蜍变成绿色,此非不良反应。一般敷 15～20 min 后见效,可持续 12～24 h。用于肝癌疼痛。

此外,本品常用于食管癌、胃癌、肠癌、霍奇金病、白血病等多种恶性肿瘤。

蟾蜍汤：活大蟾蜍 1 只,去内脏,洗净,加水 750～1 000 mL,煎煮 1 h,取汁,分早、晚两次饮服。10 日为 1 个疗程,可连服 3～5 个疗程。用于食管癌、贲门癌。

蟾蜍丸 A：干蟾皮 30 g,山药粉适量。水泛为丸,如绿豆大小。每日服 3 次,每次 4 粒,温开水送下。用于食管癌。

又法：蟾蜍粉(即癞蛤蟆去内脏,焙干或烘干,研成粉)500 g,硇砂、硼砂各 250 g,枯矾、玄参各 30 g,黑豆 45 g。共研细末,拌匀,水泛为丸,如绿豆大小。每日服 3 次,每次 10 丸,温开水送下。

蟾皮儿茶片：蟾皮、儿茶各 0.4 g,延胡索 0.2 g。共研细末,压片(此为 1 日的用量),每日服 1 次,每次服 1 g。连服 2 星期后,每次增加 0.2～0.4 g,直至 3 星期,为 1 个疗程(此法亦可制成胶囊,每粒 0.5 g,每日服 1 次,每次 2 粒)。用于胃癌。据介绍,此片对胃癌有良好的疗效,对溃疡癌变的疗效最好。

蟾蜍胶囊：蟾蜍皮 3～5 张,晒干或烘干,研成细粉,装入胶囊,每粒 0.2～0.25 g。每日服 3 次,每次 3 粒,饭后服,温开水送下。适用于肠癌、胃癌等。

蟾蜍酒 A：活蟾蜍 9 只,洗净。加黄酒 1 500 mL,蒸沸 2 h,去蟾蜍取汁,冷藏备用。

每日服 3 次,每次 10 mL,连服 30 日,休息 3 日后为再服,2 个月为 1 个疗程。用于肝癌、胃癌、食管癌、膀胱癌等。

蟾蜍胆:蟾蜍胆,每日服 2 次,每次服 5 只,连服 2 个月。用于肺癌。

蟾蜍粉:大蟾蜍皮 1 张(大蟾蜍 1 只,剥取皮),焙干或烘干,研成细粉,均匀分成 10～15 包。每日服 3 次,每次 1 包,饭后服,温开水送下。同时用鲜蟾蜍皮贴敷脾脏处。用于霍奇金病。

蟾蜍抗白散:蟾蜍 1 只,砂仁 9 g。将蟾蜍体表洗净,砂仁从蟾蜍口中填入腹内,以黄泥包裹,放火上(以柴火为好)烤酥,去泥,研成细末。每日服 3 次,每次 3 g,饭后温开水送下。用于慢性粒细胞性白血病。

蟾蜍酒 B:125 g 重的蟾蜍 15 只,去内脏洗净后加黄酒 1 500 mL,放瓷罐中封闭,置于锅内,煮沸 2 h,过滤备用。成人每日服 3 次,每次 15～30 mL,儿童减半,饭后服。连续用药至症状完全缓解,间歇 15 日,其后再服 15 日。可配合抗感染、输血等。用于白血病。

蟾蜍煮蛋:活蟾蜍 1 只,小鸡蛋 1 个。将蟾蜍洗净(不剥皮),用剪刀从蟾蜍的腹腔正中线剖开(不去内脏)放入鸡蛋至腹腔内,用线缝合腹腔,然后加水 300～400 mL,煮沸 30～40 min,至蟾蜍肉烂熟为宜,吃鸡蛋不喝汤。用于急性白血病。治疗期间应配合加强营养等一般支持疗法。

【按语】

蟾蜍为以毒攻毒类抗癌中药。自古以来我国历代中医及民间就常用本品治疗恶疮、癥瘕和癌肿,如《名医别录》等医药专著中就有记载。而近代医家则在前人经验基础上,对蟾蜍的抗癌效用从药理实验到临床应用,作进一步的研究和发挥,从各地的临床应用资料表明,蟾蜍确是一味抗癌良药。如张纪宏等用本品煎汁服,治疗食管癌、贲门癌 30 例,总有效率达 83%;有人用蟾蜍酒治疗肠癌、白血病等疗效显著;用本品与儿茶、延胡索配用治疗胃癌尤其是溃疡癌变,取得明显效果等。凡此种种,足以证实蟾蜍有较好的抗癌作用。由于本品有一定毒性,过量服食导致中毒的情况亦时有报道,故服用本品,用量不宜过大,也不可多服。内服时若出现恶心、呕吐、腹痛、口唇或四肢发麻、头昏、头痛等中毒现象,应减量或停服,并用竹茹 15 g、芦根 30 g,煎汤服或喝绿豆汤解之。症状严重者应到医院作中毒处理和诊治。

蟾蜍治癌,简便实用,只要掌握用量,服法得当,身体适应,抗癌效果是较好的。本品对农村地区的患者来说,采药比较方便。

参考文献

[1] 齐芳华,李安源,赵林,等.华蟾素诱导人肝癌细胞株 HepG2 凋亡及其作用机制[J].药学学报,2010,3(45):318-323.

[2] 王昕,苑凤芹.华蟾素治疗原发性肝癌的临床疗效观察[J].实用中医内科杂志,2005,4(19):379.

[3] 陈挺松,吴胜兵,吴孝雄,等.肝动脉化疗栓塞联合门静脉灌注华蟾素注射液治疗原发性肝癌 16 例

临床观察[J]. 中华中医药杂志,2010,5(25)：792-794.

[4] 王雷,王煜霞,薛会朝,等. 蟾蜍灵诱导肝癌 Huh7 细胞的凋亡及其机制研究[J]. 中药药理与临床,2015,31(6)：58-61.

莪　术

又名蓬莪术、温莪术、蓬术、山姜黄、文术等,药用为姜科植物蓬莪术 *Curcuma phaeocaulis* Val. 广西莪术 *Curcuma kwangsiensis* S. G. Lee et C. F. Liang 或温郁金 *Curcuma wenyujin* Y. H. Chen et C. Ling 的干燥根茎。产于福建、湖南、广东、云南、四川、广西、浙江等地,野生于山野、溪边及林边、村旁半阴湿地处。冬季采挖,冬季茎叶枯萎后采挖,洗净,蒸或煮至透心,晒干或低温干燥后除去须根和杂质,切片备用。

本品味辛、苦,性温；入肝、脾经。功效：行气破血,消积止痛,抗肿瘤。《本草通玄》谓其："破积聚恶血。"《药品化义》谓："主破积消坚,去积聚癖块。"现代则将本品用于肝癌、宫颈癌、卵巢癌及淋巴肉瘤、胃癌、肠癌、白血病、黑色素瘤、子宫肌瘤等。此外,本品是中医治疗癥瘕积聚,瘀血痹痛,妇人痛经之要药。

【现代研究】

本品主要含有挥发油、姜黄素类、多糖类、生物碱类、皂苷、酚酸类以及甾醇类等成分。莪术挥发油及姜黄素为莪术抗肿瘤主要有效成分,莪术挥发油中抗肝癌主要活性成分则为 β-榄香烯,吉马酮。

药理研究表明,榄香烯可以抑制肝癌细胞 HepG2 增殖,对肝癌 H22 荷瘤小鼠具有显著抑瘤作用,并能抑制肝癌细胞的迁移和侵袭而防止肝癌转移、复发,其作用机制可能为上调肿瘤细胞中活化的肝细胞生长因子受体(c-Met),下调 MMP-2 及 DNA 拓扑异构酶Ⅰ的基因及蛋白质表达。吉马酮同样具有显著的抑制肝癌细胞增殖作用,它通过上调抑癌蛋白 p53,调控凋亡相关蛋白 Bax、Bcl-2 表达比及肿瘤细胞中活性氧含量而发挥抗肿瘤作用。莪术提取物莪术醇亦对肝癌细胞 HepG2 增殖具有抑制作用,其机制为激活 *p53* 与 *PRB1* 基因,从而调控 *cyclinA1*、*p21*、*p27KIPI*、*WAF1* 及 *CDK8* 基因的表达。此外研究还发现本品还具有抑制胃癌、乳腺癌、直肠癌、宫颈癌等其他恶性肿瘤作用。临床研究表明,含本品的养正消积胶囊联合常规手术、化疗等治疗手段用于治疗 103 例原发性肝癌患者,其总有效率达 51.92%。榄香烯乳介入治疗 30 例原发性肝癌具有满意的疗效,且不良反应较少。

【临床应用】

本品为肝癌常用抗癌中药。还常用于宫颈癌、卵巢癌及淋巴肉瘤、胃癌、肠癌、白血病、黑色素瘤、子宫肌瘤等的治疗。临床应用以单味或复方制成糖浆及煎汁内服为主,亦常以提取莪术油注射液、莪术醇注射液、莪术注射液(医院有配)注射。常用剂量：煎汁服

9～15 g;注射液根据医嘱定量用。

【选方】

(1) 莪术鳖甲煎:莪术 15 g,穿山甲 15 g,炙鳖甲、茵陈蒿、半枝莲各 30 g。每日 1 剂,加水煎汁,分 3 次服。用于肝癌、胰腺癌等。

又法:莪术、三棱各 9 g,石见穿、石打穿各 30 g,郁金 12 g。每日 1 剂,加水煎汁,分 2～3 次服。

(2) 莪术菱甲饮:炮山甲、炙鳖甲各 15～30 g,莪术 15 g,茵陈蒿 30 g,菱角 100 g。每日 1 剂,先将穿山甲、鳖甲、菱角、藤梨根加水煎沸 30 min,再放入莪术煎 30 min,取汁分 2～3 次温服。用于肝癌。

(3) 复方莪术合剂:莪术、半枝莲、白花蛇舌草,生薏苡仁、黄芪各 300 g。洗净,加 3～4 倍量水,煎煮 60～80 min,取头汁;药渣加 3 倍量水,煎煮 1 h 左右,取汁;合并两次滤液,加少量白糖再煎 20～30 min 即可。每日服 2～3 次,每次 50～100 mL。适用于肝癌、宫颈癌、卵巢癌、淋巴癌、白血病、胃癌、肺癌等。亦可作为上述癌症患者手术或放化疗后的辅助治疗。

(4) 莪术糖浆:莪术 1 000 g,加 3 倍量水,煎煮 60～80 min,滤取头汁;药渣加 2.5 倍量水,煎煮 1 h,取汁;合并 2 次滤液,加适量白糖或蜂蜜,再煎,浓缩至黏稠即成。每日服 2～3 次,每次 20～30 mL。用于肝癌及宫颈癌、卵巢癌、淋巴肉瘤等。

此外,本品还用于宫颈癌、卵巢癌、肠癌、甲状腺癌等。

莪术藤梨饮:莪术 15 g,藤梨根、白英、白头翁各 30 g。每日 1 剂,加水煎汁,分 2～3 次服。用于宫颈癌、卵巢癌、肠癌等。

莪术抗癌煎:莪术、黄药子各 30 g,冰球子(白花蛇舌草)9 g。每日 1 剂,加水煎汁,分 2～3 次服。用于甲状腺癌(肝功能不佳者忌服)。

莪术卤碱合剂:莪术、白屈菜、卤碱块各 30 g,蜂蜜 1 000 g。将卤碱块冲洗后制成饱和溶液,再加入熬制的药膏(将莪术、白屈菜加水煎煮后,取汁浓缩成膏状),最后加入蜂蜜。三者混匀,加 10% 尼泊金 0.6 mL 即成。每日服 3 次,每次服 30 g。用于各种癌症。

【按语】

莪术为活血化瘀类抗癌中药,其抗癌效用为历代医家所肯定。如《本草通玄》谓其:"破积聚恶血。"《药品化义》谓:"主破积消坚,去积聚癖块。"现代则将本品广泛应用于肝癌、宫颈癌、卵巢癌、胃癌、肠癌、淋巴肉瘤、白血病等多种肿瘤,尤以对宫颈癌及白血病等疗效为佳。据全国莪术治疗恶性肿瘤协作组第三次会议资料及辽宁省莪术研究协作组临床研究表明,莪术制剂对早、中期宫颈癌疗效为佳,治愈率和总有效率较高,达 70% 以上。温州医学院原工农兵医院用莪术治疗急性白血病 8 例,结果 6 例取得较满意的疗效。近年来,莪术的抗癌作用,已日益受到国内外医药学者的关注,可以预言,随着时间的推移,莪术的抗癌作用必将进一步得到推广。

参考文献

［1］郭霞,秦岩,谭婧,等.榄香烯对肝癌 H22 细胞荷瘤小鼠的抑瘤作用及其可能机制[J].中国临床药学杂志,2013,3(22)：155-159.

［2］郑瑾,刘强,任凯夕,等.β-榄香烯对肝癌细胞 SK-hep-1 的迁移和侵袭力的影响[J].现代肿瘤医学,2009,11(17)：2054-2058.

［3］龚敏,梁鑫淼,崔晓楠.榄香烯对人肝癌 HepG2 细胞增殖及拓扑异构酶 I 的影响[J].中国癌症杂志,2011,5(21)：321-325.

［4］黄岚珍,王娟,卢菲婷,等.莪术醇抑制人肝癌细胞 HepG2 增殖的机制[J].中国中药杂志,2013,11(38)：1812-1815.

［5］刘雪梅.中药榄香烯乳介入治疗肝癌 30 例报告[J].中国医师杂志,2002,3(4)：329-330.

第十二章
大 肠 癌

第一节　中西医治疗现状

　　大肠黏膜上皮起源的恶性肿瘤被称为大肠癌,包括结肠癌和直肠癌,是常见的恶性肿瘤。欧美国家结直肠癌发病率高于我国。我国结直肠癌发病率与死亡率也是趋升不降,据 2017 年《中国肿瘤登记年报》结直肠癌发病、死亡率居所有癌症的第五位,男性是女性发病率的 1.42 倍,城市是农村的 1.44 倍,发病率在 45 岁后显著上升,80 岁以上年龄组达到高峰。直肠癌的局部症状比较明显,而全身症状不明显:可表现为大便习惯改变,如排便次数增多、便秘;大便性状的改变,如大便不成形、稀便;大便困难或大便带血、肛门疼痛或肛门下坠等。局部晚期直肠癌伴有直肠全周性受侵时,通常表现为大便困难,排便不尽感或里急后重感。如果伴有排尿困难或会阴区疼痛,通常提示肿瘤已有明显外侵。根据病理组织学分型可分为腺癌(管状腺癌、乳头状腺癌、黏液腺癌、印戒细胞癌及未分化癌)及腺鳞癌。腺癌占 90% 以上,其中管状腺癌最常见。结、直肠癌的发病原因主要与遗传、不良饮食习惯(高脂肪、高蛋白质、低膳食纤维、油煎炸食物等)、直肠息肉等疾病因素有密切关系,是多因素相互作用的结果,大约 20% 的结直肠癌的病因与遗传相关。对有结直肠癌家族史、炎性肠病史等高危人群开展结、直肠 CRC 筛查非常重要。筛查的方法主要有以下 2 类:① 粪便检查,包括大便隐血试验和大便癌细胞 DNA 检测。② 内镜及影像学检查,包括可屈式乙状结肠镜、结肠镜以及 CT 结肠成像,能有效检出结直肠癌和腺瘤性息肉。血清癌胚抗原(CEA)、糖抗原 19-9(CA19-9)也有助于诊断。预防结直肠癌的发生可通过调整饮食结构,增加膳食纤维、减少红肉和脂肪的摄入和改变不良的生活习惯,戒烟戒酒、增加活动量、控制体重等干预措施。

　　大肠癌的治疗主要依据临床分期,是多学科的综合治疗。手术是大肠癌根治性治疗手段,而手术配合放疗、化疗、靶向治疗、中医药等综合治疗可在一定程度上提高疗效。奥沙利铂、氟尿嘧啶、卡培他滨等化疗药广泛应用于结直肠恶性肿瘤的治疗,常见的毒性反应分别是外周神经毒性和手足综合征(HFS)。外周神经毒性常表现为四肢末端发麻、痉挛或感觉障碍等,发生率高达 90.5%。手足综合征表现为指(趾)热、痛、红斑性肿胀,严重者脱屑、溃疡,发生率 45%～56%。这些副作用非常影响患者的生活质量。而中药方剂如通痹汤等用于奥沙利铂、卡培他滨等神经与手足综合征,取得较好临床疗效。中药熏洗对预防化疗所致神经毒性、手足综合征也有一定疗效。

大肠癌属中医"肠覃""积聚""脏毒"等病范畴。肾亏、脾虚、正气不足为本病根本,湿热火毒及痰毒瘀血为病之标。该病形成过程与忧思恼怒、六淫外侵等有关,导致肝气犯脾,脾失健运,湿浊内蕴,肠络瘀滞,癌毒内生。本病病位在大肠,与脾脏密切相关。脾主运化,胃主受纳,脾升胃降,共同调节机体对饮食的吸收、运化和排泄。如脾胃受伤,或脾气亏虚,健运失司,则易致水湿内停,聚于大肠,与体内痰瘀交结,日久变生瘀毒而成本病。中医辨证分型可分为大肠湿热证、瘀毒蕴结证、脾肾亏虚证、气血两虚证。治疗时针对大肠湿热证可予槐角丸或清肠饮加减以清热利湿;瘀毒蕴结证可予膈下逐瘀汤或桃红四物汤加减以化瘀解毒;分别予参苓白术散、归脾汤加减以健脾固肾、补气养血、消癥散结治疗脾肾亏虚证和气血两虚证。本病病程迁延难愈,证候错综复杂,寒热虚实兼夹。其病因病机与"脾虚""湿毒内阻"关系最大,故临证时应以"健脾益气,化湿解毒"为治疗理念,在各证型基本方的基础上增加清利湿热(如大黄、黄柏、白头翁、败酱草、黄连、苦参、土茯苓、白花蛇舌草等)、清热解毒(重楼、蒲公英、马齿苋、藤梨根、地榆)之良药,灵活运用辨证与辨病相结合、内服与灌肠相结合、内服与外洗相结合之治疗方法以提高患者生活质量,延长生存时间,实现带瘤生存。

大肠癌常用的抗癌中药有:大血藤、水杨梅根、白头翁、苦参、黄连、白术、凤尾草等。

参考文献

[1] 周岱翰.中医肿瘤学[M].广州:广东高等教育出版社,2020.
[2] 杜春晓,杨彦.大肠癌中西医结合防治研究进展[J].四川中医,2008,26(1):47-48.

第二节 常用抗癌中药

大 血 藤

又名红藤、红皮藤等,本品为木通科植物大血藤 *Sargentodoxa cuneata* (Oliv.)Rehd. et Wils. 的干燥藤茎。产于华东、华中等地。生于山坡或山沟疏林中。于秋、冬二季采收,除去侧枝,截段,干燥。

本品味苦、性平;入肝、大肠经。功效:清热解毒,祛风止痛,抗癌抑癌。抗癌用于大肠癌、肝癌、胰腺癌等恶性肿瘤的治疗。此外,本品是中医治疗肠炎、阑尾炎、肠痈腹痛的常用药。

【现代研究】

本品主要含有毛柳苷、鹅掌楸苷及含有酚酸性化合物、苯丙酸类化合物、木脂素、三萜、黄酮类等化学成分,其中酚酸性化合物(简单酚酸类、苯乙醇类、苯丙酸类)和木脂素类化合物在数量上和质量上都占了较大比例,特别是苯丙酸类衍生物含量较高。而三萜类、黄酮类和醌类化合物含量较低。

现代药理研究表明,本品总浸膏可对人慢性髓性白血病 K562 细胞、小鼠乳腺癌 tsFT210 细胞和 K562 细胞具细胞周期抑制和坏死性细胞毒作用;以大血藤、淫羊藿等为主组成的中药复方制剂提取物(红藤脂酸钠)在体外对人肝癌细胞系 SMMC-7721,有明显的抑制作用,其作用机制可能主要是诱导肿瘤细胞发生凋亡;本品中四萜大环内酯酸钠能显著抑制体内外肝癌细胞的增殖并诱导癌细胞凋亡。临床应用研究发现,本品对肠癌、肝癌、胰腺癌等有较好的抗癌效果;以复方红藤颗粒配合化疗有增效减毒的作用,对临床症状有明显的改善作用,对骨髓有保护作用。本品除了抗肿瘤,另外还有抑制炎症相关反应,改善心肌微循环灌流量、抑菌、保胎、抗氧化、降低组织粘连程度、抗病毒、抗辐射等作用,常用于治疗慢性肠炎、输卵管堵塞、盆腔炎、子宫内膜异位症、阑尾炎、痛风性关节炎等疾病。

【临床应用】

本品为大肠癌常用抗癌中药。临床应用以内服为主,可单味煎服,或与败酱草、白花蛇舌草、山慈菇、苦参、薏苡仁等配合应用以提高疗效。常用剂量:煎汤内服 15～30 g。外用:适量;捣烂敷患处。

【选方】

(1) 红藤薏仁汤:大血藤、薏苡仁各 30 g,苦参 15 g。每日 1 剂,加水煎汁,分 2 次服。用于结肠癌、胆囊癌。

又法:大血藤、败酱草、蒲公英、半枝莲各 30 g。每日 1 剂,加水煎汁,分 2～3 次饮服。

(2) 红藤白槿汤:大血藤 15 g,半枝莲 30 g,白槿花 10 g,仙鹤草 20 g。每日 1 剂,加水煎汁,分 2 次服。用于直肠癌。

(3) 红藤苦瓜汤:大血藤 20 g,山苦瓜 15～30 g,藤梨根 30～60 g。每日 1 剂,加水煎汁,分 2～3 次服。用于直肠癌、宫颈癌等。

(4) 二藤汤:大血藤、白毛藤、猪苓各 30 g。每日 1 剂,加水煎汁,分 2～3 次服。用于肠癌,出血者加仙鹤草 30 g,槐花 15 g。

(5) 红藤蛇舌汤:大血藤、白花蛇舌草、薏苡仁各 30～50 g。每日 1 剂,加水煎汁,分 2～3 次服。用于肠癌。

(6) 红藤清肠煎:大血藤 30 g,鲜凤尾草 80 g(干品 20～30 g)。每日 1 剂,加水煎汁,分 2～3 次饮服。若每日大便次数 3 次以上者,加黄连 6～10 g,出血者加仙鹤草 30 g。用于肠癌。

(7) 大血藤抗癌丸:大血藤、藤梨根、苦参、大黄各 100 g。共研细末,水泛为丸。每日 2 次,每次 5 g,温开水送服。用于肠癌。

（8）大血藤清肠汤：大血藤、山豆根、半枝莲各 30 g，蜈蚣 5 条。每日 1 剂，加水煎汁，浓缩为 200 mL，保留灌肠，每日 1 次。用于肠癌。

此外，本品还用于肝癌、食管癌、鼻咽癌的治疗。

大血藤益肝煎：大血藤、生薏苡仁、石见穿各 30 g，䗪虫 10 g。加水煎汁，每日 1 剂，分 2 次煎服。用于肝癌。

大血藤抗癌饮：大血藤 30 g，山慈菇 15 g，威灵仙、白毛藤各 20 g。每日 1 剂，加水煎汁，分 2 次服。适用于食管癌。

红藤慈菇汤：大血藤、夏枯草各 20 g，山慈菇、生牡蛎各 30 g。每日 1 剂，加水煎汁，分 2 次服。适用于鼻咽癌颈淋巴结转移者。

【按语】

本品功效清热解毒，消痈通络，是中医治疗肠痈要药。近代临床及实验研究发现本品有较好的抗癌效用。常用于肠癌、肝癌、食管癌、胰腺癌等消化系统肿瘤，效果良好。目前针对本品抗肿瘤活性及其作用机制的研究还较少，还需深入研究。

参考文献

［1］毛水春,顾谦群,崔承彬,等.中药大血藤中酚类化学成分及其抗肿瘤活性[J].中国药物化学杂志，2004,14(6)：326-330.

［2］陈红,王维.红藤提取物联合 5-氟尿嘧啶抑制肝癌细胞生长作用及机制研究[J].中草药,2019,50(9)：2115-2120.

［3］莫琼,郝二伟,覃文慧,等.平性活血化瘀中药物质基础与药理作用的研究进展[J].中国实验方剂学杂志,2020,26(1)：205-216.

水 杨 梅 根

又名水杨柳、水石榴等，药用为茜草科植物细叶水团花 *Adina rubella*（Sieb. EtZucc.）Hance 的根或全草。产于江苏、浙江、江西、安徽等地。多生于溪边、河边、沙滩等温润的地方，全年均可采挖，除去泥沙及须根，洗净、干燥；或趁鲜切厚片，晒干。

本品味苦、涩，性凉；入肝、肺、大肠经。功效：清热解毒，散瘀止痛，抗癌抑癌。中医临床及民间常用本品治疗肺热咳嗽，湿热泻痢，跌打损伤，外用治疖肿，下肢溃疡等。抗癌常用于肠癌、食管癌、鼻咽癌、肾癌、肝癌及淋巴肉瘤、宫颈癌等。

【现代研究】

本品含有黄酮类、生物碱类、鞣质、三萜类、甾体类等化合物。其中黄酮类为抗肿瘤有效活性成分。

现代药理研究表明，本品对小鼠 SAK、大鼠瓦克癌及小鼠宫颈癌细胞等有抑制和杀伤作用。本品乙酸乙酯提取部位对人直肠癌 LS174T 细胞的增殖有明显的抑制作用,且和浓度正相关;本品总黄酮灌胃对 S180 荷瘤小鼠肿瘤生长有直接抑制作用,能提高其免疫功能,且安全性好;其乙醇粗提取物对 HSV-1 病毒有一定程度的抑制作用;另本品对黏膜和平滑肌有一定的作用,对滴虫有较强的抑制作用,能抗氧化、抗病毒、抑菌等。临床应用研究证实,本品为主的复方煎剂或提取物制成注射剂治疗消化道恶性肿瘤如肠癌、胰腺癌、胃癌等有较好的疗效。目前对于本品药理活性的研究还处于初级阶段,对于其机制的研究有待进一步探索。

【临床应用】

本品为肠癌常用抗癌中药。临床应用多以单味煎汁、捣汁、研末及复方煎汁内服;也有用提取物制成注射剂注射,或制成片剂、糖浆服用。常用剂量:煎服 30～60 g,鲜品 60～100 g;茎叶及花果 9～15 g。外用捣敷。

【选方】

(1) 梅梨饮:水杨梅根 80 g,藤梨根 80 g。每日 1 剂,加水煎汁,分 2～3 次温服。用于大肠癌、胃癌、肝癌等。

(2) 二根汤:水杨梅根 60～80 g,猫人参 100 g,藤梨根 60～80 g。每日 1 剂,加水煎汁,分 3 次饮服。用于大肠癌。

(3) 三根饮:水杨梅根 60～80 g,虎杖根 100 g,藤梨根 60～80 g。每日 1 剂,加水煎汁,分 2 次服。用于结肠癌等。

(4) 复方水杨梅根抗癌汤:水杨梅根、藤梨根各 60 g,落新妇 10 g,蜀葵 15 g,薏苡仁 50 g,猪苓 15 g,苦参 15 g,红藤 30 g,生甘草 9 g,炒白术 20 g。每日 1 剂,加水煎汁,分 2～3 次服。用于肠癌。

(5) 水杨梅藤梨饮:水杨梅(全草或根)60 g,藤梨根 60～80 g,紫草 20 g。每日 1 剂,加水煎汁,分 2～3 次温服(可加甘草 10～15 g 同煎)。适用于肠癌、绒毛膜上皮癌、恶性葡萄胎、宫颈癌等。

又法:水杨梅根或全草 60 g,藤梨根 60～80 g,向日葵盘 1 只(剪块)或 100 g。每日 1 剂,加水煎汁,分 2～3 次饮服。适应证同上。

(6) 水杨梅茶:水杨梅根或全草,干品 30～60 g,鲜品 60～80 g。每日 1 剂,加水煎汁,代茶饮服(亦可加甘草 10 g 同煎服)。适用于消化道肿瘤、宫颈癌、淋巴癌。

此外,本品还用于淋巴肉瘤及胃癌等消化道肿瘤、妇科肿瘤等。

水杨梅粉:干水杨梅根 150 g。研为细末,每日 2～3 次,每次 3 g,用甘草 5 g 煎汤送服,也可用米汤或温开水送服。本法亦可制成胶囊,每粒 0.5 g,每日 2～3 次,每次 4 粒,温开水送服。适用于淋巴肉瘤及胃癌等消化道肿瘤。

又法:干水杨梅 150 g。研成细末,以炼蜜适量调制成丸,每丸重 3 g。每日服 2～3 次,每次 1 丸,温开水送服。适应证同上。

水杨梅片:水杨梅全草 500 g。洗净,加水浸过药面或加 4 倍量水,加热煎煮 2 h,过滤取汁;滤渣再加水煎煮2次(每次1 h),过滤,合并3次滤液,浓缩至稠膏状,烘干至发泡松散,研成粉末,过筛,加适量蜂蜜和硬脂酸,混匀后压片,即成(每片重0.3 g)。每日服3次,每次4～6片,饭后服。适用于绒毛膜上皮癌、宫颈癌及消化道肿瘤。

水杨梅碱注射液:静脉滴注,每次0.6 g,加入5%葡萄糖注射液或生理盐水注射液500 mL,缓慢滴注。每日1次。适用于消化道肿瘤、淋巴肉瘤、宫颈癌及绒毛膜上皮癌。

水杨梅根注射液:肌内注射,每日2次,每次5 mL。适用于消化道肿瘤、淋巴肉瘤、宫颈癌及绒毛膜上皮癌。

【按语】

本品亦是近代发现的具有清热解毒,散瘀抗癌作用的药物。主要用于消化道肿瘤、绒毛膜上皮癌、宫颈癌、淋巴肉瘤等的治疗,并有较好的疗效。浙江中医药大学附属第一临床医学院肿瘤科以本品与藤梨根、虎杖等配用制成三根合剂,治疗大肠癌、胃癌等疗效明显,而且实验研究证实三根合剂有较好抗结肠癌细胞迁移的作用。浙江台州地区人民医院以本品与凤尾草、向日葵盘配用治疗绒毛膜上皮癌、恶性葡萄胎3例,治愈2例,1例好转。

参考文献

[1] 阮善明,缪昊均,严卿莹,等.解毒三根汤调节肿瘤相关成纤维细胞Sirt1-NF-κB途径抗结肠癌侵袭转移[J].中华中医药杂志,2015,30(9):3082-3086.

[2] 严卿莹,阮善明,张恺,等.解毒三根汤调控糖酵解逆转人结肠癌LOVO/5-FU细胞株耐药的机制[J].中华中医药杂志,2019,34(4):1751-1756.

[3] 张磊,高颖,蒋云涛,等.水杨梅根的化学成分[J].中国药科大学学报,2015(5):556-560.

白 头 翁

又名奈何草、粉乳草、白头公等。本品为毛茛科植物白头翁 *Pulsatilla chinensis* (Bge.)Regel 的干燥根。主产于内蒙古、辽宁、河北等地,生于山野、荒坡及田野。春、秋季采挖,除去泥沙、晒干备用。

本品味苦,性寒;入胃、大肠经。功效:清热解毒,凉血止痢,抗肿瘤。《神农本草经》记载:"主温疟狂易寒热,癥瘕积聚,瘿气,逐血止痛,金疮。"《药性论》:"止腹痛及赤毒痢,治齿痛,主项下瘤疬。"本品是中医治疗痢疾之要药,抗癌常用于肠癌、胃癌、淋巴肉瘤、甲状腺癌等多种肿瘤。

【现代研究】

本品主要含有三萜皂苷(如白头翁皂苷 A3、B4、B 等)、三萜酸、有机酸、多糖等成分。其中有效活性成分为三萜皂苷,以齐墩果烷型与羽扇豆烷型三萜皂苷为主。

现代药理研究表明,本品抗癌活性成分为白头翁素及白头翁皂苷 A3 等。实验结果显示,本品水煎液具有广泛的抗肿瘤作用,对大肠癌细胞、肉瘤(S180)、Lewis 肺癌、艾氏腹水癌、瓦克癌(W256)、人白血病细胞、恶性黑色素瘤等,均有不同程度的抑制作用;其醇提取液对化学诱癌剂二甲肼(DMH)诱发的大肠癌不仅有治疗效果,还有一定的预防作用。本品对恶性肿瘤细胞的预防和治疗作用的机制主要是抑制肿瘤细胞生长、阻滞肿瘤细胞周期、抑制信号通路、诱导肿瘤细胞凋亡、抑制血管生成、调控细胞能量代谢、逆转耐药性、诱导肿瘤细胞自噬,及提高免疫功能和清除自由基等多个环节。临床应用研究证实,本品对大肠癌、胃癌、甲状腺癌、淋巴肉瘤有一定的治疗效果。本品除抗肿瘤作用外,还有明显的抗病毒、抗菌消炎、保护肝脏及心血管等作用,是中医临床治疗妇科带下病、痢疾、克罗恩病、直肠炎、泌尿系疾病等之良药。

【日常应用】

本品为大肠癌常用抗癌中药。临床应用以单味或复方煎汁内服为主。常用剂量:煎汤,15～30 g;或入丸、散。外用:适量,煎水洗或捣敷。

【选方】

(1) 独翁茶:白头翁 20～30 g(鲜品加倍)。每日 1 剂,加水煎汁,代茶饮服。用于大肠癌、淋巴肉瘤、胃癌及其他恶性肿瘤。据《中医药研究资料》1978 年第 6 期介绍,日本民间亦用本品治疗各种癌症,用白头翁根 2～5 g,加水 200 mL,水煎分 3 次服。

(2) 白头翁紫藤汤:白头翁、紫草、大血藤各 20～30 g。每日 1 剂,加水煎汁,分 2～3 次温服。用于大肠癌、宫颈癌。

又法:白头翁、白花蛇舌草、大血藤各 20～30 g,黄连 6～12 g。每日 1 剂,加水煎汁。分 2～3 次温服。用于大肠癌、宫颈癌。

(3) 二白藤梨汤:白头翁、白英各 30 g,莪术 15 g,藤梨根 50 g。每日 1 剂,加水煎汁,分 2～3 次服。用于大肠癌等。

(4) 二白二术汤:白头翁、白花蛇舌草、白术、苍术各 30 g。每日 1 剂,加水煎汁,分 3 次服。用于肠癌晚期。

此外,本品还用于脑瘤、胃癌、甲状腺癌等。

白头翁黄酒汤:白头翁 12 g,黄酒(以绍兴黄酒为佳)12 mL。将白头翁浸入酒中,4 h 后加水 800 mL,煎煮约 40 min,取汁 600 mL。每日 200 mL,分 2～3 次服。用于脑垂体瘤。

白头翁威灵汤:白头翁、威灵仙、仙鹤草、白花蛇舌草各 30 g(鲜品加倍)。每日 1 剂,加水煎汁,分 3 次温服。用于胃癌。

又法:陈白头翁 45 g,大枣 5 枚,槟榔 10 g,党参 15 g。每日 1 剂,加水煎汁,分 2～3 次温服。用于胃癌、大肠癌等。

二白汤:白头翁、白毛夏枯草、生牡蛎各 30 g,皂角刺、炙甘草各 10 g。每日 1 剂,加水煎汁,分 3 次温服。适用于甲状腺瘤。

又法:白头翁 60 g,黄芪 30 g,海藻 15 g,水蛭、䗪虫、大枣各 10 g。每日 1 剂,加水煎汁,分 2～3 次服。用于甲状腺瘤。

【按语】

白头翁既是治疗痢疾的良药,又是一味具有应用前景的抗癌植物药。如浙江省中医药大学附属第一临床医院肿瘤科陈培丰教授报道,用本品为主配马齿苋等纯中药煎剂治疗晚期直肠癌 18 例,1、3、5 年生存率分别为 100%、66.7%、38.99%等。清代以前医药家已在临床实践中发现白头翁有抗肿瘤作用,如《本草崇原》谓其能治"癥瘕、积聚、瘿气(包括颈部、腹部、盆腔等肿瘤——编者)等",近代医家则在此基础上进一步发挥,并运用科学手段对其抗癌作用进行深入研究和阐述。

白头翁为治阿米巴痢疾的要药,单用较大剂量,即有效果。常用成方白头翁汤,即以本品为主药,配合黄连、黄柏、秦皮而成,既可用治阿米巴痢疾,也可用治菌痢。另毛茛科白头翁的茎叶与根作用不同,具有强心作用,有一定毒性,使用时必须注意。

参考文献

[1] 章荣华,张仲苗,耿宝琴.白头翁对二甲基肼诱发小鼠大肠癌的防治作用和机理研究[J].中药药理与临床,1999,15(5):33.

[2] 陈兰英,周朦静,崔亚茹,等.白头翁皂苷干预糖酵解途径抑制 SW480 人结直肠癌细胞增殖作用研究[J].中药材,2019,42(3):652-656.

[3] 姜成,申晓慧,李春丰,等.白头翁皂苷体外抗肿瘤试验研究[J].黑龙江农业科学,2012(10):125-127.

苦　参

又名苦骨、牛参、野牛苦参等,是我国历史悠久的传统药物之一。药用为豆科植物苦参 *Sophora flavescens* Ait. 的根。全国各地均有产,生于山坡、灌木丛及河岸沙地。春、秋二季采挖,除去芦头及须根,洗净,切片,晒干备用。

本品味苦,性寒;入心、胃、肝、大肠、膀胱经。功效:清热燥湿,杀虫利尿,抗癌抑癌。用于肠癌、宫颈癌、绒毛膜上皮癌、白血病、肝癌、舌癌、皮肤癌、膀胱癌等湿热毒蕴结患者。此外,本品是中医治疗湿热痢疾、湿疹、湿疣、阴痒、皮肤病之要药。

【现代研究】

本品主要含苦参碱、氧化苦参碱、槐定碱、槐果碱和槐胺碱等生物碱及黄酮类、三萜皂苷、木脂素、酚酸、苯丙素类、皂苷类、氨基酸、微量元素、挥发油等化合物。黄酮类和生物碱是本品的主要抗肿瘤有效成分。

现代药理研究显示,苦参碱及氧化苦参碱具有广泛的生物活性。其生物碱类成分可以抑制多种肿瘤细胞增殖和分化,诱导凋亡。主要机制是抑制端粒酶活性、干扰细胞周期,改变癌基因等。研究发现本品对结肠癌、皮肤癌、肝癌、乳腺癌、胰腺癌、白血病、前列腺癌、宫颈癌(U14)、艾氏腹水癌等细胞均有不同程度的抑制作用。对人 A375 和 SK-Mel-2 黑色素瘤细胞,苦参碱可通过下调 miR-19b-3p,上调 PTEN 表达,诱导细胞凋亡、抑制其增殖和侵袭。临床应用研究证实,本品对肠癌、皮肤癌、宫颈癌、绒毛膜上皮癌、白血病等有一定的治疗效果。本品除抗肿瘤外,还有抗炎、抗氧化、抗病毒、抗菌、抗纤维化、抗过敏、保护肝脏、保护心脏和保护神经、增强免疫等药理作用。还可治疗多种疾病,如肝炎、皮肤病、过敏性哮喘、糖尿病性心肌病、疼痛、阿尔茨海默病(AD)、帕金森病(PD)和中枢神经系统(CNS)炎症等。

【临床应用】

本品为肠癌常用抗癌中药。临床应用以煎汁服为主,亦有制成丸、胶囊、片剂口服,或制成注射剂注射。常用剂量:煎服,9~15 g;肌内注射,每日 2 次,每次 2 mL;外用适量。

【选方】

(1) 苦参饮:苦参 15 g,白花蛇舌草、大血藤各 30 g,猪苓 15 g,石见穿 20 g,藤梨根 60 g,甘草 9 g。每日 1 剂,加水煎汁,分 2~3 次服。用于肠癌。

(2) 参红汤:苦参 15 g,大血藤、薏苡仁各 30 g,菱 60 g(干品 30 g),蜀葵 15 g,白头翁 15 g。每日 1 剂,加水煎汁,分 2 次服。用于结肠癌。

(3) 大血藤抗癌丸:苦参、大血藤、藤梨根、大黄各 100 g。共研细末,水泛为丸。每日 2 次,每次 5 g,温开水送服。适用于肠癌。

(4) 苦参蛇舌饮:苦参 15 g,白花蛇舌草、红藤各 30 g,甘草 10 g。每日 1 剂,加水煎汁,分 2~3 次服。用于肠癌。

此外,本品还用于皮肤癌、白血病、宫颈癌、卵巢癌、舌癌等的治疗。

苦参蛇床饮:苦参 15 g,地肤子、蛇床子、白鲜皮各 20 g。每日 1 剂,加水煎汁,代茶饮。用于皮肤癌。

苦参青黛茶:苦参 12 g,青黛 6 g,生地、仙鹤草各 30 g。每日 1 剂,加水煎汁,代茶饮。用于白血病。

苦参含漱饮:苦参、五倍子、山豆根、重楼各 30 g,冰片少许。加水煎汁,待药汁温,代水含漱,每日数次。用于舌癌。

苦参紫草煎:苦参 15 g,紫草根 25 g,猪苓、藤梨根各 30 g,甘草 10 g。每日 1 剂,加水煎汁,分 2~3 次服。用于宫颈癌、绒毛膜上皮癌、卵巢癌。

参莲胶囊:苦参、山豆根、半枝莲、防己、三棱、莪术、丹参、补骨脂、苦杏仁、乌梅、白扁豆等各适量,共研末制成胶囊。口服,每次 6 粒,每日 3 次。用于由气血瘀滞、热毒内阻而致的中晚期肺癌、胃癌患者。

复方苦参注射液:苦参、白土茯苓。辅料为聚山梨酯 80、氢氧化钠、醋酸。肌内注射,一次 2~4 mL,每日 2 次;或静脉滴注,每次 12 mL,用氯化钠注射液 200 mL 稀释后应用,每日 1 次,儿童酌减,全身用药总量 200 mL 为 1 个疗程,一般可连续使用 2~3 个疗程。

用于癌肿疼痛、出血。

康艾注射液：黄芪、人参、苦参素。缓慢静脉注射或滴注；每日1～2次，每日40～60 mL，用5％葡萄糖或0.9％生理盐水250～500 mL稀释后使用。30日为1个疗程或遵医嘱。益气扶正，增强机体免疫功能。用于原发性肝癌、肺癌、直肠癌、恶性淋巴瘤、妇科恶性肿瘤；各种原因引起的白细胞低下及减少症；慢性乙型病毒性肝炎的治疗。孕妇慎用。

吗特灵注射液（苦参总碱注射液）：静脉注射，与25％葡萄糖注射液40 mL推注；或与5％或10％葡萄糖注射液250 mL滴注，每次0.5～1 g，每日1次。或遵医嘱，30日为1个疗程。抗肿瘤，抗心律失常，调节白细胞，增强机体免疫功能。

【按语】

本品为清热解毒类抗癌中药，常用于湿热型肠癌、宫颈癌、绒毛膜上皮癌、膀胱癌及白血病、食管癌等。曾有以本品与凤尾草等配用煎服治疗晚期大肠癌获较明显的效果，或以本品配干蟾皮等煎服治疗食管癌，有效率达63.64％。关于苦参的抗癌效用，并非现代发现，早在我国古代医药学家就已发现了它的抗肿瘤作用，如《名医别录》就有用苦参"疗恶疮，下部䘌"（即包括了现代皮肤癌、肠癌及膀胱癌、子宫癌、卵巢癌等）的记载。本品药性寒，脾胃虚寒者及孕妇禁服，不宜与藜芦同用。

本品有小毒，用量不宜过大，中毒后出现流涎、步伐不整、呼吸、脉搏急速、惊厥，最后因呼吸停止死亡。解救方法：未出现惊厥时可洗胃和导泻；内服蛋清，鞣酸或浓茶；静脉滴注葡萄糖盐水；惊厥时肌内注射苯巴比妥等解痉剂；呼吸障碍时用呼吸兴奋剂。

参考文献

［1］汪桔仙，许金钗，郑霞辉.复方苦参注射液联合化疗治疗晚期大肠癌25例观察［J］.浙江中医杂志，2015，50(3)：230.

［2］杨永，孙旭，马云飞，等.复方苦参注射液联合化疗治疗晚期大肠癌的Meta分析［J］.中医药导报，2017，23(2)：41-46.

［3］余桂永，贾振和，陈新义，等.复方苦参注射液配合化疗治疗晚期大肠癌76例疗效分析［J］.中国实用医药，2014(23)：154-155.

黄　　连

又名云连、雅连、川连、味连、鸡爪连，药用为毛茛科植物黄连 *Coptis chinensis* Franch.、三角叶黄连 *Coptis deltoidea* C. Y. Cheng et Hsiao 或云连 *Coptis teeta* Wall. 的干燥根茎。以上三种分别习称"味连""雅连""云连"。主产于云南、四川、贵州、湖北、重庆等地。秋季采挖，除去须根和泥沙，干燥，撞去残留须根。根据不炮制方式有黄连片、酒黄连、姜黄连和萸黄连4种黄连饮片供临床选用。

本品味苦,性寒;入心、脾、胃、肝、胆、大肠经。功效:清热燥湿,泻火解毒,抗肿瘤。本品是中医临床治疗湿热痞满,呕吐吞酸,泻痢,黄疸,高热神昏,心火亢盛,心烦不寐,心悸不宁,血热吐衄,目赤,牙痛,消渴,痈肿疔疮,湿疹,湿疮,耳道流脓等症之良药。抗癌常用于肠癌、胃癌等消化道恶性肿瘤。

【现代研究】

本品主要化学成分是生物碱类(小檗碱、黄连碱、表小檗碱、药根碱、甲基黄连碱等)、木脂素,此外还有酚酸、挥发油、黄酮类、香豆素、萜类、甾体、多糖等。

现代药理学研究表明,本品具有抗肿瘤、抗病原微生物、抗毒素、抗炎、解热、降血糖、止泻、抗溃疡、调节肠胃运动等药理作用,同时还具有抗心律失常、降血压、抗血小板聚集、抗心肌缺血、抗脑缺血等功效。抗肿瘤药理研究发现,本品小檗碱对人宫颈癌 HeLa 细胞、人胃癌 MGC‐803 细胞、人鼻咽癌细胞株 CNE‐2、人白血病 K562 细胞、人乳腺癌细胞 MDA‐MB‐231 细胞、肺癌 PG 细胞有明显增殖抑制作用,且呈量效和时效正相关,对时间和剂量有依赖性。小檗碱可能通过将 bFGF 活化使细胞周期阻滞在 G_0/G_1 期,抑制增殖、诱导细胞发生凋亡等机制,阻止新生血管形成,发挥其抗肿瘤作用。以黄连为主复方对体外培养的结肠癌细胞株的增殖有明显抑制作用,可能通过诱导肿瘤细胞凋亡,引起肿瘤细胞 G_2/M 期阻滞,抑制肿瘤细胞 COX‐2 通路对人结肠癌 HT29 细胞增殖和迁移产生抑制作用;本品水提小分子混合物可促进人皮肤肿瘤 A‐431 细胞凋亡,抑制细胞增殖。其机制包括细胞外凋亡通路和细胞内凋亡通路,导致肿瘤细胞中 caspase‐3、caspase‐8、caspase‐9 上调及抑制凋亡蛋白 Bcl‐2 的下调。另以秀丽隐杆线虫 let‐60 (n1046gf)为模型研究本品不同炮制品的抗肿瘤活性研究发现,黄连不同炮制品均可抑制线虫 MUV 表型,其中萸黄连和清炒黄连作用稍弱于黄连生品水提物,也就是说抗肿瘤作用以生黄连、酒黄连、姜黄连效好,清炒黄连和萸黄连抗肿瘤作用较弱。临床应用研究证明,本品复方外用于肿瘤术后伤口能促进创面愈合,内服起到对肿瘤放化疗的增效、减毒和改善生活质量的作用,对慢性萎缩性胃炎等癌前病变有较好疗效,对大肠癌、肝癌、胃癌、食管癌、肺癌等多种肿瘤有好的治疗效果。

【日常应用】

本品为肠癌常用抗癌中药。临床应用以煎汁服为主,亦有制成胶囊、片剂口服,或制成注射剂注射。常用剂量:煎服,6~9 g;研末,每次 0.5~1 g;或入丸、散。外用:适量,研末调敷;或煎水洗;或熬膏;或浸汁用。

【选方】

(1)黄连蛇舌汤:黄连 6~9 g,薏苡仁 50 g,大血藤 30 g,白花蛇舌草 20 g,落新妇 10 g,蜀葵 15 g,槐耳 15 g。每日 1 剂,加水煎汁,分 2~3 次服。用于肠癌。

(2)黄连二白汤:黄连 6~12 g,白头翁、白花蛇舌草、大血藤各 20~30 g。每日 1 剂,加水煎汁,分 2~3 次温服。用于大肠癌、宫颈癌。

（3）连榆治癌丸：黄连、地榆、诃子肉、阿胶、木香各 60 g。共研细末，拌匀，以蜂蜜适量调制为丸，每丸重 3 g。每日服 3 次，每次 2 丸，温开水送服。用于肠癌。

（4）大肠止血丸：王瓜（烧存性）30 g，地黄 60 g，黄连 15 g。上药共研细末，和蜜制成如梧子大丸。每次服 30 丸，米汤送下，每日 2～3 次。用于肠癌便血。

【按语】

本品入大肠经，既能清热解毒，又能燥湿止泻，抗癌抑癌。用于肠癌湿热内蕴、下痢脓血及食管癌、肝癌、胃癌等湿热毒蕴结者效果甚佳。也常用于心火亢盛、心烦不寐、血热吐衄，目赤牙痛等。但凡阴虚烦热，胃虚呕恶，脾虚泄泻，五更泄泻者慎服。婴儿口服黄连可引起黄疸，慎用。

参考文献

［1］付琳，付强，李冀，等. 黄连化学成分及药理作用研究进展［J］. 中医药学报，2021，49（2）：87-92.

［2］王与菲，张海婧，吴练秋. 基于网络药理学对黄连抗结直肠癌作用机制的分析［J］. 世界科学技术-中医药现代化，2021，23（1）：136-146.

白 术

又名於术、冬术等，药用为菊科植物白术 *Atractulodes macrocephala* Koidz. 的干燥根茎。主产于浙江、湖南，以浙江磐安、鄞县地区产量最大，临安於潜所产品质量最佳，亦称为"於术"。冬季下部叶枯黄、上部叶变脆时采挖，除去泥沙，烘干或晒干，再除去须根。

本品味甘、苦，性温；入脾、胃、三焦经。功效：健脾补气，燥湿利水，止汗安胎，抗癌抑癌。常用于脾虚食少，腹胀泄泻，痰饮眩悸，水肿，自汗，胎动不安。是中医治疗胃肠道、心血管、肝胆、免疫系统等疾病的常用良药。抗癌常用于肠癌、胃癌、食管癌、肝癌、肺癌、宫颈癌、白血病等。

【现代研究】

本品主要含挥发油、多糖、内酯类、氨基酸、维生素、树脂等成分。其中多糖和内酯类是抗肿瘤主要有效成分。

现代药理研究表明，本品具有多种药理活性，包括改善肠胃功能、抗炎、抗氧化、延缓衰老、抗肿瘤、抗骨质疏松、抗菌以及保护神经和保护肝脏，而且有较好的抗癌作用。白术内酯Ⅰ、Ⅱ、Ⅲ和白术多糖均能通过诱导细胞凋亡并抑制增殖的方式起到抗肿瘤的作用。研究证实白术内酯Ⅰ能明显抑制人胃癌细胞 SGC-7901 裸鼠移植瘤的生长，机制主要包括增加 Bax、cleaved caspase-3、p53 蛋白表达，减少 Bcl-2 蛋白表达，最终导致肿瘤细胞凋亡。在结、直肠癌细胞中，白术内酯Ⅰ通过 JAK2/STAT3 信号途径来诱导细胞凋亡，抑制糖酵解，实现抗结肠癌效果。对 K562 慢性成髓细胞白血病（CML）、U937 急性髓细胞白血病(AML)和 Jurkat T 淋巴瘤细胞有细胞毒性作用,并且能诱导细胞凋亡和分化。临床应用研究证实,本品对结直肠癌、胃癌、肝癌、肺癌、乳腺癌、白血病等多种恶性肿瘤有较好的治疗效果。

【临床应用】

本品为胃肠道疾病如胃癌、结直肠癌常用抗癌中药。同时可用于肺癌、宫颈癌、白血病治疗。临床应用以复方煎服为主。常用剂量:煎服 15～20 g。

【选方】

(1) 复方白术汤:白术、石见穿各 20 g,落新妇 10 g,藤梨根、菱角、水杨梅根各 30 g,苦参、猪苓各 15 g,半枝莲 20 g,甘草 9 g。每日 1 剂,加水煎汁,分 2～3 次服。用于肠癌。

(2) 止泻通润汤:白术、白芍、陈皮、防风、当归、瓜蒌仁、肉苁蓉各适量。每日 1 剂,加水煎汁,分 2～3 次服。用于治疗结直肠癌患者出现的大便无规律,时三五日不解,时泄泻无度达数日者。

(3) 参苓白术散:莲子肉(50～500 g),薏苡仁(50～500 g),砂仁(50～500 g),桔梗(50～500 g),白扁豆(75～750 g),白茯苓(100～1 000 g),人参(100～1 000 g),炙甘草(100～1 000 g),白术(100～1 000 g),山药(100～1 000 g)。共研细末,拌匀备用。每日 2～3 次。每次 15～30 g,温开水送服,本法也可以汤剂煎服。适用于脾胃虚弱、癌毒留驻型结直肠癌等。可作为结直肠癌肿瘤手术或放、化疗后的辅助治疗,能减轻术后化疗的不良反应,增强机体免疫力。

此外,本品还用于乳腺癌、肝癌、肺癌等的治疗。

【按语】

白术是临床常用的一味中药,始载于《神农本草经》,列为上品,为"补气健脾第一要药"。常用于治疗脾胃功能失常导致的胃肠道疾病。近 20 年来,诸多学者在白术治疗胃肠道疾病方面进行了很多研究,发现无论是白术和白术复方在调节胃肠道功能方面都有积极作用,在治疗胃肠道肿瘤上也是疗效确切,是临床治疗不可多得的良药,且药食两用。

参考文献

[1] 顾思浩,孔维崧,张彤,等.白术的化学成分与药理作用及复方临床应用进展[J].中华中医药学刊,2020,38(1):69-73.

[2] 李小芳,张丹,宋大强,等.白术内酯Ⅰ对人胃癌细胞 SGC-7901 裸鼠移植瘤生长及凋亡的影响[J].中国医院药学杂志,2018,38(18):1921-1925.

[3] 齐卓操,唐德才,尹刚,等.基于数据挖掘的古今医方辨治消化系统肿瘤用药规律研究[J].中草药,2019,50(22):5632-5638.

[4] 王晶,张世洋,盛永成,等.白术治疗胃肠道疾病药理作用研究进展[J].中华中医药学刊,2018,36(12):2854-2858.

第十三章

胰　腺　癌

第一节　中西医治疗现状

胰腺癌(cancer of the pancreas)是一种常见的消化道恶性肿瘤,男女发病率相似。世界卫生组织国际癌症研究机构(IARC)发布了 2020 年全球最新癌症负担数据显示,全球癌症死亡人数中胰腺癌占 47 万,排在第七位。中国癌症死亡人数 300 万,胰腺癌 12 万,排在第六位。中国癌症新发病例 457 万例,胰腺癌 12 万,排在第八位。该病以 40 岁以上多见,青少年少见。早期症状不典型,容易被忽略或被误诊为胃肠道疾病,当出现黄疸、上腹部不适、腹痛、消化不良、发热、消瘦等症状时一般多为晚期,切除率低,预后极差。中华医学会胰腺外科学组织提出以下人群应该加以重视:① 年龄大于 40 岁,有上腹部非特异性不适者。② 突发不典型糖尿病患者,年龄大于 60 岁,缺乏糖尿病家族史,无肥胖,很快形成胰岛素抵抗者。③ 有胰腺癌家族史者。④ 具有癌前病变(慢性胰腺炎、家族性腺瘤息肉患者、导管内乳头状黏液瘤等)。⑤ 远端胃大部切除 20 年以上的人群。确诊胰腺癌最重要手段包括细针穿刺活检术、B 超、腹部 CT/MRI 检查以及十二指肠低张造影、肿瘤标志物[糖类抗原 CA19 - 9、CA125、CA50、CA242、CA724 以及癌胚抗原(CEA)]检测等。胰腺癌按发生部位分为胰头癌(占 60%～70%)、胰体癌(占 20%～30%)、胰尾癌(占 5%～10%)和全胰癌(占 5%)。按照组织类型可分为导管腺癌(占胰腺癌的 80%～90%)、腺泡细胞癌(仅占胰腺癌的 1%,多见于老年人)、小腺体癌(较为少见)、大嗜酸性颗粒性癌和小细胞癌(较为少见,预后较差)。

西医临床根据肿瘤的大小、位置、分期、组织学类型、转移情况及患者的个体情况制定个性化方案:手术、放疗、系统化疗、靶向治疗、免疫治疗等。手术分根治性手术和姑息性治疗两种情形,根治性手术根据手术切除的范围可以分为胰十二指肠切除术、保留幽门的胰头十二指肠切除术和扩大的胰十二指肠切除术、胰腺远端切除术及全胰切除术;姑息性治疗有用于解除梗阻性黄疸的胆道内、外引流术,解除或预防十二指肠梗阻的胃空肠吻合术,缓解腹部或腰背部疼痛的腹腔神经丛内注射术和内脏神经切断或神经节切除术。同步放、化疗是局部晚期胰腺癌的主要治疗手段,术前放化疗可降低肿瘤分期,提高手术切除率。分子靶向治疗,包括厄洛替尼、尼妥珠单抗(KRAS 野生型),与吉西他滨合用。随着学科的发展多学科(肝胆外科、放疗、化疗、中医)综合治疗方案给患者带来了更好的生存获益。中医的"带瘤生存"概念及"扶正祛邪"的法则等应用,除了有计划地与手术治疗、放疗、化疗、靶向、免疫用药相结合,减少不良反应,起到增效减毒作用外,还可对不能接受现代医学治疗的晚期患者进行纯中药治疗,起到缓解疼痛、延长生命的治疗目的。

古代中医无"胰腺"一词,但胰腺癌的症状和转移灶体征类似中医古籍中"伏梁""积聚""积气"等病症的范畴。本病的发生和正气虚弱、脏腑失调,痰、湿、瘀、毒等病邪搏结于腹有关,也就是说正气亏虚、痰湿热毒内阻、气滞血瘀为胰腺癌的主要病机,其发病与脾、胃、肝、胆功能失调密切相关。因此症状表现为全身属虚,局部属实,虚实夹杂的证候,属虚者多见脾胃气虚或气血两虚之证,属实者多见气滞、痰湿、瘀毒之证。辨证分型可大致归为脾虚痰湿证、湿热蕴结证、肝郁血瘀证、阴虚内热证。治疗时应以健脾理气、疏肝散结、清热利湿为主要治则,根据疾病不同阶段和邪正盛衰状况而有所侧重。复旦大学附属肿瘤医院治疗胰腺癌居全国领先,该院中医专家刘鲁明认为胰腺癌乃"湿热毒聚,积久成瘤",拟"清热解毒、化湿散积"的"清胰化积方"作为基本方用于本病,取得较好疗效。"清胰化积方"由白花蛇舌草、半枝莲、蛇六谷、绞股蓝、白豆蔻等组成,临床上可在本方基础上随症加减。黄疸加用茵陈、青蒿、栀子;腹痛者加用延胡索、川楝子、八月札、香附、木香;痞块者加用干蟾皮、蜂房、山慈菇、浙贝母、壁虎;消化道出血加用三七粉、茜草、蒲黄、白茅根;便秘者加用虎杖、蒲公英、大黄;腹泻患者可加用防风、土茯苓;厌食者加用山楂、六神曲、鸡内金、莱菔子;腹水患者加用车前子、大腹皮、泽泻等;阴虚者配伍沙参、石斛、芦根等。

胰腺癌常用抗癌中药有大青叶、青黛、蛇六谷(详见第四章)、猫人参、肿节风、茵陈、半枝莲等。

参考文献

[1] 庞博,姜晓晨,刘福栋,等.胰腺癌中医药防治研究述评[J].北京中医药,2020,39(8):25-29.

第二节　常用抗癌中药

大　青　叶

又名大青、菘蓝叶、蓝菜等。药用为十字花科植物菘蓝 *Isatis indigotica* Fort. 的叶。各地均有栽培。主产于河北、陕西、江苏、安徽等地,生于山坡、路旁、草丛及林边潮湿处。于 8—10 月采叶,以叶大、色绿者为佳,新鲜或晒干均可入药。

本品味苦,性寒;入心、肺、肝、胃经。功效:清热解毒,凉血消斑,抗癌抑癌。用于胰腺癌、急慢性白血病、肺癌、腮腺癌等的治疗。

【现代研究】

大青叶主要含有靛玉红、靛蓝等生物碱、有机酸、黄酮类、木脂素及微量元素(铁、钛、锌等)和硒、钴等的有机化合物。生物碱中含有靛玉红(indirubin)、靛蓝(indigo)等吲哚类生物碱为抗肿瘤活性物质。

药理研究表明,大青叶除有较强的抗病原微生物和抗内毒素作用外,还有较好的抗白血病、抗癌效用。大青叶中所含的靛玉红对癌肿生长和扩散有明显的抑制作用。其有效成分靛玉红对小鼠白血病(L7212)、Lewis 肺癌及大鼠瓦克癌(W256)等均有较明显的抑制作用,抑制率均在 40% 以上。靛玉红是有效的抗慢性粒细胞白血病的植物药,应用于低剂量长疗程慢性粒细胞白血病患者,可产生持久的骨髓抑制活性。靛玉红还可以抑制人乳腺癌细胞 MCF-7 的生长,同时可以逆转人乳腺癌耐多柔比星细胞 MCF-7/Adr 的耐药性。近年来的临床研究表明,大青叶对急慢性粒细胞白血病、胰腺癌等有效。有人报道以大青叶为主配伍板蓝根、紫草等组成消毒清血汤治疗急性白血病,以大青叶为主配伍白花蛇舌草、半枝莲、蒲公英等组成的"青一方"治疗胰腺癌,均取得了较好的疗效。

【临床应用】

本品为胰腺癌常用抗癌中药。临床应用以复方或单味煎汤服用。常用剂量:煎汤服,15～30 g,鲜品 50～60 g;或捣汁服。外用:捣敷。

【选方】

(1)大青茵陈汤:大青叶、茵陈、蒲公英各 30 g,半枝莲 20 g,莪术 15 g,槲寄生 15 g。每日 1 剂,加水煎汁,分 2 次服。用于胰腺癌。

(2)大青石莲汤:大青叶、石见穿、半枝莲、白花蛇舌草、金钱草、藤梨根各 30 g,生薏苡仁 60 g,柴胡 9 g,川楝子各 9 g。每日 1 剂,加水煎汁,分 2～3 次服。用于胰腺癌、肝癌。

此外,本品还用于白血病、肺癌、腮腺癌等。

大青叶茶:大青叶鲜品 50～100 g 或干品 30 g。每日 1 剂,加水煎取 250～500 mL,代茶饮服。也可加生甘草 10 g 同煎。用于急慢性白血病、肺癌。

大青蛇舌汤:大青叶、金银花、白花蛇舌草、生地各 30 g。每日 1 剂,加水煎汁,分 2～3 次服。用于急慢性白血病、肺癌、淋巴肉瘤等。

又法:大青叶 30 g,鳖甲 15～30 g,山豆根 10 g,白茅根 30～60 g。每日 1 剂,加水煎服。适应证同上。

大青抗白汤:大青叶、板蓝根各 30 g,紫草 20 g,赤芍 15 g,牡丹皮 10 g,水牛角 30 g,蜈蚣 2 条,雄黄 3 g。每日 1 剂,加水煎汁,分 2 次服。适用于急性白血病。据报道,复旦大学附属中山医院血液病组用本法配合化疗,共治白血病 23 例,其中急性粒细胞白血病缓解率为 46.15%,慢性粒细胞白血病缓解率为 100%。

【按语】

大青叶以清热解毒、凉血消斑见长,是中医治疗热毒火盛之流行性乙型脑炎、腮腺炎、急性扁桃体炎、传染性肝炎、流行性感冒等症的良药。急性白血病的发病机制中医学认为是热毒炽盛、迫血妄行，故投以大剂量的大青叶或配伍其他药物治疗，能取得较佳的效果。如复旦大学附属中山医院血液病组以大青叶配合板蓝根、紫草等中药治疗各型急性白血病取得较好疗效；也有报道以大青叶为主配合白花蛇舌草等治疗胰腺癌取得较好疗效。药理学家的研究成果证实了大青叶所含的靛玉红等确实对白血病和某些肿瘤有明显的抑制作用。患者在化疗期间，可用大青叶配白茅根等煎汤，作为辅助疗法。

参考文献

［1］王艳丽，侯琳，葛银林，等.2,3-吲哚醌抑制人乳腺癌细胞 MCF-7 和大肠癌细胞 HT-29 增殖的作用［C］//华东六省一市生物化学与分子生物学会 2008 年学术交流会论文集.江苏南通,2008.

［2］赵晓娟，李琳，刘雄，等.大青叶的本草学研究、化学成分及药理作用研究概况［J］.甘肃中医学院学报,2011,28(5)：61-64.

青 黛

又名靛花、青蛤粉、蓝露、靛沫花等，药用为爵床科植物马蓝 *Baphicacanthus cusia* (Nees) Bremek、蓼科植物蓼蓝（靛蓝）*Polygonum tinctorium* Ait.、十字花科植物菘蓝 *Isatis indigotica* Fort. 的叶或茎叶的加工品。产于浙江、江苏、福建、湖北、广东、广西、四川、云南、贵州、辽宁、河北等地，野生或栽培于山地、林缘潮湿的地方。夏、秋季采收茎叶，置缸中加清水浸 2～3 日，至叶腐烂、茎脱皮时将茎枝捞出，加入石灰充分搅拌，浸液由深绿色转为紫红色时，捞出液面泡沫，将浸液置于烈日下晒干，即成。

本品味咸，性寒；入肝、肺、胃经。《本草汇言》谓："青黛清脏腑郁火，化膈间热痰……杀虫气，消癖积……主一切热毒疮肿。"功效：清热解毒，凉血消斑，泻火定惊，抗癌抑癌。抗癌常用于急慢性白血病及胰腺癌、肺癌、肝癌、贲门癌、食管癌、鼻咽癌、淋巴肉瘤等。此外，本品是中医治疗口腔溃疡、咽喉肿痛、痄腮、丹毒、疮肿之要药。

【现代研究】

本品主要含有靛玉红（indirubin）、靛蓝（indigo）、靛苷、松蓝苷、靛黛酮等物质。靛玉红是其抗肿瘤的有效成分，现已可人工合成。

药理研究表明，本品有良好的抗癌效用，其有效成分靛玉红对白血病、瓦克癌（W256）、艾氏腹水癌、肝癌、Lewis 肺癌等均有较明显的抑制作用。靛玉红还可以抑制人乳腺癌细胞 MCF-7 的生长，同时可以逆转人乳腺癌耐多柔比星细胞 MCF-7/Adr 的耐药性。临床应用研究证实，本品对急慢性白血病均有不同程度的治疗效果，尤其是它的提取物靛玉红是治疗慢性粒细胞白血病的有效药物，并发现经本品治疗的慢性粒细胞白血病患者骨髓细胞染色体 ph 阳性率由 64％下降到了 24％。青黛能使骨髓的幼稚粒细胞发生核溶,抑制肿瘤细胞的增生,从而使骨髓增生得到缓解。靛玉红是有效的抗慢性粒细胞白血病的植物药,应用于低剂量、长疗程慢性粒细胞白血病患者,可产生持久的骨髓抑制活性。此外,本品有增强机体免疫功能的作用,原来体液免疫功能下降的患者,服用靛玉红后可恢复正常。临床研究还发现,白血病患者经本品治疗后,白细胞骤然下降时期的骨髓中出现大量幼稚粒细胞变形、坏死,证明靛玉红有破坏白血病细胞的作用。本品还有保护肝脏的作用。

【临床应用】

本品为胰腺癌常用抗癌中药。临床应用以复方煎服或研末冲服,或制成胶囊、片剂、丸剂为主,亦有提取有效成分口服。常用剂量:煎汁服 3～6 g;研末服 3～5 g;入丸或胶囊 1～3 g;外用适量。脾胃虚寒者慎用。此外部分患者服用后会出现腹痛、腹泻、恶心、呕吐等轻度副作用,严重时可引起血小板下降,故用量不宜过大。

【选方】

(1) 青黛芦荟丸:青黛 90 g,芦荟 50 g。共研末,拌匀,以蜂蜜适量制成丸剂,每丸重 6 g。每日服 2～3 次,每次服 2 丸。生地 30 g 或甘草 6 g 煎汤送服,或温开水送服。用于胰腺癌、肝癌。

(2) 青黛柴莲汤:青黛 3～6 g,柴胡 9 g,半枝莲 20 g,石见穿 20 g,猪苓 15 g,猫人参 50 g,川楝子 9 g。每日 1 剂,加水煎汁,分 2～3 次服。用于胰腺癌。

(3) 青黛冰雄散:青黛、明矾、雄黄、乳香、没药各 60 g,冰片 10 g,血竭 30 g。共研细末,拌匀。每日 1 次,每次 30～60 g,用米醋和猪胆汁各半调成糊状外敷,止痛效果可达 8 h。适用于胰腺癌、肝癌疼痛。

此外,本品还用于肝癌、胃癌、肺癌、食管癌、淋巴肉瘤、白血病等的治疗。

青黛豆根煎:青黛 6 g,山豆根 12 g,石见穿 20 g,生地 30 g,芦荟 12 g。每日 1 剂,加水煎汁,分 2～3 次服。用于肝癌、胃癌、肺癌、食管癌、淋巴肉瘤、白血病等。脾胃虚寒及孕妇禁服。

青黛粉:青黛(研末)适量。每日服 3 次,每次 6～9 g,温开水送下。服 30 日为 1 个疗程,可连服 3～5 个疗程。适用于慢性粒细胞白血病。

又法:青黛 9 份(9 g),雄黄 1 份(1 g)。研末混匀,装入胶囊(此为 1 日的用量),分 3 次服。连服 30 日为 1 个疗程。据介绍,本法对慢性粒细胞白血病有明显的治疗效果,疗效优于其他药物。

青黛芦荟散:青黛 50 g,芦荟 30 g,水牛角粉 50 g。共细末,拌匀。每日服 2～3 次,每次 9～15 g,温开水送下,本法亦可制成胶囊或丸剂服。适用于急性白血病。

青黛二用散:青黛 250 g。每日服 3 次,每次 3～5 g;同时用青黛外敷肿块部位,每日 1～2 次。适用于淋巴肉瘤、腮腺癌、乳腺癌等。

青黛开导散:青黛、硼砂各 30 g,硇砂 20 g,冰片、沉香各 5 g。研末混匀。开始每日服 4～6 次,每次 1 g,用稠蜂蜜匀,置于舌根部,慢慢用唾液咽下,10 日为 1 个疗程。1 个疗程后,改为每日 2～3 次。用于贲门癌、食管癌伴梗阻者。

青黛信枣丸:青黛 120 g,砒霜 2.4 g,红枣肉 500 g。前二味研细末,拌匀,以枣泥和为丸,如绿豆大。每日服 3 次,每次服 5 粒。用于胃癌、直肠癌。

青黛粉蜜丸:青黛 150 g。以蜂蜜调制为丸,每丸重 3 g。每日服 2～3 次,每次 2 丸。亦可用青黛粉每日服 2～3 次,每次 3～5 g,温开水送下。作为鼻咽癌、淋巴肉瘤、肝癌、白血病、胃癌等放、化疗时的协同治疗。如放、化疗一开始就同时配服,既能增强放、化疗疗效,又可降低或消除放、化疗所引起的毒副作用。

【按语】

青黛自古以来就是中医治疗热毒斑疹(包括现代之白血病)、肿毒、癥积之要药。至近代我国医药学家首次从本品分离出靛玉红并发现其有良好的抗癌作用后,青黛已被作为清热解毒抗癌药广泛地应用于多种恶性肿瘤的治疗,尤其对慢性粒细胞白血病有较好的治疗效果。据各地临床应用资料表明,单用本品吞服或制成片剂口服,对慢性粒细胞白血病的缓解率达 50% 以上,总有效率则达 85% 以上,因而受到国内外医务工作者的广泛关注。黄世林研制的复方黄黛片,主要成分为雄黄、青黛、太子参和丹参。该药品由中国医学科学院血液学研究所血液病医院牵头组成的临床试验协作组进行的 Ⅱ 期研究结果显示:复方黄黛片初治急性早幼粒细胞白血病(APL)完全缓解率(complete remission,CR)达 96.7%。其治疗复发 APL 的 CR 率达 95%,且复方黄黛片无明显毒副作用。中国中医科学院西苑医院名医周霭祥以青黄散(青黛:雄黄＝8:2)对 86 例慢性粒细胞白血病患者进行治疗,CR 率为 97.67%(84/86),随访存活 10 年以上 6 例,最长存活时间为 20 年,且停药 10 年无复发。可以预言,随着研究的深入,本品的抗癌效用将进一步得到验证和推广。

参考文献

[1] 刘雅波,陶文沂.18 种青黛 7-氮杂靛玉红对 6 种肿瘤细胞增殖的影响[J].天然产物研究与开发,2010,22(5):899-906.

[2] 高凤洋,张大方,李超英.中药青黛炮制及药理作用的研究进展[J].长春中医药大学学报,2020,36(1):180-183,188.

[3] 王雪,孙长岗.青黛作用于急性幼粒细胞白血病的可视化"药靶蛋白模型"分析[J].世界中医药,2020,15(12):1692-1698,1704.

[4] 刘存,刘丽娟,周超,等.基于"蛋白质相互作用网络-分子对接技术-体外实验"三维模式分析青黛对慢性粒细胞白血病的作用机制[J].中国实验方剂学杂志,2017,23(21):206-211.

[5] 时峰,周德军,张俊,等.维甲酸联合复方青黛胶囊治疗急性早幼粒细胞白血病疗效观察[J].吉林医学,2009,30(17):1896-1897.

[6] 刘捷,王海霞,王树庆,等.复方青黛片治疗难治性、复发性急性早幼粒细胞白血病(附 36 例报告)[J].山东医药,2007,47(20):32-33.

猫人参

又名猫气藤、沙梨藤、痈草等。药用为猕猴桃科植物对萼猕猴桃（镊合猕猴桃） *Actinidia valvata* Dunn 或大籽猕猴桃 *Actinidia macrosperma* C. F. Liang 的干燥根或粗茎。主产于浙江、安徽、江西。夏、秋二季采挖，洗净，趁鲜切厚片，干燥。

本品味辛，性温；入肝经。功效：解毒消肿，利湿散结，抗癌抑癌。抗癌常用于胰腺癌、肝癌、食管癌、胃癌、宫颈癌、肺癌等。此外，民间常用本品治疗深部脓肿，骨髓炎，风湿痹痛，疮疡肿毒。

【现代研究】

本品主要含有齐墩果烷、异它乔糖苷、积雪草酸、科罗索酸、熊果酸、儿茶素、表儿茶素、胡萝卜苷、β-谷甾醇等及多种微量元素。

现代药理研究发现，本品科罗索酸对肝癌细胞 SMMC-7721 能引起细胞线粒体膜电位下降从而使细胞色素 C 由线粒体内释放入胞质中，上调 Baxbcl-2 的比例并促使细胞凋亡而具有增殖抑制作用；通过上调 Bax 的表达而增加 Bax/Bcl2 的比率，同时激活 Hela 细胞 caspase-3 的活性，诱导人宫颈原癌 Hela 细胞凋亡。本品总皂苷体内实验表明能够抑制肝癌细胞 H22 体内转移，其作用机制之一可能是抗血管生成，抑制瘤内血管内皮生长因子、碱性成纤维细胞生长因子的表达，促进转移瘤灶的坏死；体外实验表明本品总皂苷对人肝癌细胞 BEL-7402 和小鼠肝癌细胞 H22 具有增殖抑制作用。其作用机制是将 BEL-7402 细胞周期阻滞在 S 期，从而减少细胞有丝分裂，抑制细胞增殖，可影响 H22 细胞周期的正常移行，导致 G_0/G_1 期和 G_2/M 期细胞发生聚集；且本品总皂苷能够有效抑制肝癌细胞 BEL-7402 和 MHCC-97-H 的增殖、迁移、黏附、侵袭及趋化能力，随着药物浓度的增加而加强。另本品蒽醌类有效部位和皂苷类有效部位对白血病细胞 K562 诱导细胞凋亡的作用。本品注射液对小鼠移植性肝癌 H22、大鼠肝癌细胞株 CBRH-7919、人肝癌细胞株 SMMC-7721 具有抑制作用。临床应用证明，本品对胰腺癌、肝癌、胃癌、肺癌等的治疗有较好效果。由猫人参等组成的扶正平肝消瘤汤治疗 135 例中晚期原发性肝癌获得较满意的疗效。此外，本品除抗肿瘤作用外，还有抗肝损伤、抗氧化性、抗炎消肿、抗组胺等作用，常用于骨髓炎的治疗。

【临床应用】

本品为胰腺癌、肝癌常用抗癌中药。临床应用以复方或单味煎内服为主。常用剂量：煎服 30~60 g，大剂量可 100~150 g。

【选方】

（1）猫人参藤莲汤：猫人参 100 g，水杨梅根 60~80 g，藤梨根 60~80 g，半枝莲 30 g。每日 1 剂，加水煎汁，分 3 次饮服。用于胰腺癌、肝癌。

（2）扶正消癥剂：猫人参 12~15 g，猫爪草 12~15 g，三棱 3 g，莪术 3 g，黄药子 3~6 g，枳实 9~15 g，炙鳖甲片 12~15 g，党参 12~15 g，黄芪 6~9 g，桃仁 12~15 g。每日 1

剂,加水煎汁,分 3 次饮服。用于胰腺癌。

(3) 扶正祛邪方:猫人参 60 g,南方红豆杉 6 g,人参、党参各 15 g,白术 15 g,茯苓、炙甘草 9 g,陈皮 9 g,半枝莲、白花蛇舌草、绞股蓝、枸杞子各 20～30 g。每日 1 剂,加水煎汁,分 3 次饮服。治疗消化系统肿瘤。

(4) 复方猫人参抗癌煎:猫人参、藤梨根、茵陈、半枝莲各 30 g,玉米须 60 g。每日 1 剂,加水煎汁,分 3 次饮服。用于胰腺癌、肝癌、胆囊癌。

(5) 猫人参猪苓汤:猫人参 100 g,玉米须 60～100 g,牵牛子 15 g,猪苓、马鞭草各 30 g。加水煎汁,每日 1 剂,分 2～3 次服。用于胰腺癌、肝癌、卵巢癌等引起的癌性腹水。

此外,本品还用于肝癌、乳腺癌、宫颈癌、肺癌、食管癌、胃癌等。

三石猫人参方:猫人参 30 g,石见穿 30 g,石上柏 30 g,石打穿 30 g,每日 1 剂,加水煎汁,分 2～3 次饮服。治疗肝癌。

猫人参利湿汤:猫人参 80 g,石见穿、半枝莲、茵陈、生薏苡仁各 30 g。每日 1 剂,加水煎汁,分 3 次服。用于肝癌。

猫人参藤梨汤:猫人参、藤梨根各 50 g,生薏苡仁 30 g。每日 1 剂,加水煎汁,分 3 次服。用于卵巢癌、宫颈癌。

猫莲汤:猫人参、鲜半枝莲(干品 30 g)各 100 g。每日 1 剂,加水煎汁,当茶饮服。本法除对胃癌有效外,对肝癌、肠癌、宫颈癌、卵巢癌等肿瘤亦有不同程度的效果。

藤猫抗癌饮:猫人参、藤梨根各 60 g,干蟾皮 15 g,白花蛇舌草 30 g,石见穿 20 g,黄芪 30 g。每日 1 剂,加水煎煮 2 次汁,分 3 次服。用于肝癌、胃癌、肠癌、食管癌、淋巴肉瘤等。

猫人参龙葵汤:猫人参 100 g,鲜龙葵、鲜半枝莲各 60～100 g(干品减半),石见穿 30 g。每日 1 剂,加水煎汁,分 3 次饮服。用于肝癌。

猫人参克肠癌汤:猫人参 50 g,地榆、红藤各 20 g,生薏苡仁 50 g。每日 1 剂,加水煎汁,分 3 次服。用于肠癌。

扶正抑瘤方:猫人参、麦冬、石见穿等各适量。每日 1 剂,加水煎汁,分 2 次服。用于肺癌、乳腺癌。

【按语】

猫人参始用于 20 世纪 60 年代,当时浙江富阳三山镇有位草药医吴氏,发现此植物新鲜的茎叶能引起猫的特异性嗜食,并且在猫肢体受伤时,常嚼食该植物作自我疗伤,遂被其命名为猫人参。他根据猫服食本植物以接骨疗伤的现象,用于治疗骨髓炎,获得满意效果。后又用于治疗肿瘤,发现在抑制肿瘤生长、延长患者的生命、改善生命征象方面有独特的效果,经过反复实践,逐渐形成了以猫人参为主的各种治疗肿瘤的验方,获得一定的知名度,引起省内外中医药界的关注。有关部门根据临床资料,加以整理鉴定,将猫人参收录于地方药材标准。由猫人参、茵陈蒿、过路黄、石见穿、半枝莲、泽泻、车前草、郁金、延胡索、大腹皮、山楂组成的猫人参汤,功能清热化湿,祛瘀散结,用于治疗肝硬化晚期出现腹水或伴发严重黄疸(相当于中医的"臌胀""黄疸"),有满意效果。浙江富阳后周医院的家传验方"吴氏抗癌1号"：猫人参、山楂根、虎刺根、活血龙、重楼、珍珠伞、薏苡仁等加减，治疗原发性肝癌效果较好。

参考文献

［1］徐一新，项昭保，陈晓晶，等.中药猫人参中的抗肿瘤活性成分［J］.第二军医大学学报，2011，32(7)：749-753.

［2］王霞，董孟佳.猫人参含药血清对胃癌细胞SGC7901增殖和自噬的影响［J］.中医学报，2019，34(7)：1450-1453.

［3］来平凡，章红燕.浙江地区习用中药猫人参研究进展［J］.浙江中医学院学报，2002，26(1)：77-78.

肿 节 风

又名九节风、九节兰、草珊瑚、接骨金粟兰等，药用为金粟兰科植物草珊瑚 *Sarcandra glabra*（Thunb.）Nakai 的干燥全草。产于长江以南各省地，生于山坡、林间阴湿处。夏、秋二季采收，除去杂质，晒干。

本品味苦、辛，性平；入心、肝经。功效：清热解毒，活血消斑，祛风通络，抗癌抑癌。抗癌常用于胰腺癌、食管癌、肝癌、胃癌、直肠癌、白血病、淋巴肉瘤、鼻咽癌、膀胱癌、肺癌等多种恶性肿瘤。此外，本品还可治疗肺炎、胆囊炎、阑尾炎、急性胃肠炎、风湿性关节炎等疾病。

【现代研究】

本品主要含有黄酮类、挥发油、胡萝卜苷、落新妇苷、肿节风内酯、异秦皮定、延胡索酸等成分。

现代药理研究表明，本品具有广谱的抗癌效用，对多种肿瘤有明显的抑制作用。本品挥发油、浸膏对白血病615细胞、TM775、肺腺癌615、前列腺癌、自发乳腺癌615、自发腹水型AL771、艾式腹水癌、瓦克癌256均有一定抑制作用，其抗癌作用机制主要是抑制癌细胞的分裂。研究表明本品挥发油通过诱导人胃癌细胞株（SGC-7901）发生凋亡对人胃癌细胞起抑制作用，其提取物可能通过诱导人肝癌细胞株（HepG2）发生细胞凋亡，改变细胞周期分布，从而抑制细胞增殖及端粒酶活性。本品提取物溶液能通过阻滞细胞周期和加速细胞凋亡抑制人前列腺癌细胞株（DU-145）细胞增殖；本品提取物能诱导鼻咽癌细胞凋亡，其作用具有时间和浓度依赖性，同时可改变癌细胞周期分布，具有抗癌细胞增殖的作用。本品总黄酮对小剂量化疗药CTX有增效作用和对大剂量CTX有减毒的作用。本品复方制剂对肝癌细胞的作用机制可能是抑制高表达的端粒酶活性，从而抑制肿瘤细胞无限制的增殖，同时可能作为某些信息物质，直接干预肿瘤细胞DNA的复制，促进细胞凋亡。现代临床应用研究证实，本品对胰腺癌、胃癌、肝癌、肠癌、食管癌、白血病、淋巴网状细胞瘤等确有较明显的治疗效果。此外,本品还有广谱抗菌、平喘祛痰和提高机体免疫功能的作用。

【临床应用】

本品为胰腺癌常用抗癌中药。临床应用以单味及复方煎服或制成糖浆及提取后制成注射液注射用为主,亦有制成片剂内服等。常用剂量:煎服 15~30 g;或浸酒。外用:适量,捣敷;研末调敷;或煎水熏洗。阴虚火旺及孕妇禁服。

【选方】

(1)肿节风大黄参芪汤:肿节风、大黄、黄芪各 30 g,人参 10 g(嚼服)。每日 1 剂,加水煎汁,分 2~3 次服。用于胰腺癌。

(2)肿节风茶:肿节风 30 g。每日 1 剂,洗净,切碎,加水煎汁,代茶饮。用于肝癌、胰腺癌、胃癌、肠癌、白血病,也可作为上述肿瘤手术或放、化疗后的辅助治疗。

(3)复方肿节风汤:肿节风、半枝莲、白花蛇舌草、薏苡仁各 20~30 g。每日 1 剂,加水煎汁,分 2~3 次服。用于胰腺癌、胃癌、肝癌、食管癌、淋巴肉瘤、宫颈癌、白血病等多种肿瘤。

又法:肿节风、白花蛇舌草、藤梨根、石见穿各 20~30 g。每日 1 剂,加水煎汁,分 2~3 次服。

(4)肿节风片:每片相当于含生药 2.5 g。每日服 3 次,每次 4 片。用于胰腺癌、肝癌、胃癌、鼻咽癌等。

(5)肿节风注射液:每日 2 次,每次 2~4 mL,肌内注射;静脉注射可加于 5% 葡萄糖注射液或生理盐水注射液中缓缓滴注。用于胰腺癌、胃癌、肝癌、食管癌、淋巴肉瘤、宫颈癌、白血病等多种恶性肿瘤。

(6)肿节风糖浆:肿节风 1 500 g。洗净,切碎,加 4 倍量水,浸 1 h 后煎煮 90 min,取头汁;药渣加 3 倍量水,煎煮 90 min,取汁;合并两次煎汁,加适量白糖再煎煮浓缩至 1 500 mL 左右即成。每日服 2~3 次,每次 50 mL。连服 30 日为 1 个疗程。用于胰腺癌、肝癌、胃癌、肠癌、食管癌、白血病等多种恶性肿瘤。

(7)复方肿节风合剂:肿节风、半枝莲、薏苡仁各 500 g。洗净,加 4 倍量水,煎煮 90 min,取头汁;药渣加 3 倍量水,煎煮 90 min,取汁;合并两次煎汁,加适量白糖或蜂蜜,再煎 30 min 即成。每日服 3 次,每次 100 mL。服用期间需注意冷藏保存,以防合剂变质。每次制作以 7 日量为好。用于胰腺癌、肝癌、胃癌、肠癌、食管癌、白血病等多种恶性肿瘤。

【按语】

肿节风是我国近代发现的很有实用价值的广谱抗癌中药。经浙江、上海等地肿节风协作组数十家医院的临床应用研究表明,本品制剂对多种恶性肿瘤有较好的治疗效果,尤其对胰腺癌、胃癌、肝癌、直肠癌、食管癌、白血病、淋巴网状细胞瘤的疗效明显,总有效率在 50%~70%,有的则肿块明显缩小,显示出良好的抗癌苗头。而且本品副作用甚小,长期使用对肝、肾功能无损伤,亦无胃肠道不良反应。因此,本品是一味非常有实用价值和推广前景的有效抗癌中药。

参考文献

［1］朱晓莹,龙昶文,梁永赞,等.肿节风复方对肝癌细胞 HepG2 作用效果观察［J］.广西医学,2012,34
　　(12)：1597-1599.

［2］康敏,唐安洲,梁钢,等.肿节风提取物抑制鼻咽癌细胞增殖的实验研究［J］.广西医科大学学报,
　　2008,25(3)：347-349.

［3］杨焕彪.肿节风注射液治疗癌性疼痛 60 例［J］.中国药业,2008,17(20)：59-60.

茵　陈

别名绵茵陈、茵陈蒿、白蒿等。药用为菊科植物滨蒿 *Artemisia scoparia* Waldst. et Kit. 或茵陈蒿 *Artemisia capillaris* Thunb. 的干燥地上部分。本品产自陕西、山西、河北等地。春季幼苗高 6～10 cm 时采收或秋季花蕾长成至花初开时采割,除去杂质和老茎,晒干。春季采收的习称"绵茵陈",秋季采割的称"花茵陈"。

本品味苦、辛,性微寒;入脾、胃、肝、胆经。功效:清利湿热,利胆退黄,抗肿瘤。清代名医张锡纯称本品为"退黄之圣药,活肝之要药"。茵陈苦泄下降,微寒清热,利湿退黄,乃治脾胃二家湿热之专药,善清脾胃肝胆湿热,使之从小便出,故为治黄疸之要药。凡身目发黄、小便短之阳黄证,或脾胃寒湿郁滞,阳气不得宣运之阴黄均可配伍应用。抗肿瘤常用于胰腺癌、肝癌、胆囊癌等恶性肿瘤湿热蕴结所致黄疸之证。

【现代研究】

本品主要含有香豆素类、黄酮类、有机酸类、挥发油类等化学成分。挥发油中主要为 β-蒎烯、茵陈二炔酮、茵陈烯炔、茵陈醇、茵陈色原酮、绿原酸等成分。

现代药理研究发现,茵陈的多种活性成分具有抗肿瘤作用。本品茵陈色原酮通过抑制相关癌基因(K-ras、c-Src、c-Myc)mRNA 表达抑制结肠癌细胞增殖,通过逆转细胞上皮间质转化(EMT)过程抑制结肠癌细胞转移;通过抑制人乳腺癌 MCF-7 细胞中 p38 MAPK 和 JNK 信号通路,激活 NF-κB 来下调丙二醇甲醚醋酸酯(PMA)诱导的 MMP-9 表达,从而抑制 PMA 刺激的癌细胞侵袭;可阻断 STAT3 激活进而抑制多发性骨髓瘤细胞的增殖、转移及耐药性。本品香豆素类可抑制前列腺癌细胞 STAT3 活化进而抑制其下游癌相关基因($cyclin D1$、c-Myc、$survivin$、Bcl-2 及 $Socs3$)。本品蓟黄素可通过内质网应激、下调 Akt 磷酸化诱导人胆囊癌细胞 GBC-SD 凋亡。本品茵陈素具有抑制肺癌细胞增殖和细胞周期作用。本品香豆素和黄酮成分如 5-脂氧合酶(5-LOX)抑制剂,对小鼠模型中 5-LOX 刺激产生的白血病癌细胞有抑制作用。本品水溶性多糖成分可通过诱导线粒体凋亡途径对人鼻咽癌 CNE-2 细胞发挥抗增殖的作用。鲜茵陈提取物

对 HepG2 有明显的增殖抑制的作用,能够促进细胞的凋亡。本品乙醇提取物在体外能抑制 Hela 细胞、Ehrlich 腹水癌细胞的增殖。进一步研究发现,本品提取物 AC68 在体内外均能通过下调 HCC 细胞中 p-Akt、磷酸化的哺乳动物雷帕霉素蛋白(p-mTOR)和磷酸化的真核细胞翻译起始因子 4E(p-4EBP)的表达,显著抑制磷脂酰肌醇 3-激酶(PI3K)/Akt 通路,从而抑制肝癌细胞的生长、增殖、侵袭和迁移,诱导肝癌细胞的凋亡。体内研究结果显示,AC68 显著抑制 HCC 小鼠的肿瘤生长,并通过增加裂解的 caspase-3 表达诱导细胞凋亡。另有研究表明茵陈能通过降低诱变剂 AFIB 诱发微核、染色体畸变、姊妹染色单体交换和基因突变来预防肿瘤。且茵陈提取物能通过促进外周组织对葡萄糖的利用、提高其对胰岛的敏感性,并抑制葡萄糖的吸收而降低血糖的作用。除抗肿瘤作用外,本品还有抗炎、抗氧化、抗病毒、免疫调节、调节血糖、血脂、血压等药理作用。临床应用证明,本品利湿退黄,对胰腺癌、肝癌、胆囊癌等湿热毒聚证患者有较好的治疗作用。

【临床应用】

本品为肝癌、胰腺癌、胆囊癌的常用抗癌中药。临床应用以复方煎服为主,常用剂量:煎服 15～30 g。

【选方】

(1) 茵陈蒿汤加减方:茵陈 20 g,炒栀子 15 g,大黄 10 g,郁金 10 g,金钱草 10 g,生黄芪 15 g,炒白术 15 g,茯苓 10 g,麦冬 10 g,玄参 10 g,紫河车 10 g,白花蛇舌草 30 g,仙鹤草 15 g,炙甘草 6 g。每日 1 剂,加水煎汁,早、晚分服。用于胰腺癌。

(2) 瓜蒌茵陈汤:茵陈、全瓜蒌、白花蛇舌草、半枝莲、生薏苡仁各 30 g(疼痛加大黄 6～10 g,乳香、没药各 6～9 g)。每日 1 剂,加水煎汁,分 2～3 次服。用于胰腺癌。

(3) 茵陈大青汤:大青叶、茵陈、蒲公英各 30 g,半枝莲 20 g,莪术 15 g。每日 1 剂,加水煎汁,分 2～3 次服。用于胰腺癌。

(4) 茵陈莪鳖煎:莪术 15 g,炙鳖甲、茵陈、半枝莲各 30 g。每日 1 剂,加水煎汁,分 3 次服。用于胰腺癌、肝癌等。

(5) 茵陈参藤汤:茵陈、半枝莲各 30 g,玉米须 60 g,猫人参、藤梨根各 80 g。每日 1 剂,加水煎汁,分 3 次服。用于胰腺癌、肝癌、胆囊癌。

此外,本品还用于肝癌、胆囊癌的治疗。

茵陈仙鹤汤:茵陈、仙鹤草、半枝莲各 30 g。每日 1 剂,加水煎汁,分 2～3 次服。用于肝癌。

茵陈莲石汤:绵茵陈、石见穿各 30 g,鲜半枝莲 100 g(干品 30 g)。每日 1 剂,加水煎汁,分 3 次服。用于肝癌。

茵陈苓鳖甲煎:茵陈 30 g,土茯苓 30～60 g,生鳖甲、半枝莲各 30 g。每日 1 剂,加水煎汁,分 2～3 次温服。用于肝癌。

茵陈莲石汤:茵陈 30 g,牛膝 15 g,石见穿、半枝莲各 20 g。每日 1 剂,加水煎汁,分 2～3 次温服。用于肝癌。

茵陈二甲煎：茵陈、半枝莲各 30 g,山楂 30 g,炮山甲(先煎)、炙鳖甲(先煎)各 15 g。每日 1 剂,加水煎汁,分 2～3 次温服。用于肝癌。

茵石汤：茵陈、石见穿、半枝莲、生薏苡仁各 30 g,猫人参 80 g。每日 1 剂,加水煎汁,分 3 次服。用于肝癌。

加味茵陈汤：茵陈 18 g,生栀子 12 g,大黄 6 g,黄芪 12 g,太子参 12 g,猫人参 20 g,醋鳖甲 12 g。每日 1 剂,加水煎汁,分 2～3 次服。用于肝癌。

【按语】

茵陈蒿经冬不死,春则因陈根而生,故名因陈或茵陈。至夏其苗则变为蒿,故亦称茵陈蒿。其功效专长于清肝利胆,祛湿退黄,为历代医家奉为"退黄之圣药,活肝之要药"。而多用于治疗肝胆之疾。近代临床及药理研究发现,本品除疗湿热黄疸疾患有良效外,还有较好的抗癌治疗效果。且本品药源广泛,价廉物美。其临床应用多与其他药配伍。

参考文献

[1] 李木松,张贵贤,陈晖,等.加味茵陈蒿汤抑制人肝癌裸鼠皮下移植瘤生长的机制[J].中医学报,2020(5):1059-1064.

[2] 任辉邦,李海珍,张斌,等.藏茵陈对重症胰腺炎大鼠 TLR9/MyD88/NF-κBp65 信号通路的影响[J].西部中医药,2020(7):25-28.

[3] 朱天红,陈本启,赵伟,等.茵陈蒿汤对重症急性胰腺炎大鼠相关急性肝损伤的作用及 p62-keap1-Nrf2 信号通路的影响[J].中国中医急症,2019,7:1167-1170.

[4] 陈亮.茵陈蒿汤加减联合替吉奥胶囊治疗晚期胰腺癌临床观察[J].光明中医,2020(12):1891-1893.

第十四章
胆　囊　癌

第一节　中西医治疗现状

　　原发于胆道系统的肿瘤,包括胆囊肿瘤和胆管肿瘤,简称胆囊癌。据2017年全国肿瘤年报,胆囊及胆道其他癌(简称胆囊癌)占全部恶性肿瘤发病的1.36%。城市为农村的1.26倍。发病年龄在50岁之前处于较低水平,50岁以后显著上升,在80岁以上达到高峰。原发性胆囊恶性肿瘤是胆道系统常见的恶性肿瘤之一,占胆道外科手术患者的1%～2%,在消化系统肿瘤中,其发病率约占第六位,仅次于胃癌、大肠癌、食管癌、肝癌和胰腺癌。由于胆囊恶性肿瘤起病隐匿,早期诊断困难,其临床表现常被胆囊结石等其他疾病的症状所掩盖,就诊时往往已属晚期,手术切除率低,术后生存期短,胆囊癌的发病与年龄、性别等因素也有密切关系,随着年龄升高而增加,高发年龄在60岁左右,男女之比为1∶2至1∶3。一般认为,慢性胆囊炎、胆囊结石、胆囊息肉样病变、胆肠内瘘为胆囊癌发病的危险因素,而胆囊腺瘤、胆囊腺肌增生症目前已公认为胆囊的癌前病变。国内资料显示,胆囊癌并有结石的发生率为50%～60%,临床上,注意对癌前病变的积极治疗,对高危人群的筛查,对预防胆囊癌和早期发现、早期治疗具有积极意义。原发性胆管癌主要指左右肝管、胆总管、胰腺上胆总管及胆管末端的原发性恶性肿瘤。胆管癌发病的平均年龄大约为50岁,男性的发病率约为女性的1.5倍。目前,比较明确的胆管癌的癌前病变为:胆管良性肿瘤、原发硬化性胆管炎、原发性胆管囊肿、慢性胆管炎症等。本病的主要治疗方式是外科手术。本病确诊时患者大多已进入中期,手术根治率低,为10%～27%。对于有梗阻性黄疸不能行手术切除者,内引流、外引流术,或胆道支架植入术是有效的微创姑息治疗手段,对缓解黄疸有较好疗效。胆系肿瘤一般对化疗、放疗均不甚敏感。吉西他滨＋顺铂联合化疗方案通常用于不能手术的患者。分子靶向药物虽有临床应用于胆系肿瘤的报道,但总体而言未取得突破性进展。早期胆系肿瘤术后中医药治疗有利于术后恢复,中医药早期参与有助于发挥其防复发、抗转移的优势。

　　本病在中医学中属"胆胀""肝胀""胁痛""肝胃气痛""积聚""黄疸"等范畴。中医学认为本病多因七情所伤,肝气郁结,郁而化火,灼津为痰而成;或湿热壅阻中焦,清阳不升,疏泄失权致脾失健运。根据疾病的不同阶段和患者的症状、体征及舌脉,临床上可大致分为以下证型:肝胆郁结证、肝胆湿热证、痰瘀互结证、脾虚湿阻证、脾虚阳虚证。有时可有两证或几证兼加,需随症治疗。治疗上多从清热化痰、疏肝利胆、开郁散结、健脾利湿、清热解毒、软坚散结等法着手。对于晚期患者,调理脾胃是基本治则,扶正为主,祛邪为辅。

本病常用的抗癌中药有半枝莲、石见穿、柴胡、玉米须等。这些具有临床意义的清热解毒、疏肝利胆之抗癌中药,对胆囊癌具有广泛的作用,涉及细胞增殖、细胞凋亡、细胞衰老、细胞自噬、转移、血管生成和免疫功能等方面;这些多重作用,在胆囊癌发生发展的不同环节,不同治疗阶段,发挥多环节、多靶点抗肿瘤作用。合理配伍使用这些中药将有可能进一步提高中医药治疗胆囊癌的疗效。

参考文献

[1]周岱翰.中医肿瘤学[M].广州:广东高等教育出版社,2020.

第二节　常用抗癌中药

玉　米　须

玉米又名玉蜀黍、玉麦、苞谷等,玉米须又称玉蜀黍蕊、玉麦须。药用为禾本科植物玉蜀黍 *Zea mays* L. 的干燥花柱和柱头,鲜品及晒干均可服食。浙江省有产。夏、秋两季果实成熟时采收,干燥。

本品味甘、淡,性平;入脾、胃、肝、胆、肾、膀胱经。功效:健脾益肾,疏肝利胆,利尿消肿,防癌抗癌。抗癌用于胆囊癌、肝癌、肾癌、胃癌、膀胱癌和癌性腹水的治疗。此外本品是中医治疗急慢性肾炎、胆囊炎、泌尿道结石、糖尿病等的常用良药。

【现代研究】

玉米及玉米须含有黄酮、生物碱及其苷类、糖类、有机酸、挥发油、微量元素、维生素、氨基酸、甾醇类和其他多种人体所需的营养物质和防癌抗癌等成分,其中多糖是玉米须中最主要的活性成分,其占比约为 70%。

现代药理研究显示,玉米须对多种癌细胞株具有抑制作用。玉米中所含的大量镁元素可以抑制癌细胞的形成和发展,而玉米须提取物 ESM 对人白血病细胞(K562)和人胃癌细胞有显著的抑制作用,能延长 H22 肝癌腹水瘤的生存时间;玉米须多糖可通过促进细胞因子产生、提高白细胞含量及升高脾脏和胸腺指数等途径以抑制小鼠体内的癌细胞;玉米须黄酮类化合物可以抗细胞增殖、诱导肿瘤细胞凋亡、干预细胞信号转录、增强抑癌基因活性及抑制癌基因表达;玉米须原花青素对人宫颈癌细胞 Hela 细胞的抑制作用通过提高 Bax/Bcl-2 比例,启动凋亡并提高凋亡执行者 caspase-3 活性。本品所含的维生素K、类胡萝卜素、谷胱甘肽等物质均有防癌抗癌作用。此外,本品还有较好的抗氧化、止血、抗菌、保护肝脏、利尿、清热利胆、降压、降糖作用。

【临床应用】

本品是胆囊癌常用抗癌中药,临床应用以复方煎服为主,亦有单味煎服。常用剂量:干品煎服 15～30 g,鲜品加倍。

【选方】

(1) 玉米莲石汤:玉米须 50 g(鲜品 100 g)、半枝莲、石见穿、生鸡内金各 30 g。每日 1剂,加水煎汁,分 3 次饮服。用于胆囊癌。

(2) 玉米参藤汤:玉米须 60 g,茵陈、半枝莲各 30 g,猫人参、藤梨根各 80 g。每日 1剂,加水煎汁,分 3 次饮服。用于胆囊癌、肝癌、胰腺癌。

又法:玉米须 60 g,菱角 100 g,半枝莲 30 g,虎杖 20 g。每日 1 剂,加水煎汁,分 2～3次服。

(3) 玉米薏苡仁饼:玉米粉 500 g,薏苡仁(研粉)500 g,红枣 250(煮至七成熟,去皮、核、捣糊)。共拌匀,以水适量调和,压制成 10 cm 大小、1 cm 厚薄的面饼。每日服 2 次,每次 1～3 只,蒸熟食之。用于胆囊癌、胃癌、肠癌、肝癌等于术后或化疗后的辅助治疗。

此外,本品还用于膀胱癌、肾癌、肝癌、卵巢癌等及癌性腹水。

玉米龙葵茶:玉米须 50 g(鲜品 100 g),龙葵、半边莲、白花蛇舌草、土茯苓各 30 g。每日 1 剂,加水煎汁,代茶饮服。用于膀胱癌。

玉米鳖甲汤:玉米须 30～50 g,白花蛇舌草、石见穿、炙鳖甲各 30 g,猫人参 80 g。每日 1 剂,加水煎汁,分 3 次服。用于肾癌。

玉米牵牛汤:玉米须 60～100 g,牵牛子 15 g,猪苓、马鞭草各 30 g,猫人参 100 g。每日 1 剂,加水煎汁,分 2～3 次服。用于肝癌、卵巢癌等引起的癌性腹水。

玉米蜜饼:玉米粉 500 g,以水和适量蜂蜜调和,压制成饼干样的面饼。每日 2 次,每次 3～5 只,蒸熟食之。用于胃癌、肠癌、肝癌等于术后或化疗后的辅助治疗。

玉米糊:玉米 3 000 g,研成粗末。每日服 1～2 次,每次 100～200 g,煮成稀糊服食。用于食管癌、胃癌、肠癌等的食疗。

【按语】

玉米是一种很有前景的食用性防癌抗癌食品。据国外有关科技资料证实,在非洲和意大利、西班牙等国家人们的癌症发病率比其他国家低,医药学家的科学调查结果表明,与这些国家都是以玉米为主食有关。现代医学研究发现,玉米中含有大量的镁元素,而镁能够抑制癌细胞的形成与发展,因此经常食用玉米可以预防癌症的发生。玉米须是一味价廉物美的良药和保健品,有较好的利胆、利尿、降压等作用,癌症患者服食能增进食欲,以及利湿、抗癌。对于胆囊炎、胆石症、尿路结石、高血压、糖尿病患者,经常服食则能起到利尿、排石、降压、降糖作用,食玉米而抛弃玉米须实为可惜。经常食用玉米及玉米须有益于人们的健康,也有益于防癌抗癌。

参考文献

[1] 张培丽,庄岩,霍金海,等.玉米须有效化学成分及药理作用的研究概况[J].黑龙江中医药,2017,12
(1):74-75.

半 枝 莲

本品别名、基原、产地、生境、采收加工、药性、功效主治参见第十一章"半枝莲"条。

【现代研究】

半枝莲主要含黄酮类、萜类、挥发油类、生物碱、甾醇、有机酸、多糖类以及微量元素等化学成分。

药理研究表明,本品二萜类、黄酮类以及多糖类成分是半枝莲发挥抗肿瘤作用的主要成分,对肝癌、卵巢癌、结直肠癌、肺癌、白血病等多种癌症有显著的活性。二萜及其内酯类成分已被证实对不同类型的癌细胞具有细胞毒性作用,并显示了良好的抗炎、抗病毒活性。多糖类成分如主要组成为鼠李糖-岩藻糖-阿拉伯糖-木糖-露糖-葡萄糖-半乳糖(0.22:0.26:1.0:0.09:0.51:1.82:2.09),对 S180 肉瘤细胞及腹水肝癌细胞均有一定的抑制作用。本品总黄酮可通过上调 Smac,caspase-9,caspase-3,APAF-1 的表达水平(即通过线粒体凋亡途径)诱导 MHCC97-H 细胞凋亡;也可通过下调 MMP,上调基质金属蛋白酶组织抑制剂(TIMP)的表达来降低 MHCC97-H 细胞的转移能力,从而发挥抑制肝癌的作用。实验显示,本品乙醇提取物可能通过阻断 TGF-β/Smad/AMPK 信号通路,下调 integrin αV、integrin β3、MMP-2 及 MMP-9 逆转转化生长因子-β(TGF-β)诱导的上皮间质转化,从而抑制肝癌 HepG2 细胞迁移及侵袭。临床应用研究证实,以本品为君药的复方制剂对胆囊癌、肝癌、肺癌、肠癌、胃癌、急性淋巴型白血病、淋巴肉瘤、食管癌、子宫颈癌等恶性肿瘤有良好的治疗效果,并能够有效减轻化疗药物的毒副作用以改善患者生存质量。

【临床应用】

本品为胆囊癌、肝癌的常用抗癌中药。临床应用以单味或复方煎汁服用为主,亦可制成胶囊、片剂等内服。常用剂量:煎汁内服,干品 15~30 g,鲜品 50~150 g。

【选方】

(1) 莲茵山甲汤:半枝莲、茵陈、金钱草各 30 g,柴胡 9 g,炮山甲片 12 g,石见穿 20 g,赤芍 15 g。每日 1 剂,加水煎汁,分 2~3 次服。用于胆囊癌、肝癌。

(2) 莲术利胆汤:半枝莲、玉米须、猫人参、白花蛇舌草、广金钱草各 30 g,莪术 15 g,猪苓 20 g,柴胡 9 g,炮山甲 9 g。每日 1 剂,加水煎汁,分 2~3 次服。用于胆囊癌、肝癌、胰腺癌。

此外,本品还用于肝癌、胃癌、肠癌、卵巢癌、膀胱癌等肿瘤的治疗,组方详见第十一章"半枝莲"条。

【按语】

半枝莲功效专于抗癌抑癌。《全国中草药汇编》谓"治肿瘤",是中西医临床应用最广泛的抗癌中草药之一,尤其作为胆囊癌、肝癌、胰腺癌治疗的常用品。本品既可单味煎汁代茶饮,又可与其他抗癌中草药配伍成复方煎服,各种癌症均可酌情服用,有较好的治疗效果。据介绍,单用大剂量鲜半枝莲煎汁饮服,连服数月,治疗直肠癌有良效。复旦大学附属肿瘤医院中西医结合科刘鲁明治疗胰腺癌的经验方"清胰化积汤"中用了大剂量的半枝莲可稳定晚期胰腺癌瘤灶,延缓疾病进展,延长患者生存期,减少药物不良反应,使患者的生存质量得到改善,表现出良好的临床价值。目前半枝莲或半枝莲提取物与化疗药物联合使用也逐渐展现其优势,浙江省肿瘤医院中医科利用大剂量半枝莲易致腹泻的特性将其与具有便秘副作用的沙利度胺联合应用于晚期胰腺癌患者,不论是抗肿瘤效果还是改善生存状况均有非常重要的作用。另有报道半枝莲乙醇提取物与低剂量顺铂联合应用于体外时可显著增加顺铂对肝癌细胞增殖的抑制作用;体内可显著提高顺铂对小鼠 H22 肝癌移植瘤的抑瘤效果。

参考文献

[1] 王艳杰,杨彦娟,康芯荣,等.白花蛇舌草、半枝莲药对及其不同提取部位抗肿瘤作用的实验研究[J].中华中医药学刊,2020,38(10):15-19,后插24-后插25.

[2] 张建文,窦锦明.基于网络药理学的半枝莲促肿瘤细胞凋亡机制研究[J].中国中医药科技,2020,27(6):893-895,953.

[3] 张力文,李柳宁.刘伟胜运用半枝莲、白花蛇舌草治疗恶性肿瘤经验[J].辽宁中医杂志,2019,46(10):2051-2053.

石 见 穿

又名紫参、月下红、石打穿等。药用为唇形科植物华鼠尾草 *Salvia chinensis* Benth. 或鼠尾草 *Salvia japonica* Thumb. 的干燥地上部分。产于华东、湖北、湖南、四川、广东、广西等地。生于路边、山坡或田野。夏至到处暑间采收,晒干或鲜品均可入药。

本品味苦、辛,性平;入肝、胆、脾经。功效:清热解毒,消肿散结,活血止痛,抗癌抑癌。中医临床用治肝炎、肝硬化、乳腺炎、跌扑损伤、痈肿等。抗癌用于胆囊癌、肝癌、甲状腺癌、食管癌、肺癌、胃癌、淋巴肉瘤、宫颈癌等。

【现代研究】

本品主要含有甾醇、三萜类、多酚类及氨基酸等成分。萜类成分主要为齐墩果酸、熊果酸、α原乳香酸、β原谷甾醇等。

药理研究表明,本品有广谱抗癌效用,对肺癌(A549,LLC)、胰腺癌(Panc-1,Panc02)、前列腺癌(PC-3,LNC aP)和乳腺癌(MCF-7,MCNeuA)等8种细胞株均有一定的抑制作用。本品提取液对肝癌H22小鼠移植性肿瘤生长有抑制作用,其作用机制可能与下调VEGF含量和肿瘤微血管密度(MVD),阻断肿瘤血管生成而发挥的抗癌作用。药理学研究发现本品治疗肺癌的主要成分为槲皮素、熊果酸、β-谷甾醇、山楂酸,通过介导癌症信号通路,Toll样受体、TNF、IL-17、IL-10炎症相关通路以及p53、MAPK、PI3K/Akt等信号通路发挥作用,其中PI3K/Akt信号通路最为主要。临床应用研究显示,本品对胆囊癌、肝癌、胃癌、食管癌、鼻咽癌、宫颈癌等有一定的治疗作用。

【临床应用】

本品为胆囊癌常用抗癌中药。临床应用以复方煎服为主,亦有单味煎服;或制成片剂、合剂内服。常用剂量:煎服15～30 g,鲜品加倍。

【选方】

(1) 石莲汤:石见穿、半枝莲、白花蛇舌草各30 g,炮山甲片15 g,柴胡9 g,车前子15 g,滴水珠6 g,甘草9 g。每日1剂,加水煎汁,分2～3次服。用于胆囊癌、肝癌。

(2) 紫参藤梨汤:紫参(石见穿)、藤梨根、金钱草、半枝莲、生薏苡仁各30 g,穿山甲片15 g,柴胡10 g,川楝子9 g,滴水珠6 g。每日1剂,加水煎汁,分2～3次服。用于胆囊癌、肝癌。

此外,本品还用于食管癌、胃癌、肝癌、胰腺癌、甲状腺癌等的治疗。

紫参利喉饮:石见穿、急性子各30 g。加水浓煎成汤,冲入硇砂1～2 g,候温呷饮。用于食管癌所致饮食梗阻难以下咽。凡溃疡、食管静脉曲张者禁用。

紫参赭石汤:石见穿、急性子、威灵仙、生代赭石各30 g。每日1剂,加水煎汁,分3次饮服。用于食管癌。

石见穿茶:石见穿30 g。每日1剂,加水煎汁,代茶饮;或鲜石见穿适量,洗净,捣烂绞榨取汁,每日30 g饮服。用于鼻窦及副鼻窦恶性肿瘤。

又法:石见穿、金银花、小蓟各20～30 g。每日1剂,加水煎汁,分3次饮服。

紫参牡蛎汤:石见穿、白毛夏枯草、生牡蛎30 g,黄药子15 g。每日1剂,加水煎汁,分3次饮服。用于甲状腺癌(肝功能不佳者忌服)。

紫参三白汤:石见穿、白毛夏枯草、白花蛇舌草、白毛藤各30 g。每日1剂,加水煎汁,分3次服。用于淋巴肉瘤。

紫参香茶饮:石见穿、香茶菜、藤梨根、威灵仙各30 g。每日1剂,加水煎汁,代茶饮。用于胃癌。

又法:石见穿、半枝莲、炙鳖甲、薏苡仁各30 g,藤梨根80 g。每日1剂,加水煎汁,代茶饮。用于胃癌。

石见穿茵陈汤:石见穿、半枝莲、茵陈、薏苡仁各30 g,猫人参80 g。每日1剂,加水煎汁,分 3 次服。用于肝癌。

石见穿抑癌汤:鲜石见穿、鲜六月雪、鲜墓头回各 30 g,鲜香附 15 g。每日 1 剂,加水煎汁,分 2～3 次饮服。用于宫颈癌。

又法:石见穿、仙茅、白英、马齿苋各 30 g,墓头回 12 g。每日 1 剂,加水煎汁,分 2 次服。用于宫颈癌。

石莲茶:石见穿、半枝莲各 30 g。每日 1 剂,煎汁代茶饮,可长期服用。用于各种肿瘤,尤其是胸腹部及泌尿系统肿瘤。

【按语】

石见穿是常用的抗癌中草药,其功效长于消肿散结抗癌,对胆囊、食管、胃、肝等消化系肿瘤较适用。本品首载于明代《本草纲目》:"主骨痛,大风,痛肿。"历代医家多以石见穿治疗噎膈、瘰疬、痈肿(包括胃癌、食管癌、淋巴肉瘤等)等,近代用以治癌,则是在前人经验基础上的发挥。从临床应用的疗效来看,本品确有一定的抗癌效果。如浙江中医药大学老校长、国医大师何任于 1991 年以石见穿、半枝莲、薏苡仁等为主的纯中药制剂治疗肝癌晚期患者,服药 6 个月,患者癌块消失,疗效显著。

参考文献

[1]彭勋,任钧国,刘建勋.石见穿化学成分[J].中国实验方剂学杂志,2016,22(7):82-84.

[3]柳芳,刘建勋,李军梅,等.石见穿对肝癌 H22 荷瘤小鼠肿瘤生长的影响[J].中国实验方剂学杂志,2012,18(12):249-251.

柴 胡

又名茈胡、地熏、山菜、茹草、柴草。药用为伞形科植物柴胡 *Bupleurum chinense* DC. 或狭叶柴胡 *Bupleurum scorzonerifolium* Willd. 的干燥根。按性状不同,前者习称"北柴胡",后者习称"南柴胡"。主产我国北方。春、秋二季采挖,除去茎叶和泥沙,干燥。

本品味辛、苦,性微寒;入肝、胆、肺经。功效:疏肝解郁,升举阳气,抗肿瘤。本品是中医临床治疗肝胆病、乳腺病、肝郁气滞妇科病的常用良药。抗癌常用于肝癌、胆囊癌、乳腺癌、胰腺癌、恶性淋巴瘤等。

【现代研究】

柴胡主要含有皂苷类、挥发油类、黄酮类、香豆素类、脂肪酸、类固醇、多糖类和聚乙烯等化学成分。其中皂苷类和挥发油类成分是柴胡保肝作用的有效成分。

现代药理研究显示,本品总皂苷对人胃腺癌 MK-1 细胞生长有显著抑制作用,能诱导人肺癌细胞 A549 凋亡而抑制其增殖,并使细胞阻滞于 G_1 期。本品总皂苷能明显增加 p53 和 p21/WAF1 蛋白的表达,还能提高 Fas 及其 mFasL(膜绑定 Fas 配体)、sFasL(可溶性配体)两个配体的表达。本品皂苷 a 可抑制肝、胰腺肿瘤细胞的生长和 DNA 的合成；皂苷 d 在白血病、肝癌、肺癌等肿瘤细胞可通过不同机制诱导凋亡；皂苷 d 灌胃或腹腔注射对小鼠艾氏腹水癌有抑制肿瘤生长作用；本品皂苷抗肿瘤的作用机制还有：通过抑制肿瘤细胞环氧合酶的表达来抑制前列腺素 E_2 的生成，从而抑制肿瘤细胞的增殖；逆转肿瘤细胞多药耐药；抑制肿瘤转移；抑制肿瘤细胞血管生成；免疫调节作用等。此外，柴胡还具有保肝、免疫调节、抗抑郁、退热、消炎等作用。柴胡醋制后疏肝解郁和消炎利胆作用增强，而解热镇痛作用有所减弱，其引经增效的机制可能与醋炙柴胡影响转运蛋白的表达以及诱导或抑制 β-葡萄糖醛酸酶等代谢酶有关。临床应用研究证实，柴胡复方或成药制剂对胆囊癌、肝癌、胰腺癌、乳腺癌、恶性淋巴癌具有较好的疗效。

【临床应用】

本品为肝癌、胆囊癌常用抗癌中药。临床应用以复方煎服为主，亦可制成胶囊、片剂等内服。抗肿瘤宜选用醋炙柴胡。常用剂量：煎服 9～15 g。

【选方】

(1) 柴胡莲术汤：柴胡 10 g，半枝莲、溪黄草、藤梨根、石见穿、蒲公英各 30 g，莪术 15 g，黄芪、炮山甲各 15 g。每日 1 剂，加水煎服，分 2～3 次服。用于胆囊癌、肝癌。

(2) 加减大柴胡汤：柴胡 10 g，延胡索 20 g，黄芩 12 g，枳实 10 g，生大黄(后下)6 g，郁金 10 g，姜半夏 6 g，白芍 30 g，鸡内金 30 g，大腹皮 15 g，八月札 30 g，片姜黄 12 g，三棱 10 g，莪术 10 g，甘草 6 g。每日 1 剂，水煎汁，分 2～3 次服。治疗肝郁脾虚气滞，瘀热互结胆经，郁滞成积胆囊癌淋巴结转移。

(3) 复方柴胡抗癌煎：柴胡 10 g，延胡索 10 g，白芍 15 g，郁金 10 g，猪苓 20 g，黄芩 10 g，栀子 15 g，车前子(包煎)30 g，清半夏 10 g，茵陈 30 g，虎杖 10 g，郁金 10 g，潞党参 10 g，炒白术 10 g，茯苓 10 g，茯神 10 g，怀山药 20 g，片姜黄 10 g，川楝子 6 g，炙鸡内金 10 g，赤芍 10 g，白芍 10 g，马鞭草 30 g，地骨皮 30 g，龙葵 20 g，藤梨根 15 g，徐长卿 30 g，甘草 6 g。每日 1 剂，水煎汁，分 2～3 次服。胆囊癌肝转移(肝胆湿热证)。

(4) 加减小柴胡汤：柴胡 15 g，半夏 10 g，郁金 15 g，党参 10 g，金钱草 20 g，三七(冲)3 g，甘草 10 g，生姜 5 g，茜草 15 g，大枣 5 g，茵陈 15 g，白及 10 g，山楂 15 g，对于气滞明显者，加入三棱 10 g，川楝子 10 g，厚朴 10 g，枳壳 10 g，莪术 10 g；对于脾虚严重者，加入茯苓 15 g，黄芩 15 g，白术 10 g。每日 1 剂，水煎汁，分 2～3 次服。治疗肝郁脾虚型胆囊息肉样病变。

此外本品常用于乳腺癌、胰腺癌、恶性淋巴瘤等。

加味柴胡疏肝散：王不留行、夏枯草各 30 g，白芍 20 g，柴胡、赤芍、香附、漏芦各 15 g，川芎、枳壳、郁金各 10 g，陈皮 8 g。每日 1 剂，水煎汁，分 2～3 次服。随证加减联合 CAF 方案能提高Ⅲ期乳腺癌患者的近期疗效，下调肿瘤标志物水平，减轻化疗药物的毒副作用，并改善生活质量。

加味大柴胡汤：柴胡 20 g，白芍 15 g，黄芩 10 g，半夏 15 g，川楝子 15 g，枳实 15 g，大黄

10 g,茵陈 20 g,山楂 15 g,白英 20 g,鸡内金 15 g,莪术 15 g,桃仁 15 g,浙贝母 20 g。每日 1 剂,水煎汁,分 2～3 次服。连服 7 剂,配合口服化疗治疗胰腺癌,达到"带瘤生存"的目的。

柴胡化癥汤:柴胡 15 g,八月札 15 g,黄芩 10 g,党参 10 g,夏枯草 15 g,法半夏 15 g,猫爪草 15 g,甘草 5 g,生姜 5 g,大枣 5 枚。每日 1 剂,水煎汁,分 2～3 次服。治疗恶性淋巴瘤。

【按语】

柴胡具有轻清升散,又有疏泄的特点。既能透表退热、疏肝解郁,又可用于升举阳气。因此,它在临床上是一味既可用于实证,又可用于虚证的药物。可因配伍不同而可发挥它各种不同的功效。柴胡是古今中医临床治疗肝胆疾病之常用要药。近代研究发现本品有较好的抗癌效用,而常用于肝癌、胆囊癌、胰腺癌、乳腺癌等。此外据临床观察,加味大柴胡汤联合吉西他滨进行治疗单纯因胆道肿瘤压迫引起的梗阻性黄疸有较好疗效。

本品不可与藜芦同用。真阴亏损,肝阳上升者忌服。

参考文献

[1] 颜美玲,杨柳,侯阿娇,等. 柴胡化学成分及药理作用研究进展[J]. 中医药信息,2018,35(5):103-109.

[2] 梁亚平,宁万金. 四逆散在肝癌治疗中的应用[J]. 中医肿瘤学杂志,2020,2(4):65-69.

第十五章

肺　癌

第一节　中西医治疗现状

　　肺癌是目前所有恶性肿瘤中发病率和死亡率最高的癌种。绝大多数肺癌起源于支气管黏膜上皮,据 2017 年中国肿瘤登记年报统计,腺癌是我国肺癌的最主要病理类型,占全部肺癌的 53.9%,其次是鳞癌 30.6% 和腺鳞癌 11.0%。患者早期多无明显症状,不易被发现。一般通过低剂量胸部 CT 的断层扫描可发现微小癌。中晚期的患者临床主要表现咳嗽、痰中带血或咯血、胸痛、胸闷、气急等症状。由于症状的隐匿性,超过 70% 的患者确诊时为不可治愈性的晚期患者。肺癌发病原因比较复杂,由多种因素长期相互作用而致,这些因素包括:吸烟、职业和环境接触,电离辐射、既往肺部慢性感染、遗传以及大气污染等。2015 年统计肺癌 5 年相对生存率约为 30%,自开展分子靶向治疗和免疫治疗以来,这个数据正在得到缓慢的改善。

　　手术、化疗、放疗是肺癌治疗的三种主要手段,随着基因检测技术的不断发展,分子靶向药物、免疫抑制剂等不断开发并在临床进行验证,获得了很好的治疗效果。目前医生可根据患者病理分型、原发肿瘤-淋巴结-远处转移(TNM)分期选择个性化的治疗措施。就非小细胞肺癌而言,Ⅰ 期、Ⅱ 期早期肺癌及可切除的 Ⅲ 期患者,一般推荐手术切除。当前最新的手术方式是微创-胸腔镜达芬奇机器人手术,具有创口小、恢复快的特点。放疗根据治疗的目的可分为根治性放疗、姑息性放疗、术前放疗、术后放疗及近距离放疗等。早期肺癌行单纯的根治性放射治疗即可治愈,随着三维、四维技术,以及图像引导技术引进使肺癌放疗变得非常精准,极大地改善了晚期肺癌患者的症状并延长生存时间。目前最先进放疗设备是质子重离子,它如精确制导的导弹,能在指定的深度爆破,且降低对周围组织细胞的伤害。化疗目前主要分为用于 Ⅳ 期和不可手术 Ⅲ 期的患者姑息治疗及部分患者的术前(辅助)化疗、术后辅助化疗。目前更多的分子靶向药物进入化疗一线治疗的方案。由于肺癌的高发病率,肺癌是靶向治疗研究最多的癌症,发现的突变基因也最多,如常见的 EGFR、ROS1 和 ALK,这些基因突变的靶向治疗已被纳入中华医学会《肺癌临床治疗指南》（2019 版）。失去手术机会的肺癌患者如发现这些基因突变,胸部肿瘤内科医生首选靶向药治疗代替化疗,且基于多学科的综合治疗将更多地用于肺癌患者的治疗。若一线靶向治疗耐药,还有二线和三线的替代药物。当靶向治疗无效后,再采取其他治疗方法。肺癌的综合治疗离不开中医药的参与,通过中医个性化的辨证论治,中药在抗肺癌、调整肺癌患者的内环境、增强免疫力、提高患者对手术和放化疗的耐受性、延缓分子靶向药物的继发性耐药、减轻对患者的毒副作用方面起着重要的作用。

肺癌在中医学,从其临床症状可归属于"肺积""息贲""咳嗽"等范畴。现代中医对肺癌的认识各家纷呈,有认为肺癌发病是以"瘀毒"为标,"元气亏损"为本;有认为肺癌是一种全身性疾病的局部病变,局部热毒壅盛,气滞血瘀,热腐成痈;有认为肺癌乃痰浊瘀血之内生病理产物,但正虚是关键。因此各家对肺癌的辨证分型用药也各有不同,但大多数中医认可肺癌属本虚标实、虚实夹杂之证。按 2010 年国家中医药管理局医政司颁布的《22个专科 95 个病种中医诊疗方案》,将肺癌分为肺脾气虚证、肺阴虚证、气滞血瘀证、痰热阻肺证、气阴两虚证 5 型,规范了肺癌的辨证分型。具体治则为:肺脾气虚证用六君子汤加减以健脾补肺,益气化痰;肺阴虚证用麦味地黄汤加减以滋阴润肺,止咳化痰;气滞血瘀证用四物汤加减以行气活血,化瘀解毒;痰热阻肺证用二陈汤加减以清热化痰,祛湿散结;气阴两虚证用沙参麦门冬汤加减以益气养阴。

中药抗肺癌复发和转移,贯穿在肺癌的整个治疗过程。对于完成了放、化疗而病情稳定的患者,或者经手术治疗后的患者,或者正服用分子靶向药,或进行免疫抑制剂治疗的患者,均可在辨证施治的基础上,使用清热解毒、化痰散结之抗肿瘤中药(如半夏、南方红豆杉、石上柏、金荞麦、守宫等),发挥中药抗肿瘤多环节、多靶点的优势。中西医结合维持巩固治疗,以防止肿瘤的复发转移,从而提高生活质量和生存率。

肺癌的常用抗癌中药有:了哥王(详见第十一章"了哥王"条)、三叶青、石上柏、半夏、百部、金荞麦、瓜蒌、灵芝孢子粉、重楼、南方红豆杉、猫爪草等。

参考文献

[1] 张水宝,何小鹤,范宏宇,等.肺癌的中医治疗进展[J].中医研究,2016(12):70-72.

[2] 徐振晔.肺癌中西医综合治疗[M].北京:人民卫生出版社,2002.

[3] 山广志.肺癌中医证治[M].北京:中国中医药出版社,2011.

第二节　常用抗癌中药

三　叶　青

又名金线吊葫芦、丝线吊金钟、三叶扁藤、石老鼠、小扁藤、石猴子、土经丸等。药用为葡萄科植物三叶崖爬藤 *Tetrastigma hemsleyanum* Diels et Gilg. 新鲜或干燥的块根。主要产于我国长江以南的浙江、江西、福建、广东、广西、四川、贵州、湖北、云南及台湾等区域。生性喜欢凉爽,多见于海拔 300～1 300 米的山坡林下、林缘灌丛或山谷阴处等,多攀附岩壁与树木上,在 25℃ 左右适温条件下生长健壮,全年可采,晒干或鲜用。

本品味微苦,性平;入肺、肝经。功效:清热解毒,消肿止痛,化痰散结,抗癌抑癌。用于多种恶性肿瘤,如肺癌、肝癌、胃癌、乳腺癌等。此外,本品是治疗呼吸道感染、肺部炎症、小儿高热、白喉、小儿高热惊厥、百日咳、疮痈痰核之良药。外用治毒蛇咬伤、扁桃体炎、淋巴结结核、子宫颈炎、蜂窝织炎、跌打损伤等。

【现代研究】

三叶青含有黄酮类、三萜及甾体类、酚酸类和脂肪酸类等化合物。黄酮类化合物是三叶青抗肿瘤的主要有效活性成分。

现代药理研究表明,本品具有抗肿瘤、抗炎、镇痛、解热、抗病毒、保肝、免疫调节等作用。

抗肿瘤药理研究发现,三叶青所含总黄酮类化合物对肺 A549 细胞、肝癌 SMMC-7721 细胞、胃癌 SGC7901 细胞、人结肠癌细胞 SW620、人食管鳞癌 EC9706 细胞均有显著的抑制增殖或诱导凋亡的作用。针对肺癌细胞 A549、人肺癌细胞 1299、肺癌 A549 裸鼠移植瘤、荷 Lewis 肺癌鼠细胞等系列呼吸系统肿瘤相关研究表明三叶青提取液通过抑制肿瘤细胞增殖、诱导细胞凋亡、增强机体免疫功能和提高化疗药物敏感性等几个途径完成抗肺癌作用。经过实验发现三叶青冻干粉和饮片粉抗人肺癌 A549 裸鼠移植瘤的作用强于水煎剂,而冻干粉发挥抑瘤效果的时间要早于饮片粉。现代临床应用证明,以三叶青配合其他中药组方对肺癌、乳腺癌手术后或放化疗后具有提高患者免疫力,改善患者肝功能的作用。

【临床应用】

本品为肺癌常用抗癌中药。临床应用多以单味或复方煎汤内服。常用剂量:煎服 6～9 g,鲜用 9～15 g。冻干粉用量为 1～3 g。

【选方】

(1) 复方三叶青煎:三叶青 10 g,重楼 10 g,桔梗 10 g,金荞麦 30 g,薏苡仁 30 g,山药 20 g,黄芪 20 g,茯苓 15 g,党参 15 g,半夏 9 g,红枣 20 g,甘草 9 g,石斛 15 g。每日 1 剂,加水煎煮两次,合并滤汁,分 2～3 次温服。用于肺癌。

(2) 加味三叶青方:三叶青 6～9 g,南方红豆杉 6～9 g,薏苡仁 30 g,山药 30 g,肿节风 20 g,金荞麦 30 g,黄芪 20 g,石斛 15 g,桔梗 9 g,茯苓 15 g,胆南星 9 g,浙贝母 10 g,甘草 6 g。每日 1 剂,加水煎煮两次,合并滤汁,分 2～3 次温服。用于肺癌。

(3) 三叶青粉:每次 3 g,每日 2～3 次,温水送服。用于肺癌。

(4) 益气补肺汤:三叶青 12 g,黄芪 50 g,升麻 10 g,炒白术 12 g,党参 12 g,陈皮 15 g,制半夏 12 g,桔梗 9 g,柴胡 10 g,当归 20 g,川芎 10 g,蒲公英 12 g,白花蛇舌草 15 g。每日

1剂,水煎服,早晚分2次服。增强非小细胞肺癌患者术后免疫功能。

(5)三叶青芍药软肝方:三叶青9 g,矮地茶30 g,金钱草30 g,重楼9 g,炒白芍12 g,白茅根12 g,白毛藤30 g,青皮9 g,焦山楂12 g,路路通9 g,炙鸡内金12 g,陈皮6 g,仙鹤草30 g,温郁金9 g,三棱9 g,半枝莲30 g,白花蛇舌草30 g,焦栀子9 g,莪术9 g。每日1剂,水煎分早晚2次服用。用于肺癌化疗后所致的肝损伤。此方为浙江省肿瘤医院协定方,使用时间达30年,为该院临床医生预防放化疗肝损伤首选。

此外,本品还用治乳腺癌、恶性淋巴瘤、肝癌等。

三叶青抗癌方:三叶青20 g,莪术12 g,党参15 g,白术9 g,仙茅12 g,淫羊藿12 g。每日1剂,水煎,分早晚两次服用。用于乳腺癌患者,每次化疗后第三日开始服用,连服2周。

振元抑瘤方:生黄芪20 g,太子参15 g,天冬、麦冬各15 g,生地20 g,玄参9 g,生甘草5 g,猫爪草20 g,夏枯草15 g,浙贝母15 g,三叶青15 g,白花蛇舌草30 g,重楼15 g,山慈菇15 g,生薏苡仁30 g,黛蛤散(包煎)12 g,天葵子15 g,制白僵蚕15 g,炙龟甲、鳖甲各15 g,红枣10 g。每日1剂,水煎分早晚2次服用。用于恶性淋巴瘤。

三叶青酊:三叶青60 g,捣成碎块塞入小口玻璃瓶中,倒入高度白酒500 mL后密封,浸泡15日后备用。肛裂患者便后用1∶5 000高锰酸钾溶液坐浴后,将药棉捻为细条,蘸药酒置于肛裂裂口上,用消毒纱布覆盖,胶布固定,每日换药2～3次,直至裂口愈合。用于肠癌肛裂。

益气解毒方:人参、黄芪各20 g,山药、麦冬、当归各15 g,陈皮、薏苡仁各10 g,白花蛇舌草、苦参、三叶青、莪术各12 g,甘草6 g;随症加减:食欲不振加鸡内金、山楂;抑郁、焦虑加柴胡、郁金;失眠加酸枣仁、远志;呕吐、恶心加半夏、生姜、黄连;血虚加阿胶、白芍、熟地;每日1剂,水煎分早晚两次服用,服用至化疗结束。用于中晚期恶性肿瘤化疗期间。可明显改善患者生活质量,提高患者生存率。

【按语】

中医认为癌症的形成是一个漫长的过程,多由于正气不足,免疫功能低下,调整体质来增强抗邪能力显得至关重要,因而在治疗中选用无毒的抗癌药物十分必要。三叶青是中医临床治疗呼吸道感染、肺部感染的良药,近来中医临床及大量药理研究发现,其具有良好的抗癌效用。而且本品抗肿瘤作用明确,又无明显毒性。有用金芪片(三叶青、黄芪、人参皂苷)治疗恶性肿瘤120例,结果完全缓解及部分缓解共94例,总有效率78.33%,这说明三叶青对防治恶性肿瘤确实有一定作用。

参考文献

[1]胡桃,冯正权,钟良瑞,等.三叶青黄酮对荷Lewis肺癌小鼠髓源性抑制细胞的作用[J].中国中西医结合杂志,2018,38(10):1229-1233.

[2]张胜强,张洪艳,齐宝林,等.三叶青黄酮诱导肺癌SPC-A-1细胞凋亡与cleaved-caspase-3表达的关系[J].中国医院药学杂志,2017,37(12):1139-1143,1148.

[3] 李华美,魏克民.三叶青乙酸乙酯提取物对小鼠 Lewis 肺癌的抑制作用[J].医学研究杂志,2012,41(9):112-115.

[4] 吴舟涛,朱玲燕,吴学谦,等.三叶青化学成分和抗肿瘤作用研究进展[J].中南药学,2017(3):319-324.

石 上 柏

又名大叶菜、深绿卷柏、地侧柏等。药用为卷柏科植物深绿卷柏 *Selaginella doederleinii* Hieron. 的全草。主产于贵州、云南及广西、广东、福建、浙江、台湾等地,生于林下或阴湿沟中酸性石岩上。四季均可采集,洗净,鲜用或晒干备用。

本品味甘、带涩,性温、平;入肺、肝、胆经。功效:清热解毒,消肿散结,抗癌抑癌。用于肺癌、绒毛膜上皮癌、恶性葡萄胎、鼻咽癌、食管癌、胃癌、肝癌及宫颈癌等湿热蕴毒型恶性肿瘤。也用于肺热咳喘,咽喉肿痛,目赤肿痛,湿热黄疸,热淋涩痛,乳痈肿痛,风湿热痹等症。

【现代研究】

本品主要含生物碱类、黄酮类、甾醇、皂苷、氨基酸等成分。

现代药理研究表明,本品乙酸乙酯提取物主要含有萜类和双黄酮类化合物,具有抗氧化及较好的抗肿瘤作用。有实验显示本品乙酸乙酯提取物能够抑制肺癌 A-549 和肝癌 SMMC-7721 细胞的生长,当浓度为 200 μg/mL 作用 48 h,对细胞的抑制率在 50%～90%。对动物肉瘤(Siso)、宫颈癌(U14)、白血病(L16)等多种肿瘤均有不同程度的抑制作用,并能显著延长肝癌实体型肿瘤小鼠的生存期。此外,还能增强机体代谢和网状内皮系统功能,具有"扶正祛邪"的双重作用。临床应用研究证实,本品对肺癌、绒毛膜癌、恶性葡萄胎、鼻咽癌有良好的治疗效果,对食管癌、胃癌、宫颈癌等也有治疗效果。

【临床应用】

本品为肺癌常用抗癌中药。临床应用以单味或配伍其他中药煎服为主,亦有制成片剂内服或制成注射液注射用。用法用量:煎服,干品 15～30 g,鲜品加倍。单味煎服可每日用红枣 7～9 枚同煎。

【选方】

(1) 一味石柏饮:石上柏(鲜品)60～120 g(干品减量)。每日 1 剂,加水煎煮 2 次,合并滤汁,分 2～3 次温服。用于肺癌、喉癌、绒毛膜上皮癌等。

(2) 加味石柏汤:石上柏 30 g,金荞麦 30 g,野葡萄根 30 g,重楼 9 g,蜈蚣 1 条,黄芪 20 g,山药 20 g,生薏苡仁 30 g,茯苓 15 g,桔梗 9 g,白术 15 g,党参 15 g,红枣 30 g,甘草 9 g。每日 1 剂,加水煎煮 2 次,合并滤汁,分 2～3 次温服。用于肺癌。

(3) 双石汤:石上柏、石见穿、蜀羊泉、海藻、夏枯草、生牡蛎各 30 g。每日 1 剂,加水煎煮 1 h,煎 2 次汁,分 2～3 次饮服。用于肺恶性肿瘤。

（4）石柏葡萄饮：石上柏、野葡萄根各 30 g，甘草 10 g。每日 1 剂，加水煎煮 2 次，合并滤汁，分 2～3 次温服。用于肺癌、鼻咽癌等。

此外，本品还用于喉癌、鼻咽癌、食管癌、肝癌、绒毛膜上皮癌、恶性葡萄胎等。

石柏瘦肉汤：石上柏 60 g（鲜品 90～120 g），瘦猪肉 30～60 g。每日 1 剂，加清水 6～8 碗，煎至 1 碗，分 2 次服。连服 15～20 日为 1 个疗程。用于鼻咽癌。

又法：石上柏 20 g，葵树子 30 g。每日 1 剂，加水煎汁，代茶饮。适用于鼻咽癌。

石柏威灵饮：石上柏、威灵仙各 30 g。每日 1 剂，加水煎煮 1 h，煎 2 次汁，分 2～3 次饮服。用于食管癌。

二石汤：石上柏、石见穿、半枝莲各 30 g，甘草 10 g。每日 1 剂，加水 5 碗，煎至 1 碗半，分 2～3 次服。用于肝癌。

石柏清宫汤：石上柏、半枝莲各 30 g。每日 1 剂，加水 5 碗，煎至 1 碗半，分 2 次服。用于绒毛膜上皮癌、恶性葡萄胎。

又法：石上柏 60 g，猪肉或猪骨少量（30 g）。每日 1 剂，加水 5～6 碗，煎煮至 1 碗半，分 2 次服。20 日为 1 个疗程。已发生远处转移者，配用石上柏注射液 15～30 mL 静脉滴注，每日 1 次，20 日为 1 个疗程。

石上柏注射液：肌内注射，每次 2～4 mL，每日 1～2 次。或静脉滴注，每次 15～30 mL，加于 5％葡萄糖注射液 500 mL 中缓慢滴注，2～3 h 滴完。每日 1 次，15～20 日为 1 个疗程。用于肺癌、绒毛膜上皮癌、鼻咽癌、胃癌、肝癌、宫颈癌等。

复方石上柏注射液：肌内或肿瘤局部注射，每次 1～2 支，每日 2 次。用于肺癌、绒毛膜上皮癌、鼻咽癌、胃癌、肝癌、宫颈癌等。

【按语】

在 20 世纪六七十年代，华南及华东等地肿瘤医院的医务工作者和科研人员对本品的抗癌效用进行了较多的研究和临床观察，证实本品对肺癌、绒毛膜癌、恶性葡萄胎、鼻咽癌等有较佳的治疗效果。如华南肿瘤医院单用本品治疗滋养叶细胞癌（绒毛膜上皮癌、恶性葡萄胎）23 例，临床治愈 4 例，显效 8 例，总有效率达 73.9％，治疗肺癌、鼻咽癌、宫颈癌等的总有效率为 75％以上。对胃癌、肝癌、皮肤癌、乳腺癌等亦有不同程度的治疗效果。此外临床应用还表明，石上柏制剂对肿瘤放疗、化疗能发挥协同作用，使疗程缩短，加速肿瘤的缩小和消退。

本品煎服一般无不良反应，偶有个别患者出现头晕、食欲减退、皮疹及脱发，可能与煎煮时间短有关，故本品煎煮时间应在 2 h 以上为宜。单味应用，可加红枣 7～9 枚或瘦猪肉 30 g 同煎。石上柏用量不宜过大，用量过大可发生呼吸困难、心跳加快、全身小肌群抽搐、面色潮红等石上柏生物碱中毒症状。

参考文献

[1] 王刚，才谦，李三华，等．石上柏双黄酮类和酚酸类成分体外抗氧化和抗肿瘤活性研究[J]．辽宁中医

药大学学报,2018(7)：5-8.

［2］何伟.基于关联规则及因子分析的现代中医药治疗肺癌组方配伍规律研究[J].中国中医基础医学杂志,2018(9)：1303-1305.

［3］黎丹,李三华,杨龙江,等.基于组效关系的石上柏挥发油抗肿瘤有效成分的辨识[J].中国实验方剂学杂志,2018,24(2)：44-50.

［4］戴卫波,梅全喜,曾聪彦.石上柏化学成分、药理作用及临床应用研究进展[J].中国药业,2011,20(2)：15-16.

半　夏

本品别名、基原、产地、生境、采收加工、药性、功效主治参见第七章"半夏"条。

【现代研究】

本品主要成分为生物碱类、甾醇类、氨基酸、挥发油、芳香族成分、有机酸类、黄酮类、半夏蛋白、半夏淀粉、鞣质以及多种微量元素等物质。

现代药理研究表明,本品具有抗肿瘤、抗早孕、镇痛、镇静和催眠的作用。本品所含半夏总生物碱和半夏多糖被证实有较好的抗肿瘤作用。半夏总生物碱的主要成分有麻黄碱、鸟苷、胡芦巴碱、腺苷、胆碱、胸苷、次黄嘌呤核苷等。半夏总生物碱对 A549 人肺癌细胞株、QJY-7703 人肝癌细胞株、人胃癌 SGC-7901 细胞株、MDA-MB-435S 人乳腺癌细胞株、慢性髓性白血病细胞(K562)等多种癌细胞的增殖均有抑制作用。半夏多糖对小鼠肉瘤(S180)、小鼠肝癌(H22)、小鼠艾氏腹水瘤(EAC)细胞有抑制作用,可诱导人神经母瘤细胞(SH-SY5Y)、鼠肾上腺嗜铬细胞(PCI2)细胞凋亡,对 PCI2 有抑制生长及增殖作用。实验显示本品能明显促使癌细胞逐渐脱落而使瘤体缩小或消失,并有减少或停止渗血作用。本品对肺癌、鼻咽癌、食管癌、宫颈癌等较好的治疗作用。

【临床应用】

本品为肺癌常用抗癌中药。临床应用多与其他抗癌中药配伍用于肺郁痰瘀、脾虚痰湿型肺癌及鼻咽癌、宫颈癌、食管癌、贲门癌、乳腺癌等。临床应用以复方煎服或研末制成丸剂、片剂服;也有研末外用、制成栓剂塞用,或制成注射剂用。常用剂量:煎服9～15 g;但也有生半夏最大剂量用到 150 g,需先煎 1 h 以上或与生姜同煎以免产生毒副作用。

【选方】

(1) 半夏重楼汤:生半夏9～15 g,重楼9～15 g,肿节风 30 g,金荞麦 30 g,南方红豆杉6～9 g,山药20 g,薏苡仁30 g,桔梗9 g,甘草9 g。每日 1 剂,加水煎煮 2 次,合并滤汁,分2～3 次温服。用于肺癌。

(2) 半夏蜈蚣汤:生半夏9～15 g,生南星9 g,重楼9 g,蜈蚣 1 条,山药30 g,薏苡仁

30 g,鱼腥草 30 g,金荞麦 30 g,桔梗 9 g,甘草 9 g(可酌情选加黄芪、茯苓、南沙参、党参、石斛等扶正类药)。每日 1 剂,加水煎汁,分 2~3 次服。用于肺癌。

（3）半夏参芪汤:法半夏 9 g,黄芪 10 g,枳壳 10 g,桔梗 10 g,陈皮 10 g,茯苓 15 g,肿节风 15 g,浙贝母 15 g,夏枯草 15 g,忍冬藤 15 g,炒白术 10 g,太子参 15 g,炒麦芽 30 g,防风 10 g,紫苏叶 10 g,薏苡仁 15 g,海螵蛸 15 g,甘草 6 g。每日 1 剂,加水煎煮 2 次,合并滤汁,分 2~3 次温服。改善非小细胞肺癌生活质量。

此外本品亦常用于食管癌、鼻咽癌、胃癌、脑瘤、宫颈癌、乳腺癌等,组方详见第七章"半夏"条。

【按语】

半夏是一味应用较广泛的抗癌中药。从各地临床应用疗效的评价及药理学实验研究结果的资料表明,本品对肺癌、鼻咽癌、宫颈癌、食管癌、贲门癌、乳腺癌等多种恶性肿瘤的治疗确有良好的效果。如复旦大学附属妇产科医院采用本品制成片剂内服和制成药棒外用塞敷,治疗宫颈癌 247 例,其中Ⅰ期患者 30 例,近期治愈 21 例,有效率达 96.67%;Ⅱ期患者 150 例,近期治愈 23 例,有效率为 74.66%;Ⅲ期患者 66 例,近期治愈 18 例,有效率为 74.24%;复发 1 例,近期治愈。又如黎同山医师用本品与醋硇砂制成"开道散"治疗食管癌、贲门癌晚期梗阻 19 例,有效率为 79%。足见其抗癌效果之确凿。其实对半夏抗肿瘤之效用,早在千年之前的唐甄权《药性论》就有半夏"能除瘿瘤"的记载。对于半夏之用,历代本草谓其有毒,治病内服多认为以制半夏为妥。根据作者多年临床应用之体会及各地名家之经验,用半夏治疗癌症及内科癫痫、中风、高血压、高脂血症等疾病,以生用效果为好。一般每日用生半夏 9~15 g,无舌麻等不良反应;若用量大于 15 g,则煎煮时间在 1 h 以上为宜或与生姜配伍使用。

参考文献

[1] 周茜,唐瑛,孙欢,等.半夏总生物碱对人肺癌细胞增殖的抑制作用[J].药学实践杂志,2013,31(1):38-41.

[2] 张明川,赵刚,舒畅,等.掌叶半夏蛋白对肺癌细胞增殖的影响研究[J].现代医药卫生,2016,32(24):3760-3762.

百　部

又名百步、野天门冬、百部根、百条根、肥百部、咳药、药虱药、蔓生百部等。药用为百部科植物直立百部 *Stemona sessilifolia*（Miq.）Miq.、蔓生百部 *Stemona japonica*（Bl.）Miq,或对叶百部 *Stemona tuberosa* Lour. 的干燥块根。主产于浙江、福建、河南、湖北、湖南、广东、四川、贵州、云南、陕西、台湾、广西等地。春、秋二季采挖,除去须根,洗净,置沸水中略烫或蒸至无白心,取出,晒干。

本品味甘、苦,性微温;入肺经。功效:润肺止咳,杀虫抗癌。主治新久咳嗽、百日咳、肺痨咳嗽等疾病。抗癌主要用于肺癌、乳腺癌、膀胱癌、宫颈癌、鼻咽癌等,尤其适用于痰浊犯肺、气阴两虚之肺癌患者。

【现代研究】

百部中含有百部生物碱类和绿原酸类、苊类、醌类、类鱼藤酮类、去氢苯并呋喃醇类、香豆素类等非生物碱类成分。百部的抗肿瘤主要活性成分为百部生物碱,是该科植物特有的具吡咯或吡啶并氮杂䓬母核结构的生物碱。

现代研究发现,百部生物碱对人肺癌、乳腺癌、结肠癌、表皮癌、肝癌等多种癌细胞具有一定的抑制作用。其作用机制包括:① 诱导癌细胞凋亡。② 通过增加化疗药物对 P-糖蛋白(P-gp)介导的多药耐药癌细胞的活性。研究发现百部叶碱联合化疗药物长春花碱、紫杉醇和多柔比星可协同抑制 KB-V1 细胞(P-gp 表达的多药耐药人宫颈癌)的生长,机制可能是直接与 P-gp 相互作用并抑制 P-gp 的活性,而百部叶碱对 P-gp 的表达没有影响。新对叶百部碱通过调节巨噬细胞具有镇咳、抗纤维化、抗炎等作用,可阻断 TRAF6 和 NF-κB 的激活来抑制 RANKL 或癌细胞介导的破骨细胞生成。另外,百部生物碱还有驱虫、杀虫、镇咳平喘和抗菌等作用。临床治疗证实以百部为主配合其他药物治疗脾虚痰湿型非小细胞肺癌有效。

【临床应用】

本品为肺癌常用抗癌中药。临床应用以复方煎服为主。常用剂量:煎服 9～15 g。外用适量,水煎或酒浸。

【选方】

(1) 百部饮:百部、望江南、蜀羊泉、白花蛇舌草各 20 g。每日 1 剂,加水煎汁,分 2 次服。用于肺癌。

(2) 百部红豆汤:百部、金荞麦、生薏苡仁、鱼腥草各 20 g,三叶青、半夏、南方红豆杉各 9 g。每日 1 剂,加水煎汁,分 2～3 次服。用于肺癌。

此外,本品还用于膀胱癌、食管癌、宫颈癌的治疗。

百部抗癌丸:百部 15 g,三七 30 g,全蝎 15 g,硼砂 18 g。上 4 味,共研细末,炼蜜为丸,每丸重 6 g。每日 3 次,每次 1 丸,温开水送下。用于食管癌。

百部抗癌饮:百部、土茯苓、生薏苡仁各 30 g,蜈蚣 2 条,龙葵 20 g。每日 1 剂,加水煎汁,分 3 次服。用于膀胱癌。

百部藤梨合剂:百部、天冬、紫草、茜草各 250 g,藤梨根 500 g。以上各药洗净,加 4 倍量水煎煮 1 h,过滤取汁;药渣加水煎煮 1 h,取汁;合并两次滤液再煎煮 20 min,加适量白糖或蜂蜜即成。每日服 3 次,每次服 30～50 mL,2 个月为 1 个疗程。用于宫颈癌。

【按语】

百部润肺止咳、杀虫平喘,又能抗癌抑癌,可用于治疗多种恶性肿瘤,尤其对肺癌有较好的疗效。如雷永仲等报道用含百部的复方治疗 502 例肺癌,其总有效率达 97.17%,而且生存率明显提高。从临床报道发现,治疗肺癌的中药复方含百部的较多,说明百部是一味有效的抗癌药。本品服用过量易中毒,常引起呼吸中枢麻痹,解救方法应立即给氧或人工呼吸;注射山梗菜碱或尼可刹米等呼吸兴奋剂;静脉滴注葡萄糖盐水等对症治疗。

参考文献

[1] 蒋梅,张恩欣,杨丽廷,等.周岱翰治疗脾虚痰湿型非小细胞肺癌的用药组方规律探讨[J].广州中医药大学学报,2020(2):348-353.

[2] 樊兰兰,陆丽妃,王孝勋,等.百部药理作用与临床应用研究进展[J].中国民族民间医药,2017,26(8):55-59.

[3] 姜登钊,吴家忠,刘红兵,等.百部药材的生物碱类成分及生物活性研究进展[J].安徽农业科学,2011,39(31):19097-19099,19102.

金 荞 麦

本品别名、基原、产地、生境、采收加工、药性、功效主治参见第八章"金荞麦"条。

【现代研究】

本品主要含有黄酮类、酚类、萜类、有机酸及甾体类等多种活性物质。从金荞麦干燥根茎中提取的抗癌活性物质已研制成用于治疗肺癌的国家中药二类新药威麦宁胶囊。威麦宁是一组缩合性单宁化合物,主要成分为双聚矢车菊苷元、没食子酸、表儿茶素等。

现代药理研究表明,威麦宁对小鼠 Lewis 肺癌具有抑制作用,能减少小鼠 Lewis 肺癌移植瘤肿瘤组织血管生成,从而抑制移植瘤的生长。当威麦宁的浓度达到 125 g/mL 时,对肺腺癌 GLC 细胞、胃腺癌细胞、鼻咽鳞癌 KB 细胞、宫颈鳞癌 Hela 细胞的杀伤力分别为 92.1%、78.2%、74.3%、85.5%。据动物试验表明,金荞麦提取物对小鼠 Lewis 肺癌和宫颈癌 U14 均有显著的抑制作用,其中肺鳞癌类型的敏感性最好。本品抗肿瘤作用机制为直接阻止肿瘤细胞生长,抑制肿瘤细胞侵袭、转移,诱导肿瘤细胞凋亡,抑制肿瘤血管生长,增强机体免疫力等。另本品还有降血脂、镇咳、祛痰、抗菌、保护肺炎引起的肺组织损伤等作用。据现代临床研究发现,威麦宁对肺癌患者咳嗽、咳痰、血痰、胸痛、发热等临床症状有明显改善作用。金荞麦单用或与抗生素联用在治疗肺脓疡、急性支气管炎或小儿支气管炎等方面有显著疗效。

【临床应用】

本品为肺癌常用抗癌中药。常用于肺癌、喉癌、胃癌、宫颈癌等。临床应用以复方煎服或提取后制成片剂或胶囊,或用水或黄酒隔水密闭炖服。常用剂量:煎服 15～45 g;也可用适量鲜叶捣敷患处。

【选方】

(1) 荞麦半夏汤:金荞麦 30 g,金银花 15 g,重楼 15 g,桔梗 9 g,半夏 9 g,黄芪 20 g,生薏苡仁 30 g,蜈蚣 1 条,石斛 15 g,山药 20 g,茯苓 15 g,甘草 9 g。每日 1 剂,加水煎煮 2 次,合并滤汁,分 2～3 次温服。用于肺癌、喉癌。

(2) 荞杉芪参汤:金荞麦 30 g,石上柏 30 g,肿节风 30 g,百合 20 g,薏苡仁 30 g,半夏 9 g,桔梗 9 g,白花蛇舌草 30 g,南方红豆杉 6～9 g,黄芪 20 g,南沙参 15 g,山药 30 g,甘草 9 g。每日 1 剂,加水煎煮 2 次,合并滤汁,分 2～3 次温服。用于肺癌。

(3) 肃肺方:金荞麦 30 g,桑白皮 10 g,浙贝母 10 g,麦冬 10 g,桔梗 6 g,平地木 30 g,胆南星 10 g,山慈菇 6 g,黛蛤散 30 g(包煎),旋覆花 10 g(包煎),党参 10 g,罂粟壳 2 g 等。加水煎成 600 mL,口服,每日 3 次或少量多次频服。用于肺癌所致刺激性干咳。治疗期间避免接触烟、酒及辛辣、油腻刺激之品。

(4) 威麦宁胶囊:从金荞麦中提取的一类缩合性单宁化合物(威麦宁)制成胶囊。用法:饭后口服。每次 6～8 粒,每日 3 次。主要用于肺癌的防治,可以增强人体的免疫力,提高患者的生存质量,与放化疗药配合使用,有较强的增效减毒的作用。

(5) 金刺参九正合剂:金荞麦、苦参、刺梨等提取制成合剂。用法:每日 3 次,每次 30 mL。该合剂清热解毒,健脾生津,燥湿和胃,对于癌症放化疗引起不良反应症状具有良好的控制作用。

此外,金荞麦与其他中药配伍还可治疗宫颈癌、卵巢癌等妇科肿瘤。

【按语】

金荞麦系中医临床常用的治疗呼吸系统炎症的良药,而近代临床与药理研究表明:本品有较好的抗癌效用。研究显示,金荞麦抗肿瘤活性成分在植株根、茎、叶及种子均有分布,但主要抑瘤活性成分黄酮和酚类集中分布于根茎部位,此特性有助于针对性地培养金荞麦组织器官并提取相应部位的抗肿瘤活性物质。

参考文献

[1] 陈占红,李勇,王晓稼.FR/MA 抑制 PC-HUVEC 细胞黏附及黏附分子表达的研究[J].中华中医药学刊,2009,27(11):2374-2376.

[2] 陈晓锋,顾振纶,杨海华,等.金荞麦 Fr4 对小鼠 Lewis 肺癌细胞 MMP-9、TIMP-1 蛋白表达的影响[J].苏州大学学报(医学版),2005,25(3):383-386.

[3] 严晶,袁嘉嘉,刘丽娜,等.金荞麦药理作用及临床应用研究进展[J].山东中医杂志,2017,36(7):621-624.

瓜　蒌

又叫全瓜蒌、瓜蒌皮、药瓜、吊瓜、杜瓜蒌、栝蒌皮、栝蒌等。药用为葫芦科植物栝楼 *Trichosanthes kirilowii* Maxim. 或双边栝楼 *Trichosanthes rosthornii* Harms 的干燥成熟果实。主产于浙江、山东、河南、河北等地。生于海拔 200～1 800 米的山坡林下、灌丛中、草地和村旁田边。全国各地均有栽培，秋季果实成熟时，连果梗剪下，置通风处阴干。

本品味甘，微苦，性寒；入肺、胃、大肠经。功效：清热涤痰，宽胸散结，润燥滑肠，抗癌抑瘤。临床常用于肺热咳嗽，痰浊黄稠，胸痹心痛，结胸痞满，乳痈，肺痈，肠痈，大便秘结等。抗癌常用于肺癌、胃癌、乳腺癌、食管癌、胰腺癌、子宫癌、绒毛膜癌等。

【现代研究】

本品的化学成分主要有三萜类、黄酮类、植物甾醇类、脂肪酸类以及氨基酸和蛋白质类、生物碱、多糖等。其中三萜类、黄酮类为瓜蒌抗肿瘤的物质基础。

现代药理研究表明，本品具有抗肿瘤、调节功能、提高机体免疫力以及抗炎杀菌、调血脂、降血压、降血糖等方面的作用。抗肿瘤研究发现，高浓度的瓜蒌皮总皂苷具有明显的抑制肺 A549 癌细胞生长的作用；瓜蒌抗肿瘤活性蛋白（5 μg/mL、10 μg/mL 和 20 μg/mL）可抑制大肠癌细胞（DLD1、HCT116 和 SW620）的增殖并诱导其凋亡；瓜蒌皮提取物对结肠癌 HCT - 116 细胞和乳腺癌 MCF - 7 细胞增殖有抑制作用；栝楼子挥发油对胃癌 SGC - 7901 细胞有显著的细胞毒活性；CDDP/PXD 联合 TK 或 CUD 可抑制 H1299 细胞增殖，使细胞周期阻滞于亚 G_1 期和 G_2/M 期；同时诱导凋亡，调节凋亡分子，引起细胞形态改变，抑制集落形成，分子机制可能是抑制细胞的 p - Akt、p - Erk 和 p - JNK 信号转导及 STAT3 和 NF - κB 的转录活性，另本品具有抑制人宫颈癌 Hela 细胞增殖和诱导细胞凋亡的作用。瓜蒌具有多种药理作用，尤其在抗肿瘤、心血管系统方面的独特疗效已得到充分肯定。现代临床常用于治疗癌症、心血管疾病、抗炎。如瓜蒌薤白半夏汤、瓜蒌皮注射液用于治疗冠心病心绞痛等疾病；瓜蒌莪术汤、人参瓜蒌莪术汤及重用全瓜蒌治疗肺癌等癌症疾病。

【临床应用】

本品为肺癌常用抗癌中药。临床应用以复方或单味煎汁内服为主，亦有制成糖浆服、研末服或捣烂外敷。常用剂量：煎汁饮服，一般每日 9～15 g；研末吞服，6～9 g。脾胃虚寒及孕妇慎服。

【选方】

（1）瓜蒌茶：全瓜蒌 30 g。每日 1 剂，加水煎汤，代茶饮服。用于肺癌。

（2）瓜蒌银花汤：全瓜蒌 15 g，金银花 30 g，北沙参、白花蛇舌草、白英各 30 g。每日 1 剂，加水煎汁，分 3 次服。用于肺癌。

（3）瓜蒌羊乳汤：全瓜蒌、羊乳、白英、金荞麦、鱼腥草各 20 g，三叶青、蜈蚣各 6 g，甘草 9 g。每日 1 剂，加水煎汁，分 3 次服。用于肺癌。

（4）复方瓜蒌汤：瓜蒌 15 g，金荞麦 30 g，山慈菇 9 g，三叶青 9 g，浙贝母 15 g，黄芪 20 g，生薏苡仁 30 g，皂角刺 12 g，桔梗 8 g，蜈蚣 1 条，甘草 9 g。每日 1 剂，加水煎汁，分 2～3 次服。用于肺癌。

（5）瓜蒌灵芝散：全瓜蒌、灵芝、天冬各 250 g。共研成细末，拌匀备用，每日服 3 次，每次服 10 g，温开水送下，本法尤其适宜于上述肿瘤手术后的辅助治疗。用于肺癌、胃癌等。

（6）瓜蒌蛇莲糖浆：全瓜蒌、白花蛇舌草、半枝莲、天冬各 500 g，甘草 150 g。加 4 倍量水，浸 1 h 后煎煮 90 min，滤取汁；药渣加 3 倍量水，煎煮 90 min，滤取汁。合并两次滤汁，可加少量蔗糖和蜂蜜再煎煮 10 min 左右即成。每日 3 次，每次服 30～50 mL。用于肺癌、乳腺癌、胃癌等。

（7）瓜蒌海藻糖浆：瓜蒌、夏枯草、莪术、昆布、蜈蚣各 250 g。加 4 倍量水，浸 1 h 后煎煮 90 min，滤汁；药渣加 3 倍量水煎煮 1 h，取滤汁；合并 2 次煎汁，加少量白糖，煎 20 min 即成。每日服 3 次，每次 60 mL。用于消化道肿瘤。

此外，本品还用于胃癌、乳腺癌、宫颈癌、胰腺癌等。

瓜蒌米仁汤：全瓜蒌、生薏苡仁、香茶菜各 30 g，石见穿 20 g，蒲公英 30 g，猴头菇 15 g。每日 1 剂，加水煎汁，分 2～3 次饮服。用于胃癌。

瓜蒌红藤汤：瓜蒌、大血藤、白花蛇舌草各 20～30 g，藤梨根 30～60 g。每日 1 剂，加水煎汁，分 2～3 次服。用于宫颈癌。

瓜蒌公英汤：全瓜蒌、蒲公英、白花蛇舌草各 30 g，山慈菇、浙贝母各 15 g。每日 1 剂，加水煎汁，分 3 次饮服。用于乳腺癌。

又法：大瓜蒌 1 个，乳香、没药各 3 g，当归、甘草各 15 g。每日 1 剂，加水煎汁，分 2～3 次，用时将药渣敷于肿块处。用于乳腺癌。

瓜蒌乳药散：全瓜蒌（陈年者为佳）2 个，当归、甘草各 15 g，乳香、没药各 3 g。共研细末，拌匀备用。每日服 2～3 次，每次 15 g，温开水或黄酒送下。用于乳腺癌。

瓜蒌茵陈汤：全瓜蒌、茵陈、白花蛇舌草、半枝莲、薏苡仁各 30 g（疼痛加大黄 6～10 g，乳香、没药各 6～9 g）。每日 1 剂，加水煎汁，分 3 次服。用于胰腺癌。

瓜蒌忍冬汤：瓜蒌、生薏苡仁、忍冬藤各 30 g，青黛、硼砂各 9 g，山豆根、白术各 12 g。每日 1 剂，加水煎汁，分 2～3 次服。用于脾胃湿热型食管癌。

【按语】

瓜蒌擅长清肺化痰，散结消肿，并有较好的抗癌效用，是中医治疗肺癌、纵隔肿瘤、乳腺癌、乳腺小叶增生等病的常用药。如杨丽静等人用本品配黄药子等，采用超声波雾化治疗肺癌 32 例，有效率在 50% 以上；赵三立报道重用本品（每日用 180 g）的中药复方煎剂，治纵隔恶性肿瘤及肺癌广泛转移各 1 例，获得显著疗效；武汉医学院郧阳分院用本品配白英等治疗绒毛膜上皮癌合并肺癌转移者 3 例，皆取得明显好转等。瓜蒌抗癌早在清代以前就有记载和应用，如宋代《太平圣惠方》中就记载了用瓜蒌仁配神曲研末服用治疗胸腹痰癖(即现代所称的纵隔肿瘤),而《外科理例》《医宗金鉴》则有用神效瓜蒌散、蒌贝散治疗乳块、乳痈、乳癌的记载,并仍被近代医家所习用。由于本品有一定的润肠作用,凡脾胃虚寒,大便溏稀者及孕妇慎服。不宜与川乌、制川乌、草乌、制草乌、附子同用。

参考文献

[1] 倪娅,邱幸凡.人参瓜蒌莪术汤对小鼠 Lewis 肺癌端粒酶活性的影响[J].中国医药导报,2009,6(21):12-13.

[2] 鄢海燕,邹纯才.瓜蒌中三萜及其苷类成分的网络药理学研究[J].国际药学研究杂志,2018,45(4):288-294.

[3] 万丽娟,卢金清,许俊洁,等.瓜蒌子化学成分和药理作用的研究进展[J].中国药房,2015,26(31):4440-4443.

灵芝孢子粉

灵芝,又名灵芝草、仙草、长生草。始载于《神农本草经》,药用历史悠久,是一种珍贵的药用真菌。灵芝来源于多孔菌科真菌赤芝 *Ganoderma Lucidum*(Leyss. ex Fr.)Karst. 或紫芝 *Ganoderma Sinense* Zhao,Xu et Zhang。灵芝孢子是灵芝在成熟期从菌盖弹射出来的极其微小的孢子,具有很高的药用价值和药理活性。但由于灵芝孢子壁是一层既不溶于水,也不溶于酸的几丁质,孢子进入肠胃后,有效成分无法被人体吸收利用,因此需采用化学法、生物法、物理方法,如挤压、碾磨、剪切及气流粉碎进行破壁。

未破壁灵芝孢子粉为黄棕色的粉末,气微,味淡。破壁灵芝孢子粉为棕褐色粉末,气微,味淡或微苦。本品味甘,性平;归心、肺、脾经。功效:补气安神,健脾和胃,抗肿瘤。中医临床常用于心神不宁、失眠心悸、肺虚咳喘、虚劳短气、不思饮食及病后体虚、体弱多病等治疗。同时本品具有广泛抗肿瘤和免疫调节作用,用于肺癌、肝癌、乳腺癌、白血病、鼻咽癌等辅助治疗。

【现代研究】

现代药理研究表明,灵芝富含各种氨基酸、糖肽、甾醇、生物碱、多糖和三萜类等物质,其孢子具有其全部的遗传物质,且较灵芝其他部位有效成分的含量要高。灵芝多糖与总三萜是其发挥功效的主要有效物质。当前关于灵芝孢子粉的药理研究主要集中于抗肿瘤、免疫调节、抗氧化、神经保护、保肝、抗糖尿病等方面,并且在抗肿瘤方面取得一定进展。

灵芝多糖和三萜是灵芝孢子粉的主要生物活性成分,能够抑制肺癌、肝癌、乳腺癌、白血病、黑色素瘤各种癌细胞的增殖,尤其对于肺癌有较好的抑制作用。灵芝抗肺癌主要分子机制与调节机体免疫功能、诱导肿瘤细胞凋亡、抑制肿瘤转移、提高肿瘤细胞 MHC 及其刺激分子表达、诱导肿瘤细胞分化相关。研究发现破壁灵芝孢子粉能提高荷瘤小鼠体重、脾指数,诱导肺癌细胞凋亡、降低 VEGF 表达,进而抑制 Lewis 肺癌荷瘤小鼠肿瘤生长。灵芝多糖联合顺铂可激活 TGF－β/Smad 信号通路,降低 TGF－31 蛋白,增加 Smad4 蛋白,抑制 A549 细胞增殖。Hsu 研究表明灵芝多糖可通过抑制 FAK、AKT 和 Smad2 等多种细胞内信号分子的磷酸化来抑制肺癌生长,减小肺内转移结节的大小,延长荷瘤小鼠的生存时间。

近些年临床研究证实,灵芝可提高肺癌放化疗患者的临床疗效和机体免疫功能。临床观察发现破壁灵芝孢子粉可改善非小细胞肺癌化疗患者的 T 细胞亚群指标,提升患者的细胞免疫功能。复方灵芝孢子胶囊联合紫杉醇＋顺铂治疗非 NSCLC 可以提高临床疗效,减少对免疫功能的影响,同时可减轻放化疗不良反应,如骨髓毒性、消化道反应等。另外,灵芝孢子油对肺癌癌性胸水有抑制作用,并与肿瘤化疗药物(多西紫杉醇、顺铂、健择等)的抗肿瘤作用无明显差异。

【临床应用】

灵芝有着近 2 000 多年的应用历史,其多种活性成分的相互协同,产生了广泛的药理作用,对多个系统的多种疾病具有良好的防治作用。现今临床上的灵芝制剂,用于肿瘤、慢性支气管炎、冠心病、肝炎、降血脂、白细胞减少等疾病。

灵薏方是临床使用的抗癌验方,由抗肿瘤中药灵芝和薏苡仁配伍,灵薏方联合西药治疗恶性肿瘤疗效确切,可提高机体免疫功能,改善患者健康状况。

常用剂量:灵芝孢子粉每日服 2 次,每次 2 g,温开水冲服。

参考文献

[1] 王昕妍,陈国杨,苏洁,等.灵芝孢子粉、破壁灵芝孢子粉对 Lewis 肺癌小鼠肿瘤生长和 VEGF 表达的比较研究[J].中药药理与临床,2017,33(2):118－122.

[2] 张立娟,张力.灵芝多糖联合顺铂对肺癌 A549 细胞增殖抑制作用的研究[J].现代预防医学,2016, 43(9):1670－1674.

[3] 赵福友,吴穷,李玉梅,等.复方灵芝孢子胶囊联合化疗治疗非小细胞肺癌的疗效及对免疫功能的影响[J].中国老年学杂志,2015(10):2721－2722.

[4] 刘聪燕,刘玉萍,马益华,等.灵薏方有效组分及其配伍的体内外抗肺癌活性[J].中成药,2016,38 (10):2248－2252.

重 楼

本品别名、基原、产地、生境、采收加工、药性、功效主治参见第八章"重楼"条。

【现代研究】

重楼含有多种化学成分,主要包括甾体皂苷类、黄酮类、甾醇类等成分。目前已从该

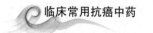

属植物中分离纯化得到 241 个化合物。

现代药理研究表明,本品具有抗肿瘤、抑菌消炎、镇静、镇痛、止血等药理作用。抗肿瘤的主要有效成分为重楼总皂苷,大量实验证实,重楼皂苷在体外、体内皆有较强的抗肺癌作用。主要通过阻滞肿瘤细胞增殖、诱导肿瘤细胞凋亡、抗血管生成、诱导肿瘤细胞分化、抑制肿瘤细胞转移、逆转肿瘤细胞的多药耐药性等方面发挥抗肿瘤作用。实验显示重楼醇提物及重楼皂苷单体对人肺癌细胞 A549、非小细胞肺癌细胞株、获得性耐吉非替尼 H1975 细胞株、荷肺转移瘤小鼠均有很好的疗效。临床研究表明,以本品与其他中药,例如金银花、白花蛇舌草等配用治疗肺癌取得了满意的效果。

【临床应用】

本品为肺癌常用抗癌中药。临床常用于治疗肺癌,以及鼻咽癌、食管癌、脑肿瘤、肝癌、胃癌、淋巴癌、白血病、骨癌、膀胱癌、子宫颈癌、肠癌等多种癌症属于热毒蕴结者。抗癌多以单味、复方煎汁内服,亦有制成散剂、丸剂口服,制成针剂注射或捣烂外敷。常用剂量:煎汤内服一般 9 g,鲜品 15 g;研末服 3～6 g。若用量过大可引起恶心、呕吐、腹泻等不良反应。

【选方】

(1) 重楼荞麦饮:重楼 9～15 g,野荞麦根 30 g,羊乳 30 g,金银花 30 g,竹沥半夏 9 g,胆南星 9 g,三叶青 9 g,浙贝母 15 g,桔梗 9 g,甘草 9 g。每日 1 剂,加水煎煮 2 次,合并滤液,分 2～3 次温服。用于肺癌咳嗽痰多者。忌、辛辣、烟酒之品。

(2) 重楼清肺煎:重楼 9～15 g,肿节风 30 g,石上柏 30 g,金荞麦 30 g,蜈蚣 1 条,半夏 9 g,山药 30 g,桔梗 9 g,生薏苡仁 30 g,鱼腥草 20 g,石斛 15 g,甘草 9 g,黄芪 20 g,茯苓 15 g。每日 1 剂,加水煎煮 2 次,合并滤汁,分 2～3 次温服。用于肺癌。

(3) 抗肺癌方:重楼 9 g,石见穿 20 g,石上柏 30 g,仙鹤草 30 g,北沙参 20 g,麦冬 12 g,薏苡仁 30 g,牡丹皮 9 g,蜈蚣 1 条,山楂 15 g,焦六神曲 15 g,全蝎 5 g,石斛 15 g,川贝 3 g,熟地 20 g,白花蛇舌草 30 g,僵蚕 15 g,百合 20 g,女贞子 15 g,赤芍 15 g,白芍 15 g,当归 12 g,八月札 15 g,山药 20 g,制黄精 15 g,蜜百部 15 g。每日 1 剂,加水煎汁,分 2～3 次服用。用于肺癌。

(4) 重楼威灵煎:重楼、威灵仙各 20 g,金银花 30 g。每日 1 剂,加水煎煮 2 次,合并滤液,分 2～3 次温服。用于肺癌、鼻咽癌、胃癌等。忌烟、酒。

(5) 重楼紫草散:重楼、紫草各 60 g,前胡 30 g。加水煎煮,滤过取汁,再浓缩煎至糖浆状流浸膏,冷却后待干燥研为细末,加入人工牛黄 9 g,和匀备用。每日服 3 次,每次 1.5 g,以温开水送下。用于肺癌。

此外,本品还用于脑、甲状腺、肝、胃、食管等恶性肿瘤。

重楼南星煎:重楼 20 g,天南星 12 g,蜈蚣 2～4 条,炙甘草 10 g。每日 1 剂,加水煎煮 2 次,合并滤液,分 2～3 次温服。用于脑部肿瘤。忌食辛辣、烟酒。

又法:重楼、苍耳草各 12 g,远志肉 4 g,石菖蒲 6 g。每日 1 剂,加水煎汁,分 2～3 次饮服;或重楼、威灵仙各 30 g,木瓜 9 g。每日 1 剂,加水煎煮 2 次,合并滤液,分 2～3 次温服。同时吞服三七粉 3 g。用于脑部肿瘤。

重楼鳖甲煎:重楼 20 g,生鳖甲(或炮山甲)(先煎)15～20 g,黄药子 15 g,夏枯草 20 g。每日 1 剂,加水煎煮 2 次,合并滤液,分 2～3 次温服。用于甲状腺癌(肝功能不佳慎服)。

重楼石甲煎:重楼 20～30 g,石打穿 20 g,生鳖甲(或炮山甲片)15～30 g,茵陈 30 g。每日 1 剂,加水煎煮 2 次,合并滤液,分 2～3 次温服。用于肝癌。忌烟酒及腌制品。

又法:重楼白及糊,鲜重楼、鲜白及各适量。洗净捣成糊,拌和外敷患处,每日换 1 次。用于肝癌疼痛。

重楼仙鹤煎:重楼 20 g,仙鹤草 30 g,藤梨根 60 g。每日 1 剂,加水煎煮两次,合并滤液,分 2～3 次温服。用于胃癌。忌烟酒及腌制品。

重楼龙蓟汤:重楼 20～30 g,龙葵、小蓟、白花蛇舌草各 20 g。每日 1 剂,加水煎煮两次,合并滤液,分 2～3 次温服。用于膀胱癌。忌烟酒辛辣之品。

又法:重楼注射液,每日 2 次,每次 2 mL,肌内注射。用于膀胱癌及其他肿瘤。

重楼豆根汤:重楼 20～30 g,山豆根 15～20 g,威灵仙 20～30 g。每日 1 剂,加水煎煮两次,合并滤液,分 2～3 次温服。用于食管癌。

又法:重楼豆根丸,重楼、夏枯草、山豆根各 30 g。共研为细末,拌匀,以蜂蜜适量调制为丸,每丸重 3 g 每日服 3 次,每次 9 g,温开水送服。用于食管癌。

又法:重楼 12 g,炒大黄、木鳖子各 9 g,马牙硝 12 g,半夏 3 g。共研细末拌匀,以炼蜜调制成丸剂,每丸重 3 g。每次 1 丸,每日服 3～4 次,口中徐徐含化。用于食管癌。

重楼首乌泥:鲜重楼 60 g,生何首乌 240 g。放入石臼内捣烂如泥,敷于肿瘤上,盖上油纸。每日早、晚各换药 1 次。用于脂肪肉瘤。

【按语】

重楼有良好的广谱性抗癌效用,是中医临床最常用抗癌药物,适用于肺癌及各种恶性肿瘤的治疗,而且药源丰富,干品、鲜品均可入药,具有较高的抗癌实用价值。此外,本品一直是治疗痈肿疮毒、咽喉肿痛、乳痈、蛇虫咬伤的良药。李时珍《本草纲目》论本品解毒消痈之功称赞有加,并以俗谚谓:"七叶一枝花,深山是我家,痈疽如遇着,一似手拈拿。"《滇南本草》则概括:"主治一切无名肿毒,攻各种疮毒痈疽……"凡此种种均可说明重楼清热解毒,消肿抗炎之功效卓然,现代用其抗癌实取其有良好的解毒消肿之效用而进一步发挥之。

参考文献

[1] 付艳丽,林燕,段春燕,等.重楼醇提物对非小细胞肺癌细胞活性影响的实验研究[J].上海中医药大学学报,2017(2):57-61.

[2] 王青,蔡剑峰,郑婷婷,等.重楼总皂苷对 A549 细胞凋亡及 caspase-3、Bcl-2 蛋白表达的影响[J].

中华中医药学刊,2017(7):1708-1710,1929.

[3] 陈其剑,华志,郑贵芝,等.重楼软坚汤辅助放化疗治疗肺癌的近远期疗效评价[J].四川中医,2020(3):95-98.

[4] 江皓,苏丹,马胜林.重楼皂苷Ⅰ对肺腺癌细胞株 PC9 增殖及凋亡的影响[J].肿瘤学杂志,2012(3):166-169.

南方红豆杉

又名美丽红豆杉,紫杉、红榧等,药用为红豆杉科植物南方红豆杉 *Taxus wallichiana var mairei* (Lemee & H. Léveillé) L. K. Fu & Nan Li 栽培品的带叶枝条。非栽培植物主要分布在长江流域、岭南山脉及河南、陕西(秦陵)、甘肃、台湾等地的山域或溪谷。冬季剪取带叶枝条,去除杂质,洗净,于通风处晾干。

本品味微甘,苦,性平;有小毒;入肺、肾、心经。功效:消肿散结,通经利尿,抗癌抑癌。近年来,随着紫杉醇类抗肿瘤成分的发现,本品被广泛用于肺癌、食管癌、乳腺癌、卵巢癌、子宫癌、前列腺癌、胃癌等恶性肿瘤。

【现代研究】

本品主要含有紫杉醇等紫杉烷类、黄酮类、红豆杉多糖类等成分。其中紫杉醇、红豆杉多糖类是抗癌有效成分。

现代药理研究表明,紫杉醇对多种人肿瘤细胞有明显的细胞毒理作用,如肺癌、卵巢癌、乳腺癌、胃癌、结肠癌、黑色素瘤、白血病、膀胱癌、中枢神经瘤等。它的抗癌活性表现在两个方面:一是对于迅速分裂的肿瘤细胞,紫杉醇可冻结有丝分裂纺锤体,从而使细胞有丝分裂停止在 G 期和 M 期,阻止了癌细胞的快速繁殖直至死亡;二是抑制肿瘤细胞的迁移。红豆杉多糖对 S180 肉瘤、HepA 肝癌、Lewis 肺癌均有一定的抑制作用,可显著提高小鼠耐缺氧能力,增强小鼠游泳耐力。本品水提物联合顺铂能抑制肺癌 A549 细胞生长。红豆杉水提物对人非小细胞肺癌 H460 干细胞有细胞毒性,能够较强地逆转非小细胞肺癌干细胞耐药性。本品枝叶提取物和三种紫杉烷类对非小细胞肺癌 A549 细胞、乳腺癌 MDA-MB-231 与 MCF-7 细胞卵巢癌 A2780 细胞增殖均有抑制作用。临床应用研究证实,紫杉醇制剂单药或与顺铂等化疗药合用对肺癌、食管癌、乳腺癌、胃癌、前列腺癌、肝癌、卵巢癌等具有较好的治疗效果。

【临床应用】

本品是肺癌常用抗癌中药。常用于治疗肺癌、卵巢癌、乳腺癌、食管癌等多种癌症属于痰毒内蕴者。临床应用常经提取制成注射剂使用,或单味、复方煎汁服,或以本品为主制成胶囊(复方红豆杉胶囊)。常用剂量:煎服 6~10 g。

【选方】

(1) 杉参银荞汤：南方红豆杉 6～9 g，金银花 15 g，金荞麦 30 g，白花蛇舌草 20 g，桔梗 9 g，制半夏 9 g，黄芪 20 g，党参 15 g，山药 20 g，薏苡仁 30 g，石斛 15 g，红枣 30 g，甘草 9 g。每日 1 剂，加水煎煮 2 次，合并滤汁，分 2～3 次温服。用于肺癌。

(2) 复方红豆杉汤：南方红豆杉 6～9 g，半夏 9 g，石上柏 30 g，金荞麦 30 g，鱼腥草 30 g，薏苡仁 30 g，桔梗 9 g，青黛 3 g，黄芪 20 g，山药 30 g，炒白术 12 g，石斛 15 g，红枣 30 g，甘草 9 g。每日 1 剂，加水煎煮 2 次，合并滤汁，分 2～3 次温服。用于肺癌。

(3) 加味红豆杉汤：红豆杉 6 g，太子参 10 g，麦冬 10 g，鱼腥草(后下)30 g，三七粉(冲服)6 g，陈皮 10 g，焙鸡内金 15 g，阿胶 10 g，桔梗 10 g，甘草 6 g。每日 1 剂，水煎成 600 mL，分 2 次口服。用于晚期非小细胞肺癌的维持治疗。

(4) 养肺消疹汤：北沙参 15 g，麦冬 15 g，天冬 15 g，五味子 15 g，玄参 15 g，金银花 15 g，野菊花 6 g，蒲公英 6 g，紫花地丁 6 g，紫背天葵子 6 g，白茅根 15 g，僵蚕 10 g，牡丹皮 10 g，紫草 15 g，南方红豆杉 6 g，生甘草 10 g。每日 1 剂，水煎，分 2 次口服。用于非小细胞肺癌患者服用靶向用药后出现的不同程度的皮肤红疹、手足脱皮皲裂。

目前广泛用于肺癌治疗的红豆杉产品主要有紫杉醇注射液、注射用紫杉醇酯质体、多西他赛等针剂和复方红豆杉胶囊。新型制剂如紫杉醇酯质体、紫杉醇白蛋白结合型分别用于卵巢癌、乳腺癌的治疗。

(5) 复方红豆杉胶囊：红豆杉皮、红参、甘草等制成胶囊。口服：每次 2 粒，每日 3 次。21 日为 1 个疗程。主要用于气虚痰瘀所致的中晚期肺癌化疗的辅助治疗。白细胞计数低于 $2.5 \times 10^9/L$ 的患者慎用。

(6) 紫杉醇注射液：紫杉醇，粉针剂。用法：静脉滴注，每次 175 mg/m²，滴注 3 h，每 3 星期 1 次。或静脉滴注，每次 135 mg/m²，滴注 24 h，随后给予顺铂 75 mg/m²，每 3 周 1 次。用于非小细胞肺癌一线治疗。

(7) 多西他赛注射剂。用法：75 mg/m²，3 周，静滴 1 h。用于局部晚期或转移性非小细胞肺癌的治疗。

【按语】

南方红豆杉作为国家一级重点保护野生植物，野生的红豆杉植物资源有限，目前大都为人工培植，以满足市场需要。紫杉醇的含量在根皮中含量最高，但为了保护红豆杉原植物的生长，以枝叶入药为主。骨髓抑制是紫杉醇制剂主要的剂量限制性毒性，常见症状为中性粒细胞减少。虽然每 10 g 中药南方红豆杉中紫杉醇的含量甚微，但长期使用(疗程＞17 星期)可能会导致白细胞减少，机制可能与药物的蓄积作用有关，但发生白细胞减少的程度一般不重，部分患者头晕、乏力等非特异性症状不明显，一旦发生只要停用，中药处方中加入益气健脾养血的中药后均能上升，少数白细胞减少程度较重的，合用利血生片后也能很快恢复。故我们临床使用南方红豆杉需定期复查血常规，至少 4 星期 1 次，以免长时间使用造成严重的白细胞减少或粒细胞缺少。

此外，在服用南方红豆杉过程中，有些患者会出现皮疹，大多数患者停服后即会自行消失，也可选用地肤子、白鲜皮等与之共用以减少后患。过敏性体质患者或易花粉过敏患者常慎用本品。

参考文献

[1] 张文东,杨舒,郭红兵.加味红豆杉汤维持治疗晚期非小细胞肺癌30例疗效观察[J].中医药临床杂志,2013,25(12):1071-1072.

[2] 孙韬,杨婕,胡凯文.养肺消疹汤治疗EGFR-TKIs药物相关不良皮肤反应的临床观察[J].北京中医药大学学报(中医临床版),2013,20(6):17-19.

[3] 何驰宇,曹君.南方红豆杉水提物在肿瘤中的研究进展[J].浙江临床医学,2019,21(12):1729-1731.

猫 爪 草

又名三散草、鸭脚板、金花草等。药用为毛茛科植物小毛茛 *Ranunculus ternatus* Thunb. 的干燥块根。主产于河南、浙江、江苏、湖南、湖北、安徽等省。生于平原湿地或田边荒地。春、秋二季采挖，除去须根及泥沙，洗净，干燥。

本品味辛、甘，性温；有小毒。入肺、肝经。功效：化痰散结，解毒消肿，抗癌抑癌。中医临床及民间常用本品治疗瘰疬痰核，疔疮肿毒，蛇虫咬伤。抗癌用于治疗肺癌、骨癌、淋巴瘤、甲状腺瘤及慢性粒细胞白血病等。此外，本品还可用于治疗肺结核、疔疮、疟疾等。

【现代研究】

本品主要含有机酸类、糖类、黄酮类、皂苷类、挥发油类、石油醚类等，如小毛茛内酯、猫爪草皂苷及多糖等。猫爪草抗肿瘤有效部位包括乙酸乙酯、正丁醇等，其中十六烷酸是其抗肿瘤的主要活性成分，而有效成分主要为皂苷及多糖类。

现代药理研究发现，猫爪草可抑制多种肿瘤细胞增殖，如肺癌、肝癌、乳腺癌、白血病及宫颈癌细胞等，抗肿瘤机制与抑制增殖、促进凋亡及自噬、增强机体免疫有关。体内外研究证实，猫爪草皂苷（RRTS）对人高转移肝癌细胞株 HCCLM3、MHCC97-H 增殖均有不同程度的抑制作用，随 RRTS 浓度增加，抑制作用明显增强，呈量-效依赖关系。猫爪草总皂苷同时能较好地抑制 A549 裸鼠移植瘤生长，并下调瘤组织表皮生长因子受体（EGFR）、MMP-9 表达。此外，小毛茛内酯还能杀灭结核分枝杆菌，增强细胞毒性 T 淋巴细胞的活性。猫爪草水煎液对痢疾杆菌、金黄色葡萄球菌、白色葡萄球菌、四联球菌都有抑制作用，还具有一定的对抗急性炎症的效果。

【临床应用】

本品为肺癌常用抗癌中药。也可以用于淋巴瘤、甲状腺肿瘤及慢性粒细胞白血病等。

临床应用常以复方煎服为主。常用剂量：煎服 9~15 g。外用：适量,研末敷。

【选方】

(1)(陈锐深)益肺方：猫爪草 30 g,党参 25 g,鱼腥草 30 g,山海螺 30 g,天冬 15 g,浙贝母 15 g,守宫 5 g,仙鹤草 15 g,枳壳 10 g,枇杷叶 10 g,莩茎 15 g,三七 10 g。每日 1 剂,加水煎汁,分 2 次服。用于治疗肺癌。

(2)复方猫爪草汤：猫爪草、鱼腥草、仙鹤草、山海螺、重楼各 30 g,天冬 20 g,生半夏、浙贝母各 15 g,葶苈子 12 g。每日 1 剂,加水煎汁,分 2 次服。用于肺癌。

(3)猫爪草注射液：每支 2 mL,内含药量相当于猫爪草生药 2 g。取猫爪草 500 g,洗净后加蒸馏水浸过药面,加热煎煮 3 次,每次 30 min,过滤,合并滤液,在水浴上浓缩至糖浆状,放冷,加入 3 倍量 95％乙醇,静置 24 h,过滤,滤液回收乙醇,余液重复处理一次,加蒸馏水使达 500 mL,过滤,加吐温－80 三滴及苯甲醇 5 mL,精滤至澄明,灌封,100℃ 30 min 灭菌,即得。用于肺癌。

此外,本品还用于淋巴瘤、慢性粒细胞白血病、乳腺癌、甲状腺癌等的治疗。

猫楼汤：猫爪草 15~30 g,重楼 18~24 g,乌蔹莓、水红花、生薏苡仁各 30~60 g,大黄 9 g。每日 1 剂,加水煎汁,分 2 次服。用于淋巴瘤。

清血煎：猫爪草、苦参、黄芩、黄柏、雄黄、当归、青黛散、䗪虫各 15 g,水蛭 7.5 g。每日 1 剂,加水煎汁,分 2 次服。用于治疗慢性粒细胞白血病。

软乳煎：猫爪草、蛇莓、牡蛎各 30 g,夏枯草 9 g。每日 1 剂,加水煎汁,分 2 次服。用于治疗乳腺癌。

猫爪慈菇饮：猫爪草 50 g,荷包草、蛇莓、牡蛎、龙骨、夏枯草、丹参各 30 g,菊花、橘叶、天葵子、青皮、黄药子、山慈菇、浙贝母各 15 g,莪术 20 g。每日 1 剂,加水煎汁,分 2 次服。用于治疗甲状腺癌(肝功能不佳者慎服)。

猫爪草蛇莓煎：猫爪草 30 g,夏枯草 9 g,蛇莓 30 g,牡蛎 30 g。每日 1 剂,加水煎汁,分 2 次服。用于治疗甲状腺肿瘤。

【按语】

猫爪草首见于《中药材手册》,《中华人民共和国药典》1977 年开始收载。过去民间用来治疗子宫颈癌,配白头翁可治疗瘰瘤,配半枝莲、白英治疗胃癌、食管癌,配葶苈子治疗癌性腹水。近年来随着研究的深入,猫爪草被用于治疗各种肿瘤。有报道,猫爪草有效成分对肿瘤坏死因子有诱导作用,从而特异性杀伤肿瘤细胞核异常的吞噬细胞。广州中医药大学第一附属医院肿瘤科对由猫爪草等药物组成的益肺方(陈锐深)联合化疗对中、晚期非小细胞肺癌的近期疗效进行了研究,共治疗 30 例,总有效率为 33.3％,较对照组瘤体减小有统计学差异;并且治疗组的腹泻、恶心呕吐、感染症状等更轻微。

猫爪草具有较强的抗肿瘤作用,且分布广泛、资源丰富、易于种植、价格低廉、毒性微弱,极具社会和经济效益。

参考文献 ··

［1］黄重铭,彭慧婷,林晓彤,等.基于网络药理学探讨猫爪草治疗肺癌的作用机制［J］.广东药科大学学报,2021,37(2)：90－97.

［2］杨金伟,张莹.猫爪草提取部位及有效成分抗肿瘤作用的研究进展［J］.药物评价研究,2021,44(2)：446－451.

［3］童晔玲,任泽明,陈璇,等.猫爪草总皂苷通过下调信号素 4D 表达抑制人非小细胞肺癌 A549 细胞增殖［J］.中国药理学与毒理学杂志,2020,34(9)：670－676.

［4］刘莉,王凤云,韩亮.中药猫爪草的研究进展［J］.广东药科大学学报,2020,36(1)：140－144.

··

第十六章

乳 腺 癌

第一节　中西医治疗现状

　　乳腺癌是指源于乳腺上皮组织的恶性肿瘤，是女性最常见的恶性肿瘤之一。每年中国乳腺癌新发数量和死亡数量分别占全世界的 12.2％和 9.6％。全球肿瘤流行病统计数据（GLOBOCAN）认为乳腺癌是中国女性最常见的癌症，年龄标化率（ASR）为每 10 万人 21.6 例。根据中国国家肿瘤登记中心的数据，乳腺癌是城市女性最常见的癌症，是农村女性第四大常见癌症。现代医学认为，体内雌激素水平增高、遗传基因、月经生育哺乳改变、不良生活习惯、职业和环境因素等是导致本病的主要原因。早期的乳腺癌通常不具备典型的症状，如出现乳头溢液、"酒窝征"皮肤、无痛性肿块和乳房大小不一或伴有腋窝淋巴结肿大等表现应及时就诊。乳腺癌的诊断借助 CT、乳腺钼靶 X 线、磁共振成像（MRI）、B 超、病理检测等手段和临床表现相结合来确诊。对于乳腺癌早中期患者应做到早发现、早诊断、早治疗，对于晚期患者，则以提高生活质量作为治疗的主要目的来制定治疗方案。目前用于本病的西医治疗方法主要有：手术治疗、新辅助化疗、术后化疗、放疗、内分泌治疗、靶向治疗等。乳腺癌的手术以根治为目的根据患者情况分为保乳切除术或全乳切除术，随着医疗设备条件及医学的不断发展，保乳术越来越成熟。新辅助疗法指在术前或放射治疗之前应用全身性化疗，目的是消除浸润灶，及早控制转移灶，预防远处转移从而更加准确地判断肿瘤对化疗药物的敏感性。同时也可以降低乳腺癌的临床分期，增加保乳手术的概率。术后化疗的目的是根除患者体内残余的肿瘤细胞，提高外科手术的治愈率。内分泌治疗是对患者体内雌激素进行调控，如运用芳香化酶抑制剂等内分泌治疗药物，以便控制乳腺癌细胞的生长。放疗是当乳腺癌发生远处转移时的主要治疗手段。在乳腺癌的发病因素中致癌基因 *HER‑2* 的过度表达，是目前临床医学评估本病恶性程度、术后复发及预后风险的重要指标。因此，*HER‑2* 抑制剂是目前精准治疗本病的靶向药物，例如曲妥珠单克隆抗体 DM1（T‑DM1）、帕妥珠单克隆抗体（pertuzumab）、拉帕替尼（lapatinib）等。

中医与西医在本病治疗中各有其优势,中医从整体观出发,采取辨证论治;西医分类较细,从分子领域进行研究,故以辨证为主。中西医结合治疗则能取两者优势,协调作用,对提高乳腺癌的治疗效果具有重要意义。

乳腺癌在中医学属于"乳岩""乳核""乳癖""乳石痈""乳栗""翻花奶""妒乳""奶岩""石奶"等范畴。现代中医将乳腺癌的病因病机归结为正气亏虚、肝肾不足、肝肾失和致天癸不足或代谢紊乱、冲任失调、阴阳失和、生化失常而癌邪内生阻于乳中而成本病。或情志所伤,肝脾不和,或厚味所酿,痰浊凝滞或外来毒邪侵袭所致。总之,乳腺癌的发生与脏腑损伤、情志不畅、外邪入侵关系十分密切。其病机是一个虚实夹杂、由虚致实、因实而虚的复杂过程。因此乳腺癌患者多以正气虚弱为本,以气滞血瘀、邪毒内蕴等为标,其中痰瘀互阻在其进展过程中有着十分重要的作用。辨证施治以"不断扶正、适时祛邪、随证治之"为主要原则。可根据患者的具体表现因病制宜,合理用药:早期应以祛邪为主,扶正为辅;中期应在扶正的同时兼顾祛邪;晚期则应以扶正为主、祛邪为辅,强调攻补兼施。

用于本病常用的抗癌中药有山慈菇、土贝母、天冬、狼毒、皂角刺等。

参考文献

[1] 郑莹,吴春晓,张敏璐. 乳腺癌在中国的流行状况和疾病特征[J]. 中国癌症杂志,2013,23(8):561-569.

[2] 中国抗癌协会乳腺癌专业委员会. 中国抗癌协会乳腺癌诊治指南与规范(2015 版)[J]. 中国癌症杂志,2015,25(9):692-754.

[3] 李少林. 乳腺癌的基础理论和临床实践[M]. 北京:科学出版社,2008.

[4] 张梦秋,高静东. 中医中药治疗乳腺癌临床进展分析[J]. 中西医结合心血管病电子杂志,2020(6):30-31.

第二节　常用抗癌中药

山　慈　菇

始载于唐代《本草拾遗》,又名草贝母、益辟坚。药用为兰科植物杜鹃兰 *Gremastra appendiculata*(D. Don)Makino、独蒜兰 *Pleione bulbocodioides*(Franch.)Rolfe 或云南独蒜兰 *Pleione yunnanensis* Rolfe 的干燥假鳞茎。其中杜鹃兰是主流品种。前者习称"毛慈菇",后二者习称"冰球子"。产于云南、西藏、广西、四川等省。多生于山坡草地或松林下。夏、秋二季采挖,除去地上部分及泥沙,洗净晒干或置沸水锅中蒸煮至透心,干燥。

本品味甘、微辛,性凉;入肝、脾经。功效:清热解毒,化痰散结,抑癌抗癌。本品是中医临床治疗痈肿疔毒,瘰疬痰核,蛇虫咬伤,癥瘕痞块之常用药。抗癌常用于乳腺癌、食管癌、淋巴肉瘤、皮肤癌、甲状腺癌、鼻咽癌、宫颈癌、肺癌等。

【现代研究】

山慈菇主要成分为二氢菲类、联苄、二氢异黄酮类、秋水仙碱、吡咯里西啶类生物碱、木脂素类、简单芳香化合物及其苷类、萜类等。

药理研究表明,本品所含的菲及二氢菲类和联苄类化合物可能是抗癌主要活性成分,对乳腺癌、结肠癌、肺癌、肝癌、胃癌细胞均有不同程度的抑制作用。研究证实,山慈菇含药血清能够有效抑制人乳腺癌细胞增殖,诱导细胞凋亡,机制可能与抑制 PI3K/Akt 信号通路活化有关。山慈菇还可通过降低血管生成相关分子缺氧诱导因子 1α(HIF-1α)、VEGF-A 和血管内皮生长因子受体 2(VEGFR-2)的水平,抑制乳腺癌上皮-间质转化,阻止乳腺癌的侵袭转移。临床应用研究证实,山慈菇提取物秋水仙碱制剂、乙酰基秋水仙碱制剂和山慈菇单方、复方煎剂对乳腺癌、淋巴癌、鼻咽癌、食管癌、白血病、宫颈癌、肺癌、胃癌等均有一定效果,以乳腺癌疗效为佳。

【临床应用】

本品为乳腺癌常用抗癌中药。常用于乳腺癌、食管癌、淋巴肉瘤、皮肤癌、甲状腺癌、鼻咽癌、宫颈癌、肺癌等恶性肿瘤的痰凝热结之证患者。临床应用以煎服为主,亦可研末服 1~3 g;或提取制成注射剂(如秋水仙碱注射液、复方秋水仙碱注射液、秋裂碱胺注射液)注射用。常用剂量:煎服 6~9 g;磨汁或研磨入丸、散服。外用:磨汁涂或研末调敷。

【选方】

(1) 慈菇皂角煎:山慈菇、皂角刺各 15 g,蒲公英、白花蛇舌草各 30 g,甘草 10 g。每日 1 剂,加水煎汁,分 2~3 次饮服。用于乳腺癌。

(2) 慈菇蟹壳丸:山慈菇 200 g,蟹壳、蟹爪(带爪尖)各 100 g。三味共研成细末,拌匀,用适量蜂蜜混合调制成丸,每丸重 10 g。每日 3 次,每次 1~2 丸,饭后温开水送下。用于乳腺癌。

(3) 山慈菇胶囊:山慈菇 150~250 g。研成细末,装入胶囊,每粒 0.5 g。每日服 2~3 次,每次 4 粒,饭后温开水或米汤送下。用于乳腺癌、食管癌、淋巴癌、胃癌等。服用后,若出现恶心等,则可服甘草汤或绿豆汤。

(4) 秋水仙碱注射液:每次 1~2 mg,加入 5% 葡萄糖注射液 500 mL 中,静脉慢慢滴注,2 h 以上滴完,每日 1 次。总剂量 20~40 mg 为 1 个疗程。用于乳腺癌、食管癌、肺癌、宫颈癌及白血病、淋巴癌、皮肤癌、鼻咽癌等。其中对乳腺癌的疗效最显著,有效率可达80%以上。

此外本品常用于淋巴肉瘤、胃癌、食管癌、皮肤癌等。

慈菇猪肾汤:山慈菇 30 g,猪肾(即猪腰子)及睾丸一对,洗净,煮熟,经常服食。用于恶性淋巴瘤的辅助治疗。

慈菇菱角汤:山慈菇 15~30 g,菱角(连壳带肉)60~100 g,炙甘草 9 g。每日 1 剂,加水煎汁,分 3 次温服。用于淋巴肉瘤、食管癌、胃癌、乳腺癌等。

慈菇蟾蜍汤：山慈菇、蟾蜍、紫草各 4 g。每日 1 剂，加水煎汁，分 2～3 次温服。用于胃癌。

山慈菇膏：山慈菇研粉 120～150 g，蜂蜜 150 g。混合调成膏状，每日 2～3 次，每次 15～30 g。用于食管癌、胃癌等。

秋裂碱胺注射液：每次 10～20 mg，加入 5％葡萄糖注射液 500～1 000 mL 中，静脉慢慢滴注，每日 1 次。总剂量 200～300 mg 为 1 个疗程。用于上述恶性肿瘤，有良好疗效。

复方秋水仙碱注射液：每次 2～4 mg，加入 5％葡萄糖注射液 500 mL 中，静脉缓慢滴注，2 h 以上滴完，每日 1 次。总剂量 40～80 mg 为 1 个疗程。用于上述恶性肿瘤。

【按语】

山慈菇确是一味具有抗癌效用的中药，其抗癌的作用机制及良好的治疗效果，已被大量的实验研究和临床应用所证实。无论以山慈菇单方或复方煎剂、丸剂等，或用山慈菇的提取物注射剂，治疗上述多种恶性肿瘤，均有一定的疗效，尤其对乳腺癌的治疗效果为佳。此外，亦有医生以山慈菇为主药与枯矾、炙砒等配伍研末，用米糊调制成 1 cm 长的钉状栓剂治疗宫颈癌，取得良好的治疗效果，近期治愈率可达 70％以上。山慈菇有一定的毒性，用量不宜过大。其单味研末吞服或制成丸剂，一般每日在 1～3 g；复方煎汁服，一般在 6～9 g；而注射液静脉滴注，以医生规定的用量为宜。应用本品期间尤其用注射剂时应定期做血常规检查，出现毒性反应时，经减量或停药及适当处理，待症状缓解后可继续应用。凡老年、体衰、肝功能不全及有心血管疾病患者应慎用。

参考文献

［1］陈思,邢晓静.山慈菇含药血清对人乳腺癌 SK - BR - 3 细胞增殖,凋亡以及迁移能力影响的实验研究［J］.云南中医中药杂志,2020,41(4)：77 - 80.

［2］牛晓雨,王璐,孙放,等.山慈菇水煎剂对乳腺癌 MDA - MB - 231 细胞的影响［J］.中成药,2018,40(1)：197 - 200.

［3］兴伟,刘远,徐塑,等.山慈菇通过 PI3K/Akt 信号通路影响乳腺癌 MDA - MB - 231 细胞的增殖和凋亡［J］.中国免疫学杂志,2020,36(6)：59 - 64,72.

［4］李雪莲,李智,黄芊,等.山慈菇介导 VEGF - A 血管生成抑制乳腺癌细胞上皮-间质转化的实验研究［J］.中国医师杂志,2019,21(11)：1658 - 1662.

土 贝 母

又名土贝、草贝、大贝母、假贝母、地苦胆等，药用为葫芦科植物土贝母 *Bolbostemma paniculatum*（Maxim.）Franquet 的干燥块茎。主产于山西、陕西、河南、河北等地，喜温暖湿润环境，耐严寒。多生长于山坡或平地。秋、冬季采挖，洗净，将联结的小瓣剥下，掰开,煮至无白心,蒸透后晒干备用。

本品味苦,性微寒;入肺、脾经。功效:散结消肿,解毒抗癌。抗癌用于乳腺癌、恶性淋巴瘤、甲状腺癌等。土贝母是历代中医治疗瘰疬、淋巴结核、乳痈、乳岩等的要药。

【现代研究】

皂苷类和甾醇类为土贝母的主要活性成分,含量较大,现已发现的皂苷有16种,甾醇类10余种,除此以外土贝母还含有生物碱和麦芽糖等成分。

药理研究表明,土贝母提取物中的皂苷甲对乳腺癌细胞,肺癌细胞、鼻咽癌细胞、肝癌细胞、肾癌细胞、胃癌细胞、舌癌细胞都有很强的抑制作用。土贝母皂苷甲主要通过诱导肿瘤细胞周期阻滞和凋亡发挥抑癌作用,作用靶点是线粒体和细胞色素C,微管和微管蛋白。另外,其提取液及分离出的土贝母结晶D对肉瘤的抑制率可达48%~75%;对艾氏腹水癌小鼠生命延长率达56.51%;对肝癌(H22)小鼠腹腔注射2.5 mg/kg,抑瘤率为52.7%。土贝母注射液能降低甲基胆蒽诱发宫颈癌的发病率。临床应用研究发现,用土贝母抗癌,口服与肌内注射同样有效,没有副作用。已有将土贝母中皂苷成分配成注射液、搽剂、霜剂等剂型治疗乳腺癌、疣症的相关报道,治疗效果明显,无明显副作用。

【临床应用】

本品为乳腺癌常用抗癌中药。此外,本品对多种肿瘤均有抑制作用如乳腺癌、甲状腺癌、恶性淋巴瘤、肝癌、肺癌等痰凝结聚证患者。临床应用以复方煎服为主,或以单味或复方制成丸剂、片剂,内服;或研末外敷。常用剂量:煎服9~15 g。

【选方】

(1)土贝香甲丸:土贝母500 g,香附、山甲片各250 g。将三药研为细末拌匀,以温开水调制成丸,每丸重3 g。每日服2次,每次1丸,温开水送下。用于乳腺癌。

(2)土贝山甲煎:土贝母20 g,炮穿山甲片(先煎10 min)15~20 g,山豆根15 g,金银花30 g。每日1剂,加水煎汁,分2~3次温服。用于乳腺癌、食管癌、恶性淋巴瘤。

(3)土贝公英汤:土贝母、蒲公英、穿山甲、橘核、金银花、夏枯草各15 g。每日1剂,加水煎汁,分2次温服。用于乳腺癌、恶性淋巴瘤、食管癌。

(4)土贝慈菇散:土贝母、山慈菇、昆布、浮海石各100 g。将四药研为细末,拌匀备用(亦可装入胶囊,每粒0.5 g)。每日服2次,每次6 g,温开水送下。用于乳腺癌、恶性淋巴瘤、甲状腺癌及多种恶性肿瘤。若制成胶囊,每日服3次,每次服6粒。

(5)土贝二用:土贝母15~20 g。每日1~2剂,加水煎服。用于乳腺癌、淋巴肉瘤、肿瘤淋巴转移。同时将土贝母研粉,以陈米醋调敷患处,每日数次。本法对于颈淋巴结核及破溃患者,或乳腺炎结块肿痛者亦有良好效果。

(6)土贝茯苓汤:土贝母20 g,土茯苓30 g。每日1~2剂,加水煎汁,分2~3次温服。用于乳腺癌、宫颈癌。

(7)土贝豆根茶:土贝母15~20 g,山豆根15 g,土茯苓20~30 g。每日1剂,加水煎

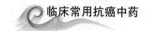

汁,代茶饮服。用于鼻咽癌、宫颈癌、乳腺癌。

（8）土贝核桃汁：土贝母、核桃隔（即核桃内的隔衣）、金银花、连翘各9 g。每日1剂,加水和适量酒煎汁,分2次饮服。用于乳腺癌已破溃者。

【按语】

土贝母中含有皂苷、甾醇等多种化学成分,现代药理学研究发现其在抗癌、抗炎、抗病毒等方面具有显著的药理作用。且毒性研究表明,土贝母皂苷的安全范围较大,具有开发成多种制剂的广阔前景,而且现多以人工栽培为主,产量可观。土贝母用于抗癌治癌,清代以前医家早已应用,如《本草纲目拾遗》已有明确记载:"治乳岩（注:古人称癌曰'岩'）,阳和汤加土贝母五钱煎服。"明末李中梓《本草征要》中提到"土贝母与川贝之润肺,浙贝母之止咳不同,旨在消肿,兼能解毒"。此外,《姚希周济世经验方》亦有用土贝母等治疗乳岩已破溃之介绍。本品既可以抗癌抑癌,又可升高患者的白细胞,提高机体的抗病能力,因此土贝母有望开发为低毒高效的抗肿瘤药物。

参考文献

［1］董晶,王邦才,施航,等.基于Wnt/β-catenin信号通路探讨复方土贝母对裸鼠乳腺癌移植瘤的影响［J］.浙江中医药大学学报,2019,43(3)：212-218.

［2］刘付锋,张亚伟,孙远远,等.土贝母苷甲对人乳腺癌细胞株MDA-MB-231增殖、凋亡、自噬的影响［J］.山东医药,2019,59(20)：14-17.

［3］鲍伟倩,王婧筱,安超,等.鲜土贝母二氯甲烷提取物对人乳腺癌MDA-MB-231-GFP裸鼠肿瘤生长及肺转移的抑制作用［J］.中医药导报,2017,23(23)：18-21,34.

［4］朱晓丹,安超,胡凯文.药对"土贝母-浙贝母"应用于乳腺癌的用药经验［J］.中华中医药学刊,2018,36(3)：559-562.

天　冬

始载于《神农本草经》,又名武竹、天冬草等,药用为百合科植物天冬 *Asparagus cochinchinensis* (Lour.) Merr. 的干燥块根。主产于贵州、四川、广西等地,尤以贵州产量大、质优。秋、冬二季采挖,洗净,除去茎基和须根,置沸水中煮或蒸至透心,趁热除去外皮,洗净,干燥。以肥满、致密、黄白色、半透明者为佳。

本品味甘、苦,性寒;入肺、肾经。功效:滋阴润燥,清肺生津,抗癌抑癌。抗癌用于乳腺癌、肺癌、鼻咽癌、淋巴肉瘤、白血病等。本品亦是中医治疗乳房小叶增生、肺燥咳嗽、肺结核、百日咳、消渴等的良药。

【现代研究】

本品所含化学成分种类较多,除皂苷、多糖、17种氨基酸、β-谷甾醇之外,还含有丰富的维生素、无机元素、豆甾醇、糖醛、内酯、黄酮、蒽醌及强心苷等成分。其皂苷、多糖类成分具有抗肿瘤、提高机体免疫力、延缓衰老、延长寿命,清除超氧自由基等药理活性。

现代药理研究表明,天冬提取物对多种癌细胞均有抑制作用,其甲醇提取物和其皂苷组分对乳腺癌、肝癌、肺癌、膀胱癌细胞株均有细胞毒作用,IC_{50} 在 $6\sim79\ \mu g/mL$。动物实验显示,天冬有效组分 shatavarin 可明显延缓艾氏腹水瘤小鼠的体重减轻,降低肿瘤体积、肿瘤细胞压积、活肿瘤细胞计数。天冬多糖其对急性淋巴细胞白血病、慢性粒细胞白血病及急性单核细胞白血病患者白细胞的脱氢酶也有一定的抑制作用。临床研究证实,天冬对乳腺肿瘤、淋巴系统肿瘤等有较佳的治疗效果,对乳腺良性肿瘤及乳腺癌均有很好效果,尤其对乳腺良性肿瘤的治愈率和有效率分别达 55％ 和 90％ 以上。此外,本品还有保护心肌、肝脏、稳定血压、降胆固醇、降糖、祛痰止咳等作用。

【临床应用】

本品为乳腺癌常用抗癌中药。并可常用于肝癌、淋巴肉瘤、白血病、肺癌、鼻咽癌等肿瘤阴虚燥热证患者。日常应用以单味或复方煎汁内服为主,亦有鲜品煎汁服;或绞汁服;亦可制成片剂,及提取有效成分制成注射液应用。常用剂量:煎服 15～30 g。

【选方】

(1) 天冬抑癌汤:天冬 30 g,皂角刺 10 g,山慈菇 15 g。每日 1 剂,加水煎汁,分 2～3次饮服。用于乳腺癌。

(2) 天冬汁:鲜天冬 100～150 g。每日 1 剂,洗净,捣烂,绞榨取汁,分 2～3 次饮服。用于乳腺癌、乳腺良性肿瘤、乳腺小叶增生。

又法:鲜天冬 90 g,洗净,捣烂取汁,加 0.1％ 苯甲酸。每日服 3 次,服用时加兑适量黄酒,于饭前服。治疗早期乳腺癌。

(3) 天冬酒:鲜天冬 30～60 g,洗净,剥去皮,加适量黄酒,隔水蒸熟,食天冬与酒汁。用于乳腺癌、乳腺良性肿瘤、乳腺小叶增生。

(4) 天冬注射液:每次 2～4 mL,加于 25％～50％ 葡萄糖注射液 40 mL 中静脉推注,每日 2 次。连用 30～40 日为 1 个疗程。用于乳腺癌及多种肿瘤。

(5) 天冬片:天冬 500 g。洗净晾干,用乙醇按渗滤法提取有效成分制成浓缩液后,再用喷雾法干燥,加入适当辅料压制成片,每片重 0.3 g,相当于天冬生药 3 g。每日服 3 次,每次 6 片。用于肺癌、乳腺癌。

此外本品还用于肺癌、淋巴肉瘤、白血病等。

复方天冬汤:天冬、金银花、重楼各 30 g。每日 1 剂,加水煎汁,分 2～3 次服。用于肺癌。

天冬荞麦饮:天冬、北沙参、野荞麦根、黛蛤散(包煎)各 30 g。每日 1 剂,加水煎汁,分 2～3 次饮服。用于肺癌干咳或痰中带血。

又法:天冬、仙鹤草各 30 g,鹿衔草 20 g。每日 1 剂,加水煎汁,分 3 次饮服。

天冬牡蛎饮:天冬、白毛夏枯草、牡蛎各 30 g。每日 1 剂,加水煎汁,分 3 次温服。用于淋巴肉瘤。

又法：天冬、白花蛇舌草、炮山甲各 30 g。每日 1 剂，加水煎汁，分 3 次温服。

又法：天冬、石见穿、生牡蛎、昆布各 20 g。每日 1 剂，加水煎汁，分 2～3 次温服。

天冬仙鹤汤：天冬、白花蛇舌草、仙鹤草各 30 g（儿童减半）。每日 1 剂，加水煎汁，分 3 次温服。用于白血病。

又法：天冬、黄芪、生鳖甲、白茅根各 30 g（儿童减半）。每日 1 剂，加水煎汁，分 3 次温服。

【按语】

天冬是一味抗癌良药，无论单味服用或复方煎服或制成注射剂用，均有不同程度的抗癌抑癌效果，而与西药配用，效果则更加明显。如有人报道单用本品治疗乳腺肿瘤，有效率可达 90% 以上；以本品与白花蛇舌草等为主治疗恶性淋巴肉瘤，总有效率达 80% 以上；而苏州市卫生局曾临床观察，以本品为主结合西药治疗各种肿瘤 119 例，结果表明，对乳房肿瘤及恶性淋巴肉瘤确有可喜的疗效。经常服食本品，可"润五脏，益皮肤，悦颜色，补五劳七伤"，既可益寿又可却病，不失为一味实用价值较高的食药二用之良品。

参考文献

［1］黄旭龙，郝俊杰，徐锋，等.基于网络药理学预测天冬活性成分抗肿瘤分子作用机制的研究［J］.中药材，2019，42（9）：2142 - 2150.

［2］宫兆燕，张君利.天冬活性化合物的提取及其药理活性研究进展［J］.医学综述，2018，24（24）：4938 - 4942.

狼　毒

又名川狼毒、续毒、绵大戟、闷花头、断肠草、搜山虎等。始载于《神农本草经》，历代本草多有记载。药用为大戟科植物月腺大戟 *Euphorbia ebracteolata* Hayata 或狼毒大戟 *Euphorbia fischeriana* Steud. 的干燥根。前者主产于安徽、河南，后者主产于东北、华北各省。春、秋二季采挖，洗净，切片，晒干。历代本草所收载的狼毒为瑞香科植物瑞香狼毒的根，为药用狼毒的正品。

本品味苦、辛，性平；有毒；入心、肝、脾经。功效：祛痰散积，杀虫抗癌。瑞香狼毒治疗肿瘤在我国古代医学典籍中早有记载，据《太平圣惠方》记载："治积聚，心腹胀如鼓者，狼毒四两（锉碎，醋拌炒干），附子三两（炮裂，去皮脐），防葵三两。上药捣罗为末，炼蜜和捣三二百杵，丸如梧桐子大。每于食前，以粥饮下五丸，以利为度。"可见很早以前中医就用本品治疗疑难癌症患者。现代常用本品治疗乳腺癌、宫颈癌、肝癌、胃癌、恶性淋巴瘤、肺癌等，此外本品还可治疗淋巴结核、骨结核、牛皮癣等。

【现代研究】

狼毒中主要含有萜类、鞣质、苯乙酮类、植物甾醇类、挥发油、糖类成分,另含有少量黄酮类、香豆素、蒽醌苷类、二肽、有机酸等化合物。

药理研究表明,本品提取物以及从中分离得到的单体化合物萜类对多种癌细胞具有显著的抑制作用,如乳腺癌、肺癌、人鼻咽癌、肝癌、宫颈癌、胃癌、结肠癌、口腔鳞癌、黑色素瘤细胞等。本品抗乳腺癌主要机制包括:① 抑制细胞增殖及促进其凋亡。② 逆转耐药细胞,增强对化疗药物敏感性。③ 抑制细胞迁移与转移。④ 调控肿瘤的血管生成等。研究发现,狼毒主要成分月腺大戟素 A 对乳腺癌细胞 SUM149(三阴型)、MCF-7(luminal A 型)、ZR-75-1(luminal B 型)、SK-BR-3(HER2 阳性型)半数抑制浓度分别为 5.50 $\mu mol/L$、6.16 $\mu mol/L$、7.08 $\mu mol/L$、8.64 $\mu mol/L$,可使 SUM149 细胞 G_0/G_1 期细胞比例下降($P<0.05$,$P<0.01$),S 期细胞比例上升($P<0.05$,$P<0.01$)。狼毒活性成分羽扇豆醇对人乳腺癌 MDA-MB-231 细胞的黏附,迁移和侵袭有明显的抑制作用,并具有一定的量效关系,且相关蛋白 COX-2,MMP-2,MMP-9 和 NF-κB,p65 的表达均下调。体内动物实验显示给予 35 mg/kg 腹腔注射月腺大戟素 A 后,裸鼠肿瘤体积和质量抑制率分别为 37.94% 和 41.38%。在我国,民间早有利用狼毒和红枣配伍治疗乳腺癌、胃癌、食管癌等肿瘤的验方。临床应用研究也证实,本品对乳腺癌和胃癌、肝癌等消化道肿瘤有一定的治疗效果。

【临床应用】

本品为乳腺癌常用抗癌中药。常以毒攻毒用于乳腺癌、宫颈癌、肝癌、胃癌、恶性淋巴瘤、肺癌等的治疗。2020 版《中华人民共和国药典》规定用法为熬膏外敷。《中华本草》记载用法为内服:煎汤 1~3 g;或入丸、散。外用:适量,研末调敷;或醋磨汁涂;或取鲜根去皮捣烂敷。本品毒性较大,故用量需严格控制,孕妇及脾胃虚寒者禁用。

【选方】

(1)狼毒红枣汤:狼毒 50 g,红枣 500 g。加水煎煮至红枣熟,去狼毒,吃红枣。每日吃 2~3 次,每次吃 5 只红枣。用于乳腺癌。此外本品还用于胃癌、肝癌、肺癌、甲状腺癌等。

(2)狼毒蛋汤:狼毒 3 g,鸡蛋 2 只。将狼毒加水 200 mL(约 1 汤碗),煎煮 10 min 后,捞出狼毒,再将 2 只鸡蛋打入药汁中,煮熟后吃蛋喝汤(不吃狼毒)。每日 1 剂,分 2 次服。用于胃癌、肝癌、肺癌、甲状腺乳头癌。

(3)狼毒挥发油注射液:每日 2 次,每次 4 mL,肌内注射。1 个月为 1 个疗程;同时配服狼毒片(狼毒醇提取物),每日服 3~4 次,每次 2~3 片(每片 0.3 g)。用于乳腺癌、胃癌、肝癌、肺癌等。

(4)复方狼毒注射液:每日 1 次,每次 10~20 mL,加于 5% 葡萄糖注射液中静脉慢慢滴注。用于胃癌、肝癌。

【按语】

狼毒系以毒攻毒类抗癌中药。自古以来历代医家就把本品用治癥瘕癌肿,如《神农本草经》就有狼毒治"恶疮、鼠瘘、疽蚀、蛊毒"的记载。近代则主要将本品用于治疗乳腺癌、胃癌、肝癌、食管癌、甲状腺乳头癌、淋巴肉瘤等,取得了较好的疗效。如李玉华等人用狼毒配薏苡仁等复方提取液治疗食管癌、胃癌、大肠癌30例,缓解率达70%;烟台地区人民医院曾用狼毒制剂治疗晚期胃癌20例,均收到一定效果,症状缓解,食欲增加,疼痛停止,部分病例肿块缩小;杨宝印等人用狼毒注射剂治疗恶性肿瘤54例,客观有效率为63%。通过较多的实验研究和临床观察,有关专家认为,本品是一种有前途的抗癌药物。本品生品药性峻烈,毒副作用较大,主要表现为对皮肤及胃肠道的刺激,如恶心呕吐、腹痛腹泻等,多外用。经醋制后,降低其毒性,过量服用可引起恶心、呕吐、腹泻,甚至狂躁等症状,应减量或暂停服用,亦可在8日内口服高锰酸钾溶液洗胃,但对肝、肾功能造成的损伤极少。

参考文献

[1] 王明,崔红霞,孙超,等.羽扇豆醇对人乳腺癌MDA-MB-231细胞侵袭转移作用及机制研究[J].药学学报,2016(4):558-562.

[2] 李盛建,王莹,王强利,等.月腺大戟素A抗乳腺癌活性[J].第二军医大学学报,2018(7):765-769.

皂 角 刺

本品别名、基原、产地、生境、采收加工、药性、功效主治参见第七章"皂角刺"条。

【现代研究】

本品含有黄酮、鞣质、三萜、皂苷、生物碱、刺囊酸和氨基酸等化学成分。其主要有效成分皂角刺总黄酮,具有较强的体内外抗肿瘤活性,且呈现一定的量效关系。

现代药理研究发现,本品总黄酮类化学成分对人乳腺癌细胞MCF-7有较强细胞毒活性,抑制细胞增殖;对结肠癌HCT116细胞可抑制癌细胞的增殖并诱导其凋亡,且随着浓度的增加,抑制作用越强,抑制率最高可达93%,处理后的细胞表现出细胞凋亡的典型形态学特征,出现细胞体积缩小,细胞核皱缩、核碎裂,出现凋亡小体等凋亡形态改变。动物实验表明,皂角刺可提高荷瘤小鼠的脾指数、胸腺指数及细胞因子IL-2、IL-6、IL-12、TNF-α的表达水平,增强机体免疫,从而起到抑制小鼠4T1乳腺癌的生长和转移,降低肺转移率作用。临床应用表明,皂角刺是中医治疗乳腺癌、肺癌等多种癌症常用的配伍药材之一,配伍其他中药具有较好的治疗效果。

【临床应用】

本品为乳腺癌常用抗癌中药。并常用于肺癌、肠癌、鼻咽癌等。临床应用以复方煎服为主,或外用醋蒸取汁涂患处。常用剂量:煎服9~15 g。外用适量,醋蒸取汁涂患处。

【选方】

(1) 皂慈金盘煎：皂角刺 30 g，山慈菇 30 g，八角金盘 12 g，蜂房 12 g，石见穿 30 g，八月札 30 g，黄芪 15 g，丹参 15 g，赤芍 15 g。每日 1 剂，加水煎汁，分 2～3 次服。用于乳腺癌。

(2) 皂角天冬饮：皂角刺 10 克，百合、山慈菇各 20 g，天冬、白花蛇舌草各 30 g。每日 1 剂，加水煎汁，分 2～3 次服。用于乳腺癌。

(3) 皂甲瓜蒌汤：皂角刺 10 g，炮山甲片 15 g（先煎），全瓜蒌 20 g，山慈菇 15 g，蒲公英 20 g。每日 1 剂，加水煎汁，分 2～3 次服。用于乳腺癌。

此外，本品还用于鼻咽癌、肠癌、恶性淋巴瘤等的治疗。

皂角硼砂饮：皂角刺 15 g，川楝子、石菖蒲各 9 g，白芍、玄参各 12 g，瓜蒌 15 g，生牡蛎、夏枯草各 30 g，硼砂 1.5 g（冲服）。每日 1 剂，加水煎汁，分 2～3 次服。用于鼻咽癌。有报道本法治疗 17 例以颈淋巴结转移为主的肝郁型鼻咽癌，显效 1 例，有效 3 例。

皂角昆牡煎：治疗恶性淋巴瘤，皂角刺 9 g，夏枯草 30 g，胆南星 9 g，昆布 15 g，生牡蛎 30 g，丹参 30 g，莪术 15 g，蒲公英 30 g，旋覆花 12 g，全瓜蒌 15 g。每日 1 剂，加水煎汁，分 2～3 次服。本方结合化疗治恶性淋巴瘤 80 例，2 期 6 例，3 期 2 例，4 期 19 例，结果 1 年生存率 72%（59/82），3 年生存率 50%（41/82），5 年生存率 52.7%（29/55）。

【按语】

皂角刺属软坚散结类抗癌中药，临床上对乳腺癌、恶性淋巴瘤、鼻咽癌等有较好的治疗效果。成人一般每日用量 20～30 g，若小于 20 g，则疗效降低。大剂量使用未见明显毒副作用，仅个别患者出现轻度恶心或腹泻，采用多次分服后副作用即消失。

参考文献

[1] 李岗,王召平,仙云霞,等. 皂角刺中黄酮类成分及其抗肿瘤活性研究[J]. 中草药,2016,47(16)：2812-2816.

[2] 刘明华,黄兴武,肖顺汉,等. 皂角刺提取物对荷瘤小鼠肿瘤生长及细胞因子的影响[J]. 肿瘤防治研究,2009,36(5)：365-367.

第十七章
膀　胱　癌

第一节　中西医治疗现状

　　膀胱癌(carcinoma of bladder)是泌尿系统最常见的恶性肿瘤,男性发病率约为女性的 3～4 倍,高发年龄为 50～70 岁。肿瘤最常附属的部位是膀胱三角区、侧壁和后壁、膀胱颈部。大部分患者的肿瘤仅局限于膀胱,其中 90% 以上为移行上皮细胞癌,其中大多数为移行细胞乳头状癌,鳞癌、腺癌各占 2%～3%。15%～20% 有区域淋巴转移或远处转移。本病复发率高,一旦复发,恶性程度增加。具有多灶性、易复发性、异质性的特点。本病发生的原因和长期吸烟、长期接触致癌物质、患癌前病变、过量饮用咖啡、膀胱放疗史、核糖核酸病毒感染、长期大量服用镇痛药非那西丁、内源性色氨酸的代谢异常等有关。血尿是本病最常见、最早出现的症状。其次是尿频、尿痛、排尿困难、尿潴留、尿不尽等膀胱刺激症状,多见于肿瘤晚期。膀胱癌的确诊方法有尿检(尿脱落细胞检查和尿液肿瘤标志物检测)、膀胱镜检查、诊断性经尿道电切术及 B 超、盆腔 CT、磁共振和泌尿系 X 线平片等影像学检查等方法。其中诊断性经尿道电切术是诊断膀胱癌最直接、最重要的方法。既可以切除肿瘤,也可对肿瘤标本进行组织学检查以明确病理诊断、肿瘤分级和分期,为治疗以及判断预后提供依据。

　　膀胱癌的治疗方式有手术、化疗、放疗、分子靶向治疗等。手术治疗分为保留膀胱手术和根治性手术两种,包括经尿道膀胱肿瘤切除术(TUR - Bt)或经尿道膀胱肿瘤激光切除术、膀胱部分切除术、根治性全膀胱切除术。目前最先进的是通过腹腔镜、达·芬奇外科机器人进行微创手术。化学治疗分全身化疗和局部化疗。全身化疗主要用于术前的新辅助化疗、术后辅助化疗等;膀胱腔内化疗药物的灌注属于局部化疗,适用于保留膀胱的患者,消除残余肿瘤细胞和降低术后复发的可能性。放疗包括术前放疗、术中放疗、术后辅助放疗、无法手术的局限膀胱癌的根治性放疗及姑息性放疗等。在国内开展较为广泛的是术后放疗以及无法手术的局限膀胱癌的根治性放疗,而术前放疗及术中放疗应用比较少。晚期膀胱癌的药物治疗,沉寂 30 年后出现快速发展。近年来,不仅在 PD - 1/L1

抑制剂的治疗取得突破,而且靶向治疗以抗体偶联药物治疗上取得重大进展。抗体药物偶联物(ADC)是将靶向于肿瘤细胞的单克隆抗体与可产生细胞毒性的活性物质偶联起来的新型药物,理想的 ADC 以肿瘤特异性抗原为靶点,可以特异性地作用于肿瘤细胞,避免或减少正常细胞的药物暴露。抗体偶联药物治疗已成为膀胱癌治疗的突破。最常见的不良反应是乏力、脱发以及食欲减退等。

膀胱癌根据其临床特点,属中医文献中"尿血""癃闭""淋病"等病范畴。中医学认为,本病发生的主要原因是外感邪毒、饮食损伤、情志不调、脾肾亏虚等。本病脾肾亏虚为本,湿热瘀毒为标。脾肾亏虚,湿热瘀毒积聚于膀胱是膀胱癌的主要病因和病机。本病病位在膀胱,与脾肾相关,证属本虚标实,早期常呈实证,晚期则以虚证为主。根据临床表现,及四诊辨证,大致可分为湿热下注证、瘀毒蕴结证、肾虚火旺证、脾肾阳虚证。治疗时应根据证候寒热虚实不同,制定不同治则。湿热下注证可予八正散加减以清热利湿,活血散结;瘀毒蕴结证可予桃核承气汤加减以化瘀散结,活血止血;肾虚火旺证可予知柏地黄丸加减以滋阴降火,凉血止血;脾肾阳虚证可予右归丸加减以健脾益肾,软坚散结。并根据疾病不同阶段和邪正盛衰状况,以上述经典方为基础适时适当地选用祛邪抗癌。

膀胱肿瘤的常用抗癌中药有:土茯苓、千金子、石竹根、猪苓、龙葵、蜀葵等。

参考文献

［1］陈孝平,汪建平.外科学[M].8 版.北京:人民卫生出版社,2013.

［2］易善红.我国膀胱癌诊治指南解读[J].中华临床医师杂志(电子版),2013(3):13-15.

［3］盛锡楠,郭军.晚期泌尿肿瘤的免疫治疗现状及其进展[J].中国医学前沿杂志(电子版),2017,9(10):8-14.

第二节　常用抗癌中药

土　茯　苓

又名奇良、土苓、红土苓、山地栗等。药用为百合科植物光叶菝葜 *Smilax glabra* Roxb. 的干燥根茎。入药部分只选择其干燥后的根茎。产于江苏、浙江、福建、广东、广西、江西、湖南、湖北、四川、贵州等地。多生于海拔 1 800 米以下的林下、灌木丛、河岸或山谷中。常于夏、秋二季采挖,除去须根,洗净,切薄片或厚片,干燥;或趁鲜切成薄片后干燥。

本品味甘、淡,性平;入肝、胃、肾、膀胱经。功效:利湿解毒,抗癌抑癌。用于膀胱癌、肝癌、肠癌、宫颈癌、乳腺癌等恶性肿瘤。此外,本品可用于梅毒及汞中毒所致的肢体拘挛、筋骨疼痛,湿热淋证,痈肿,瘰疬,疥癣。

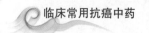

【现代研究】

本品主要含苷类物质如落新妇苷、异黄杞苷、胡萝卜苷、皂苷，及有机酸、苯丙素、黄酮、甾醇、挥发油等成分。

药理研究发现，给药浓度为 800 $\mu g/mL$ 的本品提取物在体外实验中对食管癌细胞 Eca-109、胃腺癌细胞 SGC-7901 的增殖均有较强抑制作用，其抑制率分别为 61.0%、70.5%；对结肠癌细胞 COLO205 抑制增殖作用较弱，其抑制率为 31.6%；对胰腺癌细胞 JF305 的增殖无明显抑制作用。其作用机制为土茯苓提取物可阻滞 Eca-109 和 SGC-9701 细胞周期于 S 期，并能诱导其凋亡。本品提取物能抑制黑素细胞株 A2058 的增殖并可诱导细胞凋亡，其机制与下调 $c-kit$ 基因表达水平有关。本品总皂苷对体外培养的艾氏腹水癌 EAC，肉瘤 S180 和肝癌 H22 细胞均具有一定的细胞毒性，对荷瘤小鼠 S180 具有一定的抑制作用，但体内对 EAC 和 H22 小鼠无明显抑瘤作用，土茯苓总皂苷与环磷酰胺也没有协同抗肿瘤作用。此外，本品体内外对肿瘤细胞的抑制率在 70%～90%。对宫颈癌细胞(JTC26)抑制率强于博来霉素。黄曲霉素(AFB1)致大鼠肝癌作用有显著抑制效果。对 $N-J$ 基-N-(4-羟丁基)亚硝胺诱发的膀胱肿瘤能显著减少发病率、肿瘤数目和大小，恶性程度也明显减轻。临床观察证实，本品对膀胱癌、肝癌、肠癌、白血病、阴茎癌、宫颈癌等有治疗作用。且本品尚有抗动脉粥样硬化斑块形成、抗棉酚毒、抗炎镇痛等作用。

【临床应用】

本品为膀胱癌常用抗癌中药。临床应用多以单味、复方煎服为主，亦可研粉吞服。常用剂量：煎服 15～60 g。外用：适量，研末调敷。

【选方】

(1) 土苓龙葵汤：土茯苓 30 g，龙葵、半枝莲、小蓟各 20 g，山豆根 15 g。每日 1 剂，加水煎汁，分 3 次温服。用于膀胱癌。

(2) 土苓薏仁汤：土茯苓 30 g，薏苡仁 60 g。每日 1～2 剂，加水煎煮 1 h，分 3 次温服。用于膀胱癌、肝癌、肠癌、宫颈癌。

(3) 土苓菱角汤：土茯苓 30～50 g，菱(连壳带肉，切开)100 g。每日 1 剂，加水煎至菱熟透，取汁分 2～3 次温服。用于膀胱癌、淋巴肉瘤、肝癌、胃癌、乳腺癌。

(4) 二苓汤：土茯苓、猪苓、白花蛇舌草各 30 g。每日 1 剂，加水煎汁，分 2～3 次温服。用于膀胱癌、宫颈癌、卵巢癌。

(5) 土苓棕榈片：鲜土茯苓 60 g，棕榈子 30 g。加水浓煎成浸膏，制成片剂，每片重 0.5 g。每日服 3 次，每次 5 片，温开水送下。用于膀胱乳头状移行性癌。此方亦可制成胶囊，每粒 0.5 g，每日 2～3 次，每次 4 粒。

此外，本品还用于肝癌、乳腺癌、肠癌、白血病、阴茎癌、宫颈癌等。

土苓抗白汤：土茯苓、大青叶、土大黄、白茅根各 30 g。每日 1～2 剂，加水煎汁，分 3 次温服。用于急性白血病。

土茯鳖甲汤：土茯苓 30～60 g，茵陈、生鳖甲、半枝莲各 30 g。每日 1 剂，加水煎汁，分 2～3 次温服。用于肝癌。

土茯莪术汤：土茯苓 30 g，莪术、山慈菇各 15 g，皂角刺 9 g。每日 1 剂，加水煎汁，分 2～3 次服。用于乳腺癌。

土茯苦参汤：土茯苓、半枝莲、白花蛇舌草各 30 g，苦参 15 g，生甘草 10 g。每日 1 剂，加水煎汁，分 3 次温服。用于阴茎癌。

土茯汤：土茯苓 150 g（或 3～5 个）。切片煎汤，代茶饮服。用于淋巴肉瘤、肝癌等。

土茯豆根汤：土茯苓 30 g，威灵仙 20 g，山豆根 15 g，夏枯草 20 g。每日 1 剂，加水煎汁，分 2～3 次温服。用于鼻咽癌。

土茯苓粉糊：土茯苓 1 000 g。略炒或略烘后研成细末，备用。每日服 2～3 次，每次取土茯苓粉 30～50 g，用沸开水冲半碗或一小碗，闷 5～10 min 服食；或每日用生土茯苓粉 100～150 g，煮成稀糊，白砂糖或食盐调味，分 2～3 次服食。用于淋巴肉瘤、肝癌、胃癌、肠癌、宫颈癌患者的食疗。

土茯蜜饼：土茯苓不拘量，研为细末，和入适量枣泥（红枣洗净，煮至半熟，去核，捣成泥状）及蜂蜜，压制成饼，每块重约 50 g，在锅内蒸热。每日服 2～3 次，每次食用 1～2 只。白血病、淋巴肉瘤、宫颈癌、肝癌等患者可食药两用。

【按语】

土茯苓善于利湿浊、解肿毒、抗肿瘤。李时珍《本草纲目》评价本品之效用谓："治拘挛骨痛、恶疮痈肿。"《本草正义》亦称："疗痈肿，喉痹，除周身寒湿，恶疮。"古代医家从长期的医疗实践中已观察到土茯苓有良好的疗痈肿、治恶疮（即肿瘤）之功效，近代医家用本品抗癌治癌是在吸取前人经验基础上的进一步发挥和应用，并以现代科学手段，对本品抗癌效用进行药理实验研究，证实土茯苓确有抗癌抑癌效果，且食药两用。

参考文献

[1] 邱光清,许连好,林洁娜,等.土茯苓总皂苷的抗肿瘤作用研究[J].中药药理与临床,2001,17(5)：14-15.

[2] 程双,彭财英,潘玲玲,等.中药土茯苓的现代研究进展[J].江西中医药,2021,52(3)：69-76.

千　金　子

又名续随子,药用为大戟科植物续随子 *Euphorbia Iathyris*. L. 的干燥成熟种子。分布于全国大部分地区,夏、秋二季果实成熟时采收,除去杂质,干燥,置阴凉干燥处,防蛀。炮制时除去杂质,筛去泥沙,洗净,捞出,晒干,用时打碎。

本品味辛,性温;有毒;入肺、胃、膀胱经。功效:逐水消肿,破血消癥,抗肿瘤。常用于水肿,痰饮,积滞胀满,二便不通,血瘀经闭;外治顽癣,赘疣。抗癌常用于膀胱癌、肾癌、及各类肿瘤晚期腹水。

【现代研究】

本品主要含有二萜类、挥发油、甾醇类、黄酮类、香豆素类、脂肪油等成分。

药理研究发现,本品有较好的抗肿瘤作用。鲜草对急性淋巴细胞白血病、慢性粒细胞白血病以及急性单核细胞白血病有一定抑制作用。甲醇浸提取物中分离得到活性单体——巨大戟二萜醇 3-O-十六烷酸酯对肉瘤 S180 小鼠具有抗肿瘤活性。本品二萜醇可抑制小鼠肾癌细胞 Renca 的侵袭和转移,其作用机制为阻滞肿瘤细胞于 G_0/G_1 期。对 S180 腹水癌有显著抗癌作用。此外,本品有抗肿瘤多药耐药作用,千金子甾醇可诱导白血病 HL-60 细胞凋亡且呈浓度依赖性,当给药浓度为 $40\,\mu g/mL$,作用 24 h 后,其细胞凋亡率达$(53.2\pm3.9)\%$,作用机制与千金子甾醇可上调 Bax/Bcl-2 蛋白表达比有关。本品水溶液可通过调控 PTEN 抗原及 Fas、半胱天冬酶-3(caspase-3)、半胱天冬酶-7(caspase-7)的蛋白表达,阻断肿瘤细胞于 G_1 期,继而诱导宫颈癌 Hela 细胞的凋亡并抑制其增殖。临床应用发现,本品对膀胱癌及肿瘤晚期腹水有较好治疗作用。

【临床应用】

本品为膀胱癌常用抗癌中药。临床应用多入丸服用,常用剂量:每日 1~2 g,去壳去油,入丸、散服。外用适量,捣烂敷患处。

【选方】

慈菇千金丸:山慈菇 20 g,螃蟹、败酱草各 30 g,千金子 10 g,仙鹤草 20 g。将螃蟹开水烫死后,焙干,与另外四味药研末,过 200 目筛,高温蒸压,取出制成胡椒仁大小药丸。半空腹时服用,每日 3 次,每次 10 g,温开水或淡盐水送服。适用于膀胱癌(邹义达专利中成药)。

【按语】

本品能逐水消肿,破癥杀虫。常用治水肿胀满,痰饮,宿滞,癥瘕积聚之证。《蜀本草》有记载:"治积聚痰饮,不下食,呕逆及腹内诸疾。"临床用治痰饮腹水有较好疗效。近代临床与实验研究发现本品有较好的抗肿瘤效用,对膀胱及癌性腹水等有较好的治疗作用。据邹义达报道,用本品与山慈菇、螃蟹等配伍制成药丸治疗膀胱肿瘤,能使膀胱癌患者快速止血,病情日趋稳定,而且疗程短,恢复快。本品有毒,中毒临床表现为:剧烈呕吐、腹痛、腹泻、头晕、头痛、烦躁不安、体温升高、出汗、心慌、血压下降,严重者呼吸衰竭。中药治疗:① 板蓝根 30 g,绿豆 30 g,黄豆 15 g,水煎服。② 黄柏 15 g,石斛 30 g,栀子 9 g,黑豆 15 g,水煎服。另,中气不足,大便溏泄者及孕妇忌服。

参考文献

[1] 赵俊峰,李豪,肖耀军,等. 千金子对肾癌 Renca 细胞周期及侵袭能力的影响[J]. 中国老年学杂志,2019,39(22):5599-5602.

［2］王杰伟,郭菲,张超,等.千金子甾醇诱导 HL-60 细胞凋亡机制研究[J].中华肿瘤防治杂志,2014,21(23)：1865-1870.

［3］王丽丽,郭菲,胡乃合,等.千金子抗肿瘤作用研究进展[J].山东中医药大学学报,2016,40(1)：83-86.

石　竹　根

本品别名、基原、产地、生境、采收加工、药性、功效主治参见第五章"石竹根"条。

【现代研究】

本品主要含有石竹皂苷元类化合物、糖类、维生素等成分。抗癌抑癌活性成分为花色苷。

药理研究表明,本品有一定的抗癌效用,其醇制剂药敏试验对人体贲门癌及膀胱癌细胞有抑制作用。现代临床研究证实,石竹根对鼻咽癌及胃癌、食管癌等确有较好的治疗效果。此外,本品有消炎、利尿等作用。

【临床应用】

本品为膀胱癌常用抗癌中药。临床应用以单味或复方煎汤内服为主,亦可制成糖浆饮服或研末外敷。常用剂量：煎服,干品一般每日 30～60 g,鲜品 80～120 g。

【选方】

(1) 石竹石韦饮：石竹根(全草)、薏苡仁各 50 g,石韦、龙葵各 20 g。每日 1 剂,加水煎汁,代茶饮。用于膀胱癌。

(2) 复方石竹合剂：鲜石竹根 750 g(干品 500 g),藤梨根、半枝莲、薏苡仁各 500 g。加 4 倍量水,煎煮 2 h,滤取药汁;药渣加 3 倍量水,再煎煮 2 h,滤取汁,加适量白糖或蜂蜜,再文火煎 3～5 min 即成。每日服 3 次,每次服 30～60 mL。用于膀胱癌、鼻咽癌、胃癌、肺癌、肝癌、肠癌、宫颈癌等。

(3) 石竹猪苓汤：石竹根 50 g,猪苓 15 g,猪殃殃、半枝莲各 30 g,土茯苓 20 g,苦参 15 g。每日 1 剂,加水煎汁,分 2 次服。用于膀胱癌。

此外,本品还用于鼻咽癌、胃癌、肺癌、肝癌、肠癌、宫颈癌、膀胱癌等的治疗。

石竹糖浆：鲜石竹 2 500 g,或干品 1 500 g。洗净,切段,加 4 倍量水,浸泡 1 h 后煎煮 2 h,滤取汁;药渣加 3 倍量水,再煎煮 2 h,滤汁;合并两次滤汁,再煎 15～20 min,加入少量白砂糖或蜂蜜,再煎 10 min 左右,即成。每日服 3 次,每次服 30 mL。用于鼻咽癌、食管癌、胃癌、肝癌、肠癌等。

石竹煎：石竹根(干品)30～60 g。每日 1 剂,加水煎汁,分 2～3 次服。用于鼻咽癌、食管癌。

又法：石竹根 50 g,冬凌草 30 g,威灵仙 20 g。每日 1 剂,加水煎汁,分 3 次服。用于食管癌。

石竹藤梨汤：石竹根（全草）、藤梨根、薏苡仁各 60 g。每日 1 剂，加水煎汁，分 3 次服。用于胃癌、肝癌、肠癌、宫颈癌。

鲜石竹茶：鲜石竹根（洗净、切段）80～100 g。每日 1 剂，加水煎汁，代茶饮。用于鼻咽癌、肺癌、食管癌、胃癌。

【按语】

石竹根与中药瞿麦为同科植物，两者均有良好的清热通淋、利水消肿作用，是中医治疗泌尿道感染及淋病之常用要药。发现本品有抗癌效用，并用于癌症的治疗，始于安徽六安县的一张民间单方。据报道，献出石竹根抗癌单方者原患有鼻咽癌，经放疗后仍复发，其即用鲜石竹根煎服，使病情得到控制，此后，他又将本法介绍给其他癌症患者，胃癌、食管癌、直肠癌等患者服用本品病情得到改善，反映良好，有的得以治愈。于是用石竹根治癌从六安县民间逐渐推广到全国大多地区，并受到各地医院和药学界的重视。近数十年从有关临床应用资料来看，本品对鼻咽癌、食管癌、胃癌、直肠癌等恶性肿瘤确有较好的治疗效果。尤其对食管癌疗效更明显，如安徽省第五医院肿瘤门诊部于 1970 年用石竹根每日 30～60 g 煎服，治疗食管癌 30 例，其中 25 例梗阻症状改善，部分患者服药后，呕吐出肉芽组织，食管得以通畅。据《安徽单验方选集》介绍，以石竹根为主配伍党参、茯苓等治疗食管癌 52 例，痊愈 2 例，近期改善 44 例。但此药的药理研究报道不多，有待于深入。

参考文献

［1］陈倩雯，李娜，郭姝，等. 瞿麦的网络药理学研究［J］. 中药新药与临床药理，2019，30（7）：829-836.

［2］董建设，赵俊峰，张林超，等. 瞿麦对肾癌细胞增殖、凋亡、侵袭和迁移的调控［J］. 中国老年学杂志，2019，39（11）：2727-2731.

［3］李静. 山东瞿麦研究进展［J］. 山东中医杂志，2000，19（8）：510-511.

龙 葵

本品别名、基原、产地、生境、采收加工、药性、功效主治参见第五章"龙葵"条。

【现代研究】

本品含有澳洲茄碱（solaonine）、澳洲茄边碱（solamane）等多种生物碱以及龙葵皂苷、龙葵多糖等多种成分。龙葵生物碱、龙葵皂苷、龙葵多糖均为抗肿瘤有效成分。

药理研究发现，澳洲茄碱为龙葵总生物碱中分离出的有效成分，具有抑制人膀胱癌细胞 5637 增殖的作用。作用机制为上调 Bax/Bcl-2 蛋白表达比，并活化下游凋亡相关蛋白半胱天冬酶 3（caspase-3），从而诱导肿瘤细胞的凋亡。此外，龙葵生物碱对结肠癌细胞 DLD-1 的增殖具有抑制作用并呈浓度依赖，当浓度为 1.4 mg/mL 时，肿瘤细胞的增殖抑制率达(77.87±0.39)％。龙葵氯仿及正丁醇提取物对肺癌 Lewis 细胞的生长有抑制作用，其机制为调控细胞周期相关蛋白 PCNA、P53、P21 和凋亡相关基因 *Bax*、*Bcl-2* 的表达并能诱导细胞凋亡。龙葵皂苷对人肝癌细胞株 SMMC-7721、人胃癌细胞株 MGC-803、人肺癌细胞株 NCI-H157、人慢性白血病 K562 细胞有较好的增殖抑制作用。龙葵生物碱类成分对人类肺癌细胞株 A549 及小鼠 Lewis 肺癌细胞株 LLC、人肝癌细胞 HepG2 细胞、黑色素瘤 A375 细胞、人骨髓瘤细胞株 RPMI-8226 有明显的增殖抑制作用，且与浓度呈正相关。龙葵多糖对肝癌细胞 HepG2 和人胃癌细胞、SGC-7901 具有一定的细胞毒性，能够显著抑制 S180 荷瘤小鼠肿瘤、小鼠宫颈癌 U14 实体瘤和 U14 腹水瘤的生长。本品除抗肿瘤作用外，还有抗炎、升高血糖、降血压、镇咳祛痰等药理作用。有临床应用研究发现以龙葵为主组方用于治疗膀胱癌、鼻咽癌、食管癌等有较好疗效。

【临床应用】

本品为膀胱癌常用抗癌中药。临床应用以复方煎服为主，亦有单味煎服；或制成丸剂、胶囊、注射剂用。常用剂量：煎服 15～30 g。

【选方】

(1)龙蓟汤：龙葵、小蓟、白花蛇舌草各 20 g，重楼 20～30 g。每日 1 剂，加水煎汁，分 2～3 次饮服。用于膀胱癌。忌烟酒辛辣之品。

(2)龙葵小蓟茶：鲜龙葵、鲜半枝莲各 60～100 g，小蓟、土茯苓各 30 g。每日 1 剂，加水煎汁，代茶饮服。用于膀胱癌。

(3)龙葵百部抗癌饮：龙葵 20 g，百部、土茯苓、生薏苡仁各 30 g，蜈蚣 5 条。每日 1 剂，水煎汁，分 3 次服。用于膀胱癌。

此外，本品还用于鼻咽癌及肝癌、肺癌、食管癌、乳腺癌、卵巢癌、子宫癌、前列腺癌、胃癌等。

龙蛇茶：龙葵 200 g，白花蛇舌草 250 g，猪殃殃 100 g(干品减量)。每日 1 剂，加水煎汁，代茶饮。用于胃癌。

龙葵茶：龙葵鲜品 50～100 g 或(干品 30～50 g)。每日 1 剂，加水煎汁，代茶饮服。用于宫颈癌、绒毛膜上皮癌。

龙葵饮：龙葵鲜品 100～150 g，干品 30～60 g。每日 1 剂，加水煎汁，分 2～3 次饮服。用于癌性胸腹水。

龙葵荞麦饮：龙葵、野荞麦根、威灵仙、重楼各 30 g。每日 1 剂，加水煎汁，分 3 次饮服。用于食管癌、喉癌、声带息肉等。

龙葵公英汤：龙葵、蒲公英、香茶菜、白花蛇舌草各 30 g。每日 1 剂，加水煎汁，分 3 次温服。用于胃癌。

又法：龙葵 30 g，白毛藤 15 g，黄药子 10 g。每日 1 剂，加水煎服，分 3 次温服(肝功能不佳者忌服)。

龙葵莲石汤：鲜龙葵、鲜半枝莲各 60～100 g(干品减半)，石见穿 30 g，猫人参 100 g。每日 1 剂，加水煎汁，分 3 次饮服。用于肝癌。

又法：龙葵 60 g，茵陈、十大功劳叶各 30 g，藤梨根 60 g。每日 1 剂，加水煎汁，分 3 次服。

龙葵紫草汤：龙葵 30 g，半枝莲 60 g，紫草 15 g。每日 1 剂，加水煎汁，分 3 次服，连服 1～3 个月为 1 个疗程。用于恶性葡萄胎。

又法：龙葵、藤梨根、半枝莲各 30 g，天花粉、紫草根各 20 g。每日 1 剂，加水煎汁，分 2～3 次服。

龙葵茅根饮：龙葵、大青叶、半枝莲、紫草根、白茅根各 30～60 g(儿童酌减)。每日 1 剂，加水煎 2 次，合并两次煎汁，分服。用于白血病。

又法：龙葵、半枝莲、紫草各 60 g，土茯苓 120 g。每日 1 剂，加水煎服，分 2～3 次服。

龙葵白英煎：龙葵 30～50 g，鱼腥草、山海螺、白英各 30 g。每日 1 剂，加水煎汁，分 3 次服。用于肺癌。

龙葵荞麦饮：龙葵、白英各 30 g，野荞麦根 60 g。每日 1 剂，加水煎汁，分 3 次服。用于口腔恶性肿瘤。

龙葵甘草丸：龙葵、甘草各 200 g。分别粉碎研为细末，过 100 目筛，混合拌匀，以炼蜜适量调制成丸，每丸重 10 g(内含药量相当于生药龙葵、甘草各 4.5 g)。每日服 2 次，每次 1 丸，嚼服，温开水送下。用于各种癌症。

龙葵注射液：肌内注射，每日 1～2 次，每次 2～4 mL。1 个月为 1 个疗程。用于宫颈癌、绒毛膜上皮癌、肺癌、肝癌、胃癌等多种恶性肿瘤。

【按语】

龙葵是中医治疗癌症最常用的药物之一，广泛地用于各种肿瘤。各地的临床应用及实验研究报道表明，本品对膀胱癌、肺癌、鼻咽癌及癌性胸腹水等确有较好的治疗效果。如谢桐等报道，用龙葵配白英、威灵仙等治疗膀胱癌 21 例，5 年生存率达 90.47％；欧阳雄报道，用龙葵合剂(龙葵、臭牡丹、大商根)治疗中、晚期原发性支气管肺癌 27 例，总有效率达 63％；武汉市商业职工医院用本品配白英、金刚刺等治疗食管癌 21 例，总有效率达 90.47％；江西南昌市第一医院用本品配半枝莲、紫草治疗恶性葡萄胎 41 例，均达近期治愈，可见其抗癌效果是肯定的。本品有小毒，用量不宜过大，过量服用可引起头痛、呕吐、腹痛腹泻，甚至昏迷等毒性反应。此外，多服、久服有时可致白细胞下降等，应注意防治。

参考文献

[1] 张绍磊.膀胱内灌注加龙葵方预防膀胱癌复发的疗效观察[J].现代中西医结合杂志，2008，17 (3)：427.

[2] 伍江涛，黄欣瑜，张晏宁，等.龙葵醇提取物对膀胱癌组织的变化及作用机制研究[J].饮食保健，

2020(51)：27.

［3］陈雷,彭骁,胡兵.龙葵抗肿瘤成分及其作用机制研究进展[J].上海中医药杂志,2021,55(2)：101－104.

［4］郭风,石理冉,张晓颖,等.澳洲茄碱抑制人膀胱癌5637细胞增殖及其机制研究[J].生物技术,2020,30(5)：489－494.

猪　苓

又名豕苓、粉猪苓、地乌桃、猪茯苓、猪灵芝等。药用为多孔菌科真菌猪苓 *Polyporus umbellatus*（Pers.）Fries 的干燥菌核。全国各地均有产。春、秋二季采挖,除去泥沙、杂质,浸泡,洗净,润透,切厚片,干燥。

本品味甘、淡,性平;入肾、膀胱经。功效:利水渗湿,除痰散结,抗癌抑癌。《珍珠囊》:"渗泄,止渴,又治淋肿。"《本草纲目》:"开腠理,治淋、肿、脚气、白浊、带下、妊娠子淋、小便不利。"是中医治疗淋证、水肿、脚气、带下等常用要药。抗癌常用于膀胱癌、肺癌、结肠癌、宫颈癌等。

【现代研究】

本品主要含有多糖类、甾体类、蛋白质、氨基酸类、维生素类及微量无机元素类等化学成分。猪苓多糖为目前已知的抗肿瘤有效成分。

现代药理研究发现,猪苓多糖可通过上调膀胱癌大鼠外周血的 $CD8^+$、$CD3^+$、$CD28^+$ 及 $TCR\gamma\delta+T$ 淋巴细胞水平,增强对抗原的免疫应答水平,促进机体免疫功能,发挥抗肿瘤作用。猪苓多糖具有双向调节作用,可以极化巨噬细胞为 M1 型,增加 M1 炎症因子的表达;协同卡介苗可抑制大鼠膀胱癌,并降低卡介苗在体内的副作用,同时增加了大鼠腹腔巨噬细胞和膀胱上皮细胞 CD86、CD40、TLR4/CD14 的表达,癌组织上皮细胞 CD86 未被癌细胞表达。猪苓提取物对小鼠肉瘤 S180 有显著的抑制作用。临床应用研究发现,猪苓多糖合用化疗药物,对 37 例原发性肺癌患者进行 3 个月的临床观察,主要症状缓解率为 72.14%,对肺部瘤体的缩小和稳定率为 67.6%。说明猪苓多糖能改善症状,减轻化疗引起的副作用,增强化疗药物的效果。除抗肿瘤作用外,本品还有利尿、抗炎、抗氧化、免疫调节、保肝、抑菌、促进头发生长等作用。

【临床应用】

本品为膀胱癌常用抗癌中药。临床应用以复方或单味煎汁服为主,亦有制成胶囊、片剂口服,或制成注射剂注射。常用剂量:煎服,15～30 g;肌内注射,每日 2 次,每次 2 mL;外用适量。

【选方】

（1）二苓茶:土茯苓、猪苓各 30 g,鲜半边莲 100 g(干品 30 g)。每日 1 剂,加水煎汁,当茶饮。用于膀胱癌。

（2）猪苓无花果汤：猪苓 30 g，鲜无花果 100 g（干品 30 g）。每日 1 剂，加水煎汁，分 3 次服。用于膀胱癌。

（3）二苓汤：土茯苓、猪苓、石竹根、白花蛇舌草各 30 g。每日 1 剂，加水煎汁，分 2～3 次温服。用于膀胱癌、宫颈癌、卵巢癌。

（4）复方利水合剂：猪苓、薏苡仁、蜀葵、白花蛇舌草等各 500 g。加 4 倍量水浸 1 h，煎煮 60 min，取汁；药渣加 3 倍量水，煎煮 60 min，取汁；合并两次滤液，煎 30 min，加适量白糖再浓缩至 1 500～2 000 mL 即成。每日服 3 次，每次 50 mL。用于膀胱癌、直肠癌、宫颈癌。

此外，本品还用于肠癌、肺癌、宫颈癌、绒毛膜上皮癌、卵巢癌等。

猪苓花粉汤：猪苓 30 g，天花粉 15～20 g，藤梨根 50～80 g，苍术 20～30 g（出血加仙鹤草 30 g，白及 20～30 g）。每日 1 剂，加水煎汁，分 2～3 次温服。用于肠癌。

猪苓二藤汤：猪苓、白毛藤、大血藤各 30 g。每日 1 剂，加水煎汁，分 2～3 次服。用于肠癌，出血者加仙鹤草 30 g，槐花 15 g。

猪苓藤梨汤：猪苓、鱼腥草、藤梨根、白花蛇舌草、薏苡仁各 30 g。每日 1 剂，加水煎汁，分 2～3 次服。适用于绒毛膜上皮癌、宫颈癌等。

猪苓仙鹤饮：猪苓、仙鹤草各 500 g，金银花 100 g，黄芪 50 g，女贞子 30 g。加水 2 000 mL，文武火煎，浓缩至 500 mL。每日服 3 次，每次 50 mL，60 天为 1 个疗程。用于肺癌。

猪苓清肺汤：猪苓、鱼腥草各 30 g，三棱、莪术各 15 g，大黄䗪虫丸 10 g。每日 1～2 剂，加水煎汁，分 2～3 次温服。用于原发性肺癌。

猪苓防己瓜蒌汤：猪苓 30 g，汉防己、瓜蒌皮各 15 g，牵牛子 12 g。每日 1 剂，加水煎汁，分 2～3 次服。用于癌性胸腹水。

猪苓苦参紫草煎：猪苓、藤梨根各 30 g，苦参 15 g，紫草 25 g，甘草 10 g。每日 1 剂，加水煎汁，分 2～3 次服。适用于宫颈癌、绒毛膜上皮癌、卵巢癌。

【按语】

猪苓功善利水渗湿，常用于水肿、小便不利、泄泻、淋浊、带下等疾病。如猪苓汤（《伤寒论》），猪苓利水渗湿，与茯苓相合治疗水肿，小便不利口渴；如四苓散（《丹溪心法》），猪苓甘淡渗泻，利尿消肿，与泽泻相配，治疗水肿、小便不利、大便溏泻；如五苓散（《伤寒论》），猪苓利水渗湿，治疗膀胱化气不利；如猪苓丸（《圣济总录》），猪苓利水渗湿，配伍肉豆蔻、黄柏治疗肠胃寒湿，濡泻无度。近代医家及药理研究发现本品有抗癌防癌作用，对膀胱癌、肝癌等较好的治疗效果。本品服用过量可引起尿量过多，有口干、烦躁等症状。猪苓注射剂可引起注射局部疼痛、红肿、热、药物性皮疹、血管神经性水肿、过敏性休克，其他可有上消化道出血、阴道出血、关节疼痛、肾损害、一过性耳鸣等。如有变态反应时，给予抗过敏治疗。当出现过敏性休克时，及时进行抗休克治疗，应用肾上腺素等药物，及其他对症治疗。

参考文献

[1] 李彩霞,曾星,黄羽,等.猪苓及猪苓多糖对 BBN 诱导的膀胱癌大鼠外周血 T 淋巴细胞亚群表达的影响[J].中药新药与临床药理,2010,21(6):573-576.

[2] 李彩霞,曾星,黄羽,等.猪苓及猪苓多糖对 BBN 诱导的膀胱癌大鼠胸腺、脾指数及 CD86 表达的影响[J].免疫学杂志,2012,28(2):116-119.

[3] 曾星,李彩霞,黄羽,等.猪苓及猪苓多糖对膀胱癌模型大鼠腹腔巨噬细胞吞噬和表面免疫相关分子表达的影响[J].中国免疫学杂志,2011,27(5):414-418.

[4] 张晓雷,张国伟.猪苓介导 AQP1 和 AQP3 在治疗膀胱癌中作用[J].云南中医学院学报,2013,36(3):1-3.

蜀 葵

又名吴蜀、胡蜀、一丈红等。药用为锦葵科植物蜀葵 *Alcea rosea* Linnaeuc 的根、叶、花、种子。原产中国四川,在中国分布很广,华东、华中、华北均有。喜阳光充足,耐半阴,但忌涝。耐盐碱能力强,在含盐 0.6% 的土壤中仍能生长。耐寒冷,在华北地区可以安全露地越冬。在疏松肥沃,排水良好,富含有机质的沙质土壤中生长良好。全国各地均有栽培。春、秋季采根,晒干切片;夏季采花,阴干;花前采叶;秋季采种子,晒干。

本品味甘,性凉;无毒;入心、肠、膀胱经。功效:清热解毒,利尿通淋,抗癌抑癌。用于肠炎,痢疾,尿道感染,小便赤痛,子宫颈炎,白带。抗癌主要用于膀胱癌及宫颈癌、肠癌等。此外,本品治疗膀胱炎、尿路感染等有较好效果。

【现代研究】

本品主要含蜀葵苷、糖类、黏液质等成分,黄蜀葵花、茎叶中含有黄酮类,有机酸、酚酸类、多糖类,及多种微量元素。

现代药理研究表明,本品具有镇痛抗炎、抑菌、抗雌激素、对心血管系统等作用。本品乙醇提取物能明显增加离体豚鼠心脏冠状动脉流量,抑制 ADP 诱导的血小板聚集,抑制大鼠试验性血栓的形成;本品乙醇提取物对金黄色葡萄球菌、炭疽杆菌、白色葡萄球菌、大肠埃希菌均有不同程度的抑制作用,而水提物对以上受试菌均无抑制作用。针对本品抗肿瘤药理研究尚未见。但近代临床应用研究证实,本品对膀胱癌确有较好的治疗作用。山东滨县药检所于 1983 年采用蜀葵全草煎汤口服的办法,先后治愈 2 名患膀胱癌 8 年的中年患者。

【临床应用】

本品为膀胱癌常用抗癌中药。临床应用以单味或复方煎服为主。常用剂量:煎服

15～30 g;外用适量,鲜花、叶捣烂敷或煎水洗患处。鲜品可用 100 g。脾胃虚寒及孕妇忌服。

【选方】

(1) 蜀葵饮:干蜀葵40 g或鲜蜀葵全株100 g。每日1剂,加水煎汁,分2次服。用于膀胱癌。

(2) 复方蜀葵煎:蜀葵30 g,石韦15 g,薏苡仁30～50 g,龙葵15 g。每日1剂,加水煎汁,代茶饮。用于膀胱癌、肠癌、宫颈癌。

(3) 蜀葵糖浆:蜀葵1 000 g。洗净,加3～4倍量水,煎煮1 h左右,取汁,加少量白糖或蜂蜜,再煎煮至1 500 mL左右,即成。每日服3次,每次30～50 mL。用于膀胱癌、宫颈癌等。

(4) 蜀葵茶:蜀葵花15个。用沸水冲泡10 min后饮服,不拘时代茶饮,每日1剂。用于膀胱癌。

(5) 复方蜀葵合剂:蜀葵、白花蛇舌草、猪苓、薏苡仁各500 g。加4倍量水浸1 h,煎煮60 min,取汁;药渣加3倍量水,煎煮60 min,取汁;合并两次滤液,煎30 min,加适量白糖再浓缩至1 500～2 000 mL即成。每日服3次,每次50 mL。用于膀胱癌、直肠癌、宫颈癌。

(6) 蜀葵白英汤:蜀葵、土茯苓、薏苡仁、白英各30 g。每日1剂,加水煎汁,分2～3次饮服。用于膀胱癌、宫颈癌。

【按语】

蜀葵药性甘凉,善于清热解毒、利尿排毒,历代医家多将本品用于泌尿道炎症性疾病。20世纪80年代末有学者发现本品有较好的抗癌效用,并在临床观察中得到证实,如杨俊卿医师等人单用本品给患者煎服,治疗手术后复发性膀胱癌获得了治愈的显著效果。自此,蜀葵作为清热解毒类抗癌中药,引起了各地医药工作者的关注。本品易于采集,且价廉有效,饮服方便,无明显毒副作用,对于膀胱癌及宫颈癌患者颇有推广应用的价值。

第十八章
宫 颈 癌

第一节 中西医治疗现状

宫颈癌又称子宫颈癌,是发生在宫颈阴道部或移行带的鳞状上皮细胞及宫颈管内膜的柱状上皮细胞交界处的恶性肿瘤,系女性生殖系统中最常见的恶性肿瘤。早期症状可见白带增多、性交出血、排便后阴道出血,或阴道不规则出血等异常出血症状及腹部酸痛等症状。晚期患者会出现尿频、尿急、肛门坠胀、大便秘结、里急后重、下肢肿痛等因病灶侵犯引起的继发性症状。宫颈癌发生的最大危险因素是感染人乳头状瘤病毒(HPV),其次是过早性行为、性生活紊乱、宫颈慢性炎症等其他因素。尽早接种预防 HPV 疫苗可降低宫颈癌的发病率及死亡率。宫颈癌的主要病理类型是鳞状细胞癌和腺癌。西医临床治疗方式的选择是根据患者年龄、病理类型、分期等综合考虑确定治疗方案:早期宫颈癌患者可选择单纯根治性手术或单纯根治性放疗,两者效果相当,5 年生存率、死亡率、并发症概率相似。对于 2B 期以上的中晚期宫颈癌及局部晚期宫颈癌采用以顺铂为基础的同步放化疗、靶向精准治疗等。各期宫颈癌均可选用放、化疗。放疗易引起的全身性副作用如骨髓抑制及放射性肠炎、放射性膀胱炎等影响患者的生活质量。中医参与的综合治疗,可配合放、化疗,施与扶正与祛邪相结合中药以增敏减毒。目前早期患者 5 年生存率可达 95%~100%,中晚期患者 5 年生存率可达 40%~73%。

宫颈癌在中医学属于"癥瘕""阴疮""积聚""五色带下"的范畴。现代中医对本病病因及发病机制的认识:因先天禀赋不足,或后天失养,或房劳过度,或胎产失养,伤及冲任,诸因致脏气亏虚而不能抵御外邪,或受七情所伤造成脏腑功能失调,肝脾不和,气机紊乱,生化失常,癌邪内生,积久癌毒内结,化炎生热阻碍气血津液运行,而成湿聚、痰阻、血瘀、癌肿之症。因此,本病大致可归为气滞血瘀证、湿热瘀毒证、痰湿下注证、肝肾阴虚证、脾肾阳虚证五个证型。多用理气活血类、清解湿热类、化痰除湿类、补虚类中药辨证配伍应用。

目前中药单味或复方抗宫颈癌的作用主要体现在以下几个环节:① 抑制宫颈 HPV

持续感染,起到"未病先防"作用,如莪术、紫草、苦参等。② 激活 caspase 酶,启动线粒体凋亡途径,抑制宫颈癌 Hela 细胞,促进其凋亡,如狼毒、白毛藤、农吉利等。③ 减轻炎症反应,改善子宫颈局部免疫调控,如黄芪、桂枝茯苓汤加味等。④ 辐射增敏效应,如黑蒜提取液等。⑤ 抑制宫颈癌细胞侵袭和迁移,如葛根素等。⑥ 抑制宫颈肿瘤血管形成,如苦参、土茯苓等。

此外,本病患者经手术治疗、放射治疗、化学药物治疗、生物治疗等西医手段治疗后往往会带来许多并发症,给生活造成诸多不便,而中医辨证施治除用中药汤剂或中成药内服外还可用中药局部外治、灌肠、熏洗、针灸按摩、穴位贴敷等中医药特色治疗来调理患者术后体虚、减轻放化疗不良反应、防止复发和转移从而提高患者生活质量,延长生存期。

宫颈癌常用抗癌中药有:苦参、白毛藤、白花蛇舌草、马钱子、农吉利、槐耳、莪术等。

参考文献 ....

[1] 黄啸.宫颈癌综合治疗[M].南京:江苏科学技术出版社,2009.

[2] 关素洁.宫颈癌的发病机制及中医药治疗研究进展[J].中医药导报,2007,13(2):95-96.

第二节 常用抗癌中药

苦 参

本品别名、基原、产地、生境、采收加工、药性、功效主治参见第十二章"苦参"条。

【现代研究】

本品主要含有苦参碱、氧化苦参碱、异苦参碱、槐定碱、金雀花碱等 26 种生物碱及黄酮类、皂苷类、氨基酸、微量元素、挥发油等化合物。其多种生物碱和黄酮类为抗癌有效成分。

药理研究表明,本品有良好的抗癌作用。其水煎液或提取物对宫颈癌(U14)、白血病细胞、Lewis 肺癌、肉瘤(S180)、艾氏腹水癌细胞等均有不同程度的抑制作用。其中,苦参碱对慢性粒细胞白血病外用多向造血祖细胞集落产生率有显著的抑制作用,抑制率为76%;其 50% 醇提取物对 Lewis 肺癌也有明显的抑制作用。临床应用研究证实,本品对宫颈癌、肠癌、绒毛膜上皮癌、白血病等有一定的治疗效果。其抗癌机制主要体现在:① 诱导肿瘤细胞分化、凋亡,研究表明苦参碱能够影响这些基因的表达水平,促使癌细胞向正常细胞的转化。也能够激发死亡受体配体的表达,因而会导致肿瘤细胞凋亡。② 抑制肿瘤转移侵袭,苦参碱能够降低和抑制这种促使肿瘤细胞发生转移的黏附性和运动性,阻碍肿瘤细胞的扩散运动,而且它的作用不是单一的而是作用于多个环节实现这一抑制作用。③ 抑制肿瘤血管生成,苦参碱能够对血管内皮生长因子的表达产生抑制作用,因而阻碍血管的生成,进而达到抑制肿瘤细胞的作用。此外,本品还有抗心律失常、抗过敏、平喘、升白细胞、抗菌消炎、抗病毒等作用。

【临床应用】

本品为宫颈癌常用抗癌中药。临床应用以煎汁服为主,亦有制成胶囊、片剂口服,或制成注射剂注射。常用剂量:煎服,9～15 g;肌内注射,每日 2 次,每次 2 mL;外用适量。

【选方】

苦参蛇舌汤:苦参 15 g,白花蛇舌草、白毛藤各 20 g,猫人参 50 g,天南星 9 g,石见穿 20 g,墓头回 20 g。每日 1 剂,加水煎汁,分 2～3 次服。用于宫颈癌。

此外,本品常用于肠癌、白血病、皮肤癌、肝癌、膀胱癌、绒毛膜上皮癌、舌癌等组方详见第十二章"苦参"条。每日 1 剂,加水煎服,分 2～3 次服。

【按语】

苦参为清热解毒类抗癌中药,常用于湿热型肠癌、宫颈癌、绒毛膜上皮癌、膀胱癌及白血病、食管癌。如查雪良报道,以本品与凤尾草等配用煎服治疗晚期大肠癌获较明显的效果;上海中医药大学附属龙华医院肿瘤门诊部以本品配干蟾皮等煎服治疗食管癌,有效率达 63.64%。关于苦参的抗癌效用,并非现代发现,早在千百年前我国古代医药学家就已发现了它的抗肿瘤作用,如《名医别录》就有用苦参"疗恶疮下部蜃"的记载(即包括了现代皮肤癌、淋巴肉瘤及膀胱癌、子宫癌、卵巢癌等)。本品药性寒,脾胃虚寒者及孕妇禁服,日常应用剂量不宜过大。

参考文献 ....

[1] 措毛吉,王烈宏,王楣华,等.苦参碱注射液对宫颈癌化疗的增敏效果及对机体免疫功能、预后的影响[J].中国临床医生杂志,2021,49(4):500-503.

[2] 杜锐,张莹莹,户庆峰.苦参碱注射液对宫颈癌患者化疗增敏作用和生存质量、免疫功能的影响[J].中华中医药学刊,2018,36(12):3051-3055.

[3] 李华伟,黄学武.复方苦参注射液联合同步放化疗治疗中晚期宫颈癌的 Meta 分析[J].中医药导报,2019,25(12):83-87.

[4] 张明发,沈雅琴.苦参碱抗宫颈癌和子宫内膜癌的药理作用研究进展[J].抗感染药学,2019,16(6):925-930.

白 毛 藤

又名白英、蜀羊泉等,药用为茄科植物白英 *Solanum lyratum* Thunb. 的全草。主产于浙江、江苏、安徽,全国大部地区亦产。生于阴湿的路边,山野或灌木丛里。夏、秋季采集,以茎粗壮,叶绿、无果者为佳。洗净切段,鲜品或晒干均可入药。

本品味苦,性寒;入膀胱、肝、胆、肺经。功效:清热解毒,祛瘀消肿,抗癌抑癌。常用于宫颈癌、肺癌、胃癌、肝癌、肠癌、膀胱癌等。此外,中医还用治传染性肝炎及疮肿等。

【现代研究】

目前从本品中分离得到的化学成分已达 131 余种,主要包括甾体类(非生物碱型和生物碱型)、生物碱类、黄酮类、萜类、蒽醌类和香豆素类及其他类化合物。

现代药理研究表明,本品提取液能够抑制人宫颈癌细胞 ME180 增殖,能促进宫颈癌 Hela 细胞凋亡,其分子机制可能与上调野生型 p53 蛋白表达和下调 Bcl - 2 蛋白表达有关。另本品提取物能诱导肝癌 Bel - 7404 细胞产生凋亡现象,对人体肺癌细胞亦有抑制作用。此外,本品能增强机体非特异性的免疫功能,促进机体的抗体形成和免疫球蛋白的合成。临床应用研究证实,本品治疗宫颈癌、胃癌、鼻咽癌、食管癌等恶性肿瘤有良好的效果。

【临床应用】

本品为宫颈癌常用抗癌中药。用于治疗宫颈癌、肺癌、胃癌、肝癌、膀胱癌等。日常应用以单味或复方煎汁饮服为主,亦有制成糖浆或烧制成菜肴服食。常用剂量:煎汁内服,干品 15～30 g,鲜品 30～60 g,不宜过大。用量过大会引起恶心、呕吐等不良反应。

【选方】

(1) 复方白英抗癌饮:白毛藤、土茯苓、紫草各 20 g,藤梨根 50 g,石见穿 20 g,苦参 15 g,䗪虫 15 g,槐耳 15 g。每日 1 剂,加水煎汁,分 2～3 次服。用于宫颈癌、卵巢癌。

(2) 白毛藤蛇舌汤:白毛藤、白花蛇舌草鲜品各 60 g(干品各 30 g)。每日 1 剂,加水煎汁,分 3 次服。用于宫颈癌、绒毛膜癌、食管癌、胃癌、肝癌等。

(3) 白毛藤茶:鲜白毛藤 60 g(干品 30 g)。每日 1 剂,加水煎汁,代茶饮服。本法亦可加甘草 10 g,红枣 30 g 同煎。用于宫颈癌、卵巢癌等。据了解,湖南民间用本法治疗宫颈癌。

此外,本品还用于肺癌、喉癌、肝癌、胃癌、膀胱癌、白血病等。

白毛藤海螺汤:白毛藤、山海螺各 30 g。每日 1 剂,加水煎汁,分 3 次服。用于肺癌。

又法:白英、垂盆草各 30 g。每日 1 剂,加水煎汁,当茶饮。用于肺癌。

白毛藤灵仙茶:白毛藤、威灵仙各 20～30 g。每日 1 剂,加水煎汁,代茶饮。用于食管癌、胃癌等。

又法:白英母鸡汤,白英、臭牡丹根各 30 g,母鸡 1 只(去毛及肠杂洗净)。将二药纳入母鸡腹内,炖汤服。用于胃癌、食管癌。此法来自湖南民间经验,据介绍用本法治愈胃癌 1 例,1 例食管癌亦获满意效果。

白毛藤糖浆:鲜白毛藤 1 500 g,洗净,切段,加 4～5 倍量清水,浸泡 1～2 h 后煎,先后煎 2～3 次汁,每次煎沸 1.5 h,用纱布滤取合并 2 次煎汁,加适量蜂蜜、白砂糖,再煎 20 min 即成,每日服 3 次,每次 20～30 mL。用于肺、食管、胃、肝等肿瘤。

又法：鲜白毛藤、鲜白花蛇舌草各 750 g。洗净切段，浸泡 1～2 h，如上法制成糖浆。服法同上。用于肺、鼻咽、食管、胃、肝、肠、宫颈、膀胱等多种恶性肿瘤。既可用于未手术者，又可作为手术后或放、化疗后的辅助治疗。

白毛藤莲石汤：鲜白毛藤、半枝莲、石见穿各 30 g。每日 1 剂，加水煎汁，分 3 次服。本法亦可加入生大黄 10 g，生黄芪 30 g 同煎。用于肝癌。

又法：白英瘦肉汤，白英 18 g，臭牡丹根 9 g。将二药共研碎后，与瘦猪肉 90 g，加水煎煮，至肉熟为度。每日 1 剂，分 3 次服。用于肝癌。

白毛二藤汤：白毛藤、红藤、猪苓各 30 g。每日 1 剂，加水煎汁，分 2～3 次服。用于肠癌，出血者加仙鹤草 30 g，槐花 15 g。

三白茶：白毛藤、白茅根、白花蛇舌草、半枝莲各 30 g。每日 1 剂，加水煎汁，代茶时时饮服。用于膀胱癌。

又法：白英、白花蛇舌草、金钱草、土茯苓、薏苡仁根各 30 g，蛇莓 15 g。每日 1 剂，水煎服。用于膀胱癌。

白英牛角汤：白英、板蓝根、水牛角、生地、白花蛇舌草各 30 g。每日 1 剂，加水煎汁，分 3 次服。用于急性白血病。

白英荞麦汤：白毛藤、重楼、野荞麦根、石见穿各 30 g。每日 1 剂，加水煎汁，分 3 次服。用于声带息肉、声带癌、喉癌。

又法：白英、龙葵各 30 g，蛇莓、石见穿、野荞麦根各 15 g，麦冬、石韦各 12 g。每日 1 剂，加水煎汁，分 3 次服。用于声带癌、喉癌。

【按语】

白毛藤善清热解毒，祛瘀消肿，是临床上最常用的清热解毒类抗癌中药之一。被广泛地用于宫颈癌、肺癌、鼻咽癌、食管癌、胃癌、肠癌、肝癌、白血病、淋巴肉瘤等多种恶性肿瘤的治疗。从浙江省中医药研究院、上海中医药大学附属龙华医院、安徽医学院附属医院、四川成都地区及湖南省民间等应用本品制剂治疗宫颈癌、食管癌、胃癌、鼻咽癌等临床结果证明，白毛藤有良好的抗癌效果。其应用可单味煎服亦可复方应用，与化疗配用则疗效更好。由于本品性寒而有小毒，故日剂量不宜过大，若长期服用，则应加红枣或甘草同煎，以减少毒副作用。若过量或长期服用出现恶心、呕吐、眩晕，或咽喉烧灼感，或惊厥性肌肉运动等毒性作用时，应减量或暂停服用。

参考文献

[1] 严杰，潘瑞乐，唐劲天，等.白英甾体皂苷组分抗肿瘤作用初步研究[J].中华中医药学刊，2008，26(5)：930.

[2] 韦星，李朝敢，农嵩，等.白英提取液对 Hela 细胞凋亡及 P53 和 Bcl-2 蛋白表达的影响[J].右江民族医学院学报，2006，28(5)：714.

[3] 杨旭东，张杰，郝晶，等.白毛藤多糖对宫颈癌细胞系体外增殖的影响及机制研究[J].中国食物与营

养,2012,18(10)：64－66.

［4］姚敏丽,孙红祥.白英抗肿瘤作用研究进展[J].浙江中西医结合杂志,2007,17(11)：726,封723.

白花蛇舌草

又名蛇舌草、蛇总管、鹤舌草、二叶葎、二月葎、羊须草等。药用为茜草科植物白花蛇舌草 Hedyotis diffusa Willd. 的带根全草。主产于四川、云南、贵州、浙江、安徽、福建、广东、广西、江苏等地。多生于潮湿的田边、路旁、沟边及草地。夏、秋采收,晒干或鲜用。

本品味苦、甘,性寒;入心、肺、肝、脾、大肠经。功效：清热解毒,消肿散结,抗癌抑癌。用于各种癌症,尤其适用于妇科肿瘤、消化系统、淋巴系统恶性肿瘤的湿毒蕴结者。此外,本品是中医治疗急性黄疸型肝炎、胰腺炎、尿路感染、阑尾炎等疾病的常用良药。

【现代研究】

本品主要成分为甾醇类、三萜类、环烯醚萜苷类、生物碱及蒽醌类等物质。抗肿瘤的活性成分有黄酮类、蒽酮类、甾醇类、含酸的化合物(熊果酸、齐墩果酸等)和多糖等。

现代药理研究发现,用平板法体外筛选发现本品对人宫颈癌细胞、人体肺癌、急性淋巴性白血病及急性粒细胞性白血病细胞等均有较强的抑制作用,并能增强机体免疫机制,刺激网状内皮系统增生,促进抗体形成,增强白细胞的吞噬功能。本品对 U14 宫颈癌细胞移植瘤生长有明显抑制作用,并可诱导 U14 细胞凋亡和抑制肿瘤细胞端粒酶活性,诱导肿瘤细胞凋亡。本品通过促进细胞内贮藏钙的释放和胞外钙离子的内流,显著提高宫颈癌细胞内游离钙的浓度以达到诱导癌细胞凋亡的抗癌药效作用。临床应用研究也证实,本品对宫颈癌、胃癌、肝癌、恶性淋巴癌、白血病、绒毛膜癌、鼻咽癌等多种恶性肿瘤有良好的治疗效果。

【临床应用】

本品为宫颈癌常用抗癌中药。临床应用以单味或复方煎汁服为主,亦有制成片剂、丸剂、糖浆内服及制成注射液注射。常用剂量：煎汁内服,15～30 g,大剂量可用至 60 g。

【选方】

(1) 蛇舌紫草汤：白花蛇舌草 30 g,紫草 20 g,猫人参 50 g,苦参 15 g,莪术 15 g,生薏苡仁 30 g,蜀葵 15 g,墓头回 20 g,红枣 20 g。每日 1 剂,加水煎服,分 2～3 次服。用于宫颈癌等。

(2) 蛇舌槐耳汤：白花蛇舌草 30 g,槐耳 20 g,白毛藤 20 g,藤梨根 30 g,土茯苓 30 g,凤尾草 30 g,甘草 9 g。每日 1 剂,加水煎服,分 2～3 次服。用于宫颈癌。

(3) 蛇舌花粉汤：鲜蛇舌草 100 g(干品 30 g),天花粉、紫草根各 30 g。每日 1 剂,加水煎汁,分 2～3 次服。用于宫颈癌、绒毛膜癌、恶性葡萄胎。

又法：白花蛇舌草、山稔根、八月札各 60 g(干品减半)。每日 1 剂,加水煎汁,分 2～3

次服。适应证同上。

此外本品常用于消化系统肿瘤及膀胱癌、鼻咽癌、白血病、骨癌等多种恶性肿瘤。

蛇舌通道饮：鲜白花蛇舌草 100 g（干品 30 g），急性子 30 g。每日 1 剂，加水煎汁，代茶饮。用于食管癌。

又法：鲜蛇舌草 120 g（干品 30 g），冬凌草、威灵仙各 30 g。每日 1 剂，加水煎汁，代茶饮。用于食管癌。

又法：鲜蛇舌草、鲜白茅根各 120 g，赤砂糖 250 g。每日 1 剂，加水煎汁，分 3 次服。用于食管癌。

白花蛇舌茅根汤：白花蛇舌草、白茅根各 75 g，薏苡仁 30 g，红糖 90 g。每日 1 剂，加水煎汁，分 3 次饮服。用于胃癌。

又法：白花蛇舌草 250 g，龙葵根 200 g，猪殃殃 100 g（干品减量）。每日 1 剂，加水煎汁，代茶饮。用于胃癌。

蛇舌棕树饮：白花蛇舌草、鲜棕树根各 30 g。每日 1 剂，加水煎汁，代茶饮。或鲜蛇舌草、白茅根各 100 g。每日 1 剂，加水煎汁代茶饮。用于肝癌。

蛇舌莲黄饮：白花蛇舌草、半枝莲各 60 g，大黄 10～15 g。每日 1 剂，加水煎汁，当茶饮。用于胰腺癌。

白花红藤汤：白花蛇舌草、红藤、薏苡仁各 30～50 g。每日 1 剂，加水煎汁，分 2～3 次服。用于肠癌。

白花蛇莲茶：鲜白花蛇舌草、鲜半枝莲各 100 g（干品各 30 g）。每日 1 剂，加水煎汁，代茶饮服。用于鼻咽癌、肝癌、食管癌、肠癌及各种肿瘤。

又法：白花蛇舌草 120 g，紫草根 30 g。每日 1 剂，加水煎汁，代茶饮。用于鼻咽癌。

又法：白花蛇舌草 60 g，半枝莲 30 g，金果榄 12 g。每日 1 剂，加水煎汁，分 2～3 次服。用于鼻咽癌肺部转移及胃癌、肝癌。

蛇舌仙茅汤：白花蛇舌草、仙茅各 120 g（干品减量）。每日 1 剂，加水煎汁，代茶饮。用于乳腺癌、直肠癌。

蛇舌海螺饮：白花蛇舌草、鱼腥草、山海螺各 30 g。每日 1 剂，加水煎汁，当茶饮。用于肺癌。

白花蛇舌茶：鲜白花蛇舌草 100～150 g（干品 30～50 g）。每日 1 剂，加水煎汁，代茶饮服。用于急性白血病、早期绒毛膜癌、鼻咽癌、食管癌、胃癌、肝癌等。北京中医研究院用本品 4～5 两（120～150 g），每日 1 剂，加水煎汁，分 2 次服，治疗消化道肿瘤。

蛇舌大青饮：鲜白花蛇舌草 100 g（干品 30 g），大青叶 30～50 g，鳖甲 30 g（儿童用量酌减）。每日 1 剂，加水煎汁，代茶。用于急、慢性白血病。

又法：白花蛇舌草 75 g，龙葵、薏苡仁各 30 g，黄药子 15 g，田三七 4.5 g（吞）。每日 1 剂，加水煎汁，分 2～3 次服。用于急、慢性白血病。

蛇舌龙葵汤：鲜白花蛇舌草 250 g，鲜龙葵 120 g，鲜猪殃殃 60 g（干品各 30 g）。每日 1

剂,加水煎汁,分3次服。用于恶性淋巴瘤。

蛇舌石韦汤:白花蛇舌草60g,石韦、龙葵各20～30g。每日1剂,加水煎汁,代茶饮。用于膀胱癌。

又法:白花蛇舌草、龙葵各30g,小蓟20g。每日1剂,加水煎服。用于膀胱癌。

白花蛇舌草糖浆:白花蛇舌草1000g,半枝莲750g。加水浸泡2h后,煎煮1h,滤取头汁;药渣加水再煎煮1h,滤取二汁;合并两次煎汁,加适量蜂蜜或白砂糖,再煎至糖浆状即成。每日服3～5次,每次10mL。用于淋巴肉瘤、白血病、鼻咽癌、食管癌、胃癌、肺癌、肝癌、肠癌、子宫癌、膀胱癌、卵巢癌等各种肿瘤。也可作为上述癌症患者于术后或放、化疗后的辅助治疗。

复方蛇舌草糖浆:白花蛇舌草350g,半枝莲175g,海藻、昆布、乌梅各425g,草豆蔻25g,硇砂0.85g,蔗糖(白砂糖)适量。上药加水浸过药面,煎煮1～2h,滤取头汁;药渣加水煎煮1～2h,取汁;合并两次煎液,再煎至适当浓度。加入蔗糖后再加热溶解,用纱布过滤,最后加蒸馏水补足至1000mL。每日3次,每次服20～30mL。用于鼻咽癌、食管癌、胃癌等消化系统恶性肿瘤。

白花蛇舌草注射液:肌内注射。每日2次,每次4mL。用于消化系统肿瘤及膀胱癌、宫颈癌、淋巴癌等。

复方蛇舌草注射液:肌内注射。每日2次,每次5mL,40日为1个疗程。适用于消化系统肿瘤及膀胱癌、宫颈癌、淋巴肉瘤等。

【按语】

白花蛇舌草是近代医家发现并专用于清热解毒及抗癌的中草药。《广西本草选编》谓:"主治癌肿、乙型脑炎、肝炎、痢疾、气管炎。"近十年来,随着广大医务工作者对本品抗癌效用的深入研究和临床广泛应用,从各地的研究资料和临床报道中表明,白花蛇舌草确是一味应用广泛、行之有效的广谱性抗癌良药。如南昌市二院单用本品配白茅根、薏苡仁治疗胃癌81例,治愈15例,总有效率达75.31%;治疗直肠癌3例,治愈、显效、有效各1例。苏州大学附属第一医院以本品为主的"杀癌方"治疗白血病7例,均获缓解。湖南省卫生厅《中草药单方验方新医疗法选编》以本品为主配半枝莲、金果榄治疗鼻咽癌肺癌转移、胃癌、肝癌各1例,均收到显著效果。本品不但有良好的抗癌效果,且长期服用无明显副作用,值得推广应用。孕妇慎用。

参考文献

[1] 吴朗杰,赵春燕,战丽彬.基于网络药理学和分子对接研究白花蛇舌草和半枝莲药对治疗宫颈癌的作用机制[J].中草药,2021,53(4):1049-1058.

[2] 韩玉平,徐卓,张凡,等.白花蛇舌草对宫颈癌细胞增殖、端粒酶活性及 *Ki-67* 基因表达的影响[J].现代中西医结合杂志,2019,28(35):3914-3918.

马 钱 子

又名马前子、番木鳖等。药用为马钱科植物马钱 *Strychnos nux-vomica* L. 的干燥成熟种子。主产于印度、越南、缅甸等国家,我国福建、广东、海南、广西、云南、台湾等地也有栽培。生于热带、亚热带地区的深山老林及海拔 600 米以下的较炎热的半山坡凹地、山谷湿处或杂木林中。秋、冬季果实成熟时采摘,取出种子,洗净附着的果肉,晒干备用。

本品味苦,性温;有大毒;入肝、脾经。功效:通络止痛,散结消肿,抗肿瘤。抗肿瘤常用于宫颈癌、上腭癌、食管癌、乳腺癌、皮肤癌、骨癌等恶性肿瘤。此外,本品是中医治疗风湿性关节炎、跌打损伤、骨折肿痛、痈疽疮毒、顽癣的常用药。

【现代研究】

本品含 1%～5.3% 的生物碱,其中士的宁和马钱子碱为其主要成分,分别占马钱子总生物碱的 50% 和 40% 左右,是马钱子的主要有效成分,也是有毒成分。

现代药理研究表明,本品具有抗肿瘤、抗菌、镇痛、兴奋中枢神经、抗心律失常等广泛的药理作用,其中尤以抗肿瘤活性最为引人注目。马钱子及其有效成分士的宁和马钱子碱不但广泛作用于各种肿瘤,而且对肿瘤侵入、发展的各环节具有作用,呈现出多靶点、多功能的典型特点。马钱子碱或士的宁对多种肿瘤细胞如骨髓瘤、肝癌、胃癌、肺癌、乳腺癌、白血病、结肠癌等都有抑制作用。其生物碱成分可使肿瘤细胞萎缩、凋亡体形成、DNA 断裂、细胞周期阻滞以及磷脂酰丝氨酸外翻,使细胞周期阻滞在 G_0/G_1 期,阻止细胞进入 S 期或 G_2/M 期。进一步的研究发现,其可显著降低细胞环氧合酶-2、Cyclin B1 和 CDK2 蛋白表达水平,上调 Cyclin A、Cdc2、抑癌基因 *p53* 和细胞周期蛋白依赖性激酶(CDK)抑制剂 p21(WAF1/CIP1)、caspase-9 及 caspase-3 的表达。近十年来各地临床观察和实验研究报道证实,马钱子确是一味有较好抗癌效用的药物。如沈阳医学院附属第一医院肿瘤科,以本品制成抑癌片配合治癌散治疗宫颈癌 71 例,取得了近期治愈率 50%,总有效率 73% 的满意效果。大连市第二人民医院用本品治疗食管癌 54 例,取得了有效率 83.3% 的良好效果;另据钟鸿基报道,以马钱子为主配用红娘子、黄芪等制成的马红丸对多种动物移植性肿瘤如肝癌、胃癌等,有良好的疗效。

【临床应用】

本品为宫颈癌常用抗癌中药,并常用于食管癌、皮肤癌、乳腺癌、白血病、脑瘤、癌性疼痛等。临床应用多以单味或复方研末及煎汤内服;或以单味、复方研末外敷(多用于癌性疼痛);或以马钱子提取物士的宁注射液肌内注射和加入葡萄糖氯化钠液中作静脉滴注。常用剂量:由于马钱子毒性较大,一般内服在 0.3～0.6 g;初次服用,从 0.2 g 开始。

【选方】

马钱抑癌片:生马钱子、天花粉、重楼各 100 g,甘草 20 g。将马钱子去皮,在锅内用香油炒至酥脆,滤去香油,冷却后与其他三药共研为细末,拌匀,加适量淀粉压制成片剂,每片 0.3 g。或以上四种药末拌匀,装入胶囊,每粒 0.2 g。片剂:每日服 3 次,每次服 3 片;

无不良反应则增至每次 5 片。胶囊：每日服 3 次，每次 2 粒，如无不良反应，可增至每次 3～4 粒，用温开水或米汤送下。用于宫颈癌。

据报道，以该片口服，配用治癌散（砒石、硇砂各 10 g，枯矾 20 g，碘仿 40 g，冰片适量，研成细末过 120 目筛，以甘油明胶或可可豆脂为基质做成含药 15%～20% 的治癌散、栓剂，根据病变大小在阴道内塞敷，用治癌散塞敷必须在妇科医师指导下应用）治疗宫颈癌 71 例，有效率为 73%，近期治愈率为 50%。本法对菜花型、糜烂型的早期宫颈癌效果显著。疗程短者 2 个月，长者达 10 个月。

此外，本品用于食管癌、鼻咽癌、白血病、皮肤癌、癌性疼痛、骨肿瘤等。

理气降逆汤：干蟾皮 12 g，八月札 30 g，急性子 30 g，白花蛇舌草 30 g，丹参 15 g，瓦楞子 30 g，枸橘 30 g，紫草 30 g，苦参 30 g，夏枯草 15 g，生马钱子 4.5 g，生南星 9 g，公丁香 9 g，广木香 9 g，蜣螂虫 9 g，天龙丸 15 粒。每日 1 剂，加水煎煮，分 2～3 次服。用于食管癌。

马钱抑癌丸：制马钱子、炒蟾蜍各 30 g，穿山甲珠、炒灵脂各 20 g，怀山药粉适量。将前四味药共研为细末，以山药粉调成糊状后，再制成如绿豆大小的丸剂。每日服 2 次，每次 3 g 于饭后服。用于食管癌。据报道，用本丸配用抗癌散、抗癌膏治疗食管癌 16 例，近期治愈 2 例，总有效率为 62.5%。

马钱子蜜丸：制马钱子 5～10 g。研为细末，以蜂蜜适量调制成丸，每丸重 0.3 g。每日服 2～3 次，每次 1～2 丸，米汤、甘草汤或温开水送服。用于鼻咽癌、食管癌、胃癌、白血病等。

马钱子酊：每 1 000 mL 含士的宁 0.119～0.131 g。制法：取马钱子浸膏 83.4 mL，加 4.5% 乙醇稀释，使成 1 000 mL，搅匀，静置 12 h，过滤，即成。或用马钱子中等粉，用 70% 乙醇按渗漉法调制成酊剂。用于食管癌、胃癌、肺癌、白血病等。

士的宁注射液：为马钱子提取物，每支 1 mL，肌内注射或加于葡萄糖氯化钠注射液中缓慢滴注，用量视具体病情酌定。用于食管癌、胃癌、白血病等。

马钱甘草胶囊：制马钱子 10 g，炙甘草 30 g。共研细末，拌匀，装入胶囊，每粒 0.5 g。每日 2 次，每次服 2～3 粒，用温开水或米汤送下。用于上腭癌、鼻咽癌、胃癌、白血病等。

马钱蜈蚣油：马钱子 240 g，川蜈蚣 30 条，天花粉 9 g，北细辛 9 g，蒲黄、白芷各 3 g，紫草、炮山甲片、雄黄各 1.5 g，白蜡 60 g。制法：将马钱子水煮去皮毛。在锅内倒入麻油 300 g，放入（除马钱子、白蜡以外）以上八药，炸至药枯，去渣，再下马钱子炸至松黄色（不使焦黑）捞起，以熬成的油加入白蜡 60 g，即成。每日涂敷患处。本法治疗皮肤癌有良好的效果。

癌痛散：制马钱子、全蝎、水蛭各 50 g，柘树、菝葜各 100 g，蜈蚣 20 条，蝮蛇 70 g，罂粟壳 30 g。研为细末，1 次 10 g，每日 3 次，口服。用于各种癌性疼痛。

马钱子胶囊：马钱子适量（10 g）。铁锅中放入适量麻油，倒入本品炒至膨胀焦黄后，滤净麻油，冷却后研成细末，装入胶囊，每粒 0.2 g。每日服 3 次，每次 1～2 粒，用温开水送下。适用于癌性疼痛。据报道，用本法治疗癌性疼痛 35 例，显效 13 例，有效 18 例，总有效率达88.40%。除个别患者出现不良反应,停药后均消失外,多数患者未见副作用。

马钱子蜈蚣丸:制马钱子30 g,蜈蚣50 g,猫爪草200 g。研为细末,拌匀,以蜂蜜适量调制成丸,每丸1 g。每日2~3次,每次2丸,用米汤或温开水送服。用于骨癌。

复方马钱子汤:制马钱子0.5~1 g,透骨草30 g,猫爪草20 g,猫人参60 g,蜈蚣1~2条,寻骨风20 g,山药20 g。每日1剂,加水煎汁,分2~3次服。用于骨肿瘤。服药期间忌食海鲜。

马黄汤:马钱子0.9 g,大黄30 g,猪殃殃30 g,半枝莲30 g,蛇六谷30 g,白花蛇舌草30 g。每日1剂,加水煎汁,分2~3次服。用于白血病。

马钱蜂房丸:马钱子0.1 g,活蜗牛0.5 g,蜈蚣1.5 g,蜂房0.5 g,全蝎0.3 g,乳香0.1 g(以上为1日量)。上药共研成细末,水泛为丸,分3次口服。用于乳腺癌。据上海中医药大学附属曙光医院雷永仲医师介绍,用本丸治疗乳腺癌有较好的效果。

马钱脑瘤丸:制马钱子120 g,全蝎30 g,天麻15 g(酒泡24 h),麻黄15 g(酒泡24 h),甘草、木香、陈皮、羌活、杜仲、乳香、没药、巴戟天各15 g。共研细末,陈醋、面粉作糊丸如绿豆大。饭后服0.3~0.5 g,每日3次,白开水送下。每服6日停药1日,万不可多服。用于脑瘤。

【按语】

"以毒攻毒"是中医药治疗肿瘤的常用法则,马钱子就是以毒攻毒类抗癌中药。其具有抑制癌细胞活性、缓解癌痛、抑制肿瘤骨转移的作用,但其毒性亦较大,故应用时要注意把握它的用量。近几十年来有较多的临床实践证实,用马钱子单味或复方治疗宫颈癌、骨髓瘤、食管癌、乳腺癌、皮肤癌、胃癌、肺癌及再生障碍性贫血等有肯定的疗效。

马钱子碱和士的宁是主要的毒性成分。马钱子碱过量可兴奋脊髓反射功能,升高平滑肌、横纹肌、心肌的反射张力,终致强制性惊厥,或因呼吸麻痹致死;士的宁过量中毒可引起肢体颤动、惊厥、呼吸困难,甚至昏迷,严重的可危及生命。故应注意炮制,严格控制剂量,不宜多服久服,可间断服。一般每次口服用量为0.2~0.6 g,最大量控制在1 g左右。初次内服宜从低剂量开始,待没有不良反应后可渐增至每次0.3~0.9 g,加量至患者感觉肌肉有轻微颤动时为最大量,不可再加量。若服用过量则可引起头痛头昏、烦躁不安,继则颈项强直、瞳孔散大、呼吸困难,严重时发生抽搐、角弓反张、面呈痉笑,乃至神志昏迷等严重症状。另麝香和延胡索可增加本品毒性,故不宜同时使用。

参考文献

[1] 余志艳,李平.马钱子碱对乳腺癌细胞MDA-MB-231作用的实验研究[J].安徽医药,2008(9):779-782.

[2] 王晶晶,胡致平,戴铁颖,等.马钱子胶囊对BIPN骨髓瘤患者内环境的影响[J].浙江中医杂志,2018,53(5):388-389.

[3] 王晶晶,胡致平,戴铁颖,等.马钱子胶囊对BIPN骨髓瘤患者内环境的影响[J].浙江中医杂志,

2018,53(5)：388-389.

［4］孔建明.马钱子碱对人宫颈癌细胞 Hela 及未成年小鼠子宫增质量的影响[J].中成药,2013,35(3)：610-613.

［5］郭常申.中药马钱子的药理作用及应用[J].科技创新导报,2012(5)：230-231.

农 吉 利

又名野百合、佛指甲、狗铃草等。药用为豆科植物野百合 *Crotalaria sessiliflora* L. 的干燥全草。主要分布于亚欧大陆,在我国分布于东北、华东、华南以及西南各地,7—10 月采收,鲜用或切段晒干。

本品味苦,性平;有毒;入肝、胆经。功效:清热解毒,利湿消积,抗癌抑癌。《植物名实图考》:"治肺风。"《福州草药》:"治痢疾。"《浙江民间常用草药》:"清热解毒,利湿消积。" 民间用本品治痢疾,疮疖,小儿疳积等。近代用于治疗癌症。

【现代研究】

本品主要含有野百合碱(农吉利碱)和全缘千里光碱等生物碱及黄酮类、氨基酸、多糖 等成分,其中野百合碱和全缘千里光碱具有显著的抗肿瘤作用。

现代药理实验表明,野百合碱对人体肝癌细胞株 BEL7402、KB 等细胞有显著细胞毒 作用;对 S180、W256 等多种瘤株、淋巴肉瘤腹水型 L1、S37、L615、淋巴细胞白血病 L1210、艾氏腹水癌、Lewis 癌转移型、黑色素瘤 B16、地鼠浆细胞瘤和腺癌 755 等均有较 高的抑制作用。野百合碱外敷或注射对多种实验性肿瘤有抑制作用,主要供局部应用,皮 肤鳞癌和基底细胞癌有较好疗效。千里光碱可以阻滞细胞周期,抑制肿瘤细胞 DNA 合 成,改善黑色素瘤细胞的超微结构,从而发挥抑制肿瘤的作用。临床应用研究证实用农吉 利的不同制剂内服、外用或注射对治疗宫颈癌、皮肤癌获得较好疗效,白血病、乳腺癌、肝 癌等亦有效。

【临床应用】

本品为宫颈癌常用抗癌中药。还可用于皮肤癌、肝癌、胃癌、食管癌及肺癌、乳腺癌等 证属湿热蕴毒者。临床应用以煎汁内服为主,或外用。常用剂量:煎服 10～15 g;外用适 量。孕妇忌用。本品有毒,故用量不宜过大,长期服用,应做肝、肾功能的定期检查。有肝 肾疾患者禁服。

【选方】

(1) 农吉利紫草汤:农吉利 15 g,紫草 15 g,土茯苓 15 g,藤梨根 30 g,白花蛇舌草 20 g,黄芪 20 g,大血藤 20 g,红枣 30 g,薏苡仁 30 g,山药 30 g,甘草 9 g。每日 1 剂,加水 煎汁,分 2 次服。用于宫颈癌。

(2) 农吉利茶:农吉利 30 g,甘草 9 g。每日 1 剂,加水 600 mL,煎 300 mL。分 2～3

次代茶饮。用于宫颈癌、胃癌、肝癌等。

（3）农吉利猪脾胶囊：农吉利、猪脾各等分，烤干研匀，装入胶囊，每粒内含农吉利 0.3 g。每次 3 粒，每日 3 次。用于宫颈癌。能使全身情况明显好转。

（4）吉利消癌汤：农吉利 30 g，半枝莲 30 g，半边莲 30 g，白花蛇舌草 30 g，石打穿 20 g，菝葜 20 g，石上柏 20 g，乳香 12 g，没药 12 g，白英 15 g，龙葵 30 g，黄连 6 g，青黛 6 g，寒水石 12 g。每日 1 剂，加水煎煮成汤剂，分早、晚两次服用。用于宫颈癌、肝癌、胃癌、食管癌及肺癌、乳腺癌等。

此外，本品还用于治疗白血病、肝癌、胃癌、食管癌及肺癌、皮肤癌、乳腺癌等。

农吉利地黄汤：农吉利 20 g，生地、炙鳖甲、白茅根、仙鹤草各 30 g。每日 1 剂，加水煎汁，分 3 次服。用于急慢性白血病。

农吉利地榆煎：农吉利、地榆炭、熟地各 15 g，党参、天冬各 30 g。每日 1 剂，加水煎汁，分 2～3 次服。用于慢性粒细胞白血病。

农吉利茶：农吉利 30 g。每日 1 剂，加水煎汁，分 3 次服。治疗时间 2～8 个月。用于胃癌，亦宜于肝癌。

农吉利鳖甲胶囊：农吉利、炙鳖甲各 80 g，炙甘草 20 g。共研细末，拌匀，装入胶囊，每粒重约 0.5 g。每日服 3 次，每次 3～4 g，温开水送下。用于肝癌、胃癌、白血病等。

农吉利透入疗法：鲜农吉利适量。捣烂，水调成糊状物涂于纱布，放疮面上，置上阳极，以轻刺激为宜作离子透入。每日 1 次，每次 20～30 min，12 次为 1 个疗程。间隔 7 日再进行第二疗程。一般治疗 6 个月，获显效。用于乳腺癌。

农吉利蜜丸：农吉利 50～100 g。研成细末，用适量蜂蜜调制成丸，每丸重 3 g。每日服 2 次，每次 1 丸，温开水送下。用于胃癌、肝癌、白血病等。

农吉利喉丸：农吉利 30 g，急性子 50 g。共研细末，拌匀，以适量蜂蜜或米糊调制成丸，每丸重 3～5 g。每日服 2 次，每次 1～2 丸，含化，温开水送下。用于食管癌。

农吉利糊①：农吉利适量。研末，高压灭菌后，用生理盐水调成糊状。亦可取鲜品捣成糊状，敷患处，每日 2 次，直至疮面愈合为止。用于皮肤癌。

农吉利糊②：新鲜农吉利适量。洗净，捣烂如糊；或干品农吉利适量，研粉，用生理盐水或冷开水调成糊状，涂敷于癌肿处，每日 1～2 次。用于皮肤癌、黑色素瘤及阴茎癌。

盐酸农吉利甲素注射液：肌内或肿瘤内注射，每日 2 次，每次 4 mL（应用剂量可根据具体病情酌定）。用于宫颈癌、皮肤癌等。

农吉利注射液：肌内注射，每日 1～2 次，每次 4 mL。1 个月为 1 个疗程。用于皮肤癌、黑色素瘤及阴茎癌。

【按语】

农吉利是宫颈癌常用抗癌药，也是一味具有广谱抗癌效用的植物药。近年来，无论从民间应用的有关经验介绍，或各地医院的临床应用和实验研究报道都表明本品对皮肤癌、宫颈癌、肝癌、白血病等多种恶性肿瘤有较好的治疗效果。据山东省农吉利治癌研究协作组和北京医学院肿瘤研究组 500 例病例的统计和分析,农吉利粗制剂对皮肤癌和宫颈癌的有效率为 55%～60%。据山东省卫生局肿瘤防治办公室的农吉利治癌研究资料表明农吉利制成各种剂型用于治疗恶性肿瘤,总有效率 60% 以上。但本品有一定毒性,过量或者长期服用对肝肾及消化道有一定的损害,故用本品抗癌,应定期检查肝肾功能及血常规检查,若出现不良反应,则应停服或减量。有报道本品粗制品,一般毒性很小。

参考文献

[1] 李莹,孙敬勇,姚庆强. 农吉利的研究进展[J]. 食品与药品,2015,17(2):147-151.

[2] 陈新谦,金有豫. 新编药物学[M]. 北京:人民卫生出版社,1995.

[3] 许晓红. 农吉利甲素及其衍生物抗癌效果研究进展[J]. 系统医学,2016,1(8):166-168.

[4] 赵珍东,伍蓓,夏黎,等. 农吉利碱对乳腺癌细胞 MDA-MB-231 凋亡及相关因子表达的影响[J]. 中药药理与临床,2016,32(6):48-52.

槐　耳

又名槐菌、槐蛾、槐鸡等,药用为寄生于槐树上的木耳——多孔菌科真菌槐栓菌 *Trametes robiniophila* Murr. 的子实体。产于全国各地,夏、秋季采收,晒干备用。

本品味苦、辛,性平;无毒;入肝、脾、大肠经。功效:补气养阴,益肝健脾,止血固涩,扶正抗癌。《新修本草》记载:"主五痔,心痛,女人阴中疮痛。"近代常用本品治疗宫颈癌、肝癌、大肠癌、肺癌、食管癌等。此外,本品对痔疮、脱肛及大便出血有一定的疗效。

【现代研究】

本品主要活性成分是多糖蛋白及多种氨基酸和多种微量元素。

药理研究表明,本品有良好的抗癌效用,其有效成分多糖蛋白及提取物对肉瘤(S180)、腹水型肝癌等有明显的抑制作用,抑制率分别在 40% 和 50% 以上。槐耳清膏为槐耳菌质发酵后的热水提取物,对大鼠肝癌模型有抑癌作用,作用机制可能是抑制抑癌基因 PTEN 的缺失而发挥作用。此外,本品清膏对肝癌细胞、胃癌 SGC-7901 细胞、人乳腺癌细胞、人直肠癌细胞显示增殖抑制作用,且发现本品清膏还有逆转 MCF-7/A 细胞耐药的作用,提示本品还是一种有潜力的耐药逆转剂。

【临床应用】

本品为宫颈癌常用抗癌中药。并可用于肝癌、肠癌、乳腺癌、胃癌等多种恶性肿瘤。日常应用以单味或复方煎服为主;目前有槐耳颗粒用于肝癌的治疗。常用剂量:煎汁服 10～15 g;研末服适量。

【选方】

(1) 槐耳紫藤汤:槐耳 15 g,紫草 15 g,藤梨根 30 g,大血藤 30 g,茯苓 20 g,红枣 20 g,

山药20 g。每日1剂,加水煎服,分2次服。用于宫颈癌。

（2）槐耳饮：槐耳（晒干）适量,切成薄片。每次9～15 g（可视病情轻重增减）,加水800 mL,煎成50～60 mL,分早、中、晚饭前温服。每日1剂。用于宫颈癌。

（3）复方槐耳糖浆：槐耳、薏苡仁、白花蛇舌草各250～500 g。加4倍量水,煎煮1 h,取汁;药渣加3倍量水,煎煮1 h,取汁;二汁合并,加适量白糖再煎煮20 min,即成。每日服3次,每次30～50 mL。用于宫颈癌、肝癌、肺癌、胃癌等。该糖浆亦可作为上述癌症手术或放、化疗后的辅助治疗。

此外,本品常用于肝癌、食管癌、胃癌、肠癌、白血病、骨癌等。

复方槐耳饮：槐耳25 g,薏苡仁50 g,白花蛇舌草30 g,莪术15 g。每日1剂,加水煎汁,分3次温服。用于肝癌、宫颈癌、乳腺癌、肠癌、胃癌等。本法尤其适宜于肝癌等手术或化疗后的辅助治疗。

槐耳糖浆：槐耳750 g。切片,加4倍量水,煎煮60～80 min,取汁,加白糖或蜂蜜适量,煎煮成750～1 000 mL,即成。每日服3次,每次服20 mL。用于肝癌、肺癌、宫颈癌、食管癌等。

二槐汤：槐耳15 g,槐花12 g,墓头回15 g,白花蛇舌草、仙鹤草各30 g。每日1剂,加水煎汁,分2～3次服。用于肠癌伴便血、宫颈癌出血。

槐耳银花煎：槐耳15～30 g,金银花、灵芝各30 g,全瓜蒌15 g。每日1剂,加水煎汁,代茶饮。用于肺癌。

【按语】

槐耳是木耳的一种,是近代发现的扶正类抗癌中药。从我国民间及有关医院应用本品治疗肿瘤的临床结果表明,槐耳对肝癌、宫颈癌、食管癌等恶性肿瘤确有良好的疗效。如蒋殿甲医师用单味槐耳煎服治疗宫颈癌与阴道癌4例均获显著疗效,以槐耳冲剂治疗275例原发性肝癌,总有效率为69.8%。此外,有人用本品治疗食管癌亦取得良好的效果,可见本品抗癌效果是肯定的。由于本品寄生于槐树或杂木上,边远山区的癌症患者可以自己采收煎服,减少医疗费用,因此槐耳很有实用价值。

参考文献

［1］李华伟,游佳,易成.槐耳在抗肿瘤免疫应答中的研究进展［J］.中国肿瘤,2021,30(3)：227-233.

［2］林霄,孙国平,章菊,等.抑制肝癌细胞内质网应激可增强槐耳清膏的抗肿瘤作用［J］.安徽医科大学学报,2020,55(12)：1822-1827.

［3］王雨曦,袁海生.槐生拜尔孔菌（槐耳）的化学成分及其抗肿瘤活性研究进展［J］.菌物学报,2021,40(3)：411-422.

［4］杨爱琳,胡仲冬,屠鹏飞.槐耳抗肿瘤作用研究进展［J］.中国中药杂志,2015,40(24)：4805-4810.

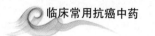

莪　术

本品别名、基原、产地、生境、采收加工、药性、功效主治参见第十一章"莪术"条。

【现代研究】

本品主要含挥发油、皂苷、黄酮苷、脂肪油、豆甾醇、萜酸等化合物。而挥发油中含莪术醇、莪术酮、莪术双酮等多种抗癌活性物质。

药理研究表明,本品莪术油制剂对宫颈癌、腹水癌、白血病(L65)、肉瘤(Sx7)、腹水型肝癌等多种肿瘤细胞具有明显的抑制作用和杀伤作用;不同浓度的莪术油注射液对癌细胞有明显的直接破坏杀伤作用,并且有作用快而强的特点。莪术油通过上调 Bax、caspase‐3 蛋白水平,下调 Bcl‐2 水平来改善血液的高凝状态,从而降低血栓形成风险来抑制癌细胞增殖。通过降低 VEGF、bFGF 的表达来抑制肿瘤血管形成达到抑癌目的。且莪术油与 α‐2b 干扰素联合对抑制宫颈癌细胞的端粒酶活性和诱导细胞发生凋亡具有明显的协同作用。临床应用研究证实,本品治疗宫颈癌疗效较明显,并发现以莪术油作瘤内注射治疗宫颈癌,治疗后可见癌组织坏死脱落,部分病例癌块消失,宫颈光滑而治愈。

【临床应用】

本品为宫颈癌常用抗癌中药。并可用于肝癌、胰腺癌、白血病、卵巢癌等多种恶性肿瘤。日常应用以单味、复方煎汁或制成合剂、糖浆内服为主,亦常以提取莪术油注射液、莪术醇注射液、莪术注射液(医院有配)注射。常用剂量:煎汁服 9～15 g;注射液根据医嘱定量用。

【选方】

(1) 莪术油注射液:1‰莪术油注射液,每日 1 次,每次 10～20 mL,加入 5％葡萄糖注射液中静脉滴注或直接推注,适用于急性白血病。1‰或 5％莪术油注射液,每日 1 次,每次 10～20 mL,或 5～10 mL,局部瘤体注射或加 5％葡萄糖注射液中静脉滴注。用于宫颈癌。

(2) 莪术榄香烯注射液:是从莪术中提取的一种含挥发油的最新制剂,每日 1 次,每次 20 mL,加入 5％葡萄糖注射液 500 mL 中静脉滴注,15 日为 1 个疗程。用于宫颈癌及多种肿瘤。

(3) 复方莪术注射液:肌内注射,每日 2 次,每次 2～5 mL;静脉滴注,每日 1 次,每次 100～300 mL。用于宫颈癌、卵巢癌、淋巴肉瘤、肝癌等多种恶性肿瘤。

(4) 莪术醇注射液:每日 1 次,每次 10 mL,肿瘤局部注射。用于宫颈癌、淋巴肉瘤。

此外,本品常用于肝癌、胰腺癌、白血病、卵巢癌等,组方详见第十一章"莪术"条。

【按语】

莪术为活血化瘀类抗癌中药,其抗癌效用为历代医家所肯定。如《本草通玄》谓其:"破积聚恶血。"《药品化义》谓:"主破积消坚,去积聚癖块。"现代则将本品广泛应用于宫颈癌、卵巢癌、肝癌、胃癌、肠癌、淋巴肉瘤、白血病等多种肿瘤,尤以对宫颈癌及白血病等疗效为佳。

参考文献

［1］张卫霞,罗俊,潘年松,等.莪术油对宫颈癌荷瘤裸鼠凝血功能及 Bcl‐2、Bax、caspase‐3 蛋白表达的影响[J].河南中医,2015,35(9)：2051‐2053.

［2］刘发英,邹阳,杨必成,等.莪术醇对人宫颈癌 SiHa 和 HCC94 细胞增殖、自噬及凋亡的影响[J].中药药理与临床,2018,34(1)：62‐66.

［3］王艳,刘杰书.莪术抗宫颈癌作用的研究进展[J].中国民族民间医药,2014(21)：25‐26.

第十九章

绒 毛 膜 癌

第一节 中西医治疗现状

绒毛膜癌（简称"绒癌"）按其发生可分为两类，妊娠性绒癌和非妊娠性绒癌，前者又叫继发性绒癌，来自绒毛前滋养细胞异常，后者又叫原发性绒癌，发生于卵巢、睾丸、脑等处，其组织来源有逆分化、畸胎瘤性及孤雌生殖等学说。p57KIP 免疫染色与 DNA 限制性片段长度多态性分析有助于区别妊娠及非妊娠性绒癌。继发性绒癌，常继发于葡萄胎，少数继发流产、足月妊娠，继发异位妊娠非常罕见。原发绒癌绝大部分原发于子宫体，但也有极少数原发于输卵管、宫颈、阔韧带等部位。作为一种高度恶性的妇科肿瘤，绒毛膜癌侵袭性高，早期可经血行转移至全身而成为全身性疾病。20 世纪 60 年代前，因缺乏有效治疗方法，绒毛膜癌患者死亡率高达 90%。1949 年以来，北京协和医院团队在宋鸿钊院士带领下，对绒毛膜癌的发生、发展、诊断与治疗进行了一系列研究，并取得开创性成果。经团队不懈努力，将"死亡率 90% 以上"反转为"总体治愈率 90% 以上"，极大地推动了此领域学术水平的发展。虽然，通过化疗绒癌治愈率可达 80%～90%，但是多药耐药的发生及肿瘤的复发仍是绒癌患者死亡的主要原因。目前，甲氨蝶呤（MTX）是治疗绒癌的首选药物之一，但获得性耐药严重。因此，有效地控制多药耐药的发生及复发已成为绒癌治疗的关键。目前开发的耐药逆转剂的毒性限制了其临床应用，由于多药耐药机制的复杂性，使得仅仅抑制、阻断单个耐药机制不足以消除多重耐药性（multiple drug resistance，MDR）。中药资源丰富、作用靶点多，寻找新的高效、低毒的抗肿瘤药物及中药逆转剂已成为目前耐药肿瘤研究的重点。通过一些研究发现：中药紫草中的紫草素，中药马鞭草中提取的 4′-甲醚-黄芩素（4′-M-S）对人绒癌 JAR 耐药细胞具有特异性的增殖抑制作用；4′-甲醚-黄芩素（4′-M-S）对耐药性人绒毛膜癌裸鼠皮下移植瘤证实亦有较好的抑制作用。目前对晚期绒癌患者的治疗方式首选仍是中西医结合治疗。大剂量的化疗容易使患者的正气虚弱，中医的介入，可以在抗肿瘤的同时，扶持患者度过艰难的化疗反应期，并延缓耐药，从而提高患者生活质量，延长生存期。

中医认为本病属中医学"癥瘕"和"崩漏"的范畴。临床上大部分患者面色萎黄、苍白、贫血、心悸、眩晕、疲倦、乏力、舌质淡、脉细弱等血虚的表现;部分病例还有头疼、恶心、呕吐、烦躁、血痰、颧红、手足心热、舌光红、脉弦细数等阴虚肝旺的表现;少数病例癌灶破溃出血,继发感染,又为瘀血化热成毒的表现。按中医辨证,本病属八纲的阴证、里证、实证(指邪实血瘀)、虚证(指正气虚,包括血虚、阴虚)、热证(属阴虚生内热或感染外邪发热)。脏腑辨证属脏病、血病,主要波及肝、肾、肺、心与脑。总括为气滞血瘀、血虚阴虚。其治则以活血化瘀,清热泻火为主。部分正虚明显者则以益气养阴、疏肝理气兼活血化瘀治之。常用活血逐瘀药:䗪虫、水蛭、蒲黄、五灵脂、桃仁、红花、当归、川芎、三七、香附。常用清热泻火解毒药:石上柏、山豆根、天花粉、栀子、大黄、蒲公英、大血藤、紫草、半枝莲、牡丹皮、土茯苓、青黛。

本病常用抗癌中药有:山豆根(详见第五章"山豆根"条)、马鞭草、天花粉、石上柏、紫草、南方红豆杉等。

参考文献

[1]向阳.绒毛膜癌的研究历程:从协和经验到国际典范[J].协和医学杂志,2019(4):428-432.
[2]高慧明.中医药治疗滋养细胞肿瘤的近况[J].山东中医杂志,1983(4):31-32,35.

第二节　常用抗癌中药

马　鞭　草

又叫田鸟草、对叶连、血马鞭。药用为马鞭草科植物马鞭草 *Verbena Officinalis* L. 的干燥地上部分。我国山西、江苏、浙江、安徽、福建、江西、陕西、甘肃、新疆、四川、云南、贵州、湖南、广西、湖北、河北等地均产。于6—8月花开时采割,除去杂质,晒干。

本品味苦,性凉;入肝、脾经。功效:活血散瘀,利水退黄,解毒截疟,抗癌抑癌。常用于癥瘕积聚,痛经经闭,喉痹,痈肿,水肿,黄疸,疟疾。《名医别录》有载:"主下部蜃疮。"《本草拾遗》言:"主癥癖血瘕,久疟,破血。作煎如糖,酒服。"可见本品抗肿瘤应用由来较久,且以下部癥瘕结聚为主。目前本品常用于绒毛膜癌、肝癌、宫颈癌、肠癌、胆囊癌及癌性胸腹水等。

【现代研究】

本品化学成分主要为包括马鞭草苷(verbenalin)、5-羟基马鞭草苷的环烯醚萜类,包含山柰素、槲皮苷、芹菜素等的黄酮类,含熊果酸等的有机酸类及其他挥发性成分和糖类成分等。研究证实本品根叶提取液中黄酮类 $4'$-甲醚-黄芩素具抑制人绒毛膜癌 JAR 细胞增殖的作用。

现代药理研究发现,从马鞭草中提取的 $4'$-甲醚-黄芩素可以抑制人绒毛膜癌 JAR 细胞的增殖,增殖抑制作用和药物浓度成正相关。$4'$-甲醚-黄芩素抑制人绒毛膜癌 JAR 细胞的增殖是通过诱导凋亡、阻滞细胞生长于 G_2/M 期、提高 JAR 细胞内 Ca^{2+} 浓度、降低 hTERT mRNA 表达,并与抑制 Survivin 抗凋亡活性,直接激活 p38MAPK 信号通路,活化 caspase-3 有关。马鞭草醇提液能抑制人绒毛膜癌 JAR 细胞增殖、小鼠肝癌细胞 H22 的生长。对小鼠肝癌细胞 H22 的生长抑瘤率达 32.5%,瘤重抑制率在 30% 以上,且与对照组有显著性差异,表明马鞭草在体内对移植肝细胞癌有一定抑制作用,且实验表明对机体免疫器官没有明显的损伤作用。另发现单纯马鞭草的水提取物对肝癌荷瘤小鼠的 ⅡL-2 活性没有损伤作用,但与顺铂联合应用对肝癌荷瘤小鼠的 ⅡL-2 活性具有降低作用。马鞭草除抗肿瘤作用外,还有提高免疫力、抗炎、抗病毒、兴奋子宫平滑肌等作用。临床应用研究表明,马鞭草在抗绒毛膜癌、肝癌、宫颈癌、胆囊癌、肠癌等有较好的疗效。

【临床应用】

本品为绒毛膜癌常用抗癌中药。还常用于肝癌、胃癌、肠癌、肺癌等。临床应用以复方煎服为主。常用剂量:煎汤 15~30 g。外用适量,鲜品捣烂敷患处。

【选方】

(1) 马鞭石柏汤:马鞭草、石上柏、紫草、生薏苡仁各 30 g,红枣 20 g,山药 20 g。每日 1 剂,分 2 次煎服。用于绒毛膜癌。

(2) 马鞭红藤煎:马鞭草、大血藤、半枝莲、猫人参各 30 g,天花粉、紫草各 15 g,红枣 30 g。每日 1 剂,加水煎汁,分 2 次服。用于绒毛膜癌。

此外,本品还用于肝癌、肠癌等。

马鞭苦参汤:马鞭草,大血藤各 30 g,苦参 15 g,落新妇 10 g,蜀葵 20 g,生薏苡仁 30 g,山药 30 g。每日 1 剂,分 2 次煎服。用于肠癌。

马鞭茵藤汤:马鞭草、半边莲、半枝莲、藤梨根、茵陈各 20 g,莪术 15 g,柴胡 9 g,鳖甲 15 g,猪苓 12 g,红枣 30 g。每日 1 剂,分 2 次煎服。用于肝癌。

马鞭赤豆汤:鱼腥草、马鞭草、夏枯草各 30 g,赤小豆 60 g。每日 1 剂,加水煎汁,分 2 次服。用于癌性胸腹水。

马鞭玉米汤:玉米须 60~100 g,牵牛子 15 g,猪苓、马鞭草各 30 g,猫人参 100 g。每日 1 剂,加水煎汁,分 2~3 次服。用于肝癌、卵巢癌等引起的癌性腹水。

【按语】

本品原系中医临床用于治疗癥瘕积聚、肝硬化、腹水、黄疸、水肿等疾病的常用药。近代药理研究和临床应用发现其对绒毛膜癌、肝癌、肠癌、宫颈癌等有抗癌效用。如有报道对 57 例原发性肝癌患者施以马鞭草为主的清郁开散散剂,服药后 49 例症状明显缓解,半年、1 年、2 年及 3 年的存活率分别为 82.5%、50.9%、19.3% 和 10.5%,并且未出现明显的毒副作用。用马鞭草组方对 13 例晚期肝癌患者进行治疗均有显著缓解症状的效果。本品主要含马鞭草苷、戟叶马鞭草糖苷等毒性成分,过量易发生中毒反应。临床表现为:

腹痛、腹泻、恶心、呕吐、头昏、头痛等。如发生则停药并对症治疗。

参考文献

[1] 张立平,徐昌芬.马鞭草诱导人绒毛膜癌 JAR 细胞凋亡作用观察[J].现代预防医学,2009,36(8): 1523-1527.

[2] 王家俊,罗莉,张立平,等.马鞭草 C 部位使人绒癌 JAR 细胞阻滞于 G_2/M 期并诱导细胞凋亡[J]. 南京医科大学学报(自然科学版),2004,24(6):598-601.

[3] 王家俊,罗莉,张立平,等.马鞭草 C 部位对人绒癌 JAR 细胞 hCG 分泌的影响和作用机制[J].中国 药科大学学报,2004,35(6):569-572.

[4] 朱利群,徐珊,罗莉,等.马鞭草有效成分对人绒毛膜癌耐药细胞株 JAR/VP16 的逆转作用研究[J]. 南京医科大学学报(自然科学版),2007,27(5):419-423,封 2.

天 花 粉

又名栝楼根、蒌根、瑞雪、花粉、栝楼粉等,药用为葫芦科植物栝楼 *Trichosanthes kirilowii* Maxim. 或双边栝楼 *Trichosanthes rosthornii* Harms 的干燥根。主产于江苏、安徽、山东、河南、贵州、广西等地。其中河南安阳产者质量为佳,故有"安阳花粉"之习称。秋、冬二季采挖,洗净,除去外皮,切段或纵剖成瓣,晒干备用。

本品味甘、微苦,性微寒;入肺、胃经。功效:清热泻火,生津止渴,消肿排脓,抗癌抑癌。抗肿瘤主要用于绒毛膜癌、恶性葡萄胎,也用于胃癌、肝癌、肠癌、肺癌之湿热毒邪内聚、阴津亏虚之证。此外,本品是中医治疗消渴、肺热燥咳、热病伤阴、疮疡肿毒的常用药,还可用于引产。

【现代研究】

本品含有天花粉蛋白及人体所需的多种氨基酸、多糖类、酶类等物质。

现代药理研究表明,天花粉抗癌作用机制是通过抑制肿瘤细胞增殖和血管形成、诱导肿瘤细胞凋亡和自噬、影响细胞周期、改变细胞骨架等途径来抑制肿瘤发生发展。天花粉对子宫癌(U14)的抑制率达40%,而天花粉蛋白对结肠癌、肝细胞癌、不同分化程度胃癌细胞及 *ras* 癌基因阳性细胞具有较强杀伤作用。临床应用研究证实,本品尤适宜于湿热毒邪内聚、阴津亏虚之证。对绒毛膜癌、恶性葡萄胎有特殊的疗效,对恶性葡萄胎的治愈率达 95%以上,绒毛膜癌的治愈率达 50%。此外,本品还有较好的抗菌、抗病毒、抗早孕和抗艾滋病病毒的作用。

【临床应用】

本品为绒毛膜癌常用抗癌中药。还可用于胃癌、肝癌、肠癌、肺癌等。本品治疗绒毛膜癌、恶性葡萄胎等妇科肿瘤,主要研末制成胶囊塞用及制成注射液滴注,也常复方煎服:

治疗其他肿瘤则常以单味或复方煎汁、研末内服或外敷。用法用量：煎汁服，一般在 10～15 g；研末服，一般在 3～6 g；外用适量。复方制剂禁止与干姜、乌头类中药配用。孕妇及脾胃虚寒者忌服。

【选方】

(1) 花粉紫藤汁：天花粉、紫草、大血藤各 20 g。每日 1 剂，加水煎煮 2 次，合并滤汁，分 2～3 次温服。用于恶性葡萄胎、绒毛膜癌、宫颈癌、卵巢癌。

(2) 单味花粉散：天花粉 200 g，研为细末。每日服 2～3 次，每次 6 g，温开水送下。本法亦可制成片剂或胶囊服用。用于绒毛膜癌、宫颈癌、恶性葡萄胎、肺癌、胃癌。

(3) 花粉牙皂胶囊：天花粉 50 g，牙皂 30 g。两药分别研为细末，混匀，装入胶囊，每粒内含天花粉 0.25 g，牙皂粉 0.15 g。阴道给药，用药时，先以温开水冲洗阴道，排除积水后，将胶囊塞入阴道后穹窿部，卧床休息 8 h。剂量从 0.25 g 开始，间隔 5～7 日用药 1 次。如用药后反应轻微，每次可增加 0.025 g，但最大量不超过 0.5 g。用于绒毛膜癌、恶性葡萄胎。使用本法前须做天花粉皮试，阴性者方可给药，阳性者禁用。

又法：冻干天花粉 9 份，牙皂粉 1 份，和匀，装入胶囊，每粒 0.25 g。用法同上。

(4) 天花粉注射液：取 10 mg，加入 500 mL 生理盐水中，慢慢静脉滴注，开始时每分钟 4 滴，无反应者每过 20 min 速度增加一倍，但最快每分钟不超过 40 滴，4～6 h 滴完。每 5～7 日滴注 1 次，一般 3～5 次为 1 个疗程。若前次反应不大，下次剂量可增加 2 mg，即从 10 mg、12 mg、14 mg、16 mg，直至 20 mg。用于恶性葡萄胎、绒毛膜癌。用本法前，应先做皮试，阴性者方可用，阳性者禁用。滴注前口服非那根 25 mg。

此外，本品还用于胃癌、肝癌、肺癌、肠癌等的治疗。

花粉藤梨茶：天花粉 20 g，藤梨根 60 g。每日 1 剂，加水煎汁，代茶饮服。用于胃癌、肝癌。

花粉治肺汤：天花粉 20 g，金银花、鱼腥草各 30 g。每日 1 剂，加水煎汁，分 2～3 次温服。用于肺癌。

花粉猪苓汤：天花粉 15～20 g，猪苓 30 g，藤梨根 50～80 g，苍术 20～30 g（出血加仙鹤草 30 g，白及 20～30 g）。每日 1 剂，加水煎汁，分 2～3 次温服。用于肠癌。

花粉抗癌茶：天花粉 15～20 g，鲜石斛 20 g，北沙参 30 g，山豆根 15 g，黄芪 20 g。每日 1 剂，加水煎汁，代茶饮服。用于鼻咽癌、胃癌、肺癌手术或放、化疗后口干、舌红。

花粉甘石散：天花粉 90 g，炉甘石 60 g，冰片 30 g。三药共研细末，拌匀备用。每用适量，敷于肿瘤溃疡面。用于癌性溃疡。

【按语】

天花粉是一味抗癌良药。近十年的临床观察与实验研究均证实本品对恶性葡萄胎、绒毛膜癌、肺癌、肠癌、肝癌等多种恶性肿瘤有效，尤其对恶性葡萄胎及绒毛膜癌的治疗效果更显著。如黄跃兰报道，用天花粉、牙皂粉研制成胶囊，阴道给药治疗绒毛膜癌 5 例，恶性葡萄胎 11 例，经 2～6 次不等的治疗，16 例中除 2 例绒毛膜癌患者死亡外，其余 14 例均获痊愈。高慧明等报道,用天花粉注射液治疗 37 例恶性葡萄胎、绒毛膜癌患者,治愈率91.8％；而上海交通大学医学院附属瑞金医院用本品治疗 16 例绒毛膜癌患者,治愈率为88.8％；11 例恶性葡萄胎患者全部治愈。可见其抗癌效果是显著的。此外,本品有抗早孕、引产作用,故孕妇禁用；有少数患者出现腹泻、过敏、过敏性休克等反应,故用量应从小剂量开始,无不良反应者,可渐增至适当量。

参考文献

[1] 薛建芳,顾伟民.甲氨蝶呤联合天花粉治疗高水平血绒毛膜促性腺激素输卵管妊娠的临床研究[J].中国现代医生,2014,52(1)：38-41.

[2] 李格,孙雨沛,黄益玲.天花粉蛋白抗肿瘤作用及其机制的研究进展[J].中成药,2018,40(9)：2037-2039.

石　上　柏

本品别名、基原、产地、生境、采收加工、药性、功效主治参见第十五章"石上柏"条。

【现代研究】

本品主要含生物碱类、黄酮类、甾醇、皂苷、氨基酸等成分。

现代药理研究表明,本品乙酸乙酯提取物主要含有萜类和双黄酮类化合物,能够抑制肺癌 A-549 和肝癌 SMMC-7721 细胞的生长,当浓度为 200 μg/mL 作用 48 h,对细胞的抑制率在 50％～90％。本品提取物对动物肉瘤(S180)、宫颈癌(U14)、白血病(L16)等多种肿瘤均有不同程度的抑制作用,并能显著延长肝癌实体型肿瘤小鼠的生存期。此外,还能增强机体代谢和网状内皮系统功能,具有"扶正祛邪"的双重作用。临床应用研究证实,本品对绒毛膜癌、肺癌、鼻咽癌有良好的治疗效果,对食管癌、胃癌、肺癌、宫颈癌等也有治疗效果。

【临床应用】

本品为绒毛膜癌常用抗癌中药。临床应用以复方或单味煎服为主,亦有制成片剂内服或制成注射液注射用。常用剂量：煎服,干品 15～30 g,鲜品加倍。单味煎服可每日与红枣 7～9 枚同煎。

【选方】

(1) 加味石柏煎：石上柏 30 g,猫人参 50 g,南方红豆杉 9 g,野葡萄藤 30 g,农吉利15 g。每日 1 剂,加水煎煮 2 次,合并滤液,分 2～3 次温服。用于绒毛膜上皮癌、恶性葡萄胎。

(2) 石柏清宫汤：石上柏、半枝莲各 30 g,紫草 15 g。加水 5 碗,煎至 1 碗半,分 2 次服,每日1剂。用于绒毛膜上皮癌、恶性葡萄胎。

又法:石上柏60 g,少量(30 g)猪肉或猪骨。加水5～6碗,煎煮至1碗半,分2次服。每日1剂,20日为1个疗程。已发生远处转移者,配用石上柏注射液15～30 mL静脉滴注,每日1次,20日为1个疗程。

(3)石上柏注射液:肌内注射,每次2～4 mL,每日1～2次。或静脉滴注,每次15～30 mL,加于5％葡萄糖注射液500 mL中缓慢滴注,2～3 h滴完。每日1次,15～20日为1个疗程。用于绒毛膜上皮癌、肺癌、鼻咽癌、胃癌、肝癌、宫颈癌等。

(4)复方石上柏注射液:肌内或肿瘤局部注射,每次1～2支,每日2次。用于绒毛膜上皮癌、肺癌、鼻咽癌、胃癌、肝癌、宫颈癌等。

此外,本品还常用于肺癌、鼻咽癌、胃癌、膀胱癌、宫颈癌等。

石柏荞麦饮:石上柏、金荞麦、野葡萄藤各30 g,桔梗8 g,甘草10 g。每日1剂,加水煎汁,分2次服。用于肺癌、鼻咽癌等。

石上柏枣茶:石上柏30～60 g,红枣15 g。每日1剂,加水6碗,煎汁12碗,代茶饮。用于呼吸、消化、生殖系统多种肿瘤。

石柏瘦肉汤:石上柏60 g(鲜品90～120 g),瘦猪肉30～60 g。每日1剂,加清水6～8碗,煎至1碗,分2次服,连服15～20日为1个疗程。用于鼻咽癌。

又法:石上柏20 g,葵树子30 g。每日1剂,加水煎汁,代茶饮。用于鼻咽癌。

一味石柏饮:石上柏(鲜品)60～120 g(干品减量)。每日1剂,加水煎汁,分2～3次服。用于肺癌、咽喉癌、绒毛膜上皮癌等。

二石汤:石上柏、石见穿、半枝莲各30 g,甘草10 g。每日1剂,加水5碗,煎至1碗半,分2～3次服。用于肝癌。

石柏威灵饮:石上柏、威灵仙各30 g。每日1剂,加水煎煮1 h,煎2次汁,分2～3次饮服。用于食管癌。

【按语】

石上柏在20世纪六七十年代,华南及华东等地肿瘤医院的医务工作者和科研人员对本品的抗癌效用进行了较多的研究和临床观察,证实本品对绒毛膜癌、恶性葡萄胎、鼻咽癌、肺癌等有较佳的治疗效果。如华南肿瘤医院单用本品治疗滋养叶细胞癌(绒毛膜上皮癌、恶性葡萄胎)23例,临床治愈4例,显效8例,总有效率达73.9％。此外临床应用还表明,石上柏制剂对肿瘤放疗、化疗能发挥协同作用,使疗程缩短,加速肿瘤的缩小和消退。

本品煎服一般无不良反应,偶有个别患者出现头晕、食欲减退、皮疹及脱发,可能与煎煮时间短有关,故本品煎煮时间应在2 h以上为宜。单味应用,可加红枣7～9枚或瘦猪肉30 g同煎。石上柏用量不宜过大,用量过大可发生呼吸困难、心跳加快、全身小肌群抽搐、面色潮红等石上柏生物碱中毒症状。

参考文献

[1] 石上柏治疗滋养叶肿瘤 23 例疗效观察[J].新医学,1971(Z1):58-59.

[2] 戴卫波,梅全喜,曾聪彦.石上柏化学成分、药理作用及临床应用研究进展[J].中国药业,2011,20 (2):15-16.

紫　草

又名硬紫草、软紫草、紫草根、紫丹等。药用为紫草科植物新疆紫草 *Arnebia euchroma* (Royle) Johnst. 或内蒙紫草 *Arnebia guttata* Bunge 的干燥根。分别习称"软紫草"和"内蒙紫草"。主产于新疆和内蒙古。春、秋二季采挖,除去泥沙,干燥。

本品味甘、咸,性寒;入心、肝经。功效:清热凉血,活血解毒,透疹消斑,抗癌抑癌。抗肿瘤常用于治疗绒毛膜癌、恶性葡萄胎、子宫癌及扁桃体癌、鼻咽癌、肺癌、食管癌、胃癌、白血病、乳腺癌、皮肤癌等属血热毒盛、瘀血阻滞者。紫草作为传统的中草药,最初记载于《神农本草经》,可用于体表清热、内服解毒、局部伤口活血化瘀,是中医治疗血热毒盛、斑疹紫黑、麻疹不透、疮疡、湿疹、水火烫伤等的常用药。

【现代研究】

本品主要成分为包括异戊酰紫草素,去氢异紫草素,紫草呋喃 A、B 等紫草萘醌类、单萜苯醌类及苯酚类、生物碱类、酚酸类等成分。

现代药理研究表明,脂溶性萘醌类色素——紫草素被证实具抑制人绒毛膜癌细胞 JEG-3 细胞增殖,促进人绒毛膜癌细胞 JEG-3 细胞的凋亡,抑制癌细胞迁移、侵袭;诱导宫颈癌 Hela 细胞的凋亡、阻断细胞周期进展;控制子宫内膜癌 Ishikawa 细胞的增殖、促使癌细胞凋亡;抑制人卵巢癌细胞 SKOV-3 的增殖并诱导其凋亡的作用。用亚甲蓝试管法初筛,紫草对急性淋巴细胞性白血病有极轻度的抑制作用。紫草可减少(鼠)自发性乳癌的发病率。由新疆软紫草中提取紫草素,一日量为 5~10 mg/kg 时,可完全抑制腹水型肉瘤(S180)细胞的生长;一日量为 10 mg/kg 时,可延长带瘤小白鼠生命 92.5%。其衍生物紫草烷对克瓦氏癌瘤 256 和肉瘤(S180)有活性。另外,本品除了抗肿瘤作用外还具有显著的抗氧化、抗炎、抗菌、抗病毒的药理作用。临床应用显示紫草根对绒毛膜癌及恶性葡萄胎有一定的疗效。外用常用于治疗化疗药物渗漏损伤及化疗所致静脉炎,以及放射性皮肤损伤。

【临床应用】

本品为绒毛膜癌、宫颈癌、卵巢癌等妇科肿瘤常用抗癌中药。临床应用以复方煎服为主,或外用。用法用量:煎服 9~15 g。外用适量,熬膏或用植物油浸泡涂擦。

【选方】

(1)加味紫草煎:紫草 15 g,土茯苓 20 g,石上柏 30 g,白花蛇舌草 20 g,半边莲20,藤梨根 30。每日 1 剂,加水煎煮两次,合并滤汁,分 2～3 次温服。用于绒毛膜癌、恶性葡萄胎、卵巢癌、宫颈癌、外阴癌等湿热内蕴者。

(2) 紫杉汤:紫草 15 g,南方红豆杉 9 g,土茯苓 15 g,猫人参 30 g,半枝莲 30 g,生薏苡仁 30 g,农吉利 15 g。每日 1 剂,加水煎煮 2 次,合并滤汁,分 2～3 次温服。用于绒毛膜癌。

此外,本品还用于宫颈癌、鼻咽癌、食管癌等。

紫草重楼汤:紫草、重楼、败酱草、白花蛇舌草各 20 g,莪术 15 g。每日 1 剂,加水煎汁,分 2～3 次饮服。用于宫颈癌。忌辛辣之品。

紫草青黛合剂:紫草 100 g,青黛粉 100 g。1 000 g 香油加热至沸腾离火,紫草 100 g 放入布袋内浸入油中过夜,次日压榨布袋使油浸出,去残渣;青黛粉 100 g 用 100 目筛筛选后均匀混入紫草油中制成青黛紫草合剂。用法:于月经干净 3 日后清洁阴道与宫颈内分泌物,用蘸有青黛紫草合剂的棉球涂擦宫颈及阴道上端,有糜烂者置浸药带线棉球,嘱患者 6 h 后自行取出。隔日用药 1 次,10 次为 1 个疗程。用于宫颈内癌变。

紫参鼻咽清方:紫草 25 g,玄参 30 g,北沙参 30 g,麦冬 15 g,知母 12 g,石斛 25 g,黄芪 25 g,白术 25 g,女贞子 15 g,卷柏 15 g,苍耳子 15 g,山豆根 10 g,辛夷 15 g,白芷 9 g,怀山药 10 g,石菖蒲 10 g,菟丝子 15 g。每日 1 剂,加水煎汁,分 2～3 次饮服。用于鼻咽癌。本方治疗经放疗化疗后鼻咽癌 50 例,治后痊愈 12 例,5 年以上生存率为 24%,特效 12 例,显效 16 例,有效 4 例。

紫草丸:紫草 1.5 kg,金银花 1.5 kg,生黄芪 1.5 kg,山豆根 1.5 kg,白花蛇舌草 1.5 kg,紫参 1.5 kg,薏苡仁 1.5 kg,香橼 0.75 kg,黄柏 1.5 kg。共研末,炼蜜为丸,丸重 9 g,药蜜各半。每日 3 次,每次服 2 丸(河南省肿瘤防治研究所)。用于治疗食管癌。

【按语】

紫草是中医临床常用的凉血活血,解毒透疹,治疗热毒壅盛所致斑疹、麻疹、吐血、尿血之良药。而近代临床试验研究表明其有较好的抗癌作用,对绒毛膜癌、宫颈癌等有效。对本品之抗癌效用,其实在唐代甄权的《药性赋》就记载:紫草"能治恶疮,瘤藓"。本品据临床观察,有小毒,有特殊气味,剂量稍大可以引起恶心和便稀。本品性寒而滑利,脾虚便溏者忌服。

参考文献

[1] 黄巍巍,孟松树,潘芹,等.紫草素诱导人绒毛膜癌 JEG-3 细胞凋亡机制的研究[J].癌变·畸变·突变,2009,21(6):426-430.

[2] 杨柳,王秀华,张西玲,等.紫草乙醇提取物对体外培养人绒毛组织分泌 HCG 功能的影响[J].甘肃中医学院学报,2001,18(1):21-22,23.

[3] 王慧智,李会影,徐清雨,等.紫草素抑制 STAT3 信号通路对人绒毛膜癌 JEG-3 细胞迁移和侵袭能力的影响[J].中国现代中药,2016,18(4):420-424.

[4] 马海鸥,李巨.紫草素对人绒癌耐药细胞株增殖的抑制及凋亡的作用[J].中国实验诊断学,2008,12

(2)：181 - 185.

［5］于月新,李巨.紫草素逆转绒癌细胞 JAR/MTX 耐药与 survivin 和 Bcl - 2 表达关系研究［J］.第三军医大学学报,2007,29(19)：1880 - 1882.

第二十章
卵　巢　癌

---⁓⁓⁓---

第一节　中西医治疗现状

　　卵巢癌是发生于卵巢组织的恶性肿瘤,约占女性生殖道恶性肿瘤的23%,死亡率高居女性生殖道恶性肿瘤之首。据2015年中国恶性肿瘤流行情况分析,我国每年新发病例3.4万,居中国城市女性恶性肿瘤发病第九位,每年死亡病例2.5万,居中国女性恶性肿瘤死亡排名第十位。由于其发病隐匿,早期诊断困难,约3/4的患者就诊时已属晚期,预后较差。卵巢癌病因不详,其发病可能与年龄、生育、精神因素及环境等有关。据流行病学资料统计,卵巢癌好发于卵巢功能不全的妇女,如月经初潮推迟、绝经期提前、痛经、独身、不育、人工流产频繁和有卵巢癌家族史的人群。卵巢恶性肿瘤按病理类型分约超过80%为上皮癌,其他依次是生殖细胞肿瘤、卵巢性索间质肿瘤及转移性肿瘤。上皮性卵巢癌早期多无明显症状,约70%患者发病时已是晚期,表现为腹胀(主要因肿物增大或合并腹、盆腔积液导致)、腹痛、消瘦。生殖细胞肿瘤的症状与上皮癌有所不同,早期即可出现腹部包块、腹胀,常可因肿瘤内出血或坏死感染而出现发热,或因肿瘤扭转、肿瘤破裂等而出现急腹症表现,其中60%~70%的患者就诊时属早期。卵巢癌可通过B超、CT及磁共振检查、肿瘤相关标志物血清CA125指标检测及腹水、腹腔冲洗液和胸腔积液组织细胞学检查进行诊断。手术治疗是卵巢癌首选的最重要的治疗方法,手术可切除肿瘤并明确诊断,同时可手术-病理分期。早期患者包括全面分期手术和保留生育功能的分期手术。盆腔有广泛种植转移的晚期患者主张尽可能做肿瘤细胞减灭手术。全身性化疗是卵巢癌重要的辅助治疗方法。最常用化疗方案为TP(泰素/紫杉醇+顺铂或卡铂),尤其是恶性生殖细胞肿瘤,规范化疗可明显提高患者生存率。部分晚期患者经化疗后肿块缩小,可为手术时满意减瘤创造有利条件。顺铂、卡铂等腹腔内化疗也是治疗卵巢癌的主要给药途径之一。靶向治疗被称为个性化治疗,是最有前景治愈卵巢癌的治疗手段。目前靶向药物主要用于卵巢上皮癌。获益的有抗血管药物(代表药物:贝伐珠单抗)和二磷酸腺苷核糖多聚酶(PARP)抑制剂(代表药物:奥拉帕尼)两种药物。放射治疗作为卵巢癌综合治疗的手段之一,一般用于术后辅助治疗或姑息治疗,不作术前放疗。放化疗易引起的全身性副作用如骨髓抑制及放射性肠炎、放射性膀胱炎等,影响患者的生活质量。而中医辨证施治除用中药汤剂或中成药内服外还可用中药局部外治、灌肠、熏洗、针灸按摩、穴位贴敷等中医药特色治疗来调理患者术后体虚、减轻放化疗不良反应、防止复发和转移。

卵巢癌在中医属"癥瘕""积聚""肠覃""血癥""石瘕"等的范畴。宋代陈言《三因极一病证方论·妇人女子众病论证治法》曰:"多因经脉失于将理,产褥不善调护,内作七情,外感六淫,阴阳劳逸,饮食生冷,遂致营卫不输,新陈干忤,随经败浊,淋露淋滞为癥瘕。"明代张景岳《景岳全书》指出:"癥瘕之证,或由经期,或由产后,凡内伤生冷,或外受风寒,或恚怒伤肝,气逆而血留;或忧思伤脾,气虚而血滞;或积劳积弱,气弱而不行;总由血动之时,余血未净,而一有所逆,则留滞日积,而渐以成癥矣。"可见卵巢癌的发生是在脏腑经络功能失常的基础上,外邪内侵、七情饮食内伤,肝气郁结,脏腑经络气机紊乱,血行瘀滞,痰饮内停,有形之邪阻于冲任督带,结聚胞宫而成。其病位在胞宫,与肝、脾、肾三脏,冲、任、督、带四脉关系密切。辨证分型可大致分为气滞血瘀证、痰湿蕴结证、肝肾阴虚证、气血两虚证。本病本虚标实,患者早期多见痰湿蕴结、气滞血瘀之实象,治疗当祛痰散结,行气活血兼补虚;中期湿热毒结,暗耗气血,多表现虚实夹杂,治疗当清利湿热,健脾利湿,除痰散结,补气养血;晚期久病多为虚实夹杂,治疗当扶正祛邪兼顾。治疗过程尤须注意调理冲任。

本病常用的抗癌中药有苦参、贯众、紫草、藤梨根等。

参考文献

[1] 孙建衡,蔡树模,高永良.妇科肿瘤学[M].北京:北京大学医学出版社,2011,877-880.
[2] 周岱翰.中医肿瘤学[M].广州:广东高等教育出版社,2020.

第二节　常用抗癌中药

苦　参

本品别名、基原、产地、生境、采收加工、药性、功效主治参见第十二章"苦参"条。

【现代研究】

本品主要含有苦参碱、氧化苦参碱、异苦参碱、槐定碱、金雀花碱等26种生物碱及黄酮类、皂苷类、氨基酸、微量元素、挥发油等化合物。其多种生物碱和黄酮类为抗癌有效成分。

药理研究表明,本品有良好的抗癌作用。其水煎液或提取物对白血病细胞、Lewis肺癌、肉瘤(S180)、宫颈癌(U14)、艾氏腹水癌细胞等均有不同程度的抑制作用。其中,苦参碱对乳腺癌细胞有明显的生长抑制作用和促凋亡作用,可能是通过上调 Fas 蛋白表达、抑制端粒酶活性诱导乳腺癌细胞凋亡及通过下调 VEGF 蛋白表达,抑制肿瘤血管形成等实现;苦参碱对骨肉瘤 MG63 细胞的凋亡有明显的诱导作用,苦参碱不仅能直接杀伤细胞,而且能抑制 CaspaSe 信号通路,从而抑制肿瘤细胞的增殖,抑制率具有剂量依赖性与时间依赖性。此外,苦参还具有抗心律失常、抗心肌细胞纤维化、抗病原微生物、抗炎、抗肝损伤等作用。临床应用研究证实,本品对卵巢癌、皮肤癌、肠癌、宫颈癌、绒毛膜上皮癌、白血病、肝癌、舌癌、膀胱癌等有一定的治疗效果。同时本品还可治疗多种疾病,如肝炎、皮肤病、过敏性哮喘、糖尿病性心肌病、疼痛、阿尔茨海默病(AD)、帕金森病(PD)和中枢神经系统(CNS)炎症等。

【临床应用】

本品为卵巢癌常用抗癌中药。也常用于治疗皮肤癌、宫颈癌、绒毛膜上皮癌、白血病、肝癌、舌癌、膀胱癌等属于湿热蕴毒者。临床应用以煎汁服为主,亦有制成胶囊、片剂口服,或制成注射剂注射。常用剂量:煎服,9~15 g;肌内注射,每日 2 次,每次 2 mL;外用适量。

【选方】

苦参白英汤:苦参、白英、墓头回、石见穿、紫草各 20 g,猫人参 50 g,大血藤 30 g,红枣 30 g,甘草 6 g。每日 1 剂,加水煎汁,分 2~3 次服。用于卵巢癌。

此外,本品还用于皮肤癌、肠癌、白血病、舌癌等,组方详见第十二章"苦参"条。

【按语】

苦参为清热解毒类广谱抗癌中药,常用于湿热型卵巢癌、肠癌、宫颈癌、绒毛膜上皮癌、膀胱癌及白血病、食管癌等。如查雪良报道,以本品与凤尾草等配用煎服治疗晚期大肠癌获较明显的效果;上海中医药大学附属龙华医院肿瘤门诊部以本品配干蟾皮等煎服治疗食管癌,有效率达 63.64%。关于苦参的抗癌效用,并非现代发现,早在千百年前我国古代医药学家就已发现了它的抗肿瘤作用,如《名医别录》就有用苦参"疗恶疮,下部䘌"的记载(即包括了现代皮肤癌、淋巴肉瘤及膀胱癌、子宫癌、卵巢癌等)。本品药性寒,脾胃虚寒者及孕妇禁服,日常应用剂量不宜过大。

参考文献

[1] 任英俊.苦参栓联合顺铂对卵巢癌细胞 SKOV3 增殖和凋亡的影响[J].医学理论与实践,2021,34(4):644-646.

[2] 张明发,王吉星,沈雅琴.苦参碱抗乳腺癌和卵巢癌的药理作用研究进展[J].药物评价研究,2019,42(10):2111-2118.

[3] 章轶立,谢雁鸣,张寅,等.基于医院信息系统电子医疗数据的复方苦参注射液治疗卵巢癌真实世界西药联合用药特征研究[J].辽宁中医杂志,2017,44(11):2255-2259.

[4] 李经纬,王诗卓,赵福杰.氧化苦参碱通过下调 HOTAIR 表达抑制卵巢癌 SKOV3 细胞增殖及机制 [J].解剖学研究,2015,37(5):401-405.

贯　众

又名狗脊贯众、棉马等。药用为鳞毛蕨科植物粗茎鳞毛蕨 *Dryopteris crassirhizoma* Nakai 的根茎及叶柄残基。主产于江西、湖南、福建、云南等地。秋季采挖,洗净,干燥;或趁鲜切成厚片,干燥。

本品味苦,性微寒;有小毒;入肝、脾经。功效:清热解毒,驱虫,止血,抗癌抑癌。抗癌用于卵巢癌、宫颈癌、肺癌、肠癌、脑部肿瘤、骨肿瘤等热毒壅盛证。此外,本品可治流行性感冒、流行性乙型脑炎、流行性脑脊髓膜炎、流行性腮腺炎、肝炎及各种出血证。

【现代研究】

本品主要的化学成分为鞣质类、内酯类、黄酮类、紫萁酮、多糖类、甾酮类等。

现代药理研究表明,绵马贯众中的间苯三酚类化合物对多种移植性肿瘤有较强的抑制作用。绵马贯众素对 A549 细胞株、HepG2 细胞株和 MCF-7 细胞株均表现出一定的抑制效果,其中人肝癌 HepG2 细胞对绵马贯众素最敏感,且对 HepG2 的增殖抑制效果随着给药剂量的增加更明显。绵马贯众乙醇提取物可以通过外因和内在途径来诱导凋亡信号,从而有效抑制人前列腺癌细胞的增殖;同时,该提取物还可以通过将人前列腺癌细胞的细胞周期阻滞于 G_0/G_1 期,进而有效地抑制肿瘤细胞增殖。对宫颈癌(U14)、肉瘤(S180)、脑瘤(B22)、Lewis 肺癌、乳腺癌(MA737)等多种肿瘤有抑制作用。此外,贯众具有抗病毒,驱虫,止血,抗炎抗菌,抗氧化,广谱性的抑菌的作用。临床应用证明,本品可治疗卵巢癌、宫颈癌、肺癌、鼻咽癌、脑部肿瘤、白血病等。此外,本品可预防流行性感冒、流行性乙型脑炎、流行性脑脊髓膜炎、流行性腮腺炎、麻疹等温热病时疫;炒炭后止血效果增强,临床用于吐血、咳血、衄血、便血、崩漏产后出血等各种出血症。

【临床应用】

本品为卵巢癌常用抗癌中药。临床应用以复方煎汁或研末服为主。常用剂量:煎汁服 12~30 g,研末服 6~9 g。

【选方】

(1)贯众红藤煎:贯众 15 g,大血藤、白毛藤、白花蛇舌草各 20 g。每日 1 剂,加水煎汁,分 2~3 次服。用于卵巢癌、宫颈癌。

(2)贯众坎炁膏:贯众、山豆根、坎炁(干脐带)各 30 g,白花蛇舌草 60 g。加水煎汁后制成流浸膏(4 药煎取 2 次汁,合并后再煎煮浓缩至稠膏状,冷却即成)。每日服 3 次,每次服 3 g。用于卵巢癌、宫颈癌。

（3）贯众紫草汤：贯众、紫草、土茯苓、蛇床子、墓头回、生白芍各 15 g，红豆杉、甘草各 9 g，红枣 30 g，藤梨根 50 g。每日 1 剂，加水煎煮 2 次，分 2～3 次服。用于卵巢癌、宫颈癌。

此外，本品还用于肺癌、脑癌、骨癌、肠癌等的治疗。

贯众苏木饮：贯众、苏木各 15 g，仙鹤草 30 g。每日 1 剂，加水煎汁，分 2～3 次服。用于肺癌咳血。

复方贯众汤：贯众 15 g，金剪刀根、葛根各 30 g，蜂房 15 g。每日 1 剂，加水煎汁，分 2～3 次服。用于脑部肿瘤。

贯众瓜蒌茶：贯众、瓜蒌各 15 g，鱼腥草、重楼、仙鹤草各 30 g。每日 1 剂，加水煎汁，代茶饮。用于肺癌及肺癌咳血。

贯众苍耳煎：贯众、苍耳子各 15 g，金银花、炙地龙、白花蛇舌草各 30 g。每日 1 剂，加水煎汁，分 2～3 次服。用于鼻咽癌。

贯众克癌汤：贯众、寻骨风、补骨脂各 15 g，猫人参 80 g。每日 1 剂，加水煎汁，分 2～3 次服。用于骨肿瘤。

贯众散：贯众根（须内肉赤色者）适量。去皮毛，焙研末。每日服 2～3 次，每次 6 g，空腹用米汤送下。用于肠癌下血。

【按语】

本品为清热解毒类抗癌中药，经实验研究和临床应用表明，其抗癌效用是肯定的。日本《汉方研究》1979 年报告，蛔虫的虫体膜和癌细胞膜有共同之处，具有驱虫作用的生药有潜在的抗癌效果，而贯众有独特的驱蛔作用和明显的抗病毒作用，所以贯众治疗癌症颇有前途。

参考文献 ······

［1］赵静，刘竺云.紫萁贯众的化学成分及药理作用研究进展[J].安徽化工，2019，45(1)：10-13.

［2］金哲.粗茎鳞毛蕨绵马贯众素 ABBA 的提取及其抗肿瘤活性的研究[D].哈尔滨：东北农业大学，2015.

［3］萨楚拉，敖敦格日乐.蒙药绵马贯众的药理作用研究进展[J].中国民族医药杂志，2020，26(8)：63-66.

［4］沈春晖，张婷婷.沈仲理教授中医妇科特色用药举隅[C]//中华中医药学会.中华中医药学会第 15 次全国中医妇科学术年会论文集，2015：204-209.

紫　草

本品别名、基原、产地、生境、采收加工、药性、功效主治参见第十九章"紫草"条。

【现代研究】

本品主要含萘醌类、单萜苯酚及苯醌类、酚酸及其盐类、生物碱类、脂肪族及酯类化合物。其中紫草萘醌类化合物为紫草的主要有效成分之一,至今已从紫草根中分离获得30余种萘醌类化合物。

药理研究表明,本品在抗肿瘤、抑菌、抗炎、抗病毒、保肝、抗氧化和免疫调节等方面展示了多种药理活性。紫草中的萘醌类化合物具有广谱抗肿瘤作用,如对小鼠胶质瘤细胞C6、小鼠腹腔积液肉瘤S180、自发性乳腺肿瘤、恶性葡萄胎、人宫颈癌细胞等多种肿瘤均有抑制作用。其作用机制包括:下调癌基因在癌细胞中的表达、抑制基因转录、抑制DNA拓扑异构酶和DNA合成、抗有丝分裂和抗血管发生、诱导活性氧(reactive oxygen species,ROS)产生、调节促分裂原活化的蛋白激酶(mitogen-activated protein kinase,MAPK)信号通路、引起Bcl-2蛋白家族表达变化进而促进细胞色素C(cytochrome C)的释放、激活胱天蛋白酶(caspase)家族启动凋亡、致肿瘤细胞周期阻滞、影响死亡受体家族及其相关蛋白活性等。此外,紫草素类化合物对多种细菌表现抗菌活性,其作用机制与肽聚糖的亲和力、细胞膜的通透性以及转运蛋白活性有关;抗炎作用可能是通过抑制LPS刺激的细胞ERK磷酸化,下调NF-κB的活化,从而抑制iNOS蛋白的表达。紫草素对某些特异性的炎症模型如急性肺损伤、胶原性关节炎、类风湿关节炎、缺血性脑血管损伤亦表现很好的保护作用。据现代临床试验显示紫草对卵巢癌、宫颈癌、绒毛膜癌及恶性葡萄胎有较好的疗效。

【临床应用】

本品为卵巢癌、绒毛膜癌、宫颈癌等妇科肿瘤常用抗癌用药。临床应用以复方煎服为主,亦有制成丸剂服。常用剂量:煎服9～15g。外用适量,熬膏或用植物油浸泡涂擦。

【选方】

本品适用于卵巢癌、绒毛膜癌、恶性葡萄胎、宫颈癌、鼻咽癌、食管癌等,组方详见第十九章"紫草"条。

【按语】

紫草是中医临床常用的凉血活血,解毒透疹,治疗热毒壅盛所致斑疹、麻疹、吐血、尿血之良药。而近代临床试验研究表明其有较好的抗癌作用,对绒毛膜癌、宫颈癌等有效。对本品之抗癌效用,其实在千百年前的《药性赋》(唐代甄权)就记载:紫草"能治恶疮,瘑癣"。本品据临床观察,有小毒,有特殊气味,剂量稍大可以引起恶心和便稀。有肾毒性和光毒性,并能促进血管壁凝血。本品性寒而滑利,脾虚便溏者慎服。

参考文献

[1] 陈静,侯尧,伍春莲.紫草素及其衍生物抗妇科肿瘤作用研究进展[J].中草药,2020,51(14):3814-3820.

[2] 冯伟,马建文,饶梅冬.紫草素诱导卵巢癌SKOV3和A2780细胞坏死性凋亡的作用及其机制研究

［J］. 中国药业,2019,28(1)：19 - 23.

［3］樊涛,郭彦伟,任金山,等. 紫草素对卵巢癌细胞株 SKOV3 放疗敏感性的影响及相关机制研究［J］. 中国病理生理杂志,2019,35(4)：641 - 645.

［4］袁建华,杨亚运,王蕊. 紫草素通过调控 PI3K/Akt 信号通路对卵巢癌 HO - 8910 细胞周期及凋亡的影响［J］. 中华生物医学工程杂志,2019,25(2)：189 - 194.

藤 梨 根

本品别名、基原、产地、生境、采收加工、药性、功效主治参见第十章"藤梨根"条。

【现代研究】

本品含多种化合物,大致分为六大类,包括五环三萜类、黄酮类、蒽醌类、甾体类、生物碱类和其他类等,其中五环三萜类齐墩果酸、熊果酸、黄酮类、蒽醌类大黄素、槲皮素为主要抗肿瘤活性成分。

药理研究表明,本品对肺癌、食管癌、胃癌等恶性肿瘤有明显的抗癌作用,并主要通过抑制癌细胞增殖、激发癌细胞凋亡等途径发挥作用。藤梨根提取物可明显抑制肺癌 A549 细胞的生长,呈现出明显的时间和剂量依赖性,G_0/G_1 期细胞数目增多,S 期和 G_2/M 期细胞数目相应减少,细胞发生 G_0/G_1 期阻滞,细胞凋亡率亦明显增加,随药物浓度增加、作用时间延长,其细胞周期阻滞作用及凋亡诱导作用逐渐增强;藤梨根乙酸乙酯提取物在体内可以明显抑制人食管癌裸鼠移植瘤的生长并且能抑制癌细胞 Ki - 67 抗原表达,促进癌细胞凋亡,并存在剂量依赖性;藤梨根提取物通过干预细胞周期和凋亡对胃癌细胞 SGC7901 增殖起抑制作用。现代临床应用研究证实,本品对胃癌、肝癌、卵巢癌、结直肠癌、肺癌、宫颈癌、乳腺癌等多种恶性肿瘤有治疗效果。

【临床应用】

本品为卵巢癌常用抗癌中药。临床应用以单味或复方煎汁内服为主,亦有制成合剂、冲剂、糖浆、片剂等内服;亦有制成注射剂用。常用剂量:煎汁服,一般每日 30~60 g。

【选方】

(1) 藤梨白英汤:藤梨根 60~80 g,白英 20~30 g,白头翁 20~30 g,半枝莲 30 g。每日 1 剂,加水煎汁,分 2~3 次服。用于卵巢癌、宫颈癌。

(2) 三味饮:藤梨根、生薏苡仁、猫人参各 50 g。每日 1 剂,加水煎汁,分 3 次服。用于卵巢癌、宫颈癌。

(3) 藤梨紫草煎:藤梨根 60 g,紫草 30 g,白花蛇舌草 30 g,土茯苓 20 g,薏苡仁 50 g,墓头回 20 g,甘草 9 g,红枣 20 g。每日 1 剂,加水煎汁,分 2~3 次服。用于卵巢癌、宫颈癌。

此外,本品还用于胃癌、食管癌、肝癌、胰腺癌、肠癌、肺癌、乳腺癌、膀胱癌等,组方详见第十章"藤梨根"条。

【按语】

藤梨根是临床上最常用的具有广谱抗癌效用的抗癌中药之一。对胃癌、直肠癌、肝癌等消化道肿瘤确有良好的治疗效果。如浙江中医药大学附属省中医院肿瘤科 30 多年来用本品为主制成的复方藤梨根制剂经长期、大量的临床实践,证实它能有效降低消化道肿瘤包括胃癌患者的复发和转移率,并能改善患者生存质量,延长患者生存期。此外,本品有较好的防癌(尤其是胃癌)作用,其有效活性成分能显著阻断致癌物质亚硝酸胺的作用。本品治癌有效且价廉,资源丰富,很有推广和开发前景。

参考文献

［1］王银辉,罗丽华,冉瑞智,等.藤梨根制剂对卵巢癌细胞株 A2780MMP‑2、MMP‑9 和 TIMP‑1 表达的影响［J］.临床和实验医学杂志,2018,17(18):1937‑1941.

［2］夏婷婷,王颖.藤梨根从"痰"论治恶性肿瘤的研究进展［J］.浙江中医药大学学报,2020,44(7):702‑706.

［3］甘椿椿,金湛,魏晓鹏,等.藤梨根化学成分及其体外抗肿瘤转移活性［J］.中成药,2021,43(2):403‑407.

［4］马艳春,冯天甜,韩宇博,等.藤梨根抗肿瘤作用机制及应用研究进展［J］.中医药学报,2019,47(6):118‑121.

第二十一章
皮　肤　癌

---◦◦◦◦∿◦◦◦◦---

第一节　中西医治疗现状

皮肤癌是发生于皮肤的恶性肿瘤,是人类常见的肿瘤之一。按其性质可分为良性和恶性两大类,良性的病变包括痣类、皮肤错构瘤、表皮及附件良性肿瘤;皮肤恶性肿瘤主要有恶性黑色素瘤、基底细胞癌、鳞状细胞癌、肉瘤及附属器官的恶性肿瘤等。皮肤癌的发病与遗传因素和环境因素两者的共同作用密切相关。阳光暴晒是皮肤癌最重要的致癌因素。已有动物实验提示,紫外线可诱发皮肤肿瘤;其他如接触烟灰、吸收砷类、皮肤烧伤瘢痕史和阳光直接照射也是重要因素;常年在室外工作的低纬度地区的人身体的暴露部位易患皮肤癌;白面孔金发、红发的人群较黄褐色皮肤的人群更易患本病。在我国发病率不是很高,但由于环境污染、臭氧层破坏等因素,有逐年上升趋势。皮肤癌早期病变的症状:① 经久不愈或时好时坏,或有少量出血的皮肤溃疡。② 日光性角化病出现出血,溃疡或不对称性结节凸起。③ 曾被阳光照射过的皮肤或旧的瘢痕处出现溃疡或结节突起。④ 久不消退的红色皮肤瘢痕上出现糜烂等。

皮肤癌的治疗原则和其他体内的恶性肿瘤相似:早期诊断,积极治疗。但皮肤癌又不同于其他体内的恶性肿瘤,有较多的局部治疗方法可以供选择。① 手术切除:对于大多数皮肤癌患者来说手术切除是根治性治疗的常用方法。根据皮肤癌的组织类型,生长部位和生物学特性,可选择不同的手术方式。对恶性程度低、分化较好、生长缓慢的皮肤癌根治性切除的机会较大;对分化差甚至未分化、恶性程度高,或有淋巴管、血管转移者,手术则为姑息性治疗方法。② 电外科切除:适用于浅表性小皮肤癌。③ 冷冻治疗和激光治疗。④ 放疗:一般来说,肿瘤未侵犯骨质和(或)软骨的特殊部位如眼睑和鼻等处,放射治疗优于手术,特别是有利于美容。⑤ 化疗:皮肤癌的化疗主要作为其他局部治疗的辅助治疗,也可作为晚期皮肤癌的姑息治疗。⑥ 免疫和靶向治疗:对于进展期或晚期已发生转移、恶性程度高的皮肤癌可以用靶向药物、免疫药物来改善预后进而抑制肿瘤细胞的增殖,促进癌细胞凋亡。⑦ 中医药治疗。

皮肤癌在传统中医学中属于"反花疮""石疗""石疽""乳疳"等范畴。中医对皮肤癌的认识可追溯到公元 610 年,隋代的巢元方所著的《诸病源候论》中记载:"反花疮者,由风毒相搏所为。初生如饭粒,其头破则血出,便生恶肉,渐大有根,脓汁出。肉反散如花状,因名反花疮。""由寒气客于经络,与血气相搏,血涩而成疽也。其寒毒偏多,则其结聚而皮厚,状如痤疖,坚如石,故谓之石疽也。"可见中医对皮肤癌的病因、病机较早就有较深入的认识。综合诸医家的论述,本病虽然证候多样复杂,但究其病因不出内、外二因:内为脏腑功能失调,外为六淫之邪入侵。至其为病,则无非气血壅滞,营卫稽留之所致。其发病机制主要有正虚、气滞血瘀、湿浊和外邪入侵四个方面。因此,内治宜用滋肝养血、益气培元、补脾益胃、疏肝解郁、祛湿散结等治则,如六味地黄汤、四君子汤、八珍汤、栀子清肝汤、逍遥散、醒消丸等。外治法则通过外敷药物发挥治疗作用,候元气恢复,脓毒将尽除之。外敷药物种类繁多,如消瘤膏、蟾酥软膏、皮癌净、黑倍膏等,也有多种外用洗剂。本病手术耗气伤血,放疗耗阴损液,化疗气血两亏均可服用补气益血滋阴之品的同时配伍抗皮肤癌常用中药以防止复发、转移。

本病常用抗癌中药有苦参(详见第十二章"苦参"条)、农吉利(详见第二十一章"农吉利"条)、砒石、雄黄等。

参考文献

[1] 郭焕,徐伟,胡军利.临床肿瘤诊断学[M].天津:天津科学技术出版社,2012.
[2] 曾红,陈德宇.皮肤癌的中西医结合治疗进展[J].四川中医,2015(3):187-189.

第二节　常用抗癌中药

砒　石

又名信石、白砒、红砒等。药用为氧化物类矿物砷华矿石的加工品(也有用毒砂或雄黄等含砷矿石的加工制成品),并有白砒、红砒两种。白砒以块状、色白、有晶莹直纹无渣为佳;红砒以块状、色红润、有晶莹直纹无渣者为佳。

本品味辛、酸,性热;有毒,不可口尝。《本草纲目》谓:"除……烂肉,蚀瘀腐,疗疬。"功效:祛痰截疟,蚀恶去腐,杀虫抗癌。用于皮肤癌、宫颈癌、食管癌、白血病等。此外,还可用于淋巴结核、骨结核、疥癣等。

【现代研究】

砒石主要有效成分为三氧化二砷(As_2O_3),为剧毒药,对多种癌肿均有良好的治疗作用,如皮肤癌、急性早幼粒细胞白血病、宫颈癌、肺癌、肝癌、结肠癌等。

药理研究显示,三氧化二砷(As_2O_3)抗肿瘤机制主要包括抑制肿瘤细胞的增殖、转移、肿瘤新生血管,诱导肿瘤细胞分化及凋亡及逆转肿瘤细胞多药耐药性等。三氧化二砷对人黑色素瘤细胞系 Bowes 和 A375 的存活率、DNA 损伤、增殖、自噬和凋亡均有显著影响,可抑制黑色素瘤细胞增殖,使细胞周期阻滞于 G_2/M 期,同时调节 $I\kappa B$、Akt、ERK1/2、p38 和 JNKK 激酶的磷酸化,降低线粒体膜电位。三氧化二砷(As_2O_3)对 B16 黑色素瘤的肺转移有明显的抑制作用,可显著提高肺重量、降低肺转移结节数和微血管数。研究显示,As_2O_3 在一定范围内可提高大鼠中性粒细胞(PMNs)来源的 MMP-9 的活性以及成人纤维细胞(hFb)分泌的 MMP-1、MMP-2 的活性,抑制 hFb 分泌的 TIMP-1、TGF-β1 的表达,从而促进皮肤创面的清创与愈合。现代临床应用研究证实,本品对皮肤癌、宫颈癌等有显著的治疗作用,如田素琴用"白砒条一效膏"治疗皮肤癌 22 例,治愈率达 100%。一项 II 期的国外临床研究则显示,应用 As_2O_3 治疗 IV 期黑色素瘤有一定的疗效且患者耐受性良好。此外,本品还有杀灭细菌、原虫等作用。

【临床应用】

本品为皮肤癌常用抗癌中药。因系剧毒类抗癌药,其应用以研末外用为主(如皮肤癌、宫颈癌等);亦有研末制成丸剂口服(如食管癌)。常用剂量:研末制丸内服,用量为 0.03～0.05 g,口服极量为 5 mg。体虚及孕妇忌服。

【选方】

(1) 白砒条:白砒 10 g(研细末),淀粉 50 g。拌匀加水适量,揉成面团,捻成线条状"白砒条",待自然干燥备用。用于皮肤癌。另配:朱砂 50 g,煅炉甘石 150 g,冰片 50 g(各研末),滑石粉 500 g,淀粉 100 g 共拌匀。加适量麻油,调成糊状"一效膏",备用。用法:局部常规消毒后,在癌肿周围间隔 0.5～1.0 cm 处刺入白砒条,深达肿瘤基底部,在癌肿周围形成环状。同时,外敷一效膏,并每日换敷 1 次,直至治愈。一般插入白砒条 4 h 内,出现疼痛、肿胀,少数剧痛者可加用止痛药。治疗过程中要加强无菌观念,严防感染。据报道,本法对皮肤癌有显著的疗效。

又法:白砒 6 g,小麦粉 30 g。将小麦粉加适量水调制成不粘手的糯糊状,加入白砒,捻成线状细药条。用法:在病变部位常规消毒及局部麻醉后,用消毒后的 1 号注射针头在距瘤块周围 0.5 cm 处刺入肿瘤根部,然后将药条由针孔处插入,如此沿肿瘤周围每隔 0.5 cm 依次插入 1 根,用无菌敷料(消毒纱布)盖上。待肿块脱落后,创面每日外敷药膏(由滑石粉 500 g,煅炉甘石粉 90 g,朱砂、冰片各 30 g,淀粉 60 g。共研细末,拌匀,用麻油调成糊状),使创面迅速愈合。

(2) 砒石枣糊:砒石 0.2 g,大枣(去核)10 枚。将砒石末置于去核大枣肉内,放置恒温烘箱内烤(至大枣略变成黑褐色),研细末混匀,密封于洁净瓶中备用。

用法:与麻油适量调成糊状,外敷患处。根据肿瘤大小,采用分次敷药,依次递减的方法。肿瘤直径在 2 cm 以内者,一般用药 0.2～0.3 g 即可;肿瘤直径在 2～5 cm 者,酌情分次用药,每第一次用 0.5 g,间隔 2～3 星期(最好待第一次药痂脱后),再涂敷 0.25～0.3 g;肿瘤直径在 5 cm 以上者,第一次用 1 g,2～3 星期后平涂 0.1～0.5 g,如药痂脱落,边缘尚有肿瘤残留,可第三次用药 0.1~0.25 g。敷药范围应达癌肿边缘外健康组织 0.5 cm。敷药后一般药物与癌肿组织粘合成干燥的药痂,癌肿逐渐坏死后与正常组织分离。据介绍,本法治疗颜面皮肤癌有良效,尤其癌肿直径在 3 cm 以内者疗效较好,5 cm 以上者,则疗程较长。

(3) 红砒香油糊:红砒 0.3 g,人指甲 0.15 g,头发 0.15 g,大枣(去核)1 枚,碱发白面粉 30 g。先将红砒研成细末放入枣内,人指甲、头发放在大枣的周围,再用碱发白面包封在一起,放置炭火中煅烧成炭状,冷却后研成细末,用麻油调成 50% 的糊状,即成。

用法:先清洗癌肿局部,去掉痂皮,再涂敷药糊,敷药范围控制在病变区边缘以内,勿涂于正常皮肤上。每日或隔日敷药 1 次。用于皮肤癌、唇癌、乳腺癌、阴茎癌。

(4) 砒黄散:砒石、硫黄各 30 g。加热二药,以刚好熔化为度,候冷后研末,拌匀备用。用于脂肪瘤。用时,先用消毒针挑破肿块的皮肤,敷上黄豆大小的药丸,用膏药固定;已溃烂者,撒敷上药末,候至收口。

(5) 砒石片:白砒(研末)2 g,山药粉 98 g。二药混匀,压制成每片重 0.1 g 的片剂 1 000 片。每日服 3 次,每次 1 片,温开水送下。用于食管癌。

【按语】

本品为剧毒抗癌药,对皮肤癌、宫颈癌等有良效,近年来报道以本品治疗白血病也有较好的疗效。本品急性中毒症状有呕吐、淘米水样腹泻、蛋白尿、血尿、眩晕、头痛、紫绀、晕厥、昏睡、惊厥、麻痹,以致死亡。暴发型可无上述明显症状,迅即发生虚脱、惊厥、麻痹而死亡。一般认为砷与含巯基酶结合,影响酶的活性,从而严重干扰组织代谢,出现中毒,所以临床急救时皆用二巯基丙醇(BAL)解毒。因其有大毒,用时宜慎。不宜多用久服,肝肾功能不良、体虚及孕妇忌服。《日华子本草》:"畏绿豆、冷水、醋。"

参考文献

[1] 王长安.三氧化二砷抗肿瘤机制研究进展[J].肿瘤基础与临床,2011,24(5):458-460.

雄 黄

为传统矿物药,始载于《神农本草经》。为硫化物类矿物雄黄族雄黄,主含二硫化二砷(As_2S_2)。采挖后,根据性状分为雄黄、腰黄。主产于湖南、贵州。全年可采,除去杂质,或由低品位矿石浮选生产为精矿粉。

本品味辛,性温;有毒;入肝、大肠经。功效:解毒杀虫,燥湿祛痰,截疟抗癌。用于痈肿疔疮,蛇虫咬伤,虫积腹痛。抗癌用于皮肤癌、白血病、淋巴瘤、乳腺癌、肝癌等。

【现代研究】

本品主含二硫化二砷(As_2S_2)。

雄黄历来是外用治疗疗疮的要药。现代药理学研究表明,雄黄具有抗肿瘤、抗病毒、抗菌等多种作用。雄黄治疗肿瘤的主要活性化学成分为二硫化二砷(As_2S_2),对人皮肤癌、肝癌、胃癌、乳腺癌、肺癌、白血病等细胞均有显著抑制作用。其作用机制是通过诱导肿瘤细胞凋亡、抑制细胞 DNA 合成、诱导细胞分化、抑制核酸合成、抑制新生血管生成、增强机体的细胞免疫功能等多种因素发挥抗肿瘤作用。研究显示雄黄可上调 PEDF、p53、caspase-3 表达和下调 Bcl-2、Survivin、VEGF 表达,抑制人皮肤鳞癌 A431 增殖,并诱导细胞凋亡。经雄黄处理人黑色素瘤 BOWES、A375 细胞后,细胞增殖受到抑制,细胞周期停滞在 G_2/M 期,$I\kappa B$、AKT、ERK1/2、p38 和 JNKK 激酶的磷酸化水平发生改变,线粒体膜电位降低。此外,雄黄诱导细胞凋亡均呈剂量依赖性,当浓度较低($0.3\ \mu mol/L$)时增加溶酶体活性并诱导自噬,较高浓度($1.25\ \mu mol/L$)时细胞出现凋亡。体内实验也证实雄黄对 C57BL/6 荷瘤小鼠血管生成有显著抑制作用,可能为抗肿瘤机制之一。临床将含雄黄的复方制剂或单味雄黄用于治疗血液系统肿瘤及部分实体瘤,尤其在治疗恶性血液病以及皮肤癌、肝癌等实体瘤,显示出较好的应用前景。

【临床应用】

本品为皮肤癌常用抗癌中药,系以毒攻毒类抗癌药。临床应用以研末外用为主,亦有制成药丸或煎汁内服。常用剂量:外用适量;研末制丸内服 1～4 分(0.3 g)。

【选方】

(1)改良硇砂散:硇砂 9 g,大黄、硼砂、轻粉、雄黄各 3 g,冰片 0.15 g。诸药共研细末,用獾油或香油调成糊剂,每日涂敷。用于皮肤癌。据报道,该法治疗皮肤癌 13 例,总有效率为 76.99%。

(2)硝黄化癌散:火硝 500 g,皂矾 30 g,黄丹 60 g,雄黄 9 g,朱砂 3 g,冰片适量。将火硝、皂矾烈火(猛火)炼液,加黄丹、雄黄、朱砂粉搅拌和匀。用时取上药 2 g,加冰片 1 g,研细敷于癌肿上,隔日换药 1 次。用于皮肤癌。用药后癌组织腐蚀脱落,长出新皮肉,活检未见癌细胞。据介绍,用本散治疗面部皮肤鳞状细胞癌 2 例,临床治愈。

(3)五烟丹:胆矾、丹砂、雄黄、白矾、磁石各 30 g。上药共煅制成末。外用:每日或隔日涂敷患处。用于皮肤癌。

【按语】

本品系以毒攻毒类抗癌中药。有关临床报道,用治皮肤癌、恶性白血病等,确有较好疗效。在应用过程中,若用法用量不当可引起中毒。中毒后表现为口干、咽喉干痛、口渴、吞咽困难、口中有金属味、流涎、恶心、剧烈呕吐、腹痛、腹泻、头痛、头昏、眩晕、呼吸困难、肌肉疼痛、痉挛、谵妄、血管麻痹、吐血、咳血、便血、眼结膜充血、鼻出血、肝、肾损害而引起氨基转移酶升高、黄疸、血尿、蛋白尿、尿闭等,严重时极度衰竭以致昏迷。还可引起砷角化病及砷黑变病,中毒后立即用氢氧化铁溶液催吐,用 1% 硫代硫酸钠洗胃,硫酸镁导泻,而后服蛋清、牛奶、豆浆、药用炭等。吸附毒物,保护黏膜。中药治疗:① 绿豆 120 g,煎汤服。② 绿豆 60 g,连翘 30 g,木通 9 g,金银花 30 g,黄连 9 g,滑石 12 g,天花粉 15 g,甘草

9 g,煎汤,早晚分服,连服 3～4 剂。③ 香附 9 g,冰片 3 g,鸡血藤、青木香、广木香、三七各 15 g,水煎 3 次,合在一起,每 2～4 h 服 1 次,3 次服完,连服 2～4 剂。本品内服宜慎;不可久用;孕妇禁用。

参考文献

[1] 齐元富,李慧杰,颜芹.纳米雄黄对皮肤鳞癌 A431 细胞 p53、Bcl‐2 表达的影响及相关机制探讨[J].河北中医,2014,36(1):109‐111.

[2] 李秀荣,李慧杰,林艳艳.纳米雄黄抑制 A431 细胞株新生血管的机制研究[J].现代肿瘤医学,2013,21(2):232‐234.

[3] 宋玲玲,韩冬月,林瑞超,等.矿物药雄黄的研究进展[J].中国中药杂志,2019,44(3):433‐440.

第二十二章
恶性淋巴瘤

第一节 中西医治疗现状

恶性淋巴瘤是指原发于淋巴造血系统，由于淋巴细胞异常增生所形成的高度异质性的恶性肿瘤，分为霍奇金淋巴瘤（Hodgkin's lymphoma，HL）和非霍奇金淋巴瘤（non-Hodgkin's lymphoma，NHL）两大类。HL 是惰性淋巴瘤，NHL 是一类异质性很大的疾病，分为 T 细胞和 B 细胞淋巴瘤两大类。淋巴瘤发病率约占全身肿瘤的 3%，我国 2014 年数据显示发病率为 5.94/10 万，男性＞女性，城市＞农村。发病年龄以 20～40 岁最多见。近年来，NHL 发病率呈上升趋势，HL 呈下降趋势。恶性淋巴瘤的病因至今尚不明确，多数由多种因素共同作用的结果：肿瘤家族史、免疫功能失调（免疫缺陷、自身免疫性疾病）、感染病毒（如 EB 病毒、人类 T 细胞淋巴瘤病毒 I 型、Kaposi 肉瘤病毒）、遗传因素、理化因素、环境因素、生活方式等。因此高危人群出现淋巴结肿大，伴发热、盗汗、体重下降、皮肤瘙痒、疼痛等全身症状时，应及时行验血和 CT、PET 和 PET - CT 等影像学检查，必要时行淋巴结活检。

恶性淋巴瘤常用治疗方法有放疗、化疗、生物免疫治疗、化疗和放疗综合治疗、造血干细胞移植、抗感染治疗、中医治疗等。HL 是可以治愈的惰性淋巴瘤。大部分早期和晚期淋巴瘤的主要治疗手段是化疗，大部分 B 细胞淋巴瘤对化疗敏感。化疗联合利妥昔单抗（CD20 抗体，分子免疫抑制剂）则为晚期弥漫性大 B 细胞淋巴瘤的标准方案。I～II 期结节性淋巴细胞为主型 HL，I E～II E 期 NK/T 细胞淋巴瘤鼻型，对于化疗抗拒或不耐受的早期患者以放射治疗为主要治疗手段。放疗局部控制率高，联合化疗能有效地控制远处转移，降低治疗毒性。对于年龄≤55 岁、无重要脏器功能异常的难治易复发的侵袭性淋巴瘤患者，可考虑自体或异体造血干细胞移植。对于某些惰性淋巴瘤，单纯抗感染治疗即可取得比较好的疗效。

恶性淋巴瘤在中医属"瘰疬""石痈""石疽""失荣""恶核"的范畴。恶性淋巴瘤的病因是由于正气内虚，加之外感邪毒，饮食失调，情志内伤导致水湿内停，聚湿生痰，痰著于经络肌肤,生为本病。本病的病机与肺、脾、肝、肾、三焦等脏腑,和外感邪毒以及情志劳倦伤食有关,因此本病早期以实为主,痰为辨证要点,进展过程中,痰凝导致血瘀、毒结。晚期则局部属实,全身属虚。辨证论治本病可分为寒痰凝结型、气郁痰结型、阴虚痰瘀型、阴阳俱虚型。具体治则是:寒痰凝结证患者予阳和汤加减以温化寒痰,补气养血;气郁痰结证患者可予柴胡疏肝散加减以疏肝解郁,化痰散结;阴虚痰瘀证患者可予壮骨丸加减以补肾养肝,化痰祛瘀;阴阳两虚证患者可予肾气丸加减以滋阴温阳,补益肝肾。中药抗肿瘤贯穿在恶性淋巴瘤的整个治疗过程。对于完成了放、化疗而病情稳定的患者,均可在辨证施治的基础上,根据以上各证治疗代表方中加入大剂量化痰散结之抗肿瘤中药(如半夏、土贝母、胆南星、浙贝母、三棱、莪术、夏枯草、守宫、蜈蚣等),发挥中药抗肿瘤多环节、多靶点的优势。中西医结合维持巩固治疗,以防止肿瘤的复发转移,从而提高生活质量和生存率。

恶性淋巴瘤的常用抗癌中药有:喜树、夏枯草、天葵子、长春花、土贝母(详见第十六章"土贝母"条)、守宫等。

参考文献

[1] 陈信义,李冬云.恶性淋巴瘤的中西医结合治疗对策[M].北京:化学工业出版社,2008.
[2] 陈健一,孙雪梅.恶性淋巴瘤的中医治疗[C]//中华中医药学会.第二届岐黄论坛——血液病中医药防治分论坛论文集,2014.

第二节　常用抗癌中药

长　春　花

又名雁来红、日日新、四时春等。药用为夹竹桃科植物长春花 *Catharanthus roseus* (L.)G. Don 的全草。产于广东、广西、云南及长江以南各地。生于路边、林边或草丛中,四季均可采集,晒干备用。

本品味苦,性寒;有小毒;入肝、肾经。功效:清热解毒,散结抗癌。《常用中草药彩色图谱》:"治疗何杰金氏病、恶性肿瘤。"《广西药植名录》:"治白血病,肺癌,绒毛膜上皮癌,淋巴肿瘤。"用于恶性淋巴瘤、白血病、淋巴肉瘤、乳腺癌、睾丸癌、肺癌、肾癌、绒毛膜上皮癌等。

【现代研究】

本品主要成分为生物碱、黄酮类化合物,迄今已从本品中分离出130余种生物碱,其中长春花碱(vinblastine)、长春新碱(vincristine)、异长春花碱(leurosidine)、环氧长春碱(leurosine)等多种生物碱均有抗癌作用,尤以前二种为明显。

药理研究表明,本品及其提取物有良好的广谱抗癌效用,长春花碱、长春新碱、异长春花碱等能对抗多种肿瘤,对急性淋巴细胞白血病(P1534)有显著的治疗作用,对白血病(L1210)、IRC741/1398白血病、瓦克癌(W256)、肉瘤(S180)、艾氏腹水癌、移植性和自发性乳腺癌、B16黑色素瘤、A2780人卵巢癌等细胞,均有较强的杀伤和抑制作用。长春碱抗肿瘤的作用机制主要体现在能抑制肿瘤细胞的有丝分裂,使细胞有丝分裂阻滞在G_2/M期,阻止微管蛋白聚合,从而诱导实体肿瘤凋亡。长春碱类药物还能抑制肿瘤的血管生成,并能抑制内皮细胞增殖,促进血管内皮细胞及肿瘤细胞凋亡。研究表明,长春碱0.05 $\mu g/mL$诱导急性淋巴细胞性白血病细胞株0～8 h,细胞周期阻滞程度逐渐增加,但细胞凋亡率并无显著改变,说明在一定浓度下,诱导阻滞增加可不伴随凋亡细胞显著增加。

现代临床研究证实,长春花碱对急性淋巴细胞白血病和恶性淋巴瘤的缓解力较强,尤其对儿童急性白血病的疗效与泼尼松、抗代谢药物相当,而且起效较快,用药3日内肿瘤明显缩小或发热消退。

毒性作用:长春碱主要毒性为骨髓抑制,可产生恶心、脱发、腹泻、便秘、手脚麻痹等症状,在一些情况下会出现局部肿瘤疼痛。长春新碱的主要副作用为神经毒性,表现为深部腱反射消失,足趾麻木感或刺痛感,可使用谷胱甘肽预防恶性淋巴瘤长春新碱化疗所致神经毒性。长春碱类化疗药还可使患者产生痛觉过敏或超敏反应,诱发神经病理性疼痛,也称化疗痛。

【临床应用】

本品为恶性淋巴瘤常用抗癌中药。亦常用于白血病、胃癌、乳腺癌、睾丸癌、肺癌、肾癌、绒毛膜上皮癌等多种恶性肿瘤的治疗。临床应用以单味或复方煎汁内服或提取有效成分制成注射液静脉注射为主,也有取适量,捣敷;或研末调敷以外用。常用剂量:煎服5～10 g;注射用,每次10～15 mg,每星期1次。或按医嘱。

【选方】

(1)长春花饮:长春花15～20 g。每日1～2剂,加水煎汁,分2～3次饮服。用于急性白血病、恶性淋巴瘤等。

又法:长春花15 g,白茅根30 g,生鳖甲15～30 g。每日1剂,加水煎汁,分2～3次饮服。

(2)长春花克癌汤:长春花15 g,白花蛇舌草30 g。每日1剂,加水煎服,分2～3次饮服。用于网织淋巴细胞肉瘤、白血病、卵巢癌等。

(3)长春花碱注射液:静脉注射,每次10～15 mg,加生理盐水10 mL稀释后慢慢推注,每星期1次;或按成人每次0.2 mg/kg体重、小儿250 $\mu g/kg$体重计算加入生理盐水10 mL稀释后慢慢推注,每星期1次。首次宜小剂量,总剂量60～80 mg为1个疗程。适用于霍奇金病、绒毛膜上皮癌、白血病及乳腺癌、卵巢癌、睾丸癌、肾癌。

(4)长春新碱注射液:静脉注射,每次2 mg,加生理盐水20 mL稀释后缓缓推注;或用5%葡萄糖注射液500 mL稀释后滴注;或按每次0.2 mg/kg体重计算,按上法注射。

每星期 1 次,总剂量 6～8 mg 为 1 个疗程。适用于霍奇金病、绒毛膜上皮癌、白血病及乳腺癌、卵巢癌、睾丸癌、肾癌。

此外,本品用于白血病、胃癌、乳腺癌、睾丸癌、肺癌、肾癌、绒毛膜上皮癌等。

长春豆根汤:长春花 15 g,山豆根 15 g,半枝莲 20 g。每日 1 剂,加水煎汁,分 2～3 次温服。用于卵巢癌、肺癌、白血病等。

又法:长春花 15 g,紫草、半枝莲各 20 g,生鳖甲 15～30 g。每日 1 剂,加水煎服,分 2～3 次饮服。

长春藤梨茶:长春花 15 g,藤梨根 30～80 g。每日 1 剂,加水煎汁,代茶饮。用于胃癌。

【按语】

长春花是我国近代发现的一味具有良好抗癌效用的植物药,对霍奇金病、白血病、绒毛膜上皮癌、睾丸癌、神经细胞瘤、恶性黑色素瘤等多种恶性肿瘤,无论用本品的提取物长春花碱、长春新碱等注射液或长春花单味、复方煎剂治疗,均有较好的疗效,尤其对霍奇金病、急性白血病的治疗效果更为明显。据有关资料显示,总有效率达 70%～80%;若与其他化疗药同用,则能起到增强疗效的作用。而且本品药源丰富,四季可采,颇有应用和推广价值。

长春新碱和长春地辛目前已经被广泛运用于治疗实体瘤的化疗当中,长春地辛是长春花碱的半合成衍生物,属于细胞周期特异性药物,主要作用于 M 期。安徽省肿瘤医院观察长春地辛与长春新碱分别治疗急性淋巴细胞白血病,发现两者近期疗效差异不大,但长春地辛不良反应发生率及费用低于长春新碱。

长春瑞滨是近年来开发上市的一种半合成长春碱衍生物,其浓度大于 12 nmol/L 时可阻断 G_2/M 期,可通过抗微管机制产生细胞毒作用,毒性弱,用于非小细胞肺癌、乳腺癌、卵巢癌、食管癌的治疗。其治疗晚期乳腺癌效果不受转移影响,Ⅱ期临床研究证明长春瑞滨单药治疗晚期乳腺癌缓解率达 41%,中位生存期为 18 个月。内蒙古赤峰临床医学院发现卡培他滨联合长春瑞滨(NX 方案)较多柔比星联合环磷酰胺(AC 方案)疗效更好,不良反应少,生存率高。江苏省南通市肿瘤医院内科观察长春瑞滨联合卡培他滨治疗晚期乳腺癌 28 例,发现其对于多药耐药的晚期乳腺癌疗效好,耐受性强,可作为二线以上方案治疗失败后晚期乳腺癌的解救化疗方案。林金兰等使用长春瑞滨软胶囊单药口服,加上节拍化疗法,治疗老年非小细胞肺癌,发现这种治疗方式可有效改善生活质量,安全可靠。

本品有一定的毒性,应用时剂量不宜过大,初次煎服或注射用,宜从小剂量开始,注射用时应特别注意勿使药液漏出血管壁外,以防止局部组织的损伤溃疡。此外,在应用本品期间,应常作血常规检查,若有严重贫血,或白细胞计数降至 $3.5×10^9$/L 以下,或有出血倾向者,应慎用或禁用本品,停药一段时间待血象正常后再用。少数人用药后可能会有食欲减退、恶心、呕吐等胃肠道或者骨髓抑制等反应,一般不影响治疗,症状严重时停药后可逐渐消失。

参考文献

[1] 吴希芝,谢海琴,龙秀红,等.长春花化学成分的研究[J].中国药学杂志,2017,52(8)：631-636.

[2] 关贝贝,王慧歌,罗显锋.恶性淋巴瘤化疗所致神经毒性应用谷胱甘肽的预防效果研究[J].医药论坛杂志,2015,36(12)：122-124.

[3] 代恩艳.谷胱甘肽预防恶性淋巴瘤长春新碱化疗所致神经毒性的临床效果[J].临床医学研究与实践,2018,3(10)：17-18.

[4] 梅文莉,吴娇,戴好富.三尖杉属植物化学成分与药理活性研究进展[J].中草药,2006,37(3)：452-458.

[5] 钟以胜,潘长穿,金昌男,等.长春花碱诱导 MOLT-4 细胞产生 M 期细胞阻滞的初步研究[J].中国实验血液学杂志,2009,17(2)：358-362.

[6] 陈秀珍,朱大诚.长春新碱抗白血病作用的研究进展[J].时珍国医国药,2008,19(11)：2720-2722.

[7] 张钰,张艳丽,李欣,等.长春地辛和长春新碱治疗儿童急性淋巴细胞白血病比较[J].中国小儿血液与肿瘤杂志,2016,21(4)：185-190.

[8] 高贤,单淇,辛宁,等.长春花化学成分和药理作用研究进展[J].现代药物与临床,2011,26(4)：274-277.

[9] 许焱,田军.长春西汀的药理作用与临床应用[J].中西医结合研究,2012,4(1)：38-39.

天 葵 子

又名紫背天葵、千年老鼠屎、散血球等。药用为毛茛科植物天葵 *Semiaquilegia adoxoides* (DC.) Makino 的干燥块根。主产于我国浙江、江西、湖北、湖南、贵州、四川等省(长江流域亚热带地区)。夏初采挖,洗净,干燥,除去须根,留下块根备用。

本品味甘、苦,性寒;入肝、胃经。功效：清热解毒,消肿散结,抗癌抑癌。抗癌用于恶性淋巴瘤、肺癌、脑部肿瘤等。此外,还用于肺结核、疔疮、乳痈、瘰疬、蛇虫咬伤等疾病。脾胃虚寒者或小便清利者慎用。

【现代研究】

本品主要含有生物碱类、内酯与香豆素类、木质素类、二萜类等成分。其中生物碱类为抗肿瘤有效成分,包括木兰碱、天葵碱、唐松草酚等。

药理研究发现,天葵子生物碱对恶性淋巴瘤、肉瘤(S180)、甲状腺癌、肝癌(HepG2 和 SMMC-7721)、肺癌、脑瘤、胃癌、直肠癌、乳腺癌、宫颈癌、白血病等均有抑制作用。天葵子的生物碱部位经纯化后,对小鼠移植性 S180 肉瘤的具有显著的抗肿瘤作用,高剂量组的抑瘤率达到 37.1%,其总生物碱可降低肿瘤相关巨噬细胞中 TGF-β、TNF-α、IL-6 表达,同时明显增加胸腺指数。此外,天葵子乙醇提取物对人肝癌 HepG2 和 SMMC-7721 细胞株也有一定程度的抑制作用。天葵子具清热解毒,消肿散结,利水通淋之功效。历代中医多用于治疗痈肿疔疮、乳痈、瘰疬、毒蛇咬伤、热淋、砂淋等病症。现代研究发现天葵子以单方或复方入药可用于多种疾病治疗,如乳腺炎、各种恶性肿瘤、皮肤病等。

【临床应用】

本品为恶性淋巴瘤常用抗癌中药。尤适用于肝气郁结,痰湿凝聚所致的恶性肿瘤。临床应用以复方或单味煎服为主,亦可外用。常用剂量:煎服 9~15 g;外用:捣敷或捣汁点眼。

【选方】

(1) 复方天葵煎:天葵子、土贝母、皂角刺各 15 g,天龙 1~2 条,猫爪草 20 g,蒲公英 30 g,白毛夏枯草 20 g。每日 1 剂,加水煎剂,分 2 次服。用于淋巴肉瘤。

(2) 天葵昆甲饮:天葵子、炮山甲各 15 g,昆布 20 g,半夏 9 g,紫花地丁 30 g,连翘 12 g,白花蛇舌草 30 g。每日 1 剂,加水煎剂,分 2~3 次服。用于淋巴肉瘤。

(3) 天葵重楼汤(上海群力草药店方):天葵子、黄药子、红木香、重楼各 15 g,蛇六谷 30 g。每日 1 剂,先将蛇六谷煎 2 h,再放入其他四药一起煎 30~40 min,取汁,分 2 次服。用于恶性淋巴瘤。本方肝肾功能不佳者忌服。

(4) 天葵牡蛎煎:煅牡蛎、煅瓦楞子、水红花子各 30 g,蛇六谷(先煎 2 h)、土茯苓各 24 g,天葵子、重楼各 12 g,炙甘草 6 g。每日 1 剂,水煎服,分 3 次服。用于恶性淋巴瘤。

(5) 天葵昆布饮:枸橘李、昆布、天葵子、炒白术、生黄芪各 24 g,党参、炒扁豆、淫羊藿、夏枯草、青皮、制南星各 12 g,香附、橘皮叶各 9 g,壁虎、柴胡各 6 g。每日 1 剂,加水煎汁,分 2~3 次服。用于恶性淋巴瘤。

(6) 蛇六谷天葵饮:蛇六谷 30 g(先煎 2 h),黄药子、天葵子、红木香、僵蚕(一方为重楼)各 15 g。每日 1 剂,水煎服。用于淋巴肉瘤(肝肾功能不佳者慎服)。

(7) 天葵蛇六谷煎:天葵子 12 g,蛇六谷 24 g,水红花子 30 g,重楼 12 g,煅牡蛎 30 g,炙甘草 6 g,煅瓦楞子 30 g,土茯苓 24 g。每日 1 剂,加水煎汁,分 3 次服。用于恶性淋巴瘤。

(8) 瘰疬丸(包括恶性淋巴瘤等):八月札、金樱子、海金沙根各 120 g,天葵子 240 g。用于恶性淋巴瘤。共研末,制成丸剂,每日 3 次,每次 5 g。

此外,本品还用于肺癌、乳腺癌、甲状腺癌、食管癌、胃癌、膀胱癌等。

天葵肺癌汤(孙秉严方):天葵子、白花蛇舌草、白茅根、鱼腥草、蛇莓、薏苡仁、藤梨根、半夏、海藻、牡蛎各 15 g,干蟾皮、急性子、陈皮、竹茹、党参各 20 g,黄芪、代赭石各 30 g,百部 20~30 g,生姜 5 片,大枣 5 枚。每日 1 剂,加水煎汁,分 2 次服。用于肺癌。

天葵丸:天葵子 45 g,昆布、海带、海藻、浙贝母、桔梗各 30 g,海螵蛸 15 g。共为末,酒糊为丸。每服 6 丸,每日 2 次,饭后酒饮下。用于淋巴瘤。

天漏汤:天葵子 30 g,漏芦 15 g,八角莲 9 g,芸苔子 30 g,䗪虫 9 g,白蔹 9 g,金雀花 9 g,木馒头 30 g(加减:疼痛加露蜂房)。每日 1 剂,加水煎汁,分 2 次服用。用于乳腺癌。

天葵贝母汤:天葵子 4.5 g,贝母 9 g,煅牡蛎 12 g,甘草 3 g。每日 1 剂,加水煎服。用于淋巴肉瘤,乳腺肿瘤,甲状腺癌。

天葵海藻丸：天葵子 45 g，海藻、海带、昆布、贝母、桔梗各 30 g，海螵蛸 15 g。共研成细末，酒糊为丸如梧桐子大，每服 70 g，食后温酒送服。用于甲状腺肿瘤，淋巴瘤。

天葵二石汤：天葵子、石吊兰各 15 g，野荞麦根、抱石莲各 30 g。每日 1 剂，加水煎汁，分 2 次服。用于肺癌。

黄药天葵汤：黄药子 500 g，天葵子 500 g，算盘子 500 g。制粒压片，每次 5～10 片，每日 3 次。用于胃癌（肝功能不全者忌服）。

天葵石韦煎：天葵子、石韦各 15 g，过路黄、土茯苓各 30 g。每日 1 剂，加水煎汁，分 2 次服。用于膀胱癌。

天葵酒：天葵子 0.5 kg 研末，加入 500 mL 高粱酒或米酒中浸 7 日。每次服天葵酒 50 mL，每日 3 次。可同时服硇砂制剂。用于食管癌、鼻咽癌。

【按语】

清代《百草镜》对天葵子的描述为："二月发苗，叶如三角酸，向阴者紫背为佳，其根如鼠屎，外黑内白，三月开花细白，结角亦细，四月枯。""性凉清热，治痈疽肿毒，疗疮瘰，跌仆疯犬伤，七种疝气，痔疮劳伤。"近代临床及药理研究发现本品有较好的抗癌抑癌效用，对恶性淋巴瘤，肝气郁结，痰湿凝聚之甲状腺肿瘤、甲状腺癌、乳腺癌等均有较好的治疗效果。

临床上本品常与浙贝母、牡蛎、夏枯草、玄参等配伍治疗瘰疬；与蒲公英、鹿角霜等配伍治疗乳痈；与金银花、连翘、地丁草等配伍治疗疮痈等症。

参考文献

［1］张海彬，程海波，沈卫星，等.中药天葵子的化学成分研究进展［J］.南京中医药大学学报，2018，34（2）：205-209.

［2］孙建，王建农.天葵子总生物碱对小鼠 S180 实体瘤的抑制作用及对肿瘤炎性微环境干预作用研究［J］.中南药学，2020，18（6）：959-962.

［3］陈玉，蔡恩照，李琳洁.中医治未病思想在恶性淋巴瘤预防中的应用［J］.新中医，2017，49（8）：187-189.

喜　树

又名旱莲、水栗、水桐树等，药用为珙桐科植物喜树 *Camptotheca acuminata* Decne. 的根、果、树皮、树枝、叶。多分布于长江以南地区，产于浙江、江西、湖南、湖北、四川、云南等地。野生或栽培于路旁或庭园，果实于秋、冬季成熟时采收，晒干备用；根与树皮四季均可采集，洗净，晒干用；树叶春、秋均可采集，鲜品或晒干均可入药。

本品味苦、涩，性寒；有一定的毒性。功效：清热解毒，散结消癥，抗癌抑癌。用于淋巴癌、胃癌、结肠癌、直肠癌、白血病及膀胱癌、肝癌、肺癌等。

【现代研究】

本品主要含有喜树碱(camptothecine)、10-羟喜树碱(10-hydroxycamptothecine)、甲氧基喜树碱(methoxycamptothecine)、脱氧喜树碱(deoxycamptohecine)等生物碱及有机酸类等物质。喜树果实中喜树碱与羟基喜树碱的含量最高,根皮中次之,树皮中又次之,而树枝中最少。

药理研究表明,本品有良好的抗癌效用。喜树果、根、茎、叶的各种醇提取物及制剂,对多种肿瘤有抑制作用,尤其是其抗癌有效成分喜树碱。喜树碱主要作用于细胞的 DNA 合成期(S 期),可使该期细胞死亡。而且喜树碱能够阻断 DNA 拓扑异构酶Ⅰ(Topo Ⅰ),切断 DNA 链。其对淋巴瘤、腹水型肝癌、瓦克癌、吉田肉瘤等肿瘤有很强的抗癌活性和有明显的抑制作用。细胞实验发现喜树碱可诱导淋巴瘤 Jurkat(Clone E6-1)细胞凋亡,能够使组织淋巴瘤细胞 U937 细胞中 ROS 含量升高,进而使细胞中线粒体膜通透性发生改变,促使线粒体氧化磷酸化解耦联而导致细胞凋亡。目前除了纯天然的喜树碱和半合成品羟基喜树碱(HCPT)外,国外已有半合成的喜树碱衍生物拓扑替康(TPT)和伊诺替康(CPT-11)进入Ⅱ期临床研究。近代临床应用研究证实,本品(特别是羟基喜树碱注射液)对急性淋巴瘤、肝癌、胃癌、慢性粒细胞白血病和大肠癌、口腔颌面部恶性肿瘤、头颈部肿瘤等,确有不同程度的治疗效果,有的则有显著疗效。德国的临床试验发现,单独使用9-氨基喜树碱治疗非霍奇金淋巴瘤,有良效。

【临床应用】

本品为恶性淋巴瘤常用抗癌中药。临床应用以提取有效成分制成喜树碱注射剂较为常用,亦有研末制成丸剂、片剂内服,或煎汁服,以及制成软膏等外用。常用剂量:煎汁服根皮 9～15 g,果实 3～9 g,或研末服;注射液用量,根据医嘱而定。肾功能较差者及孕妇禁用。

【选方】

(1) 喜树茶:喜树果或根、枝、叶 30～50 g。切碎,加水 1 000～1 500 mL,煎至 500～1 000 mL,代茶饮。每日 1 剂。用于淋巴肉瘤、胃癌、肝癌、肠癌、肺癌等。

(2) 喜树莲薏汤:喜树果或根、枝、叶 30～50 g,薏苡仁 50 g,半枝莲 30 g。每日 1 剂,加水煎汁,分 2～3 次服。用于淋巴癌、慢性白血病、肺癌、胃癌、肝癌等多种恶性肿瘤。

(3) 喜树果小蜜丸:喜树果 2 500 g,法半夏(研粉)250 g,喜树果细粉 250 g,蜂蜜适量。将喜树果粉碎成绒状,加 0.1%氢氧化钠溶液 15 000 mL,煎煮 2 h,测 pH 为 6～7 时,过滤;滤渣再加 0.1%氢氧化钠溶液 10 000 mL,煎煮 90 min,过滤。合并两次滤液,再浓缩至 300 mL,加入喜树果细粉(过 80 目筛),吸收浸膏后,于 80℃以下烘干,粉碎,过 80 目筛,再加半夏粉(过 80 目筛),混合拌匀,加蜂蜜适量制成小丸,每 15 丸重约 10 g。每日服 3 次,每次 5～10 丸,于饭后服。用于淋巴癌、肝癌、胃癌、白血病、肺癌、颈部肿瘤等。

(4) 喜树果糖浆:喜树果(或喜树根、枝)1 500 g。切碎,加 4 倍量水,浸泡 30～60 min

后煎煮 3 h,滤取汁;药渣加 3 倍量水,再煎煮 2 h,滤取汁。合并两次药汁,加入适量蔗糖或蜂蜜(不宜过甜),再煎煮 10～15 min 即可。每日服 2～3 次,每次服 20～30 mL(注意保质,一次制作量不宜过多,一般以服用 7～10 日为宜,时间过长药物易变质)。用于淋巴肉瘤、胃癌、肝癌、肺癌、白血病等。

(5) 复方喜树合剂:喜树果(或根、枝、叶)、半枝莲、藤梨根各 1 000 g,炙甘草 200 g。洗净,加 4 倍量水,煎煮 3 h,滤取汁;药渣加 3 倍量水,再煎煮 2 h,滤取汁。合并两次滤液,再煎煮浓缩 20 min(可加入少量蔗糖或蜂蜜)即成。每日服 3 次,每次服 20～30 mL。用于淋巴肉瘤、胃癌、肝癌、肺癌、白血病等。

(6) 喜树碱注射液:每次 10 mL,加入生理盐水 10～20 mL,静脉推注,每日 1 次;或每次 20 mg,加入生理盐水 250 mL,静脉滴注,隔日 1 次;总剂量 140～200 mg 为 1 个疗程。小剂量每次 5 mg,加生理盐水 20 mL,每日 1 次;或每次 10 mg,加生理盐水 20 mL,隔日 1 次。总剂量 100 mg 为 1 个疗程。大剂量每次 20 mg,加生理盐水 20 mL 推注,每日 1 次,总剂量 300 mg 为 1 个疗程。用于淋巴肉瘤、胃癌、肝癌、白血病等多种恶性肿瘤。

肌内注射,每次 5 mg,每日 1 次,总剂量 100～140 mg 为 1 个疗程。

(7) 喜树碱钠注射液:每支 2 mL,内含喜树碱钠盐 5.6 mg(即 0.28%)。适应证及用法、用量同上。

(8) 喜树果注射液:每支 2 mL,内含药量相当于喜树果生药 8 g。

(9) 注射用喜树碱混悬液:每次 10 mg,用 5% 葡萄糖注射液 10～20 mL 稀释后,静脉注射,每日 1 次。适应证同上。

此外,本品还用于白血病、胰腺癌、膀胱癌、胃癌、肝癌、肠癌等。

喜树雄黄汤:喜树果(先煎)20 g,旋覆花(包煎)10 g,代赭石、橘皮、鳖甲(先煎)、蛇莓、炒三仙各 15 g,竹茹、全蝎、苍术、当归各 12 g,黄芪 20 g,蜈蚣 2 条,半枝莲 30 g,雄黄(冲服)0.5 g,生姜 3 片。每日 1 剂,加水煎汁,分 2～3 次服。用于急性非淋巴细胞白血病。

喜树莲茵汤:喜树 12 g,茵陈 50 g,郁金 15 g,虎杖 20 g,金钱草 30 g,半枝莲、丹参、党参、黄芪各 30 g。每日 1 剂,加水煎汁,分 2～3 次服。用于胰头癌属气血亏损,邪毒蕴积,脾胃湿热,肝脾血瘀。

喜树石韦汤:喜树 12 g,丹参 30 g,法半夏 10 g,滑石 30 g,石韦、萹蓄各 15 g,白花蛇舌草、半枝莲各 30 g,田七粉 6 g,琥珀 9 g,白英 15 g,白茅根 30 g。每日 1 剂,加水煎汁,分 2～3 次服。用于膀胱移行细胞乳头状癌,证属痰热瘀结之血淋。

喜树蜜丸:喜树果或根、枝、叶适量。粉碎,研成末,以蜂蜜适量,调制成丸,每丸重 6 g。每日服 2～3 次,每次 1 丸,温开水送下。用于胃癌、肝癌、肠癌、白血病等。

喜树散:喜树果、根、枝、叶适量。洗净,晒干,研成细末,备用。每日服 3 次,每次 10 g,用甘草 6 g 煎汤送下。用于肺癌、胃癌、肝癌、白血病、肠癌等。

复方喜树果浸膏片:喜树果 1 000 g,竹茹 500 g,白茅根 500 g,淀粉 600 g,其他辅料适量。将前三味生药粉碎成粗粉，加 4 倍量水，煎煮 3 h，滤取药汁；药渣加 2 倍量水，煎煮 2 h，过滤；合并两次滤液，再煎，浓缩至稠膏状，放冷，加入淀粉，拌匀，制成颗粒，烘干，过筛，加适量润滑剂后压片，包糖衣即得（每片重 0.5 g，内含药量相当于喜树果生药 5 g）。每日服 3 次，每次 1～2 次，于饭后服。用于白血病、胃癌、肝癌、膀胱癌等。

【按语】

喜树是我国特有的具有广谱抗癌效用的植物药。本品最早发现并用于治癌始于近代江南一带。而自 1966 年美国由 Wall 等首次从我国引种的喜树干中分离得到喜树碱及羟基喜树碱，并最早报道其具有抗癌活性。但直到 1985 年，Hsiang 等揭示了喜树碱能够抑制拓扑异构酶 I（Topo I）的新作用机制，该药才引起了国内外医药界的极大重视，并成为世界性研究热点。从近 40 年各地的临床应用研究资料表明，本品对恶性淋巴瘤、肝癌、胃癌、肠癌、白血病、膀胱癌、头颈部肿瘤等多种恶性肿瘤确有良好的治疗效果。

由于本品有一定毒性，如骨髓抑制和膀胱毒性等，此外，水溶性差的缺点也严重制约了喜树碱的临床抗肿瘤治疗。不良反应主要集中在消化系统、造血系统和泌尿系统，过量或长期应用可引起恶心、呕吐、腹泻、白细胞、血小板减少、尿频、尿痛、血尿等不良反应，故应控制用量。若出现不良反应，应减量或停用。在具体应用时，为降低其毒性及减轻对泌尿道的刺激性，患者在口服或注射本品时，可多饮水或绿茶，亦可服甘草汤或绿豆汤。

参考文献

［1］张明智，肖悠美，宋敏，等.羟基喜树碱联合方案治疗复发难治性非霍奇金淋巴瘤临床疗效观察［J］.肿瘤，2008，28（2）：181-182.

［2］何巍，赵英凯，李凤玲，等.基于 Pubmed 国外抗肿瘤中药的研究现状［J］.国际中医中药杂志，2010，32（6）：561-564.

夏　枯　草

又名铁色草、夏枯头、灯笼头等，药用为唇形科植物夏枯草 *Prunella vulgaris* L. 的果穗。产于全国大部地区，生于荒地、山坡草丛及村边路旁。夏季当花穗变成棕红色（半枯）时采收，晒干备用。

本品味辛、苦，性寒；入肝、胆经。功效：清肝泻火，散结消肿，抗肿瘤。抗癌常用于恶性淋巴瘤、甲状腺癌、鼻咽癌、脑肿瘤、乳腺癌、眼部肿瘤、宫颈癌及子宫肌瘤、甲状腺瘤等。本品是中医治疗高血压、急慢性肝炎、甲状腺肿大、乳痈、肿疮等的常用药。

【现代研究】

本品主要含有夏枯草多糖、熊果酸、齐墩果酸及花色苷、三萜皂苷、黄酮类、香豆素类等成分；叶含有金丝桃苷、芦丁等。其中夏枯草皂苷、多糖作为夏枯草主要药效成分之一，具有抗肿瘤、抗氧化、抗病毒和调节免疫功能等药理作用，有重要的临床应用和开发利用价值。

药理研究表明，本品具有较好的抗癌作用。其有效成分熊果酸及其衍生物对人 B 淋巴瘤 Raji 细胞及 T 淋巴瘤 Jurkat 细胞、EL－4 瘤、肉瘤(S180)、肺肿瘤(A2549)、肺腺肿瘤(A549)、子宫内膜癌、宫颈癌、卵巢癌、人绒癌、乳腺癌、前列腺癌、白血病细胞(P388、L210)均具有显著细胞毒性。夏枯草能有效诱导淋巴瘤细胞内凋亡信号关键效应酶 caspase－3 的活化。其提取物通过抑制 PI3K/AKT/m－TOR 通路并激活凋亡相关蛋白发挥抗人弥漫大 B 淋巴瘤 LY8 肿瘤作用，对 LY8 荷瘤小鼠也具有明显的抗肿瘤效应，且具有较轻的毒性。此外，本品还具有很好的抗炎、免疫、抗氧化、降血糖、降血脂、降血压等疗效。同时，夏枯草多糖具有免疫调节作用，表现出对特异性免疫功能有相当强的作用，其调节免疫作用可能是治疗恶性淋巴瘤的作用机制之一。夏枯草多糖能显著提高环磷酰胺所致免疫功能低下模型小鼠脏器指数，增强腹腔巨噬细胞吞噬功能，促进血清溶血素生成及溶血空斑形成，并具有一定的剂量依赖性。

临床治疗淋巴瘤的许多传统方剂上，夏枯草处于非常重要的地位，常与黄药子等配伍治疗恶性淋巴瘤和转移性淋巴癌。

【临床应用】

本品为恶性淋巴瘤常用抗癌中药。还用于治疗肺癌、胃癌、颅内肿瘤、乳腺癌、宫颈癌、前列腺癌、甲状腺癌等。临床应用多以复方煎剂或制成糖浆内服为主。常用剂量：15～30 g。脾胃虚寒者慎服。

【选方】

(1)夏枯蛇舌汤：夏枯草、白花蛇舌草、山慈菇各 30 g，炙甘草 9 g。每日 1 剂，加水煎汁，分 2～3 次服。用于恶性淋巴瘤。

又法：夏枯草 30 g，昆布、海藻、山慈菇各 15 g。每日 1 剂，加水煎汁，代茶饮。

(2)夏枯草克癌汤：夏枯草、石见穿、黄药子各 20 g，生牡蛎 30 g。每日 1 剂，加水煎汁，分 2～3 次服(肝肾功能不全者慎用)。用于淋巴肉瘤、甲状腺癌、鼻咽癌。

(3)夏枯皂角汤：夏枯草 20 g，昆布 20 g，皂角刺 15 g，天葵子 15 g，土贝母 15 g，生白芍 20 g，守宫 2 条，红枣 30 g。每日 1 剂，加水煎汁，分 2～3 次服。用于淋巴肉瘤。

此外，本品还常用于甲状腺癌、舌癌、鼻咽癌、乳腺癌、肺腺癌伴广泛淋巴结转移、原发性肝癌、脑瘤、宫颈癌等。

夏枯草金刚饮：夏枯草 50 g，金刚藤 125 g。洗净，每日 1 剂，加水煎 2 次汁，分 2 次服。用于喉癌。

夏枯牛黄煎：夏枯草 30 g，牛黄 0.3 g。每日 1 剂，将夏枯草煎汁，冲牛黄服。用于鼻咽癌。

夏枯白英汤：夏枯草、白英、荠菜各 30 g。每日 1 剂，加水煎汁，分 2～3 次服。用于乳腺癌。

夏枯猫爪汤：夏枯草、猫爪草各 50 g，小金丹适量。每日 1 剂，二味加水煎汁，分 2 次服。用于肺腺癌伴广泛淋巴结转移。另服小金丹，每日 2 次，每次 60 粒。可配合化疗。

夏枯瓜蒂汤：夏枯草 30 g，白及 9 g，南瓜蒂 3 个。每日 1 剂，加水煎汁，分 2～3 次服。用于眼鳞状上皮癌。

夏枯三草汤：夏枯草、白花蛇舌草、鱼腥草、半枝莲各 30 g。每日 1 剂，加水煎汁，分 2～3 次服。用于原发性肺癌。

夏枯抑瘤汤：夏枯草、生牡蛎各 30 g，莪术 15 g，苏子 12 g。每日 1 剂，加水煎汁，分 2～3 次服。用于子宫肌瘤。

复方夏枯汤：夏枯草 15 g，山豆根 15 g，生牡蛎 15 g，黄药子 15 g，白药子 15 g，橘核 12 g，天葵子 12 g，甲珠 9 g，苏梗 9 g，射干 9 g，马勃 9 g，昆布 30 g。每日 1 剂，加水煎煮，分 2 次服。用于甲状腺癌。

夏枯草糖浆：夏枯草糖浆，夏枯草 1 500 g，洗净，加 3 倍量水，煎煮 1 h，取头汁；渣加 2～3 倍量水，煎煮 50～60 min，取汁；合并两次煎汁，再煎浓缩，加少量白糖或蜂蜜煎至稠糊状即可。每日服 2～3 次，每次服 20～30 mL。用于甲状腺癌、淋巴肉瘤及乳腺癌等。

复方夏枯草糖浆：夏枯草、半枝莲、龙葵、藤梨根、薏苡仁各 350 g。洗净，加 4 倍量水，煎煮 1 h，取汁；合并 2 次滤液，再煎煮 20 min，加入少量白糖煎 10 min 即成。每日服 3 次，每次 50～100 mL。用于淋巴肉瘤、甲状腺癌、鼻咽癌、脑肿瘤、肺癌、宫颈癌、肝癌、白血病等。

抗癌乙丸：黄独 60 g，草河车 60 g，山豆根 120 g，败酱草 120 g，白鲜皮 120 g，夏枯草 120 g。以上各药共研细末，炼蜜为丸，每丸重约 6 g。口服，每次 1～2 丸，每日 2～3 次，温开水送下。用于食管癌、贲门癌、胃癌、肠癌、肺癌等肿瘤（肝肾功能不佳者忌服）。

复方蟾龙片：蟾蜍、天龙、儿茶、龙葵、藤梨根、山豆根、夏枯草。以上各药共研细末，加入辅料后制成片剂。口服，每次 2～3 片，每日 3 次。用于原发性肝癌。

夏枯草鱼汤：夏枯草 30 g，河鲫鱼 1 条（250～500 g）（去鳞及肚杂、洗净）。将夏枯草与鲫鱼同炖，喝汤食鱼肉，服用 2 个月。适用于甲状腺瘤、甲状腺癌。可作为甲状腺癌手术后的食疗。

夏枯草抗癌丸：夏枯草、冬凌草、山豆根、石见穿各 100 g。共研为末，拌匀，以蜂蜜或米糊适量调制为丸，每丸重 3 g。每日 3 次，每次服 2 丸。用于食管癌。

又法：夏枯草、白鲜皮、山豆根、败酱草各 120 g，草河车 60 g，黄药子 30 g。共研成末，拌匀，制成丸。每日 2～3 次，每次服 6 g（肝功能不全者慎用）。

【按语】

夏枯草为清热解毒类抗癌中药，现代医家将本品广泛地应用于淋巴癌、甲状腺癌、甲状腺瘤、乳腺癌、食管癌、白血病等多种恶性肿瘤，并有一定的疗效。早在千百年前我国的古代医药学家早已将夏枯草用于临床，历代本草医书多有记载，如《神农本草经》谓本品"治瘰疬、鼠瘘，破癥，散瘿结气。"尔后，《玉楸药解》称本品"消肿消坚，治瘰疬瘿瘤"，《本草经疏》则明确记载夏枯草"治乳痈、乳岩（癌）"。本品药源丰富，易采而得，无毒副作用，值得推广应用。

参考文献

［1］章红燕,姜建伟,何福根,等.夏枯草提取物对 T 淋巴瘤模型小鼠免疫机制的调控效果[J].中华中医药学刊,2014,32(4)：811-813.

［2］崔体圣,苗明三.夏枯草的化学、药理及临床应用探讨[J].中医学报,2014,29(3)：386-388.

［3］商豫凤.夏枯草提取物体内外抗 B 细胞淋巴瘤的作用及机制研究[D].郑州：郑州大学,2018.

第二十三章
白 血 病

第一节 中西医治疗现状

白血病是一种原因未明的造血组织恶性疾病,起源于造血干/祖细胞某一单株细胞的恶性病变致某一系的白血病细胞在骨髓和其他造血组织异常增殖,干扰和抑制正常的造血和免疫功能,并浸润全身各器官组织,产生贫血、发热、感染、出血、肝脾淋巴结肿大等相应的临床表现,周围血中也有白细胞量和质的改变。按照累及的白细胞类型,可分为淋巴细胞白血病及髓细胞白血病;根据白血病的自然病程及骨髓中原始细胞的数量,又可分为急性和慢性白血病。急性白血病患者骨髓中原始细胞>30%。未经治疗大多在 3 个月内死亡,慢性白血病骨髓中以较成熟阶段的幼稚细胞为主,自然病程一般在 1 年以上。根据 2014 年全国肿瘤登记情况公布全国白血病年龄发病率和死亡率在 0～4 岁年龄组较高,在 5 岁以后趋于平缓,40 岁以后开始快速升高,在 75～80 岁年龄组,达到高峰。城市地区白血病发病率和死亡率均高于农村。白血病发生的因素包括罹患骨髓增生异常综合征、骨髓增生性疾病等其他血液病和遗传、接触化学物质、电离辐射、感染病毒等在内的五个因素有较高的相关性。临床可从细胞形态学、细胞化学、免疫学及分子生物学等多个层面对本病做出诊断。通常以细胞形态学检查为基础。

本病的西医治疗以化疗为主,随着新药的不断问世,化疗策略的不断改进、支持疗法的进步,以及造血干细胞移植的应用,白血病的治疗日臻成熟。目前儿童患者半数以上可以长期无病存活(DFS)5 年以上,成人 30% 以上可获长期 DFS,这个数字在近年也许已经进一步得到了提升。因为针对难治性、复发性的病例,越来越多的靶向药物用于临床,使更多患者获益从而提升了这个数字。本病的中医治疗原则是对肿瘤攻毒祛邪;对人体扶正培本,纠正脏腑气血失调。且注重中西医结合,根据病情合理安排中西医治疗方法与时机,纠正西医治疗的毒副作用从而改善患者生活质量,延长生存期。

本病在中医属"温热病""血证""痰核""癥瘕""积聚"等的范畴。本病的发生乃正气不足,或后天失养,肾精匮乏,气血不充,或先天已有胎毒,而后外邪侵袭,如瘟毒、邪毒、药食之毒侵袭,由表入里致脏腑受侵,又饮食失节或久病不复,致机体阴阳失序,内攻骨髓,骨髓受损,正虚邪实,耗气伤阴,气血亏虚的病理过程。本病首发病位在骨髓,随着疾病的进展侵袭营血,累及肝、脾及淋巴结。

急性白血病发生急、进展快,和病在骨髓、虚实夹杂有关。根据急性白血病不同进展阶段中医辨证可分为邪热炽盛证、热入血分证、肾阳亏虚证、气阴两虚证四个不同证型。中医药治疗针对邪热炽盛证可予清瘟败毒饮加减以清热解毒,凉血救阴;针对热入血分证可予神犀丹加减以清热解毒,凉血止血;针对肾阳亏虚证可予肾气丸加减以温补肾阳,化瘀散结;针对气阴两虚证可予大补元煎加减以益气养阴,清热解毒。慢性白血病起病缓慢,疾病早期不易发现,是以虚证为主,虚实夹杂的复杂过程。按照"急则治标,缓则治本"原则,宜采用标本兼治,扶正、祛邪并举,并应针对不同对象、不同类型的不同阶段有所侧重。疾病早期主要以毒热蕴结、血瘀内阻的实证为主,故以"清热解毒、活血化瘀"为基本治疗原则;进展期多以邪实正虚为主,且邪实胜于正虚,应以祛邪为主,兼以扶正;急变期邪实亦在,正虚明显,应以扶正为主,祛邪为辅,意在匡复正气,提高生活质量,延长生存期。总之,治肿瘤当以寒热之剂扫荡,以平性之剂抑杀之,辅之以消痰软坚、祛瘀散结之药消散之;调人体则虚者补之,实者泻之。气虚者益气,血不足者补血,阴虚者滋其阴,阳亏虚者温肾助阳,血瘀者活血,痰聚化痰,湿蕴者利水祛湿,化热化火者,佐以清热泻火。

现代药理研究证实,中药可通过直接杀灭白血病细胞、抑制白血病细胞增殖、促进细胞凋亡、诱导细胞分化、逆转多药耐药或通过提高机体免疫功能与化疗配合促进化疗后恢复机体免疫力,清除残留白血病细胞;或介导生物学治疗提高骨髓移植成活率而提高白血病患者的生存期。例如三氧化二砷对急性早幼粒细胞白血病(APL)基础与临床研究就是从中药砒石中发掘出来的治疗 APL 有肯定疗效的药物。研究发现三氧化二砷具有诱导早幼白血病细胞凋亡和分化的双重作用。据临床试验表明,对 478 例初治 APL 患者进行治疗观察,完全缓解(CR)为 74.6%～94.0%,7 年生存率为 63.2%～76.5%。我国 1988—2001 年共治疗复发 506 例,完全缓解率 72.1%,部分缓解(PR)率 13.4%。目前三氧化二砷被美国国立综合癌症网络(NCCN)的诊疗指南列为本疾病持续不缓解或复发时挽救治疗的首选用药。近期的研究发现三氧化二砷对其他实体瘤亦有较好的疗效,三氧化二砷作为有毒中药的代表,从实验到临床揭示了以毒攻毒药的抗癌机制。

白血病常用抗癌中药有:青黛(详见第十三章"青黛"条)、大青叶、三尖杉、长春花(详见第二十三章"长春花"条)、喜树、羊蹄根等。

参考文献

[1]陆道培.白血病治疗学[M].北京:科学出版社,2012.

[2]司富春,王振旭.血病中医证型与方药分析[J].中华中医药杂志,2013,28(7):1971-1976.

第二节 常用抗癌中药

大 青 叶

本品别名、基原、产地、生境、采收加工、药性、功效主治参见第十三章"大青叶"条。

【现代研究】

大青叶主要含有生物碱、有机酸、黄酮、木脂素及铁、钛、锌等微量元素和硒、钴等的有机化合物。生物碱中含有靛玉红(indirubin)、靛蓝(indigo)等吲哚类生物碱为抗肿瘤活性物质。

药理研究表明,大青叶除有较强的抗病原微生物和抗内毒素作用外,还有较好的抗白血病、抗癌效用。大青叶中所含的靛玉红对癌肿生长和扩散有明显的抑制作用。本品及有效成分靛玉红对小鼠白血病(L7212)、Lewis 肺癌及大鼠瓦克癌(W256)等均有较明显的抑制作用,抑制率均在 40％以上。靛玉红是有效的抗慢性粒细胞白血病的植物药,应用于低剂量长疗程慢性粒细胞白血病患者,可产生持久的骨髓抑制活性。靛玉红还可以抑制人乳腺癌细胞 MCF-7 的生长,同时可以逆转人乳腺癌耐多柔比星细胞 MCF-7/Adr 的耐药性。近年来的临床研究表明,大青叶对急慢性粒细胞性白血病、胰腺癌等有效。有人报道以大青叶为主配伍板蓝根、紫草等组成消毒清血汤治疗急性白血病,以大青叶为主配伍白花蛇舌草、半枝莲、蒲公英等组成的"青一方"治疗胰腺癌,均取得了较好的疗效。治疗慢性粒细胞性白血病的疗效与马利兰相当,并且无明显的骨髓抑制作用。

【临床应用】

本品为白血病常用抗癌中药。临床应用以复方或单味煎汁内服。常用剂量:煎服15～30 g,鲜品 50～100 g;或捣汁服。

【选方】

(1) 抗白饮:大青叶、蛇六谷、半枝莲、大生地、白茅根各 30 g。每日 1 剂,蛇六谷加水先煎 2 h,加入另四药再煎 1 h,滤取汁,代茶饮。用于急性白血病。

(2) 大青抗白汤:大青叶、板蓝根各 30 g,紫草 20 g,赤芍 15 g,牡丹皮 10 g,水牛角30 g,蜈蚣 2 条,雄黄 3 g。每日 1 剂,加水煎汁,分 2 次服。用于急性白血病。据报道,复旦大学附属中山医院血液病组用本法配合化疗,共治白血病 23 例,其中急性粒细胞白血病缓解率为 46.15％,慢性粒细胞白血病缓解率为 100％。

(3) 大青叶茶:大青叶鲜品 50～100 g 或干品 30 g。每日 1 剂,加水煎取 250～500 mL,代茶饮服。也可加生甘草 10 g 同煎。用于急慢性白血病、肺癌。

(4) 大青蛇舌汤:大青叶、金银花、白花蛇舌草、生地各 30 g。每日 1 剂,加水煎汁,分2～3 次服。用于急慢性白血病、肺癌、淋巴肉瘤等。

又法:大青叶 30 g,鳖甲 15～30 g,山豆根 10 g,白茅根 30～60 g。每日 1 剂加水煎服。适应证同上。

（5）大青紫根汤：大青叶、龙葵、半枝莲、紫草、白茅根各 30～60 g（儿童酌减）。每日 1 剂，加水煎 2 次，合并两次煎汁，分服。用于白血病。

（6）复方青芩抗白汤：大青叶、土茯苓、土大黄、白茅根各 30 g。每日 1～2 剂，加水煎汁，分 3 次温服。用于急性白血病。

此外，还用于胰腺癌、肺癌等。

大青茵陈汤：大青叶、茵陈、蒲公英各 30 g，半枝莲 20 g，莪术 15 g。每日 1 剂，加水煎服，分 2 次服。用于胰腺癌。

【按语】

大青叶以清热解毒、凉血消斑见长，据《本草正义》："治瘟疫热毒发狂，风热斑疹，痈疡肿痛，除烦渴，止鼻衄、吐血，杀疳蚀、金疮箭毒。凡以热兼毒者，皆宜蓝叶捣汁用之。"是中医治疗热毒火盛之流行性乙型脑炎、腮腺炎、急性扁桃体炎、传染性肝炎、流行性感冒等症的良药。急性白血病的发病机制中医学认为是热毒炽盛、迫血妄行，故投以大剂量的大青叶或配伍其他药物治疗，能取得较佳的效果。如复旦大学附属中山医院血液病组以大青叶配合板蓝根、紫草等中药治疗各型急性白血病取得较好疗效；也有报道以大青叶为主配合白花蛇舌草等治疗胰腺癌取得较好疗效。药理学家的研究成果证实了大青叶所含的靛玉红等确实对白血病和某些肿瘤有明显的抑制作用。患者在化疗期间可用大青叶配白茅根等煎汤，作为辅助疗法。

参考文献

[1] 张磊,刘来,郑诚月,等.新型靛玉红衍生物的合成及其对急性髓系白血病 HL-60 细胞增殖、周期和凋亡的影响[J].有机化学,2017,37(6)：1523-1529.

[2] 刘佳,曾琛,胡兰萍,等.靛玉红对慢性髓性白血病 K562 细胞增殖的抑制作用[J].中医药导报,2009,15(2)：10-12.

[3] 高淑香.靛玉红治疗慢性粒细胞白血病 26 例临床分析[J].中国社区医师（医学专业）,2011,13(9)：49.

三 尖 杉

又名头形杉、藏杉、血榧、粗榧、土香榧等。药用为三尖杉科植物三尖杉 *Cephalotaxus fortunei* Hook. f. 干燥的枝叶、种子。本品为我国特有树种，产于山西、甘肃、华东、华中、华南和西南各省区。多生于溪边或山间林中。其枝、叶四季均可采集，种子秋季采摘，晒干或鲜用。

本品味苦，性寒；入肺、胃、肝、肠经。功效：清热解毒，抗癌抑癌。《全国中草药汇编》谓本品："抗癌，主治恶性肿瘤。三尖杉总生物碱对淋巴肉瘤、肺癌有较好疗效。"用于白血病、淋巴肉瘤、胃癌、肺癌、肠癌、肝癌等。

【现代研究】

三尖杉主要含三尖杉碱（ecphalotaxine）（或称粗榧碱）、三尖杉酯碱（harringtonine）、高三尖杉酯碱（homoharringtonine）、异三尖杉酯碱（isoharringtonine）、脱氧三尖杉酯碱（deoxyharringtonine）等多种生物碱成分。

药理研究表明，三尖杉生物碱对动物多种实验性肿瘤如肉瘤（S180）、子宫颈癌（U14）、艾氏腹水癌（EAC）、网织细胞肉瘤（ARS）、脑瘤（B22）、白血病（L615、L7212）、淋巴细胞白血病（P388）、瓦克癌（W256）、慢性髓系白血病（K562）均有抑制作用。此外，粗榧碱和高粗榧碱对体外培养的肉瘤、乳腺癌、卵巢癌、子宫内膜癌、黑色素瘤等，均有抗癌作用。高三尖杉酯碱对 HL60 细胞具有显著的凋亡作用，且通过上调 caspase－3、Bax 蛋白及下调 Bcl－2、c－myc 蛋白表达来实现对细胞的凋亡作用，为治疗白血病的治疗提供基础。高三尖杉酯碱对人急性髓系白血病干细胞具有杀伤作用。近十年来的临床应用研究也充分证实，三尖杉及三尖杉生物碱制剂对白血病及恶性肿瘤确有良好的治疗效果，如高三尖杉酯碱对伊马替尼（TKI）耐药慢性髓系白血病患者可提高临床疗效，逆转 TKI 耐药。

【临床应用】

三尖杉为白血病常用抗癌中药。临床应用以单味或复方煎服，或制成注射剂为主。常用剂量：煎服一般 10～30 g。注射剂用量谨遵医嘱。

【选方】

（1）复方三尖杉汤：三尖杉干燥枝、叶 15～30 g，大青叶 30～60 g，白花蛇舌草 20～30 g，生地 30 g（儿童酌情减量）。每日 1～2 剂，加水煎汁，分 3～5 次温服。用于白血病。

（2）粗榧糖浆：口服，每次 10 mL，每日 3 次。用于白血病、淋巴肉瘤。

（3）三尖杉饮：三尖杉干燥的枝、叶 15～30 g（儿童酌情减量）。每日 1～2 剂，加水浸泡 30～60 min 后煎汁，分 2～3 次温服。用于白血病、淋巴肉瘤、肺癌、胃癌、肝癌、肠癌、宫颈癌。

（4）三尖杉总生物碱注射液：肌内注射，成人每日 200～300 mg，分 2～3 次注射，治疗总量 3 000 mg 以上，以 4 000～5 000 mg 为宜，儿童减量。静脉注射，成人每次 5 mg，加入 5％葡萄糖注射液 500 mL 中，在 32 h 内滴完。用于淋巴肉瘤、白血病及其他恶性肿瘤。

（5）三尖杉酯碱或高三尖杉酯碱注射液：成人每日 1～4 mg，加入 10％葡萄糖注射液 250～500 mL 中静脉慢滴，3～5 h 滴完。此是小剂量、长疗程，可连续给药至病情缓解。有时视病情可用大剂量、短疗程、间歇给药法，成人每日 4～10 mg，加入 10％葡萄糖注射液 250～500 mL 中静脉滴注，每日 1 次。5～7 日为 1 个疗程，间歇 7～14 日后再进行另一个疗程用药。用于淋巴肉瘤、白血病及其他恶性肿瘤。

此外本品还用于结直肠癌、宫颈癌、卵巢癌、胃癌、肝癌等。

三尖杉汤：三尖杉根 10～60 g。洗净，切片。每日 1～2 剂，加水煎汁，分 2～3 次温服。用于直肠癌、宫颈癌。

三尖杉抗癌汤：三尖杉枝、叶 15～30 g，藤梨根 50～60 g，白花蛇舌草 30 g，炮山甲 15 g。每日 1 剂，加水煎汁，分 3 次温服。用于淋巴肉瘤、胃癌、肺癌、肝癌、肠癌等。

三尖藤梨汤：三尖杉根 10～60 g，藤梨根 50～80 g，半枝莲、大血藤各 20～30 g，生甘草 9 g。每日 1 剂，加水煎汁，分 3 次温服。用于肠癌、子宫癌、卵巢癌。

【按语】

三尖杉是我国历代发现的具有良好抗癌作用的特有植物，其制剂是目前国内治疗白血病行之有效的常用药物。浙江中医药大学附属第一临床医学院（浙江省中医院）以马逢顺教授为首的课题组，经多年的深入研究于 20 世纪 60 年代初在国内外首次研制成功三尖杉注射液，治疗白血病取得满意疗效。此后，各地的广大医药学家经大量的科学实验和临床研究表明，三尖杉的复方煎剂和从三尖杉中提取的生物碱制剂对于白血病、淋巴肉瘤及其他肿瘤有良好的治疗效果。据报道，三尖杉总碱和三尖杉酯碱治疗白血病、淋巴肉瘤的缓解率分别在 57% 和 80% 以上，显示了三尖杉确切的抗癌、抗白血病疗效。辽宁省朝阳市第二医院血液内科观察干扰素联合高三尖杉酯碱治疗原发性血小板增多症的临床疗效，发现其治疗效果优于抗凝或以羟基脲为主的骨髓抑制剂治疗。信宜市人民医院血液肿瘤内科使用高三尖杉酯碱（HHT）治疗 JAK2V617F 突变的真性红细胞增多症（PV），发现其可增加临床治疗有效率，延长患者的缓解时间且不良反应轻微。应用本品会出现食欲减退、恶心、呕吐、骨髓抑制、低血压、心动过速等一些不良反应，但停药后即可自行消失。用药期间如出现白细胞过低、肝功能受损或其他较重的毒副作用时，应暂停用药或减量用药，待症状改善后再继续使用。

20 世纪，高三尖杉酯碱曾在国内被发展为常用的抗白血病药。曾考虑向美国 FDA 申请批准此药。但 2001 年伊马替尼的上市，引发了靶向治疗的热潮，故 HHT 在美国推广受阻。但近十年的临床观察发现伊马替尼在近三分之一的患者中短期内产生抗药性，而 HHT 对此类患者疗效突出，故近年 FDA 迅速批准此药的生产。高三尖杉酯碱是一种价格低、疗效好、毒性小的抗肿瘤药物，具有很大的前景。

参考文献

[1] 高小凤，张坤，张丽君，等.高三尖杉酯碱联合用药对急性髓系白血病细胞的增殖抑制[J].华西药学杂志，2021，36(1)：35-38.

[2] 李艳平.高三尖杉酯碱与柔红霉素在急性早幼粒细胞白血病中的研究[J].中国医药指南，2020，18(1)：147-148.

[3] 李晨莹，金洁.高三尖杉酯碱治疗急性髓细胞白血病的功能研究[C].2019 中国肿瘤学大会，2019.

[4] 刘黔伟（综述），魏辉（审校）.高三尖杉酯碱在血液病中的应用及研究进展[J].癌症进展，2015(4)：382-385.

喜　树

本品别名、基原、产地、生境、采收加工、药性、功效主治参见第二十二章"喜树"条。

【现代研究】

本品主要含有喜树碱（camptothecine）、10-羟喜树碱（10-hydroxycamptothecine）、甲氧基喜树碱（methoxycamptothecine）、脱氧喜树碱（deoxycamptohecine）等生物碱及有机酸类等物质。喜树果实中喜树碱与羟基喜树碱的含量最高，根皮中次之，树皮中又次之，而树枝中最少。

药理研究表明，本品有良好的抗癌效用。喜树果、根、茎、叶的各种醇提取物及制剂，对多种肿瘤有抑制作用。尤其是其抗癌有效成分喜树碱、羟基喜树碱能够诱导人白血病K562细胞凋亡，使肿瘤细胞的分裂停滞在S期，这为临床治疗白血病提供了实验依据。喜树碱主要作用于细胞的DNA合成期（S期），可使该期细胞死亡。而且喜树碱是目前发现的唯一一种能够阻断DNA拓扑异构酶Ⅰ（TopoⅠ）并具有抗癌活性的物质，能切断DNA链。其对动物白血病（L1210）、脑瘤（B22）、腹水型肝癌、瓦克癌、吉田肉瘤等肿瘤有很强的抗癌活性和有明显的抑制作用。体内实验证明，腹腔注射喜树碱可使白血病L1210、L5178、K1946、P388小鼠的生存时间延长1倍以上。目前除了纯天然的喜树碱和半合成品羟基喜树碱（HCPT）外，国外已有半合成的喜树碱衍生物拓扑替康（TPT）和伊诺替康（CPT-11）进入Ⅱ期临床研究。近代临床应用研究证实，本品（特别是喜树碱注射液）对肝癌、胃癌、慢性粒细胞性白血病和急性淋巴细胞性白血病、大肠癌、皮肤癌、口腔颌面部恶性肿瘤、头颈部肿瘤等，确有不同程度的治疗效果，有的则有显著疗效。

【临床应用】

本品为白血病常用抗癌中药。临床应用以提取有效成分制成喜树碱注射剂较为常用，亦有研末制成丸剂、片剂内服，或煎汁服，以及制成软膏等外用。常用剂量：煎汁服根皮9～15g，果实3～9g，或研末服；注射液用量，根据医嘱而定。肾功能较差者及孕妇禁用。

【选方】

（1）喜树抗白方：喜树果（先煎）20g，旋覆花（包煎）10g，代赭石、橘皮、鳖甲（先煎）、蛇莓、炒三仙各15g，竹茹、全蝎、苍术、当归各12g，黄芪20g，蜈蚣2条，半枝莲30g，雄黄（冲服）5g，生姜3片。每日1剂，分2～3次服。用于急性非淋巴细胞白血病。

（2）喜树莲薏汤：喜树果或根、枝、叶30～50g，薏苡仁50g，半枝莲30g。每日1剂，加水煎汁，分2～3次服。用于慢性白血病、淋巴癌、肺癌、胃癌、肝癌等多种恶性肿瘤。

（3）复方喜树果浸膏片：喜树果1000g，竹茹500g，白茅根500g，淀粉600g，其他辅料适量。将前三味生药粉碎成粗粉，加4倍量水，煎煮3h，滤取药汁；药渣加2倍量水，煎煮2h，过滤；合并两次滤液，再煎，浓缩至稠膏状，放冷，加入淀粉，拌匀，制成颗粒，烘干，过筛，加适量润滑剂后压片，包糖衣即得（每片重0.5g，内含药量相当于喜树果生药5g）。

每日服 3 次,每次 1～2 片,于饭后服。用于白血病、胃癌、肝癌、膀胱癌等。

(4) 喜树散:喜树果、根、枝、叶适量。洗净,晒干,研成细末,备用。每日服 3 次,每次 10 g,用甘草 6 g 煎汤送下。用于白血病、肺癌、胃癌、肝癌、肠癌等。

(5) 复方喜树合剂:喜树果(或根、枝、叶)、半枝莲、藤梨根各 1 000 g,炙甘草 200 g。洗净,加 4 倍量水,煎煮 3 h,滤取汁;药渣加 3 倍量水,再煎煮 2 h,滤取汁。合并两次滤液,再煎煮浓缩 20 min(可加入少量蔗糖或蜂蜜)即成。每日服 3 次,每次服 20～30 mL。用于白血病、淋巴肉瘤、胃癌、肝癌、肺癌、胰腺癌等。

此外本品用于淋巴肉瘤、胃癌、肝癌、肺癌等。

喜树果糖浆:喜树果(或喜树根、枝)1 500 g。切碎,加 4 倍量水,浸泡 30～60 min 后煎煮 3 h,滤取汁;药渣加 3 倍量水,再煎煮 2 h,滤取汁。合并两次药汁,加入适量蔗糖或蜂蜜(不宜过甜),再煎煮 10～15 min 即可。每日服 2～3 次,每次服 20～30 mL(注意保质,一次制作量不宜过多,一般以服用 7～10 日为宜,时间过长药物易变质)。用于淋巴肉瘤、胃癌、肝癌、肺癌、白血病等。

喜树茶:喜树果或根、枝、叶 30～50 g。切碎,加水 1 000～1 500 mL,煎至 500～1 000 mL,代茶饮,每日 1 剂。用于胃癌、淋巴肉瘤、肝癌、肠癌、肺癌等。

喜树蜜丸:喜树果或根、枝、叶适量。粉碎,研成末,以蜂蜜适量,调制成丸,每丸重 6 g。每日服 2～3 次,每次 1 丸,温开水送下。用于胃癌、肝癌、肠癌、白血病等。

喜树抗胰癌方:喜树 12 g,茵陈 50 g,郁金 15 g,虎杖 20 g,金钱草 30 g,半枝莲、丹参、党参、黄芪各 30 g。每日 1 剂,加水煎汁,分 2～3 次服。用于胰头癌属气血亏损,邪毒蕴积,脾胃湿热,肝脾血瘀。

喜树果小蜜丸:喜树果 2 500 g,法半夏(研粉)250 g,喜树果细粉 250 g,蜂蜜适量。将喜树果粉碎成绒状,加 0.1%氢氧化钠溶液 15 000 mL,煎煮 2 h,测 pH 为 6～7 时,过滤;滤渣再加 0.1%氢氧化钠溶液 10 000 mL,煎煮 90 min,过滤。合并两次滤液,再浓缩至 300 mL,加入喜树果细粉(过 80 目筛),吸收浸膏后,于 80℃下烘干,粉碎,过 80 目筛,再加半夏粉(过 80 目筛),混合拌匀,加蜂蜜适量制成小丸,每 15 丸重约 10 g。每日服 3 次,每次 5～10 丸,于饭后服。用于肝癌、胃癌、白血病、肺癌、淋巴癌、颈部肿瘤等。

喜树碱注射液:每次 10 mL,加入生理盐水 10～20 mL,静脉推注,每日 1 次;或每次 20 mg,加入生理盐水 250 mL,静脉滴注,隔日 1 次;总剂量 140～200 mg 为 1 个疗程。小剂量每次 5 mg,加生理盐水 20 mL,每日 1 次;或每次 10 mg,加生理盐水 20 mL,隔日 1 次。总剂量 100 mg 为 1 个疗程。大剂量每次 20 mg,加生理盐水 20 mL 推注,每日 1 次,总剂量 300 mg 为一个疗程。用于胃癌、肝癌、淋巴肉瘤、白血病等多种恶性肿瘤。肌内注射,每次 5 mg,每日 1 次,总剂量 100～140 mg 为 1 个疗程。

喜树碱钠注射液:每支 2 mL,内含喜树碱钠盐 5.6 mg(即 0.28%。)适应证及用法、用量同上。

喜树果注射液:每支 2 mL,内含药量相当于喜树果生药 8 g。适应证及用法、用量同上。

注射用喜树碱混悬液：每次 10 mg,用 5%葡萄糖注射液 10～20 mL 稀释后,静脉注射,每日 1 次。适应证同上。

喜树抗膀胱癌方：喜树 12 g,丹参 30 g,法半夏 10 g,滑石 30 g,石韦、萹蓄各 15 g,白花蛇舌草、半枝莲各 30 g,田七粉 6 g,琥珀 9 g,白英 15 g,白茅根 30 g。每日 1 剂,加水煎汁,分 2～3 次服。用于膀胱移行细胞乳头状癌,证属痰热瘀结之血淋。

【按语】

喜树是我国特有的具有广谱抗癌效用的植物药。本品最早发现并用于治癌始于近代江南一带。而自 1966 年由 Wall 等首次从我国引种的喜树干中分离得到喜树碱及羟基喜树碱,并最早报道其具有抗癌活性。但直到 1985 年,Hsiang 等揭示了喜树碱能够抑制拓扑异构酶Ⅰ(Topo Ⅰ)的新作用机制,该药才引起了国内外医药界的极大重视,并成为世界性研究热点。从近 40 年各地的临床应用研究资料表明,本品对肝癌、胃癌、肠癌、白血病、淋巴癌、膀胱癌、头颈部肿瘤等多种恶性骨肿瘤确有良好的治疗效果。如骆和生等报道,用本品注射剂治疗胃癌 600 余例,总有效率为 60%;广西喜树碱混悬剂协作组,用本品治疗原发性肝癌 189 例(绝大多数为Ⅱ、Ⅲ期患者),治疗后 80%的患者瘤体或肝脏有不同程度缩小,其中 39.94%缩小 2 cm 以上;中国科学院上海药物研究所用本品 10-羟基喜树碱治疗多种癌症 63 例,总有效率为 46%;张永和等人以本品制成软膏外用治疗皮肤癌 77 例,有效率达 87%;在我国羟基喜树碱(HCPT)被批准用于治疗转移性结直肠癌;在美国 FDA 批准了大量喜树碱类衍生物药物,如 CPT-11(irinotecan)、TPT(Topotecan)、9-AC(9-amino-camptothecin)和 9-NC(9-nitrocamptothecin)等。可以说本品的抗癌效用是得到国内外医药界肯定的。

王石松观察含羟基喜树碱的低强度化疗羟基喜树碱、阿糖胞苷和粒细胞集落刺激因子(CGH)对于高危骨髓增生异常综合征(MDS)及 MDS 转化的急性髓系白血病(AML)患者治疗效果,发现 CHG 方案能够取得较高的完全缓解率和有效率,粒细胞缺乏实践较短,生存时间延长,疗效肯定。山东省曹县第二人民医院亦对此方案治疗相同疾病进行了研究,发现在 90 例高危 MDS 及 MDS 转化的 AML 治疗中,治疗的有效率为 72.22%(65/90),获得较理想的疗效。

由于本品有一定毒性,如骨髓抑制和膀胱毒性等,此外,水溶性差的缺点也严重制约了喜树碱的临床抗肿瘤治疗。不良反应主要集中在消化系统、造血系统和泌尿系统,过量或长期应用可引起恶心、呕吐、腹泻、白细胞、血小板减少、尿频、尿痛、血尿等不良反应,故应控制用量。若出现不良反应,应减量或停用。在具体应用时,为降低其毒性及减轻对泌尿道的刺激性,患者在口服或注射本品时,可多饮水或绿茶,亦可服甘草汤或绿豆汤。

参考文献

[1] 田玲,吴汉福,白新伟.喜树的化学成分及药理活性研究进展[J].六盘水师范学院学报,2013(3):

5-7.

［2］刘德曼,李春英,李朝,等.喜树的化学成分研究进展［J］.黑龙江医药,2014(2):254-257.

［3］王石松.含羟基喜树碱的预激方案诱导治疗高危骨髓增生异常综合征及骨髓增生异常综合征转化的急性髓系白血病的疗效观察［J］.中国全科医学,2013,16(17):1997-1999.

［4］李慧,韩冰.PKCδ与JNK共同调控喜树碱诱导的白血病细胞凋亡［J］.中国细胞生物学学报,2016,38(2):179-184.

羊 蹄 根

又名羊蹄、土大黄、牛耳大黄、野菠菜等。药用为蓼科植物羊蹄 *Rumex japonicus* Houtt. 的根属植物巴天酸模、羊蹄、酸模、皱叶酸模、尼泊尔酸模、毛脉酸模、网果酸模等药用植物的根及根茎。主产于我国华东、华南及东北各地。常生于山野、路旁或潮湿之地。夏、秋采挖,切片,晒干或鲜品均可入药。

本品味辛、苦,性寒凉;入脾、胃、肝、大肠、膀胱经。功效:清热解毒,凉血止血,抗癌抑癌。常用于治疗各型白血病、淋巴肉瘤、胃癌、食管癌、直肠癌、肺癌等恶性肿瘤。也用于大便秘结、吐血衄血、肠风便血、痔血、疥癣、痈疮肿毒等。

【现代研究】

本品主要成分为蒽醌类化合物如大黄素、大黄酚与大黄酸等,还有酸模素、芸香苷、酚类等,其抗癌成分为大黄素及酸模素。具有抗细菌、抗真菌、抗白血病、抗氧化、抗肿瘤以及止血、防腐等药理作用。

现代药理研究表明,羊蹄根及其提取物对肝癌细胞(HepG2)、宫颈癌细胞(Hela)、肺癌细胞(A549)、结肠癌细胞(HCT116)、食管癌细胞、口腔鳞癌细胞等均有显著的抑制活性作用。酸模素通过激活宫颈癌 Hela 细胞中的 caspaces-3 和 caspaces-7,诱导细胞凋亡。临床主要应用羊蹄治疗各型白血病与淋巴癌,尤其对急性淋巴细胞型、急性单核细胞型及急性粒细胞白血病具有良好的治疗效果,特别是中医辨证属热毒内盛、血热妄行、瘀血凝滞的白血病较合适。本品亦可用于化疗、放疗引起的血小板减少症、出血症等,亦用于治疗鼻出血、功能性子宫出血、血小板减少性紫癜、慢性肝炎、肛门周围炎、大便秘结。外用治痔疮、急性乳腺炎、黄水疮、皮肤癣、疖肿等。

【临床应用】

本品为白血病常用抗癌中药。并常应用于肝、食管、结肠、肺、卵巢等肿瘤的治疗。临床应用以单、复方煎服为主,也可外敷。常用剂量:煎汤内服,15~30 g,或以鲜品捣汁服;外用则常以鲜品适量,捣烂外敷或磨汁涂。有些本草书认为本品有小毒,现代研究发现本品含草酸,因而内服剂量不宜太大,从临床报道看,治疗肿瘤常用量为 30 g,鲜品可用到 60 g。

【选方】

(1) 猪莲二根汤：羊蹄根30 g，猪殃殃60 g，半枝莲30 g，板蓝根30 g，炙黄芪12 g，当归12 g，党参9 g，三棱9 g，莪术9 g(加减：发热加生地、牡丹皮。出血加仙鹤草、白茅根、墨旱莲。纳减加炒二芽、焦六曲、陈皮)。每日1剂，加水煎煮。煎2次分服。用于各型白血病。

(2) "701"煎剂：核桃枝60 g，白花蛇舌草30 g，生何首乌30 g，连翘30 g，紫草根15 g，土大黄15 g。每日1剂，加水煎煮，煎2次分服。用于急性白血病。

(3) 三草汤：白花蛇舌草30～60 g，羊蹄根30 g，蛇舌草30 g。水煎服，每日1剂，加水煎汁，分两次服。用于恶性淋巴瘤、急性白血病。

(4) 羊蹄大青汤：羊蹄根、大青叶、生地、白茅根、猪殃殃各30 g。每日1剂，加水煎汁，分2～3次服用。用于各型白血病。

(5) 羊蹄根片：羊蹄根1 000 g，加4倍量水，煎煮90 min，滤取汁；药渣加3倍量水，煎1 h，滤汁；合并两次滤汁，再煎，浓缩至稠膏，冷却，打粉，制片，每片重0.5 g，内含生药5 g。每日服3次，每次4～6片。用于白血病。

此外，本品还用于肝、食管、结肠、肺、卵巢等肿瘤的治疗。

羊蹄二黄汤：羊蹄根30 g，黄芩、黄连各9 g。每日1剂，水煎2次，早、晚各兑入制硇砂1 g服，能使症状缓解。用于胃癌和食管癌。

羊蹄红藤汤：羊蹄根、大血藤、石见穿各20 g，薏苡仁30 g。每日1剂，加水煎汁，分2～3次服用。用于直肠癌。

羊蹄抗癌汤：羊蹄根、猫人参各60 g，白芍30 g。每日1剂，加水煎服，分2次服。用于骨肉瘤。

羊蹄解毒方：羊蹄根、鱼腥草、白花蛇舌草、重楼、芙蓉叶、山豆根各30 g。每日1剂，加水煎服，分2次服。用于肺癌。

扶正攻癌汤：① 生半夏30 g，生南星30 g，重楼30 g，蛇六谷30 g，羊蹄根30 g，铁树叶30 g，白花蛇舌草30 g，商陆15 g，干蟾皮15 g，蜈蚣粉1.5 g(分吞)，壁虎粉1.5 g(分吞)，䗪虫粉1.5 g(分吞)。② 南沙参12 g，北沙参12 g，天冬12 g，麦冬12 g，野百合15 g，天花粉30 g，蒸百部15 g，白及12 g，炙紫菀12 g，杏仁9 g，黄芪15 g，党参15 g，怀山药9 g。③ 生地12 g，熟地12 g，制龟甲15 g，鹿角片9 g，制何首乌12 g，黄精12 g，茯苓9 g，白术9 g，薏苡仁12 g。

加减：根据病情可在②③两方中加移山参3 g(冲服)、白木耳3 g(冲服)。先将南星、半夏、蛇六谷等加水煎煮1～2 h，再加入其余药物共制成煎剂，即得。口服，每日1剂，煎2次分服。三个方可按病情辨证施治：①方用以攻癌，消肿解毒，化瘀软坚。②③方用以扶正，前者润肺益气，后者健脾益肾。用于肺癌。

【按语】

杭州市第二人民医院曾以猪莲二根汤为主，中西医结合治疗各型白血病15例，其中完全缓解 3 例、部分缓解 3 例、有效 5 例、无效 4 例,总有效率为 73.3%。武汉医学院附属第一医院内科血液组曾以"701"煎剂为主,运用中西结合治疗急性白血病 19 例,其中包含急性粒细胞白血病 10 例、急性淋巴细胞白血病 7 例、急性单核细胞白血病 1 例、淋巴肉瘤合并急性淋巴细胞白血病 1 例,其中获完全缓解 5 例、部分缓解 8 例、无效 6 例,总缓解率为 68.4%,平均生存期为 8.84 个月。上海市杨浦区中医院肿瘤组曾用扶正抗癌汤合并中西结合,治疗晚期肺癌 14 例,特效 1 例、显效 4 例、有效 4 例、无效 5 例,总有效率为 64.3%。

羊蹄根有较好的清热解毒、凉血止血、抗癌抑癌之功效,是中医治疗恶性淋巴瘤、白血病及胃癌、肺癌等恶性肿瘤的常用药,并有一定的效果,对属血分热毒者尤其适用。由于本品苦寒,含有大黄素和大黄酚,具有泻下通便作用,且有小毒,故脾虚便溏者慎用。

参考文献

[1] 陈铭祥,王定勇,冯玉静,等.羊蹄根中的一个新的蒽醌类化合物[J].中国中药杂志,2009,34(17):2194-2196.

[2] 邱小梅,邹剑成,王定勇.羊蹄根的化学成分研究[J].中国药房,2009,20(9):681-683.

[3] 赵素霞,张正伟,蔡西国.正交实验优选羊蹄中总鞣质的提取工艺研究[J].医药论坛杂志,2009,30(2):10-11.

[4] 吴琪,黄璐,茹梦,等.羊蹄化学成分及其抗肿瘤活性研究[J].药学与临床研究,2013,21(3):227-229.

第二十四章

骨肿瘤

第一节　中西医治疗现状

　　骨肿瘤是发生于骨骼或其附属组织的肿瘤。有良性、恶性之分,恶性骨肿瘤分为原发性与继发性。原发于骨的恶性肿瘤很少见,占所有恶性肿瘤的比例不到 0.2%,多发生于男性,且好发于儿童和青少年。骨恶性肿瘤中骨髓瘤占 50%,骨肉瘤占 20%,尤文肉瘤占 6%,脊索瘤占 4%,恶性纤维组织细胞瘤占 2%~3%。继发性骨肿瘤,即为骨转移瘤,在所有肿瘤患者中约占 25%。原发性骨肿瘤病因并不明确,有研究显示可能与遗传学因素、外伤、病毒感染、放射线损伤等相关。一般出现疼痛、肿胀、功能障碍等骨相关症状时,应立即验血、骨髓穿刺检查、X 线片和 CT、MRI 检查、放射性核素扫描等影像学检查进行排查。早期诊断及早期治疗对本病具有特别重要的意义。手术、化疗、放疗、免疫治疗及与中医中药的相互配合使用,可望最大限度地提高患者的生存期,改善患者生活质量。

　　骨肿瘤属中医"骨瘤""骨疽""石疽""肉瘤""瘰瘤"等范畴。本病的发生总病机由肾气不足、阴阳失调、脏腑功能紊乱,以致寒湿毒邪乘虚而入,气血瘀滞,蕴于骨骼而成。骨肉瘤是原发性恶性骨肿瘤中最常见的肿瘤,中医运用辨证论治诊治骨肉瘤积累了丰富的经验和文献资料。认为骨肉瘤中医证候分型繁杂,其中血瘀证被认为居病机之首位;在脏腑辨证、病位方面:主要在肾、肝和脾,尤与肾关系密切;治疗方面应用中药:成方分析表明,补益剂、理血剂、温里剂是中医治疗骨肉瘤的常用方剂;补气、养血、壮阳以扶正祛邪可作为骨肉瘤的基本治法。在本病康复期运用中医药治疗预防复发及转移有重要意义,常用的法则有如下几种:① 补肾生髓防复发:补肾生髓化血,补肾通络,调节机体免疫功能,调节骨"内环境",抵抗外邪再度入侵骨络,预防癌细胞在骨髓内复发。临床上常用二仙汤、左归丸、金匮肾气丸等补肾益精、壮阳生髓的中成药。② 益气健脾防复发:中医认为脾胃主水谷运化、精微营养物质的化生,脾主肌肉、四肢,脾胃功能旺盛,邪毒不能浸润四肢,癌毒消灭在萌芽状态。临床上常用参苓白术散、补中益气汤等益气健脾、化湿通络的中药及香砂六君丸、补中益气丸、归脾丸等中成药。本病病程迁延难愈,证候错综复杂,寒热虚实兼夹。其病因病机与"肾虚""湿毒内阻""气血瘀滞"关系最大,故临证时应以"温肾暖阳,化湿解毒,行气散瘀"为治疗理念,在各证型基本方的基础上增加寻骨风、乌骨藤、蜈蚣、䗪虫、马钱子、牡丹皮、熟地、威灵仙、全蝎、山慈菇、半枝莲、冰片、骨碎补等良药,灵活运用辨证与辨病相结合、内服与外用贴敷相结合、内服与外洗相结合的治疗方法以提高患者生活质量,延长生存时间,实现带瘤生存。

骨肿瘤常用抗癌中药有:马钱子(详见第十八章"马钱子"条)、䗪虫、乌骨藤、蜈蚣、寻骨风、补骨脂等。

参考文献

[1] 牛晓辉,刘巍峰.骨肿瘤诊疗原则与方法的若干问题[J].骨科,2019,10(4):257-259.
[2] 王强修.骨肿瘤诊断与治疗[M].北京:中国医药科技出版社,2010.
[3] 黄满玉,古建立,李东升,等.恶性骨肿瘤的中医治疗经验浅谈[J].辽宁中医杂志,2011(7):85-88.

第二节　常用抗癌中药

乌　骨　藤

又名通关藤、通光散、下奶藤、扁藤等,药用为萝藦科植物通关散 *Marsdenia tenacissima*(Roxb.)Wight et Arn. 的藤茎。主产于云南、贵州、广西等地,南部及西部等省亦有产。秋、冬二季采收,干燥。

本品味苦,性微寒;入肺经。功效:清热解毒,止咳平喘,抗癌抑癌。本品是云南等地民间治疗疔疮肿毒、气管炎、咽喉炎、肠胃炎的常用药。抗癌用于骨癌、淋巴肉瘤、食管癌、胃癌、贲门癌、宫颈癌及各种恶性肿瘤。

【现代研究】

本品含有甾体皂苷、多糖、生物碱、有机酸、树脂及色素等多种化学成分,其中 C_{21} 甾体类和多糖是其主要的具有抗肿瘤作用的活性物质。此外,乌骨藤所含的绿原酸、三萜类化合物也具有抗肿瘤活性。

现代药理研究表明,本品具有良好的抗癌效用,其提取物对多种肿瘤细胞如骨肿瘤、肺癌、肝癌、胃癌、卵巢癌、结肠癌、白血病及其他恶性肿瘤细胞均有明显的抑制作用。乌骨藤的抗肿瘤机制主要有抑制肿瘤血管生成、诱导细胞凋亡、增强机体免疫三个方面。其多糖、皂苷成分能够抑制肿瘤细胞增殖和新生血管生成,诱导肿瘤细胞凋亡,防止肿瘤转移复发,并且可通过调节 T 淋巴细胞功能来改善细胞免疫作用。动物实验表明,乌骨藤对骨肉瘤、小鼠淋巴肉瘤、小鼠肝癌 H22、宫颈癌(U14)等也均有抑制作用。Huang T 等人研究发现乌骨藤通过上调肿瘤细胞中 Fas 的表达,增强多柔比星化疗对 MG63 骨肉瘤的疗效。临床应用研究证实,以本品单味或复方治疗骨肿瘤食管癌、淋巴肉瘤、白血病、宫颈癌、鼻咽癌、胃癌等肿瘤,确有较好的疗效,毒副作用较小。此外,本品还有护肝、抗菌、利尿等作用。

【临床应用】

本品是骨肿瘤常用抗癌中药。临床应用以单味或复方煎汁或制成丸剂、片剂、糖浆内服为主,也有提取后制成注射剂用。常用剂量:煎汁饮服一般在 15～30 g;研末吞服 1.5～3 g。

【选方】

(1) 通关寻骨汤:乌骨藤 30～60 g,猫人参 60～100 g,寻骨风 20 g。每日 1 剂,加水煎汁,分 3 次饮服。用于骨癌及其他肿瘤骨转移。

(2) 复方乌骨藤煎:乌骨藤 30 g,寻骨风 20 g,蜈蚣 1～2 条,白花蛇舌草 20 g,鬼针草 30 g,猫人参 50 g,红枣 20 g。每日 1 剂,加水煎汁,分 2～3 次服。用于骨肿瘤。

(3) 乌骨代茶饮:乌骨藤 50～100 g(儿童酌减)。加水浸泡 1～2 h 后煎煮 2 h 左右,取汁饮。每日 1 剂,分 3 次服,或不拘时代茶饮。用于骨癌、食管癌、贲门癌、胃癌、淋巴肉瘤、宫颈癌等。

(4) 二藤汤:乌骨藤、藤梨根各 60 g。加水浸泡 1～2 h 后煎煮 1～2 h,取汁服。每日 1 剂,代茶饮。用于骨癌、食管癌、胃癌等。

(5) 乌骨藤汤:乌骨藤、白毛藤各 30 g,蜈蚣 1～2 条。每日 1～2 剂,加水煎汁,分 3 次服。用于骨癌、宫颈癌。

此外,本品还用于白血病、食管癌、胃癌、白血病、宫颈癌、霍奇金病等。

乌骨白茅汤:乌骨藤、白茅根、生地各 30～50 g(儿童酌减)。每日 1 剂,加水煎汁,分 3 次饮服。用于白血病。

乌骨藤注射液:肌内注射,每日 1～2 次,每次 2～4 mL;静脉注射,每日 1 次,每次 20～30 mL,加于 5%～10%葡萄糖注射液 500 mL 内滴注,1 个月为 1 个疗程。用于食管癌、胃癌、白血病、宫颈癌、霍奇金病等。

乌骨胡椒汤:乌骨藤 30～45 g,白胡椒 10 粒。每日 1 剂,加水煎汁,分 2～3 次饮服。用于各种癌症。

乌骨蛇舌汤:乌骨藤、白花蛇舌草各 30 g。每日 1 剂,加水煎汁,代茶饮服。用于各种癌症。

复方乌骨藤注射液:肌内注射,每日 2 次,每次 2～3 mL。用于食管癌、胃癌、白血病、宫颈癌、霍奇金病等。

乌虎汤:① 乌骨藤 60 g,虎杖 60 g,陈皮 15 g,枳壳 15 g,昆布 12 g。② 白花蛇舌草 45 g,半枝莲 30 g,金银花 30 g,野菊花 30 g,鳖甲 30 g,全瓜蒌 30 g,党参 30 g,山豆根 60 g,

夏枯草 6 g,穿山甲 9 g,木香 9 g,延胡索 15 g,茵陈 15 g,败酱草 15 g,川楝子 15 g,甘草 15 g,陈皮 12 g,白芍 12 g,大枣 10 个。③ 半枝莲 30 g,黄毛耳草 30 g,薏苡仁 30 g,虎杖 30 g,鸡内金 30 g,龙葵 120 g。加水煎煮,制成煎剂。口服,每日 1 剂,煎 2 次分服。

武汉部队总医院用于治疗肝癌多例有较好疗效。如病例:陈某,男,24 岁,确诊为肝占位性病变,经服①方 77 日,患者精神好转,食欲增进,肝区疼痛消失,继服②③方共 3 个月,各项检查正常,病情稳定。

乌骨藤总碱注射液:肌内或静脉注射,具体用量按医嘱应用。用于食管癌、胃癌、白血病、宫颈癌、霍奇金病等。

乌骨藤丸:乌骨藤 450 g。研成细末,以适量蜂蜜调制为丸,每丸重 3 g。每日服 3 次,每次 1～2 丸,饭后 1 h 温开水送服。本法亦可研末吞服,每日 2～3 次,每次 3 g。用于各种癌症及手术或放、化疗后的辅助治疗。

乌骨藤酒:乌骨藤 250 g,散血丹 150 g,黄药子 180 g。泡酒 750 g,密封浸泡 3 日,即成。每日服 3 次,每次饮 10 mL(肝肾功能不全者禁服)。用于淋巴肉瘤。

【按语】

乌骨藤是一味行之有效的广谱抗癌植物药,首用于云南、贵州一带,后渐及全国。广泛应用于各种恶性肿瘤,且均有不同程度的疗效,尤其对骨癌、食管癌、霍奇金病、宫颈癌、胃癌、白血病等的近期疗效较好,能明显控制和缓解症状。中国人民解放军 412 医院曾用本品治疗各种肿瘤 700 多例,重点观察 88 例,结果总有效率达 84.1%,且无明显毒副作用。陕西杨凌高新医院对复方乌骨藤汤(乌骨藤、半枝莲、黄芪、三七、桔梗)联合化疗治疗晚期非小细胞肺癌进行临床研究,发现复方乌骨藤汤联合化疗治疗晚期非小细胞肺癌有较好疗效,能有效改善临床症状,提高免疫功能,且对化疗药物具有明显的增效减毒作用。

在临床应用方面,目前单味药材乌骨藤制成的消癌平口服液已作为治疗消化道癌的一线药物,用于食管癌、胃癌、肝癌、肺癌、贲门癌、大肠癌、宫颈癌、白血病等多种恶性肿瘤,也可配合放疗、化疗及手术后治疗,还可用于慢性支气管炎、支气管哮喘等呼吸系统疾病。乌骨藤化学成分复杂,具有广泛的药理作用和临床应用,抗肿瘤作用显著,且毒副作用轻微,开发利用价值大,是一种极具潜力的抗癌药物。

参考文献

[1] 张薇,王泽锋,王静,等.乌骨藤化学成分及其抗肿瘤活性[J].中成药,2017,39(2):334-338.

[2] 于绍帅,陈明苍,李志雄,等.通关藤的化学成分与药理活性研究进展[J].中国实验方剂学杂志,2011,17(21):279-283.

[3] HUANG T, GONG WH, ZOU CP, et al. Marsdenia tenacissima extract sensitizes MG63 cells to doxorubicin-induced apoptosis [J]. Genetics and molecular research: GMR, 2014, 13 (1): 354-362.

[4] 陈兵,李翠萍,陈军浩,等.通关藤提取物体外对 Jurkat、Raji、RPMI8226 细胞的抑制作用研究[J]. 中国生化药物杂志,2009,30(3):174-177.

寻 骨 风

又名清骨风、三散草、鸭脚板、金花草、白毛藤、兔耳草兜等,药用为马兜铃科植物绵毛马兜铃 *Aristolochia mollissima* Hance 的全草。分布于我国长江流域至中部各省及山东省等地,主产江苏、安徽。生于山坡、草地和沟边路旁。夏季花开前采收,干燥。

本品味苦、微辛,性平;入肝经。功效:祛风,通络,利湿,止痛,抗癌抑癌。用于骨肿瘤、肺癌、乳腺癌、肠癌、子宫癌等。此外,本品还常可用于治疗风湿骨节疼痛、肢体麻木,胃痛、妇女痛经等。

【现代研究】

本品全草含生物碱、马兜铃酸、挥发油、内酯和糖类等。根含尿囊素、β-谷甾醇、绵毛马兜铃内酯等。本品有效活性成分为马兜铃酸 I,具有抗癌、抗感染、镇痛消炎、抗早孕及增强吞噬细胞活性等药理作用。

现代药理研究表明,本品对艾氏腹水癌(EAC)、肉瘤(S37)、人肾癌细胞(ACHN)、人肝癌细胞(Bel-7402、HepG2、HeLa)均有明显抑制作用。Yu 等人研究发现不同方法的寻骨风提取物对骨肉瘤 HOS 细胞有较强的增殖抑制作用,其中以回流提取法的抑制作用最强。寻骨风为临床治疗骨肿瘤的要药,起到峻药缓用的作用,经临床长期观察使用,无明显毒副作用。

【临床应用】

本品为骨肿瘤常用抗癌中药。临床应用常以复方煎服为主,也可制成片剂使用。常用剂量:煎服 9~15 g。亦可外用。

【选方】

(1) 寻骨蝎参汤:寻骨风 20 g,怀牛膝 15 g,全蝎 5 g,猫人参 60 g。每日 1 剂,加水煎汁,分 2~3 次温服。用于骨肿瘤。

(2) 寻骨风克癌汤:寻骨风、补骨脂各 30 g,䗪虫 15 g,猫人参 60~100 g。每日 1 剂,加水煎 2 次汁,分 3 次服。用于骨肿瘤。

(3) 寻骨风丸:寻骨风 100 g,刺五加、乌骨藤各 100~200 g。共研细末,拌匀,用蜂蜜或面粉糊适量调制为丸,每丸重 6 g。每日服 2~3 次,每次 1~2 丸,嚼服。以温开水送下。用于骨肿瘤。

(4) 山甲马钱寻骨散:山甲片 100 g,䗪虫 40 g,威灵仙 150 g,狼毒 40 g,制马钱子 15 g,寻骨风 80 g。上药研成细末,拌匀备用;或装胶囊,每粒 0.5 g。每日服 2~3 次,每次 3 g,用甘草 9 g 煎汤或米汤送服。用于骨肿瘤。

（5）寻骨贯众克癌汤：寻骨风、贯众、补骨脂各 15 g，猫爪草 20 g，猫人参 80 g。每日 1 剂，加水煎汁，分 2～3 次服。用于骨肿瘤。

（6）骨癌煎：寻骨风 20 g，乌骨藤 30～60 g，猫人参 60～100 g。每日 1 剂，加水煎汁，分 3 次饮服。用于骨癌及其他肿瘤骨转移。

（7）骨瘤复方：① 寻骨风 30 g，蜂房 10 g。② 寻骨风 30 g，骨碎补 15 g。③ 寻骨风 30 g，补骨脂 30 g，䗪虫 30 g。以上三方交替服用，半月换 1 次。每日 1 剂，分 2 次煎服。用于治疗骨瘤。

（8）止骨痛方：䗪虫 30 g，补骨脂 20 g，骨碎补 15 g，寻骨风 30 g，蜂房 10 g，莪术 10 g，蜈蚣 3 条。每日 1 剂，分 2 次煎服。用于治疗骨肉瘤痛。

此外，本品还用于治疗肺癌、治疗乳腺癌等。

复方寻骨汤：寻骨风、蜀羊泉各 24 g，桑叶 12 g，茯苓 24 g，土茯苓 30 g，菝葜 30 g，黄芪 15 g，炒党参 12 g。每日 1 剂，水煎服，分两次服用。用于肺癌。

寻骨芪麦汤：黄芪 24 g，天冬、麦冬各 15 g，牡丹皮、连翘各 9 g，赤芍、白芍、金银花、生地、青蒿、皂角刺各 12 g，甘草 3 g，天花粉、生薏苡仁、寻骨风各 24 g。每日服 1 剂，加水浸 1 h 后，以文火煎煮，分 2～3 次服。

【按语】

《植物名实图考》中记载"湖南岳州有之，蔓生，柔厚多毛，面绿背白。秋结实六棱，似使君子，色青黑，子如豆"。《饮片新参》载："寻骨风，色淡青，叶上有细绒。清香苦干，能散风痹通络，治骨节痛。"据报道，寻骨风提取物对骨肉瘤细胞具有一定的抑制作用。用寻骨风配蜂房、骨碎补等治疗骨肉瘤多例，效果显著，有效率达 69.8%，且对于乳腺癌术后复发的预防具有一定的疗效。寻骨风又称白毛藤，但以白毛藤作为别名的药用植物还有白英（蜀羊泉）。如山东、福建等地所称的白毛藤都是指白英而言；上海则以寻骨风为白毛藤，如果需用白英，须写明白英或蜀羊泉。2004 年 3 月香港发现一宗误将"寻骨风"作为"白英"而引致肾脏受损的个案，2007 年香港广华医院对 69 例服用中药寻骨风的患者进行肾损害跟踪调查，经两年观察未发现肾衰病例信息反馈。宋立群等研究低剂量[2.7 g/(kg·d)]、中剂量[13.5 g/(kg·d)]、高剂量[27 g/(kg·d)]对大鼠肾功能及组织形态学影响，观察时间为 3 个月，发现中、低剂量组肾小球滤过功能指标无明显统计学差异，高剂量组尿蛋白有统计学差异。寻骨风大剂量能否引起肾功能损害还有待进一步研究。寻骨风对于治疗骨肿瘤或骨肉瘤具有特殊的效果，不应夸大其肾毒性而拒绝使用，在临床上如何提升其疗效并通过配伍或其他方式降低其毒性，值得被重视和研究。

参考文献

［1］沈建平.甲骨汤合消瘤丸辨证治疗骨转移癌 100 例[J].南京中医药大学学报,1997(4),48-49.
［2］陈艳美,王利娜,崔超,等.寻骨风药学研究概况[J].安徽农业科学,2013,41(10)：4322-4323.

䗪　虫

本品别名、基原、产地、生境、采收加工、药性、功效主治参见第十一章"䗪虫"条。

【现代研究】

本品含有氨基酸、蛋白质、多肽、核苷类、脂肪酸、生物碱、微量元素等多种化学成分，其蛋白质、脂肪酸及多肽为抗肿瘤主要活性物质。

药理研究证实，本品对多种肿瘤细胞有抑制作用，如转移性骨癌细胞、肺癌、肝癌、乳腺癌、胃癌、白血病等肿瘤细胞均有一定抑制作用。其治疗肿瘤的作用机制除直接抑制肿瘤细胞增殖外，还通过抑制肿瘤新生血管、阻滞细胞周期、诱导细胞凋亡、抑制迁移及增强免疫等作用来共同实现。研究发现本品蛋白对肝癌 Bel - 7402 细胞、肺癌 A549 细胞等多种人癌细胞株具有较强的增殖抑制作用，而且呈浓度依赖性，证明了纯化的䗪虫蛋白具有潜在的抗肿瘤活性。本品超微粉可以上调肝癌细胞 $p53$ 基因、Bax 蛋白、survivin 蛋白等表达，抑制 Bcl - 2 基因、c - myc 基因、增殖细胞核抗原（PCNA）、NF - κB 等的表达，进而诱导凋亡，实现抗肿瘤作用。此外，本品还具有抗凝血、调节免疫、防治激素性股骨头坏死等药理作用。近年来，许多医家将其用于肿瘤的治疗，如肝癌、肺癌等，取得了较好的疗效。对肿瘤早期，骨转移瘤尚未形成，常多加用䗪虫、蜣螂预防肿瘤患者骨转移的发生。临床应用研究证实，本品对骨肉瘤、多发性骨髓瘤、肝癌、肺癌、皮肤癌、舌癌、宫颈癌、乳腺癌等有一定的治疗效果。

【临床应用】

本品为骨肿瘤及肝癌常用抗癌中药。临床用以复方煎服或研末制丸服用，或研末吞服；亦可外用。常用剂量：煎服 6～15 g，入丸、散服 1～3 g；外用适量。孕妇忌用。

【选方】

（1）地鳖透骨煎：䗪虫 15 g，透骨草 30 g，猫爪草 20 g，寻骨风 20 g，蜈蚣 2 条，红枣 20 g。每日 1 剂，加水煎汁，分 2～3 次服（肾功能不全者慎用）。用于骨肿瘤。

（2）地鳖蜈蚣汤：䗪虫 15 g，蜈蚣 1 条，白花蛇舌草 20 g，石见穿 20 g，猫人参 60 g，补骨脂 20 g，甘草 9 g。每日 1 剂，加水煎汁，分 2～3 次服。用于骨肿瘤。

此外，本品用于肝癌、肺癌、皮肤癌、舌癌、宫颈癌、乳腺癌等，组方详见第十一章"䗪虫"条。

【按语】

䗪虫为常用的虫类抗癌药。早在千余年前，古代医家已发现本品有抗肿痛之功效，如《神农本草经》云："主心腹寒热、血积癥瘕，破坚，下血闭。"故常用于妇女血滞经闭，腹中肿块及跌仆损伤等症，为妇科和伤科常用药品。近代医家及药理研究则进一步发现本品有较好的抗癌抑癌效用。对肝癌、肺癌、皮肤癌、舌癌、宫颈癌、乳腺癌、骨肉瘤及多发性骨髓瘤等多种肿瘤证属瘀血型者，有较好的治疗效果。此外，本品有止痛作用，常与蜈蚣、全蝎等药配合治疗各种癌性疼痛。

蟅虫是一类含有氨基酸、蛋白质、挥发油等多种生物活性成分的传统中药材,在治疗肿瘤的同时,具有提高机体免疫力、抗凝血、抗缺血缺氧、镇痛等作用。

参考文献

[1] 潘宏宇,陈培丰. 虫类药抗肿瘤作用研究现状[J]. 浙江中西医结合杂志,2017,27(4):352-356.

[2] 孙权,易生富. 土鳖虫在骨科的运用举隅[J]. 实用医药杂志,2006,23(9):1113-1113.

[3] 江寒沁,钟伟才,朱国福. 土鳖虫抗肿瘤作用研究进展[J]. 河北中医,2012(3):455-458.

蜈 蚣

本品别名、基原、产地、生境、采收加工、药性、功效主治参见第四章"蜈蚣"条。

【现代研究】

本品主要含有蛋白质、多肽、多糖、脂肪酸、氨基酸、微量元素等,当前研究较多抗肿瘤成分有蜈蚣毒素环肽、脂肪酸等。

现代药理研究表明,本品主要药理作用为抗肿瘤,同时对心血管系统也有一定保护作用,其他还有镇痛、提高消化酶的活力、中枢抑制、调节免疫等作用。研究证实本品对骨癌、食管癌、肝癌、肺癌、胃癌、舌癌及乳腺癌等多种肿瘤细胞均有抑制作用,主要通过抑制肿瘤细胞生长、诱导细胞凋亡、调节免疫、抑制肿瘤新生血管等多种机制起作用。体内外实验表明本品提取物对肝癌原位移植瘤裸鼠肿瘤,小鼠肝癌 H22 细胞、HepG2、Bel-7402 等多种肝癌细胞的生长有显著的抑制作用。体外实验还发现本品可通过促进 Bax(BCL2 - Associated X 的蛋白质),Bak(促凋亡基因)等基因的表达,从而经线粒体通路抑制乳腺癌细胞 MCF7 的细胞增殖并诱导其凋亡;对黑色素瘤细胞 A375,肺癌细胞 A549,宫颈癌 SiHa 细胞等的凋亡也有一定的作用。在体内实验中,本品提取物能有效抑制人肺癌 A549 细胞裸小鼠皮下移植瘤的生长,与顺铂联用效果更显著。本品水提取物对实体瘤小鼠瘤重有明显的抑制作用。将蜈蚣用水煎煮后干燥,对 Lewis 肺癌肿瘤的抑制效果与阳性药环磷酰胺组的效果几乎一致。动物实验发现蜈蚣提取物对肝癌原位移植瘤裸鼠肿瘤的生长也有明显抑制作用,并有剂量依赖性,可通过下调 EphA7 蛋白的表达,调控酪氨酸磷酸化及肿瘤血管的形成。临床应用研究证实,以本品单味或复方治疗骨肿瘤、脑瘤、食管癌、淋巴肉瘤、白血病、宫颈癌、鼻咽癌、胃癌等肿瘤,确有较好的疗效,且无明显毒副作用。

【临床应用】

本品为骨肿瘤常用抗癌中药。且本品具有缓解癌症疼痛及抗溃疡等作用。在治疗肿瘤骨转移和晚期癌肿痛剧烈者,常与全蝎、僵蚕等配伍使用。临床应用以单味、复方研末服或煎汁服为主,亦有外用。常用剂量:研末服 1~5 g,煎汁服 3~5 g。外用:适量,研末调敷。

本品有一定毒性,用量切勿过大,孕妇禁服。

【选方】

(1) 蜈蚣二藤汤:蜈蚣 2 条,白毛藤、乌骨藤、牛膝、猫爪草、白花蛇舌草各 20 g。每日 1 剂,加水煎汁,分 2~3 次服。用于骨肿瘤。

(2) 蜈蚣散瘤散:蜈蚣 20 条,穿山甲珠 30 g,三七 40 g,人参 20 g,麝香 3 g,全蝎 20 g。共研细末,分成 60 等分,每次服 1 份,每日 2 次。用于治疗原发性骨瘤。

(3) 蜈蚣干蟾汤:蜈蚣 2~3 条,干蟾皮 15 g,石见穿、白花蛇舌草各 20 g,炙甘草 10 g。每日 1 剂,加水煎汁,分 3 次服。用于骨肿瘤、肝癌、胃癌。

(4) 蜈蚣抗白散:蜈蚣、全蝎、僵蚕、䗪虫各等量(或各 20 g)。以上各药烘干后共研末,拌匀备用。每日服 3 次,每次 0.3~1 g(一般用 0.7 g)吞服(本方亦可制成胶囊,每粒 0.3 g。每日服 3 次,每次 1~3 粒)。慢性粒细胞白血病每次服 0.3 g 为宜,可用蒸鸡蛋和服。用于骨肿瘤、白血病。

(5) 蜈蚣倍子膏:蜈蚣适量,大五倍子 1 个,冰片少许。将五倍子揭去盖,把蜈蚣塞满盖好,再用纸封好,炒脆,研细,加冰片少许,和膏药摊好,贴患处。用于乳腺癌初起和骨肿瘤等。

此外,本品还用于脑瘤、食管癌、肝癌、胃癌、乳腺癌等的治疗。组方详见第四章"蜈蚣"条。

【按语】

蜈蚣属以毒攻毒类抗癌中药,可广泛应用于各种肿瘤,尤其对软组织肿瘤、脑肿瘤、骨肿瘤、胃癌、鼻咽癌、肝癌、白血病、淋巴肉瘤等有较好的效果。如中国中医科学院等单位以本品与全蝎等配制的安露散治疗白血病 29 例,缓解率为 25%~64%,症状及血象改善率为 65%~80%。骆和生等用蜈蚣复方制剂治疗皮肤癌、唇癌、鼻咽癌、食管癌、胃癌、结肠癌、宫颈癌 80 余例,总有效率在 50%~80%。李氏使用胃癌止痛散治疗癌痛 100 例,每日于餐前 30 min,每次 1.5~3 g,每日 2 次,总有效率为 98%。山东昌潍地区使用蜈蚣制剂治疗胃癌、肝癌、食管癌、宫颈癌等 43 例,有效率为 65.1%。河南驻马店地区人民医院临床实践,认为抗癌丸治疗上段食管癌以糖丸较好,治疗中下段食管癌及贲门癌以蜜丸为好。该院收治食管癌及贲门癌 276 例中,显效 4 例,有效 151 例,无效 121 例,总有效率为 56.16%。湖北公安县人民医院运用食管癌中三方,配合治疗食管癌 34 例,获临床治愈 1 例、显效 3 例、症状改善 8 例、病情控制 10 例,总有效率为 64.7%。蜈蚣为骨肿瘤常用中药,对其他肿瘤也有较好的疗效,且安全性较高,故值得临床推广。

参考文献

[1] 汲丽丽,吕邵娃,杨志欣.蜈蚣化学成分与药理作用研究进展[J].特产研究,2020,42(4):75-84.

[2] 徐龙生,冯勤丽,张小平,等.蜈蚣全蝎散对骨癌痛大鼠行为学及其脊髓背角 c-fos 蛋白表达的影响[J].中华全科医学,2018,16(4):523-525,537.

中药中文名称索引